모든 질병을 고치는
암 식사요법

Max Gerson
A Cancer Therapy
Result of Fifty Cases and The Cure of Advanced Cancer by Diet Therapy
A Summary of 30 Years of Clinical Experimentation

5th Edition
The Gerson Institute, 1990

모든 질병을 고치는
암 식사요법

초판 1쇄 발행 1996. 10. 9.
초판 10쇄 발행 2023. 4. 10.

지은이 막스 거슨
옮긴이 김태수
펴낸이 김경희
펴낸곳 ㈜지식산업사
　　　　서울시 종로구 통의동 35-18
　　　　전화 (02)734-1978(대)　팩스 (02)720-7900
　　　　인터넷한글문패 지식산업사
　　　　인터넷영문문패 www.jisik.co.kr
　　　　전자우편　jsp@jisik.co.kr
　　　　등록번호 1-363
　　　　등록날짜 1969. 5. 8.

책값은 뒤표지에 있습니다.
ⓒ정상선, 2007
ISBN 89-423-8013-1　03510

이 책을 읽고 문의하고자 하는 이는 지식산업사 전자우편으로 연락 바랍니다.

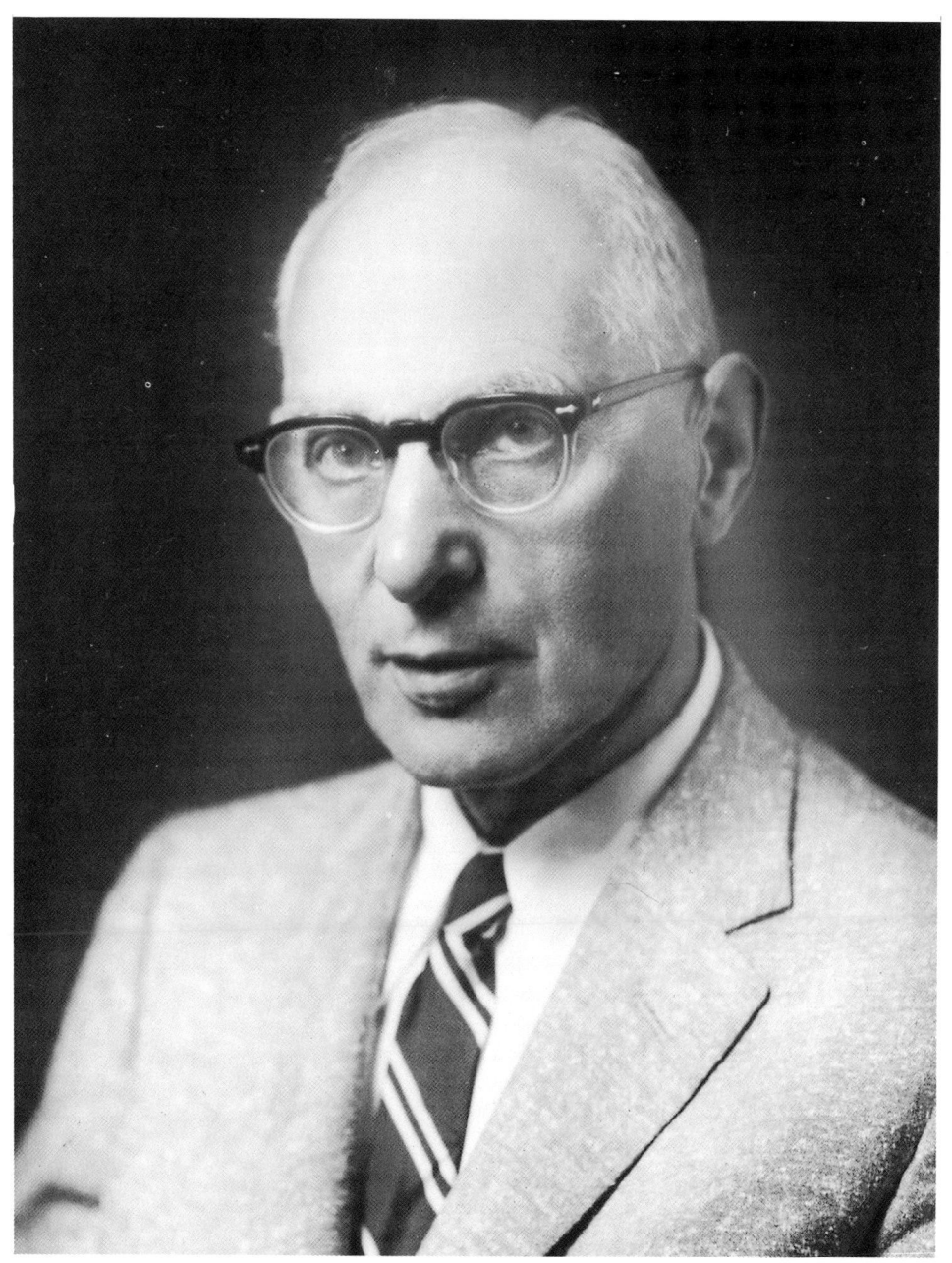

막스 거슨 박사 (1881~1959)

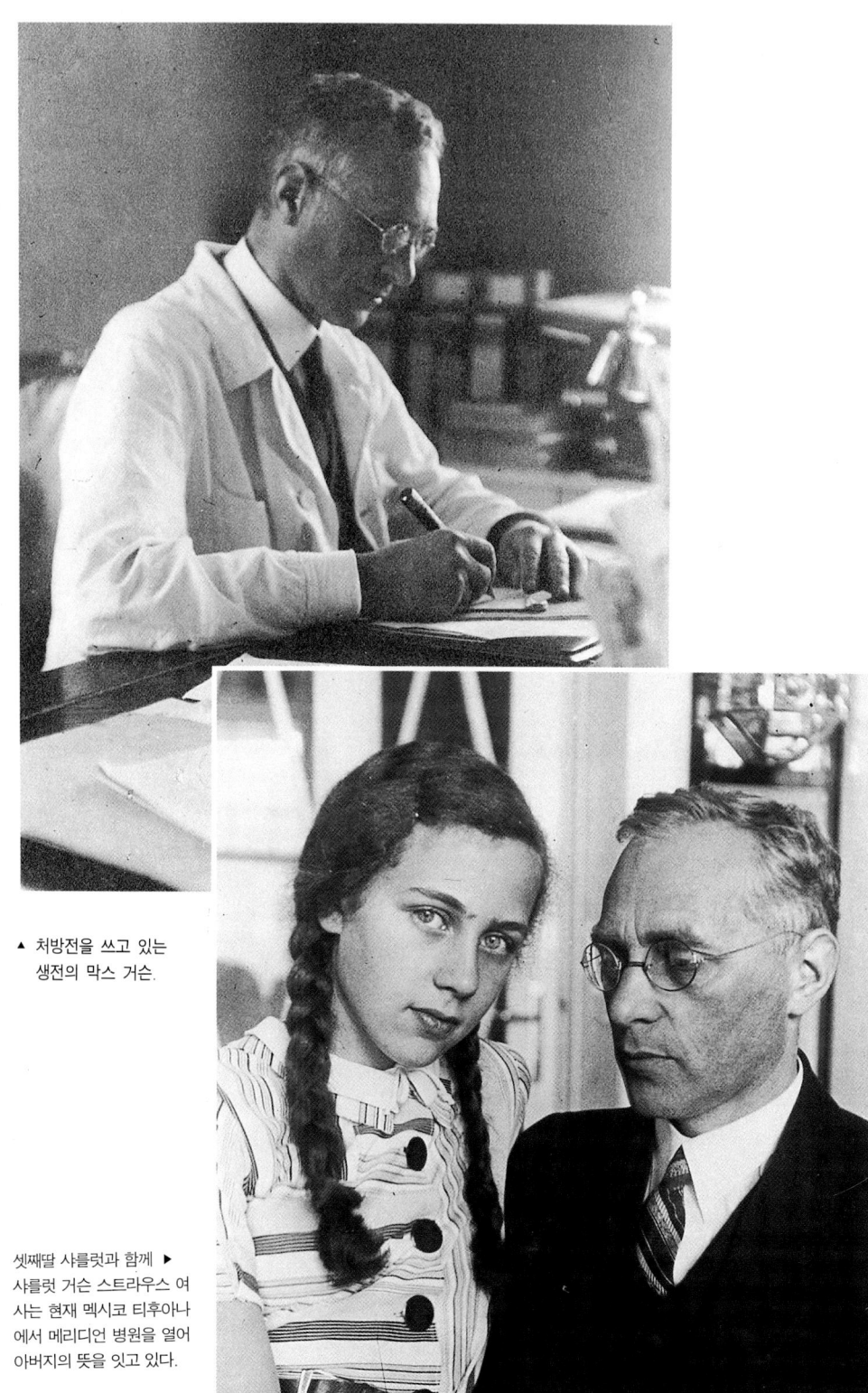

◀ 처방전을 쓰고 있는 생전의 막스 거슨.

셋째딸 샤를럿과 함께 ▶
샤를럿 거슨 스트라우스 여사는 현재 멕시코 티후아나에서 메리디언 병원을 열어 아버지의 뜻을 잇고 있다.

모든 질병을 고치는
암 식사요법

지식산업사

역자 서문

　이 책의 저자인 막스 거슨(Max B. Gerson 1881~1959)은 독일인으로 독일에서 의학을 공부하고 박사학위를 받았다. 그는 젊었을 때부터 편두통을 심하게 앓아 선배 의사들에게 그 치료법을 물었으나, 한결같이 고치는 방법이 없기 때문에 평생 병을 안고 살아야 한다고 했다. 그러나 그는 이에 승복하지 않고 관련된 책들을 많이 읽으면서, 자신의 식사에 대한 연구도 함께 해 마침내 식사요법으로 편두통을 고쳤다. 그는 그 식사법으로 편두통뿐만 아니라 낭창·결핵·류마티즘, 나아가서는 여러 가지 암 환자들까지 치유할 수 있게 되어, 젊은 나이에 유럽에서 큰 명성을 얻었다. 그러나 그의 인생이 결코 평탄하지는 않았다.
　거슨은 히틀러의 횡포를 피해 미국으로 이민을 가야 했다. 미국에서 고생 끝에 병원을 개업하자, 오로지 말기암 환자들의 치료에 몰두해 많은 사람들을 살려냈다. 그러나 미국의 기존 의료계에서는 그의 치료법을 인정하지 않았을 뿐 아니라 의학지에 발표도 못하게 했다. 많은 환자와 언론인, 동료 의사들, 그리고 정치가들이 그의 의술과 사상을 지지했지만, 그는 생전에 화려한 명성을 얻지 못하고 한 사람의 후계자도 없이 폐렴으로 급서했다.
 이 책은 그가 죽기 1년 전인 1958년에 낸 것으로 의료인뿐만 아니라 일반인도 쉽게 읽을 수 있게 씌어졌다. 제1부는 주로 '왜 식사법이 치료에 중요한가'에 대한 상세한 설명으로 이루어져 있다. 제2부는 그가 치유한 환자 50명에 대한 치료과정과 결과를 쓴 것이다. 이들은 대부분 다른 병원에서 이미 몇 번씩 수술을 받았던 환자들이었다. 부록에서는 암환자뿐만 아니라 모든 성인병이 이 식사요법으로 완치될 수 있음을 설명하고 있다.
 그의 식사법은 소금을 전혀 쓰지 않는 자연식이다. 왜 소금을 먹어서는 안 되며 과일과 생야채를 중심으로 한 자연식이어야 하는가를 누구라도 쉽게 이해할 수 있게 설명했다. 그는 식사요법 외에 연골·나이아신·루골액 등과 소간즙을 이용하여 크게 성과를 거두었다. 커피관장과 피마자기름요법·박하차요법도 매우 독특하다. 그러나 이러한 치료법은 지금도 미국 의학계에서는 인정받지 못하고 있다. 이 치료법을 이용하면 1만 달러의 벌금을 물어야 하며 의사면허증을 박탈당한다. 그래서 그의 치료법은 자칫하면 사장될 뻔했다.
 그러나 1976년 셋째딸 샤를럿 거슨 스트라우스 여사(의사가 아님)가 중심이 되어 멕시코의 티후아나에 거슨의 치료법으로 암을 비롯한 여러 가지 성인병을 고치는 병원을 개설하여 많은 이들에게 혜택을 주면서 그의 식사요법이 세계로 퍼져나가게 되었다. 그 병원에 입원하는 환자들은 미국을 비롯한 세계 여러 나라에서 몰려온다. 거슨의 주장처럼 암도 관절염이나 협심증 혹은 당뇨병과 같이 만성 성인병의 일종이므로 병의 발생원인이나 그에 대한 치료법이 따로 있는 것이 아니다. 질병의 원인은 부분적인 것에 있지 않고 인체 전체의 부조화에서 일어나며 증상에 따라 질병의 이름이 붙여질 뿐이다. 따라서 모든 질병의 원인과 치료법은 동일하다. 그래서 그 병원에서는 암을 비롯한 온갖 만성질병을 다 고쳐줄 수가 있는 것이다.
 이 병원에서도 1989년도까지는 거슨처럼 소간즙을 이용했으나

역자 서문 5

가축용 사료의 불량과 성장촉진제의 과다사용 등으로 소간의 질이 좋지 않게 되자 이제는 간즙을 이용하지 않고 있다. 우리나라의 소도 질적인 면에서 미국의 소와 거의 같을 것이므로 이용하기가 어려울 것이다. 참으로 안타까운 일이다. 그 병원에서는 아마씨기름을 샐러드 드레싱으로 이용하고 있다. 그러나 아마씨기름에 대한 설명이 이 책 본문에는 없다. 거슨 박사가 이 책을 발간한 뒤부터 아마씨기름을 이용하기 시작했기 때문이다.

나는 지난 해 3월 16일 그 병원을 방문하여 샤를럿 여사의 호의로, 치료받고 있는 환자들을 한 사람씩 만나 여러 가지 얘기(주로 입원전 상태와 당시의 상태 등)를 들었으며 그들의 가족과 어울려 함께 식사도 했다. 모두가 한결같이 회복되어 가고 있다고 했으며 반드시 낫는다는 확신에 차 있었다. 나는 그동안 주변의 암환자들을 더러 만나왔는데 단 한 사람도 그들처럼 희망에 차 있지 않았다. 치료방법을 모르고 삶을 거의 포기하고 있기 때문일 것이다. 참으로 안타깝고 슬픈 일이다.

또 지난 해 9월 초에는 LA의 파사데나 힐튼 호텔에서 열렸던 자연의학으로 암을 비롯한 성인병을 고친 사례발표회에서 여러 명의 완치자들로부터 얘기를 들었다. 특히 델 민츠(58세)라는 부인은 내 요청으로 사진도 함께 찍었으며, 잠시 얘기할 수 있는 기회도 주었다. 그는 뇌흑종양으로 고생을 하다가 티후아나의 병원에서 치료받은 후 완치되었으며 아주 건강하게 지내고 있다고 했다. 이러한 사실들을 실제로 보지 않은 이들은 아마 쉽게 믿으려 하지 않을 것이다. 그러나 자연의학으로 암을 비롯한 여러 성인병을 고칠 수 있다는 주장은 결코 허황된 이야기가 아니다. 실제로 세계 여러 나라에 그러한 병원이 있으며 뚜렷한 성공도 거두고 있는 것을 우리 자연의학 주장자들은 잘 알고 있다.

이제 우리나라 의료계도 달라져야 하며 근본부터 완전히 바뀌어야 한다. 그것은 마치 오르기 힘든 거대한 악산을 허물어 누구든지 쉽게 오를 수 있는 자그마하고 아기자기한 정다운 동산으로 만드는 것만큼이나 힘든 작업이다. 그렇게 하기 위해서는 의료의 수혜자인 시민들이 우선 질병이 왜 발생하는지, 정확한 치료법이 무엇인지에 대해 스스로 배워야 한다. 수혜자들이 아무 것도 모르고 있으면 공급자들은 영원히 자신의 공리에 안주하려고 할는지도 모르기 때문이다.

나는 이 책이 우리나라의 사회혁신에 큰 보탬을 줄 수 있을 것으로 확신했기에, 힘겨운 작업을 맡기로 결심했다. 지난 몇 달 동안 이 작업을 하면서 나는 많은 이들의 도움을 받았다. 우선 김정문 회장님과 최정옥 선생님께 감사드린다. 김회장님은 이마무라 고이치 씨가 펴낸 일본 책을 구해주면서 격려해주셨고, 최정옥 선생님은 일본어 책의 제2부 증례편을 우리말로 옮겨서 의학용어 해석에 참고할 수 있게 해주셨다. 미국에 계시는 안상목 님은 내가 해결하지 못하는 용어들을 알아내기 위해서 바쁜 가운데도 틈을 내 도서관에 가기도 하고, 미국의 의사들을 만나기도 했다. 재단법인 한국암연구소 이사장이신 이병황 박사와 부천 세종병원의 박영관 원장님은 내 원고를 모두 읽고 감수해 주셨다. LA의 최재경 사장과 이 책의 판권 소유자인 거슨연구소 이사장 샤를럿 거슨 스트라우스 여사는 한국어판 발행에 따르는 필름 정리와 계약서 작성 등에 많은 협력을 해주셨다.

이 책을 내면서 특히 나는 두 분을 잊을 수가 없다. 고재섭 부장과 손지선 씨이다. 고재섭 부장은 내가 해야 할 일의 많은 부분을 대신 해주셔서 내가 번역에 몰두할 수 있게 해주셨다. 손지선 씨는 아주 젊은 이로 나를 따라 하루에 한 끼만 먹으면서 하루 종일 거친 원고의 정리에 매달렸다. 그리고 이 책의 출판을 흔쾌히 맡아주신 지식산업사 김경희 사장님과 교정을 봐주신 편집부 여러분께도 감사 드린다. 이 모든 이들의 한결같은 정성들이 이 땅의 질병들을 몰아내는 확실한 밑거름이 되리라 믿으며 나를 도와주신 분들에게 다시 한번 깊은 감사를 드린다.

1996년 3월
건강을 위한 시민의 모임 사무실에서

서 문

　많은 의사와 과학자들이 내가 치료했던 여러 암환자들의 결과를 보고는 그들 각자에 대한 치료법을 소개해달라고 요구해왔다. 그때마다 그들에게 치료법에 대한 근거나 설명을 완벽하게 할 수가 없어서 이 책을 쓰기로 했다. 그러므로 이 책에 30년 이상 겪어온 임상의 체험들과 이미 발행했던 치료법에 대한 처방전 내용을 엮어 넣었다.
　포엥카레는 그의 저서《과학과 가설》에서 이렇게 말하고 있다. "건물이 돌로 지어지듯이, 과학은 사실들로 이루어진다. 그러나 돌을 쌓아놓는다고 해서 집이 되는 것이 아니듯이, 사실들을 모으기만 한다고 과학이 되는 것은 아니다."
　생물학에서 일어나는 사실들은 상호간에 효과를 없애기도 하고, 정상 이상으로 기능을 높여주기도 하며, 또는 너무 먼쪽으로 이끌어가기도 한다. 그래서 의사들은 각자가 문제를 풀어야 하는 짐을 지게 되는데, 과학은 그에 대한 도구들을 이미 제공해 놓았다.
　우리 의사들은 증상을 조사하고 알아내 치료할 수 있도록 훈련을 받는다.
　우리가 배우고 있는 교과서들은 그 증상들이 각각 어느 한 기관에서 나타난다고 설명하고 있다. 책에는 의사들이 눈으로, 기계로, 혹은 X-레이로 그 증상들을 관찰하고 분별할 수 있는 것으로 묘사되고 있다. 그러나 그 증상들을 질병의 표현으로 보아서는 안 되며, 신진대사의 증후들로서, 생명활성제의 심오하고도 높은 수준의 형태를 나타내고 있는 것으로 간주해야 한다(그것들은 미네랄의 활동, 세포내의 전기, 산화를 지속시키기 위한 산화효소들의 재가동 등을 나타내고 있다). 신진대사의 개선이나 더 심한 악화 등이 이들 증상이나 증후를 통하여 구체적으로 나타나게 되는 것이다. 치유력은 신진대사의 쇠퇴와 활성에 따라 감소, 또는 증가된다.
　나의 치료법은 주로 영양의 변화에 대한 고찰에서 이루어지고 있다. 연구의 상세한 내용과 처방법들은 대부분 과학적인 고찰에 의해 확인되었다. 이 책에 수록된 여러 사례들에서 얻어진 결과는 실제 처방을 통해 얻어진 것이다. 이러한 발견들은 지난 수 년 동안에 얻어진 것인데 환자의 인체에는 오랜 기간의 집중적이고도 지속적인 제독(除毒)이 필요하다는 생각에서 출발했으며, 제독의 시행기간도 처음 책을 쓸 때 생각했던 것보다 길어야 한다고 믿게 되었다. 최근에는 대중들이 성인병의 어려운 문제들을 경계해야 하며 끊임없이 성공적인 치료법을 강구해야 한다고 교육받고 있다. 그래서 근본적으로는 의료에 종사하는 분들을 위하여 이 책을 썼지만 지성인이면 누구든지 기본적인 문제점을 이해할 수 있도록 기술했다. 몇몇 장들은 여러 번 나누어 집필하였다. 그래서 중복되는 곳이 많이 있을 것이다.
　의학사를 보면 개혁자들이 새로운 의견을 내 일반화시키고 다른 의사들이 그 방법을 실천하게 하기까지는 많은 어려움을 견뎌야 했다. 대부분의 의사는 기존의 처방법을 바꾸고 싶어하지 않으며, 자신들이 배운 대로 교과서에 씌어 있는 처방법을 거의 자동적으로 따른다. 원래 의사들은 환자를 돕기 위하여 거의 모든 것을 하려고 한다. 그러나 환자에게 위험을 줄까 겁이 나서 잘 알지 못하는 치료법을 적용하려 하지 않는다. 과학·예술·기술의 역사에서 새로운 아이디어는 늘 격렬한 투쟁을 거쳐왔음을 보여준다. 그러므로 대부분의 개혁자들은 살아서 자신의 아이디어가 실천되는 것을 보지 못했다.

그것이 문명이 수세기를 통하여 느리게 발달될 수밖에 없었던 여러 원인들 가운데 하나다. 문명의 발전은 늘 강력한 제지를 받았던 것이다.

나는 좀더 나은 상태에서 일을 해왔다. 환자들의 90퍼센트 내지 95퍼센트가 말기 환자들이어서 위험에 대한 부담이 없었다. 그들에게 적용된 여러 가지 치료법이 실패했거나 아니면 처음부터 수술을 할 수가 없었던 환자들이었다. 환자들의 치료과정과 그 결실, 혹은 실패들을 지켜보면서 충분한 경험을 쌓는 데 꽤 시간이 걸렸다.

차 례

역자 서문 · 3
서 문 · 7

제1부 현대문명과 암, 그리고 식사요법

책을 쓰면서 17
제 1 장 나의 치료법의 비밀 20
제 2 장 암 등 성인병을 일으키는 전체적이며 결정적인 개념 27
제 3 장 일반적인 영양의 방향 40
제 4 장 암에 대한 종합식사요법(연구) 51
제 5 장 이 론 54
제 6 장 유사한 암 이론들 65
제 7 장 파라셀수스의 식사요법 69
제 8 장 다른 의사들의 식사에 의한 암치료법 74
제 9 장 암의 초기 증상 81
제10장 암과 간 83
제11장 의사들의 간 질병 치료에 대한 고찰 91
제12장 만성퇴행성 질병에 대한 간투약의 발전 99
제13장 과학자들이 방사선이 인류의 장래에 대한 위험이라고 하다 104
제14장 미네랄 신진대사와 퇴행성질병 109

제15장 기관의 효소 분포 125
제16장 갑상선의 미네랄 축적 134
제17장 암치료 142
제18장 암치료에서 알레르기의 역할 160
제19장 식사에 대한 안내 165
제20장 영양과 식사에 대하여 171
제21장 무염식 180
제22장 암식사요법과 소금 191
제23장 살 충 제 195
제24장 인간의 질병과 토양의 내용물 203
제25장 암식사요법과 그 준비 215
제26장 치료의 실제 222
제27장 호전 반응들―발적(發赤) 230
제28장 투약에 대한 간단한 설명 233
제29장 암환자의 회복 242
제30장 치료중 환자가 저지르는 실수들 245
제31장 실패한 처방―결코 특수하지 않다 250
제32장 도표들 254
제33장 종합식사요법 273

제2부 환자 50명에 대한 실제 치료 결과

편집자의 말 291
증례 1. 뇌하수체의 거대 종양 293
증례 2. 왼쪽 소뇌교각의 신경초종 298
증례 3. 신경섬유종 303
증례 4. 해면아종 311
증례 5. 소뇌교각종양 318
증례 6. 뇌하수체종양 325
증례 7. 경부와 상흉부척수내 신경교종 332
증례 8. 경부삭혈관종 336
증례 9. 융모막상피종 339
증례 10. 오른쪽 유방경성암 343
증례 11. 오른쪽 고환의 기형종양 349
증례 12. 악성 흑육종 354
증례 13. 진행성 흑종양 358
증례 14. 재발성 악성 흑종양 361
증례 15. 진행성 신경성섬유종 364
증례 16. 복막 뒷부분의 임파육종 368
증례 17. 골섬유종 370
증례 18. 복막 뒷부분의 임파육종 374
증례 19. 임파아세포종 378

증례 20. 진행성 임파육종　380
증례 21. 임파육종의 재발　384
증례 22. 복부 임파육종　387
증례 23. 골수염에 의한 근육종　392
증례 24. 파젯트골염　397
증례 25. 대동맥궁의 종양　401
증례 26. 오른쪽 이하선의 악성종양 재발　404
증례 27. 양쪽 갑상선과 S상결장의 선암　407
증례 28. 갑상선종　410
증례 29. 오른쪽 유방의 선암　412
증례 30. 오른쪽 유방의 선암　418
증례 31. 오른쪽 유방의 퇴행성암　421
증례 32. 유방암　423
증례 33. 오른쪽 유방의 파젯트병　425
증례 34. 기저세포암　427
증례 35. 기저세포암(복합증 있음)　430
증례 36. 오른쪽 윗입술 기저세포암　434
증례 37. 왼쪽 발바닥 기저세포암　436
증례 38. 왼쪽 신장육종　438

증례 39. 전립선암　441
증례 40. 전립선암　446
증례 41. 기관지암　451
증례 42. 기관지암　455
증례 43. 왼쪽 상악하의 선종　460
증례 44. 직장상부 선암　463
증례 45. S상결장의 선암　466
증례 46. 질의 원개와 자궁경부암　470
증례 47. 자궁경부암　472
증례 48. 왼쪽 신장과 요관에 편평한 세포암　476
증례 49. 방광암　479
증례 50. 자궁선암(방광과 질에 전이)　483

부　록
1. 만성질병에서의 치유기능 회복　487
2. 식사요법에 의한 암치료(임상 30년의 개요)　500
3. 현 시점에서 생간즙 처방에 대한 우려　529

제 1 부
현대문명과 암, 그리고 식사요법

책을 쓰면서

　이 책을 쓰는 목적은 암치료에, 말기암에 이르기까지 효과가 있는 치료법이 있음을 알리기 위해서다. 그러기 위해서는 암치료에 적용했던 관찰기록과 자료들을 독자들에게 알릴 필요가 있다고 생각된다. 오랫동안 많은 의사들은 자신들이 잘 알고 있는 정통치료법에만 집착해왔으며 그러한 치료법에 반하는 여하한 치료법에도 과민반응을 일으켰다.
　암에 대한 새로운 치료법은 자리를 잡기가 대단히 어려웠으며, 정통요법과 다른 치료법을 알리는 출판도 거부되어 왔다는 것은 잘 알려진 사실이다. 그러나 성인병들, 특히 암에 대하여 대부분의 의사들이 여러 가지 치료법을 적용시켜도 듣지 않는다는 패배감을 불식시킬 때가 되었다.
　물론 지금 당장에 한 세기 동안이나 있어 온 패배의식을 바로 낙관으로 바꿔놓을 수는 없다. 우리 모두는 생물학에 대한 사실들이 수학이나 물리학의 사실처럼 정확하지 않다는 것을 알고 있다. 적어도 가까운 시일 내에 그동안 우리 인류생활에 잘못을 가져온 현대 농법(農法)과 문화를 바꿀 수는 없을 것이다. 그러나 가족과 후손들을 위하여, 가능한 자연적이며 가공되지 않은 식품을 생산하도록, 모두가 합심해 옛날부터 내려오던 전통방식으로 되돌아가는 것이 절대적으로 필요하다.

성인병과 암을 예방하고 특히 암을 치료하기 위해서, 과일과 채소를 유기농법으로 생산해야 한다는 사실이 시간이 감에 따라 더욱 분명해질 것이다.

최근에 정부에서 발표한 통계에 따르면 미국 사람 가운데 6명 중 1명은 암으로 사망할 것이라고 한다. 머지않아 온 미국인들이 암으로 죽을 것인가, 아니면 지혜와 용기, 그리고 힘을 발휘하여 생활의 방식과 영양체계를 바꿀 것인가를 결정해야 할 것이다. 왜냐하면 "암이란 생활의 방식[1]에 따라 공존하게 되는 하나의 증상"이기 때문이다.

인류는 다시 진정한 의미의 주부가 필요하게 될 것이다. 진정한 주부란 부엌일 하는 시간을 줄이려고 애쓰지 않고, 가족을 위하여, 특히 건강한 가족을 만들고 유지하기 위하여 대부분의 생활을 헌신하는 그러한 주부다. 더이상 유아들에게 인공유를 먹여서는 안 되며 반드시 천연의 모유로 키워야 한다. 아이들이 백혈병과 같은 치명적인 질병에 걸리지 않아야 하며 정신박약아로 자라지 않아야 하는데도, 현재 백혈병과 정신박약아가 엄청나게 늘어나고 있다.

지금이 바로 새로운 세대들을 위하여, 농법과 식품저장법을 바꾸어야 할 때다. 그렇게 하지 않으면 정신질환자를 수용하는 기관을 매년 늘려야 하며 병원들은 수용할 수 있는 능력에 비하여 급속히 늘어난 성인병 환자들로 초만원을 이루게 될 것이다. 70년 전에는 미국에서 백혈병을 볼 수가 없었다. 50년 전에는 작은 병원과 부검[해부]에서 폐암환자를 거의 볼 수 없었으며 그러한 환자가 나타나면 보도감이 될 정도였다. 그러나 오늘날에는 아주 나쁜 쪽으로 변화되었다.

---

1) Jesee Greenstein, *Biochemistry of cancer*, 1954, p. 598.

환자를 치료하는 일은 어려운 일이다. 병원에서나 가정에서 치료를 받으려면 하루 종일 남의 도움을 받아야 한다. 특히 말기환자로 생명이 위독하거나 환자가 허약하다면 도움은 더욱 절실해진다. 가족이 사회생활을 포기하고 헌신적으로 치료에 매달리지 않으면 안 된다.

 이것이 이 책에 씌어진 내용을 간략히 줄인 것이다.

 50명의 암환자들을 치료한 내용과 증거들이 소개될 것이며 그에 대한 이론과 설명이 짤막하게 제시될 것이다.

제 1 장
나의 치료법의 비밀

　두말할 것 없이 내 치료법은 비밀이 아니다. 이렇게 제목을 붙인 것은 많은 의사들이, 심지어는 비난을 섞어서 그런 식으로 물어왔기 때문이다.
　인체의 모든 내부기관과 조직의 신진대사에서 조화가 유지되어야 한다. 그것은 생명의 영원한 신비를 나타내는 것으로 우리들의 건강과 그 유지에서 표현되고 있다. "생명을 이루는 모든 형태는 각자가 생물학상으로 실재(實在)이다. 그 형태들은 오직 하나의 목적을 갖고 있다. 그것은 식품의 도움을 받아 원래의 뜻대로 성장하고 재창조하는 것이다"[1] 신진대사의 장애가 질병의 시초가 된다.
　의사 콜라드는 "영원한 생명은 수백만 년 동안 발달해왔다. 그리고 그 생명은 영원히 발달을 계속할 것이다. 생명의 각 요소 하나하나가 중요하다. 그 요소 가운데 어느 하나도 특권적이

---

[1] 오하이오주 클리브랜드에 있는 J. F. Wischhusen의 말.

지 않다. 내적 균형이 깨져서는 안 되기 때문이다"[2]고 말했다.

콜라드가 제시한 역사적인 분석에 의하면 주로 과학과 기술이 잘못을 초래했는데, 그 가운데 하나가 '지나친 간소화'다. "자연이나 의학에서 대중요법(對症療法)을 토양·식물·동물 그리고 인류에 적용시킨다는 것은 유해하다. 각각의 부분이 다 중요하나 전체가 지극히 바른 질서 속에 존재하는 것이 더욱 중요하다."[3]

역사는 인류가 때때로 너무 쉽게 새로운 사조와 이론 그리고 기술과 화학의 새로운 발달에 좌우되었음을 보여주는데, 그러한 사항들을 진료의 기초로 이용하고 있다.[4] 이러한 것들은 인류가 자연에서 아주 멀어지게 유도한다. 그러므로 때로는 의료 강령을 자연에 더 가까운 쪽으로 되돌려야 할 필요가 있다.(이 책 7장 파라셀수스의 식사요법 참조)

효과적인 암치료법에 대하여 부정적인 태도를 취하고 있는 대부분의 의사들에게 줄 설명법을 찾던 중, 나는 다음과 같은 몇 가지 결론을 얻었다. 첫째, 우리 모두는 암이 치료가 불가능하다고 교육받았다. 둘째, 새로운 암치료법으로 앞서 소개되었던 시도들이 이론상으로나 실제에서 실패했다. 커다란 오류는 무엇을 먹인다는 방법에 있었으며, 그것은 어떤 특수한 물질을 먹여서 인체에서 일어나는 반응을 주시하면서 다음의 물질들을 계속 투여해나간다는 데 있었다.

옛날에 나도 그렇게 해보았다. 결과는 실패였다. 그 뒤 나는 몇 년 동안 연구해온 식사요법을 적용해보았다. 처음에는 결핵 환자를 대상으로 했다.(*Diättherapie der Lungentuberkulose*, 1934) 식사요법으로 일어나는 반응들을 관찰하기 위해 피부결핵 환자, 즉 낭창(狼瘡)환자를 선택했다. 그 뒤 암환자에게도 적용해 식사요법에서 일어나는 반응과 피부의 변화 등을 관찰했다. 그 관찰

---

2) Werner Kollath, *Die Ordnung Unserer Nahrung*의 서문 참조(Stuttgart : Hippokrates Verlag, 1952)
3) *Ibid.*
4) Juenger 목사, *Failure of Technology*.

에서 이 치료법이 장관(腸管)의 암에는 맞지 않는다는 것을 알았다. 그것은 더욱 철저한 치료법이 필요하다는 것을 말하는 것이었다. 결핵치료법이나 암치료법이 같은 방법에서 시작되었으나 그것들이 동일한 것은 아니다.

처음부터 기본적인 생각은 동일했으며 그것은 다음과 같다. 즉 정상적인 인체에는 모든 세포의 기능을 적절히 유지시키는 능력이 있다는 것이다. 그 능력이 비정상적인 변형이나 비정상적인 성장을 막아준다. 따라서 암치료의 자연적인 목표는 인체를 정상적인 생리로, 혹은 가능한 한 거기에 가깝게 되돌리는 데 두어야 한다. 그 다음 목표는 신진대사의 생리를 자연적인 균형상태로 유지시켜주는 것이다.

정상적인 인체는 만성질병을 가라앉히고 파괴하는 별도의 능력을 갖고 있다. 암환자는 그 능력이 발휘되지 않아 조그만 암세포가 아무런 저항을 받지 않고 자유로이 성장한다. 어떤 힘이 암의 발달을 억제하는가? 그에 대한 나의 대답은 산화효소들과 그 효소들의 활동을 유지시켜주는 조건들에 의해서 암의 발달이 억제된다는 것이다. 가장 잘 알려진 산화효소로는 다음과 같은 것들이 있다. 아르기나제(아미노산의 일종, 아르기난을 요소로 분해하는 효소-역자), 카탈라제(산화효소중의 하나-역자), 크산틴탈수효소(오줌·혈액·간장 등에 있는 크산틴 유도체-역자), 에스테라제(알콜과 페놀 등을 산출하는 반응을 촉매하는 효소중의 한 亞種효소-역자), 요소산화기관, 시스틴 탈황수소효소(cystin-단백의 소화 등에서 생성되는 아미노산, desulfurase-시스틴을 암모니아, 파이루빈산으로 분해하는 효소-역자), 시토크롬 C(전자전달 힘에 관여하는 단백질-역자), 시토크롬 산화효소, 아미노산 산화효소 그리고 플라빈(나무껍질 등에서 채취되는 황색 유기염기-역자) 등이다. 유아나 간질 환자들은 이 산화효소들의 활동이 정상인이나 재생되어 가는 환자에 비해 약하다. 오토 바르부르그[5]가 처음으로 만성병의

---

5) Otto Warburg, *The Metabolism of Tumors*, London : Constable & Co. Ltd.,

조직이 정상의 조직에서 대사 일탈을 일으킨다는 것을 알아냈으며, 이를 혐기성 세포호흡과 혐기성 당분해의 비율로 나타냈다. 그에 따르면, 세포호흡을 혐기성 당분해로 나눈 수치가 정상의 조직에서는 제로(0), 태아는 0.1이며 양성 종양의 경우 0.45~1.45에 이르고, 성인병 환자의 경우 12까지 오른다. 반대로 유아나 간암환자의 간에서는 알칼리성 포스파타제(인산효소-역자)와 디아이나제(탈아미노효소-역자)의 활동이 정상인이나 회복기에 든 간질환자보다 강하다. 이는 유아나 새로 형성된 간장 조직에서의 산화패턴이 발달이 덜 되고, 좀더 원시적이며, 덜 분화된 조직의 산화패턴과 비슷함을 나타낸다.

미발달된 생명의 형태에서는 세포에너지의 대부분이 혐기성 상태와 발효작용에서 나오는 것으로 알려져 있다. 고등동물은 저발효 혐기성 조직이 산화조직과 합쳐져 있어서 거기에서 더 많은 분자산소를 이용한 후에 폐호흡으로 배출한다. 인간에게 발생한 질병은 계속하여 발효 쪽으로 더욱 더 깊게 후퇴해간다. 인체의 주요부분이 중독되고 방어력과 치유력이 감퇴된다.

암치료의 이상적인 목표는 전 기관에 있는 산화조직 기능을 복원하는 데 있다. 물론 이것은 어려우며 다음 사항들을 필요로 한다. ① 전 인체에서 독을 빼낼 것. ② 포타슘 계통의 필수 미네랄을 투여할 것. ③ 산화효소를 지속적으로 투여하여 체내에서 재활동하고 건설되게 할 것(푸른 잎사귀로 만든 녹즙과 신선한 송아지의 간즙으로 공급한다). 그렇게 하면 인체의 산화기관 상태가 거의 정상으로 돌려져 거기에는 발효조직을 가진 병든 세포가 적응할 수 없다.

영양은 일반적으로 외적인 요인이다. 그러나 자극이 되지 않는 정도의 약한 독성을 가진 음식물의 섭취도 몸 안에 어떤 경향을 초래한다. 그런데 이 경향이 병의 전조처럼 간주되기도 한다. "그러나 2가(二價) 아세틸아시노불소에 의하여 발생한 쥐의

1930.

간종양은 식사에 영향을 받지 않는 것으로 나타났다. 식사가 발암성 물질이나 항발암성 물질을 만드는지에 대해서는 알려져 있지 않다. 정상적인 쥐와 간암에 걸린 쥐는 간에 있는 미토콘드리아(絲粒體)가 화학적으로 다르다는 것을 호게붐과 슈나이더가 보고하고 있다."

"근친 교배시킨 3세대의 쥐에서 식사가 자연발생적인 간암을 일으킨다는 흥미 있는 관찰이 탄넨바움과 실버스톤에 의해 이루어졌다. 이들은 식사에서 지방을 2퍼센트 내지 20퍼센트 늘였더니, 간암의 발생률이 37퍼센트에서 53퍼센트까지 늘어났음을 알았다. 저가의 리보플라빈(비타민복합제-역자)을 먹였더니 간암 발생율이 현저하게 떨어졌다. 이 물질이 쥐에게는 칼로리의 섭취량을 줄여서 간암의 성장을 방해하는 것이다. 쥐에게 약으로 암을 일으킨 경우와는 달리 쌀을 먹였을 때는 암종양이 커지지 않았으나 카세인(인단백질, 응고 우유 및 치즈 등-역자)을 먹였을 때는 반대로 크게 자라났다. 쥐의 경우에는 메타이오닌(천연 아미노산-역자)도 종양을 자라게 하는 것으로 나타났다. 따라서 일반적인 성장에 필요한 인이 함유된 아미노산은 종양도 키운다는 결론을 얻어낼 수 있었다. 다시 말하거니와 생체의 성장과 암의 성장에는 유사성이 있다."[6]

현대의 문명은 모든 인류에게, 정도의 차이는 있으나, 발병 전의 상태를 안겨주고 있다. 그러므로 우리들 가운데 일부는 암이 발생되기 직전의 상태에 있다고 보아야 한다. 정부의 통계에 의하면 6명 가운데 1명 꼴이다(현재는 4명 중에 1명이라고 한다-역자). 이 수치는 지난 25년 동안 증가해왔다. 일반적인 암이나 암이라고 보여지는 것이 해마다 계속 증가되고 있다.

베를린의사회에서 결핵치료에 대한 결과를 발표하기 전에, H. 존데크는 영양생화학자로 유명한 할레대학의 E. 아버더할덴 교

---

6) Mitchell A. Spellberg, *Disease of the Liver*, N. Y. : Grune and Stratton, 1954, p. 136.

수와 식사와 식사의 효과에 대하여 토의해볼 것을 건의해왔다. 토의를 한 지 얼마 되지 않아서 그는 이렇게 결론을 내렸다. "음식을 따로 떼어서 하나씩 연구하기란 불가능합니다. 귀하가 하신 것처럼 우리는 단순한 영양의 기초작업이 필요합니다. 이러한 관점에서 귀하는 어느 것을 빼거나 보태면서 치료법을 개발시키고 그 효과를 관찰해야 할 것입니다. 그러한 결과 때문에 나의 이론을 바꿀 수는 없지요. 그것은 투약에서도 마찬가지입니다. 우리는 그 모든 것을 설명할 수는 없으나 결과는 확실합니다."

"영양은 원칙적으로는 외부적인 요인에 지나지 않는다고 할 수 있으나, 변형된 비자연적인 영양을 계속하여 인체의 여러 기관에 투입시키면 그와 같은 질병이 일어날 수 있는 상태를 야기하게 된다."[7] 나는 이 주장에 다음과 같은 것을 보태고 싶다. "**매일 점진적으로 천천히 인체 내부에서 독을 받아들여 서서히 자극제가 되어 가지만** 그 정도가 아주 낮아서 방어체계의 반응도 없다가 마침내는 종양이 되게 하는데 그동안 인체는 전혀 방어를 하지 않으므로 독은 계속 쌓이게 되는 것이다."[8]

1952년 독일에서 열린 국제암학회에서 두번째 강의를 마쳤을 때 워너 콜라드 교수가 최근에 발행한 책《영양의 상태》(1952)에 "불치병을 치료할 수 있다는 귀하의 주장에 감사를 표하며"라는 글을 써서 주었다.

내 치료법의 비밀은 영양의 문제가 현재 알려져 있는 지식과 정보로는 충분히 이해가 되지 않는다는 점에 있다. 아버더할덴 씨를 비롯한 몇몇 학자들은 임상치료에서 일어나는 문제를 해결하는 데 많은 도움을 주었다. 시술보다는 투약이 더 중요한 논쟁거리가 되어야 한다고 나는 믿는다. 의학에서 이 두 가지

---

7) Siegmund 교수, *Ganzheits behandlung der Geschwulsterkrankungen*, Hippokrates Verlag, 1953, p. 277.

8) Leonard Wickenden, *Our Daily Poison*, New York : Devin-Adair Co., 1955.

주제는 아직 해결되지 않은 상태에 있다. 우리의 임무는 이것을 인정하고 치료에 대한 좋은 결과들을 제공하는 일이다.

정상적인 인체에서는 모든 것이 살아 있는데 특히 미네랄에 의해 만들어진 기초물질들이 살아 있어서, 그것들이 상당한 전기력으로 포타슘과 포타슘그룹의 미네랄을 이온화시키고 활성화시킨다.

병든 인체, 특히 암환자의 경우에는 포타슘이 활성화되어 있지 않고, 소디움과 소디움그룹의 미네랄들이 음전위에 의하여 이온화되어 있다. 이런 상태에서 모든 것이 비정상적인 과정으로 발전해간다. 인체를 치유하려면 독을 제거하고, 이온화된 미네랄과 자연식으로 활성화시켜서 중요한 기관들이 다시 기능을 발휘할 수 있게 해야 한다.

인체를 치유하려면 어떤 염증을 일으켜야 한다. 그것은 굉장한 변화를 일으킬 수 있는 반작용이다. 그것은 인체가 비정상적인 이물질, 즉 박테리아·암세포·반흔 등에 과민 반응이나 알레르기 반응을 일으키게 한다. 병든 세포들이 계속 그런 식으로 반응하게 하는 것이 치료이다. 나는 이것이 "치료의 최종효과이며 비밀"이라고 생각한다. 폰 버거만 학교에서는 알레르기 반응의 형태들을 밝혀냈다.[9]

기계적인 방법이나 자극에 의한 치료법으로는 이러한 목적을 달성할 수가 없다. 독일의 아우구스트 비어,[10] H. 람퍼트나 버팔로[11]의 O. 셀라워리 등이 시도했던 방법으로는 성인병이나 암을 고칠 수 없었다.

---

9) 제17장 참조.
10) *Hyperaemia als Heilmittel.*
11) *Tumorbeeinflussung durch Hyperthermie und Hyperaemie.* Karl F. Haug Verlag, Ulm a.d. Donau, 1957.

제 2 장
암 등 성인병을 일으키는 전체적이며 결정적인 개념

　암은 만성적인 성인병으로 더 악화되면 거의 모든 중요기관들과 연관된다. 즉 장관(腸管)과 그 부속기관은 물론 모든 신진대사와 관계가 있으며 간과 비장, 순환기관[세포교환박대(縛帶)], 신장과 담관(주 배설기관으로서), 세망내피계(細網內皮系)와 임파계(방어기관으로서), 중앙신경계와 특히 신진대사와 운동을 목적하는 내장 신경조직 등과 관계가 있게 된다.
　의사 니콜스는 아마 우리 시대에 질병의 "전체적인 개념"을 인식한 최초의 사람 가운데 하나일 것이다. 그는 감정·영양·독·감염·사고와 유전 등 여러 현상들을 치료에 연결시키고 이것들이 질병을 일으키는 주요 원인들이라고 인식했다. 그는 "우리 모두가 아프다는 것은 놀랍지 않다.……과학이 창조자의 자연법칙을 깨뜨리려고 한다면, 그것은 과학이 아니다"고 말했다.[1]
　그는 그 논문에서 일반적인 성인병을 언급하지는 않았으며 암의 문제에 접근하지도 않았다. 그러나 그의 견해는 여러 면에서

---

1) *The Texas Bankers Record for* May, Lee Fdt., 1952, No. 58.

급성 혹은 만성 질병이라는 개념에서 진척을 보여주고 있다.

암생물학자 가운데 어떤 이들은 다음과 같은 견해를 갖고 있다. 즉 "암은 살아 있는 과정과 공존하고 있는 현상이다", "암세포는 인체에서 별도로 살아가는 어떤 물질이 아니다", 그리고 '암세포는 살아 있는 기관에서 떨어져 따로 존재하는 어떤 특수한 조직'이 아니라는 견해다. 암세포는 몸 전체와 연결되어 있으며 그 일부인 것이다. 따라서 모든 것은 대자연의 기본적인 섭리에 따라 배열되어 있으며, 거기에는 다이나믹한 힘이 결합되어 있고, 알맞게 기능하는 육체 안에서는 조화로운 형태로 배열되어 있다.

비타민은 효소와 협력을 잘하므로 보효소(補酵素)라고 부른다. 효소는 세포내의 다른 조건들이 정상적으로 활동할 때만 기능을 한다. 효소는 재활성화된 호르몬과 연결되어 있으며 좋은 미네랄 성분과 협력한다.

암이란 인체 안에 매일 끊임없이 쌓이는 만성적인 독으로 신진대사의 정상적인 기능, 특히 간의 기능이 떨어질 때 생긴다는 것이 옛날부터 강조되어 왔다.[2] 인체 내의 가장 깊숙한 곳에서 일어나는 일들은 함께 이루어지며 상호의존적인데, 병이 들면 이런 것들이 교란된다는 것을 알아야 한다. 그렇기 때문에 치료의 목적을 달성하기 위해서는 모든 기관을 함께 묶어서 근본적인 공격을 가해야 한다. 내 경험에 따르면 이것이 병을 치유시키는 가장 확실한 방법이다. 일반적인 신진대사의 대부분은 간에 집중되어 있다. 그러나 간의 생물학적 기능 자체는 다른 중요기관들의 적절한 활동과 정확한 협동에 의존하고 있다.

나는 전체주의적인 이론이 파라셀수스의 작업이나 많은 다른 옛 의사들에 의해 심도 있게 발전되어 왔음을 알게 되었다.

전체주의적인 이론이 자연 진행 과정의 실재(實在)라는 생각은 생물학에만 적용되는 것이 아니다. 그 법칙은 예술·철학·음악

---

2) Leonard Wickendedn, *op. cit.*

· 물리학에도 적용되고 있으며, 뛰어난 학자들의 연구와 창작활동에서도 전체주의적인 개념이 살아 있음을 알게 되었다. 그 본보기로 나는 헨리 드루몬드의 《정신계에서의 자연법칙》(1883)을 들고 싶다. 그 책의 핵심은 다음과 같은 말에 함축되어 있다. "물질계의 연속이 정신계로 이어진다." 이 말은 물질계의 무기물 능력이 응집되어 궁극적으로 유기물계인 식물과 동물로 변형되어 간다는 뜻이다. 인간의 경우 세포의 생명에 전기력이 뚜렷이 나타나고 있다. 그 전기력들은 특히 신경계에 축적되어 있는데, 그것은 인간의 "정신적인 유기물"로서 발전과 성취를 이루게 한다.

앨버트 아인슈타인의 '공간과 시간의 상대성 이론'은 물리학계에서 거둔 최초의 위대한 작업이었다. 처음에는 그 이론이 환상적인 것으로 받아들여졌다. 그 뒤 이것은 일반적인 것으로 수용되었다. 아인슈타인은 거기서 더 나아가 빛과 광전자 효과의 변형에 대하여 연구했다. 마침내 그는 '변형이론'으로 장력·자력·전기력 등을 하나의 기본 물질계로 포함시키려고 했으며, 그것이 소위 통일장현상 이론인데, 그것은 증명해내기가 대단히 어렵다.

예술에서의 이 개념은 새퍼-시먼의 작품에서 처음으로 보인다. 거기에서 예술을 오래 전 이성의 원리라는 협소한 제한적인 개념에서 탈피시켜, 예술이란 '창조력'이며, 육체의 성장과 정신·감정, 그리고 지적인 성숙도에 따라 결정되는 뇌의 선천적인 기능에 의한 것이라고 말했다. 새퍼-시먼은 "사업이나 직업에서 나타나는 남성이나 여성의 창조력은 항상 실재(實在)로 나타나며 그것은 육체의 다른 모든 능력과 연대하고 있다"고 말했다. 그는 예술은 "선천적인 예술적 능력을 교육을 통하여 벗겨내는 것"이라고 말했는데, 왜냐하면 그것이 인간의 창조력[3]에 의존하

---

3) Schaefer-Simmern, *The Unfolding of Artistic Activity*, Berkeley and Los Angeles : University of California Press. 1950.

고 있는 문화의 기초작업에 결정적인 요인이기 때문이다.

MIT의 수학 교수인 노버트 위너는 다음과 같이 말한다. "과학에서는 순수수학·통계학·전기공학·신경생리학 등을 각각 다른 분야로 연구하고 있는데, 그들은 각각 독립된 개념과 다른 이름들을 쓰고 있어서 중요한 작업이 삼중사중으로 겹쳐 있다. 이러한 결과들을 한 분야로 묶어내는 일이 안 되고 있어서 중요한 작업이 지체되고 있는데, 그것은 다음의 분야를 위하여 이미 고전화되었어야 했다."[4]

의학에서는 인체의 자연생리 법칙에 대한 전체주의적인 개념이 상실되었는데, 그것은 연구와 임상을 많은 전문분야로 세분화했기 때문이다. 전공한 전문분야에 대해서만 집중적으로 작업을 해왔기 때문에 인체의 모든 부분들이 전체의 일부일 뿐이라는 것을 망각해버렸다.

"모든 교과서에서는 생물학적인 과정 하나에 대해서만 연구하여 그 결과를 과장하여 표현하고 있다. 질병의 증후가 연구와 임상, 그리고 치료의 주제가 되어 왔다." 각각 다른 기능을 하는 인체의 부분들을 하나의 생리학적인 실재로 묶어서 보려는 옛날의 방식이 밀려나버렸는데, 그것은 우리들이 바라는 바가 아니었다. 그러한 일은 임상에서도 일어났지만 특히 생리학과 병리학에서 두드러지게 일어났다. 결과적으로 그러한 사고는 우리들의 생각과 치료에 대한 작업과는 아주 동떨어진 것이다. 제쎄 그린슈타인과 같은 가장 훌륭한 암전문가는 "질병이 일어난 쪽에 직접적인 연구를 해야 한다고 강조"[5]했는데, 그의 책을 보면, 그가 여러 기관의 생리학적인 변화, 특히 간의 변화에 대하여 빼어난 조사를 했음에도 그러하다. 내 의견으로는 전체주의적인 개념을 적용하는 것만이 암의 진정한 원인을 알아내는 데 도움을 준다. 그러한 작업은 모든 조그만 증상들이 증상들로만 관찰

---

4) Norbert Wiener, *Cybernetics*, 1953, p. 8.
5) Jesse Greenstein, *op. cit.*, p. 598.

제 2 장 암 등 성인병을 일으키는 전체적이며 결정적인 개념

되는 동물실험에서 이루어지는 것이 아니라, 실제 임상에서 이루어진다.

영양학의 입장에서, 식물·동물, 그리고 인간이 대자연의 영원한 순환에서 발생하는 한 조각일 뿐이라는 자연의 법칙에 따라 생활하는 사람들에게는 암이 발생하지 않는다는 사실이 오랫동안 관찰되어 왔다. 그와 반대로 현대의 영양을 많이 섭취하는 생활을 한 사람들은 비교적 짧은 시일에 암을 비롯한 여러 가지 성인병에 말려들어갔다.

최근의 의학사에서 보면 암에 걸리지 않는 국민은 히말리아산 비탈에 살고 있는 훈자 사람들인데, 그들은 자신들이 사는 땅에서 자연농법에 따라 자란 것들만 먹는다. 수입품은 일체 금하고 있다. 자연농법을 하는 에티오피아 사람들도 이와 비슷한데, 자연농법을 유지하는 생활습관이 결국 암을 비롯한 여러 가지 성인병을 방지시켜줌을 증명한다.

우리들의 생활에 현대문화가 가져온 불행은 토양에서 시작되었다. 인조비료가 미네랄을 상실시키고 벌레들을 없애 미생물계를 변화시켜버린 것이다. 계속하여, 경작지의 침식현상이 일어나고 있다. 이러한 변화들은 초기에는 식물을 자극했으며, 마침내는 식물이 병들게 되었다. 살충제 같은 독약을 뿌려 토양 속에 독을 증가시켰고, 그 독들이 식물과 과일로 옮아갔다.

이러한 상황을 비롯한 많은 관찰들을 통해 토양이나 거기에서 성장하는 식물이 인간과 먼 것이 아니라 바로 우리들 외부의 신진대사이며 그것들이 우리들의 인체 안에서 이루어지는 신진대사를 위한 기본물질임을 알아야 한다. 따라서 토양을 적절히 관리하지 않으면 안 되며 황폐화시키거나 독을 주어서는 안 된다. 토양을 보호해주지 않으면 토양의 변화가 성인병을 초래해 동물과 인간에게 급속히 전파될 것이다. 토양은 활력이 필요한데, 그 활력은 성장과 휴식의 자연적인 순환 그리고 자연비료에서 얻어지므로 인간은 토양이 소비한 물질들을 재충전하는 데 필요한 것들을 돌려주어야 한다. 이것이야말로 바로 부식을 막는 최선의 방법이다. 그렇게 함으로써 토양에 있는 미생물과 토양의 생산성, 그리고 토양의 생명을 유지시켜줄 수 있다. 이런 식으로 심어서 성장시킨 식품의 일부는 인간생존용으로 쓰고 그 일부는 다시 '생명을 이어가는' 씨앗으로 이용해야 한다. 에스키모인들의 생활권 중에서 통조림을 비롯한 비자연식을 받아들여 이용하고 있는 곳에서는 성인병과 암이 발생하고 있다는 매우 심각한 보고들이 들어오고 있다.

40년 전부터 중앙아프리카 람바라네에서 병원을 운영하고 있는 앨버트 슈바이처 박사는 1954년 10월에 나에게 보낸 편지에서 이렇게 말하고 있다.

"많은 토인들, 특히 큰 도시에서 살고 있는 사람들이 옛날식으로 살아가지 않고 있습니다. 옛날에는 주로 과일과 야채를 먹었는데, 바나나·카사바·이그남·타로·고구마와 여러 과일들이 주식이었습니다. 그런데 지금은 응축된 우유, 통조림에 든 버터, 육류, 저장한 생선, 빵 등을 먹고 있습니다." 슈바이처 박사는 1954년 처음으로 그 지역의 토인들에게 충수염[맹장염] 수술을 했다. "이 지방에 암이나 성인병이 처음으로 발생한 것이 언제인지는 정확히 알 수가 없습니다. 현미경 등 실험기구가 갖추어진 것이 겨우 몇 년 전이었으니까요.······이 지역에서 일어나는 암의 증가와 소금 사용의 증가에는 연관이 있는 듯한데······그 전에는 우리 병원에 암환자가 전혀 없었다는 것은 분명히 흥미로운 것입니다."

의사 살리스베리는 나바오 인디언 부족에 대한 보고에서, 23년 동안 3만 5천 명의 환자들을 돌보았으나 암환자는 겨우 66명에 지나지 않았다고 했다. 그 지역의 인디언 환자 가운데 사망률은 1천 명에 1명 꼴이었으나 문명식(文明食)의 일부를 받아들인 다른 인디언 환자들의 사망률은 500명에 1명이었다고 했다.

남아프리카의 반투족은 20퍼센트가 기초암 환자라고 한다. 그들의 식사 내용은 매우 영양가가 낮은 것인데, 주로 값이 싼 탄수화물, 즉 옥수수 가루로 만든 음식이다. 그들은 어쩌다가 발효시킨 우유를 마신다. 육류는 축제가 있을 때만 먹을 수 있다. 길버트와 길만이 반투족의 식사법을 동물에 실험해본 결과 그들에게 암이 많은 이유는 바로 그 식사 내용에 있음을 알아냈다. 실험한 동물들이 모두 간이 상했는데 그 가운데 20퍼센트는 간경화로 발전했다. 반투족의 간 추출물을 쥐의 등에 칠했더니 바로 종양이 자라났다.

　이 장의 결론으로 독자들이 이렇게 물을는지도 모른다. "암발생과 치료법에 대하여 전체주의적인 개념을 이해한다고 하면 어떻게 해야 합니까?" 그에 대한 해답은 이렇다. 즉 발병되기 전 상태의 위험은 전체 신진대사에 계속 독을 줌으로써 실제로 질병이 발생하는 단계로까지 가게 되는데, 그것은 독일에서 열린 국제종양치료[6]를 위한 국제학회에서 인정되었다. 뮤엔스트 대학의 지그문트 교수는 그에 대해 "즉 그 독은 일반적인 체질상의 조건에 의해 발생하는데 그것은 현대문화에 기인하고 있으며, 이는 신물질 발생 전의 상태이기도 하지만 인체에서 병이 발생하기 직전의 상태이기도 하다"[7]고 말했다.

　따라서 그에 대한 치료는 인체의 활성을 유지시키는 모든 과정을 바르게 하는 데 치중해야 할 것이다. 일반적인 신진대사 기능이 고쳐지면 그에 더하여 다른 기관들과 조직, 세포들의 배후 기능을 증진시켜주어야 한다. 치료란 인체 내의 각기 다른 모든 기능이 전체적으로 제대로 활동할 수 있게 하여 마침내 모든 생리조직의 균형을 회복시켜주는 것이다. 이 복잡한 문제를 충족시켜주는 치료법에 대한 세부사항은 뒤에 쓰겠다. 여기에서는 다만 치료법이 두 가지의 근본적인 요소를 충족시켜야

---

6) W. Zabel 교수, *Ganzheitsbehandlung der Geschwulsterkrankungen(Totality Treatment of Tumor Diseases)*, Stuttgart : Hippokrates Verlag, 1953.
7) Siegmund 교수, *op. cit.*, p. 277.

한다는 것만 강조하겠다. 첫째는 인체에 오랫동안 쌓이게 된 독을 제거해, 종양이 사라진 다음 몸의 중요기관들이 회복되어 스스로 이 중요한 제독 기능을 해낼 수 있게 해야 한다. 이 처치를 필요한 정도로 효과 있게 해내지 않으면 몸은 계속 증가되는 독의 희생물이 되어, 마침내는 간성혼수(肝性昏睡)에 빠져 비참해진다. 두번째로는 모든 내장 기능이 충분히 회복되어야 한다. 내장의 장관이 회복되면 중요한 배설 기능이 회복되면서 내장의 신경조직에 의하여 장관순환과 자율운동도 정상을 찾게 된다. 그러면 인체의 다른 기능, 즉 방어력·면역·치유력도 증진된다. 여기에서 면역이라고 하는 것은 인체가 특별한 세균을 방어하는 것을 뜻하지는 않는다. 병에 걸렸을 때 몸 안에서 비정상적인 세포가 성장하지 못하게 하고 신진대사가 제대로 진행되도록 하는 것을 의미한다. 이 목적을 달성하기 위해서는 간의 회복 정도가 결정적인 역할을 한다. 인체에서 간을 통해 끊임없이 독이 배설되면서, 최상의 영양을 섭취하면 간의 도움으로 신진대사가 활성화된다는 사실을 잊어서는 안 된다. 따라서 전체주의라는 개념이 살아 있는 생물이나 무생물인 자연과정에서 유효한 것처럼 의학에서도 유효하게 받아들여져야 한다. 같은 진리가 영양분야에도 적용된다.

　식사에서 영양의 상호관계를 알아야 동물이 필요로 하는 음식의 양을 알 수 있다. 어느 영양이 효용가치를 발휘하느냐 못 하느냐는 것은 다른 영양의 있고 없음에 따라 크게 좌우된다. 예를 들면 쥐의 경우에는 아연의 독이 구리에 의하여 중화되는가 하면, 몰리부덴과 아연이 식사에 동시에 배합되면, 그것들을 따로 먹어서 성장이 불량해질 때보다 훨씬 더 심하게 성장불량을 초래한다. 셀레늄의 독은 비소에 의해 줄어든다. 소의 경우 몰리부덴의 독은 구리에 의해 중화된다. 코발트를 많이 먹어서 생긴 독은 메타이오닌을 정맥 주사하면 중화된다. 구리가 많은 쥐에 비해 구리가 적은 쥐는 위장 장관을 통해 철분을 적게 흡수한다.

"이러한 관찰들과 다른 여러 가지 증거들에 따르면, 동물의 비정상적인 상태는 단순히 식사를 적게 먹거나 많이 먹었다는 것만 나타내는 것이 아니라, 기본 식이요소에 대한 정상적인 신진대사를 방해하는 음식들을 과식했거나, 그러한 음식들을 한두 가지 덜 먹었다는 것도 나타내주고 있음을 확인하게 된다.

이러한 상태에 대한 가장 충격적인 보기들 가운데 하나는 양의 구리에 대한 동화와 보존이다. 오스트레일리아에서 발견된 것으로 "식사에 유황철을 더하면 간에 축적되는 구리의 양이 예상치보다 75퍼센트나 낮아졌다. 매일 아연을 100밀리그램씩 먹이면 5퍼센트 정도의 구리 성분을 나타내는데, 정상적인 목초지에서 풀을 뜯어 먹고 있는 양에게는 그보다 더 먹여도 구리의 저장이 전혀 없다.

몰리부덴을 몰리부덴 암모늄의 형태로 먹이면 거의 효과가 없어보이나, 식사에 무기질의 유황을 듬뿍 곁들이면 그 몰리부덴의 효과가 나타나는데…….

어느 한 미량 원소가 다른 미량 원소와 그리고 다른 여러 가지 음식물과 어떻게 내부적으로 상호관계를 맺는지 아직은 불충분하게 알고 있거나 아니면 거의 모르고 있다.[8] 이 영역에 대한 불명료성은 하루 빨리 생화학자들과 영양학자들이 해결해야 한다고 생각한다."

위의 설명문을 여기에 소개하는 이유는 하나의 요소가 단독으로 또는 다른 것과 결합하여 생물학적인 현상을 결정적으로 나타내는 것은 아니며, 그리고 그 결정적인 것이 몸 전체, 마음과 영혼, 모두에게 어떻게 영향을 주는가를 설명하기 위해서다.

인체의 순응력은 그 인체가 생물학적인 기능들을 복합하는 능력이 어느 정도인가에 따라 결정된다. 건강한 인체는 여러 가지 각기 다른 영양에 적응한다. 마치 의사들이 실험에서 한두 가지

---

8) L. Seekles, *Proceedings of the Third International Congress of Biochemistry*, Brussels, 1955, p. 47.

의 비타민 결핍현상이 나타남을 알 수 있듯이, 인체도 그와 같아서 필요한 미네랄이나 비타민, 효소들을 재흡수할 수가 있다. 그러나 병든 인체는 이러한 능력을 상실한다. 중요한 기관들이 독에 취해 있는 한 그에 대한 능력 부족은 회복되지 않는다. 임상에서 관찰해보면 암에도 이와 같은 사실이 적용된다.

우리들이 자연과 인체에 대한 전체주의적인 영원의 법칙을 이해하게 되면 대단한 살인자인 암도 예방하고 치유할 수가 있다. 인체와 자연은 결합되어 있으며 암을 효과적으로 치료하려면 그 둘을 연대시켜야 한다. 그러한 방법으로 암환자들을 더 많이, 그리고 치명적인 경우에도 치유할 수 있다. 그러나 인체의 전체주의적인 기능에 반하여 여러 가지 국부적인 상황도 일어난다. 한두 가지의 중요한 기능이 파괴되면 인체의 전 기능이 마비될 수 있다. 나는 여러 환자들에서 이러한 사실을 목격했다. 즉 처음엔 복부에 종양이 생기고 그러다가 다른 부위에도 생기고, 피부의 결절들에도 생기고, 그리고 암이 뇌의 아랫 부분에 들어가고, 그들은 1년에서 3년까지, 혹은 반 년쯤 그렇게 앓다가 결국에는 간경화로 죽었다.

암환자의 간 기능에 대하여 알려면 대개 원발성* 간암환자 85퍼센트와 원발성 담관암환자 50퍼센트는 간경화와 관계가 있다는 어윙의 말을 이해하면 된다. 암에 대하여 저술을 하는 대부분의 의사들은 간의 변화는 별도로 일어나는데 아마 종양물질이 성장하기 전으로 생각하고 있으며 국소암이 확산되고 먼 부위로 옮아간다고 보고 있다. 이에 대하여 어윙은 간결절의 과형성(過形成)과 다발성선종(腺腫), 그리고 다발성암 사이에는 일정하게 진행되는 어떤 과정이 있다고 말한다. 선종에서 암으로 진행되는 것에 대해서는 많은 사람들이 설명했다. 이에 대한 관찰들은 발암인자로서 간의 재생조직이 과형성 상태가 되고 마침내는 종양물질로 진행되어 가는 실험을 통하여 여러 차례 증명되

---

* 초기, 즉 1기를 말함.

었다. 쥐에게 황버터와 쌀밥을 먹이면 60일 만에 간경화가 일어나고 90일 만에 담관암과 간암 증세가 나타나며 150일에는 거의 모든 쥐에게 암이 발생하는데, 특히 간이 상하며 혐기성당분해작용이 일어나고 알칼리성 포스파타제(인산효소) 수치가 높아지고 비정상적인 것이 생긴다. 간암을 일으키는 실험용 식사에다 비타민 B와 카페인을 혼합시켜서 예방효과를 나타내는 식사를 만들어 제공하는 방법은 인간의 질병에도 적용시켜볼 만하다. 그러나 그 결과는 동물에 따라 매우 다르며, 종양이 실험용으로 주입한 것인지 자발적으로 발생한 것인지에 따라서도 다르며 특히 사람에게 생긴 간암의 경우에는 대단히 다르다는 것이 알려졌다. 그러므로 이들 질병의 원인을 광범위하게 묶어서 표현할 수 있는 요인을 알아내기가 불가능하다. 그러나 의사들은 옛날과 다름없이 지금도 하나의 특별한 요인만을 알아내려고 한다. 그에 대한 해답은 이치카와 야마기바가 이행한 실험에서 보이는 것처럼 암을 일으키는 것은 한 가지 요인이 아니고 한 가지 또는 여러 가지가 섞인 것이거나 아니면 장기에 걸쳐서 발생한 독의 축적이라고 하는 것이 옳을 것이다.

　암의 발생 초기에 간·신장 등 중요기관을 해치는 데 9개월 정도가 걸리며, 그 뒤에는 기관 전체에 반응이 미친다는 것이 증명되었다. 그 강력한 독은 겨우 수 일 내에 간을 해칠 수 있으며 10일 내에 간암을 발생시킨다고 해도 과언이 아니다. 이런 사실은 현대문명에 의해 인체가 서서히 파괴되어 가는 것과는 비교할 수 없을 정도다.

　임상치료를 통해 많은 질병은 각자가 독립하여 발생하지 않으며, '질병 분류학상 한꺼번'에 일어나는 경향이 크다는 것을 알게 되었다. 즉, ① 부비강염증(축농증)은 만성적인 기관지염이나 기관지확장증과 연결되고 또한 후두염·신장염 등 먼 기관에서 발생된 질병과 관계가 있다. ② 만성적인 방광염은 흔히 충수염과 연관된다. 방광염은 분명히 부조화된 소화기관들과 관련이 있다. 쓸개에 일어나는 병은 대개 간의 변화와 관계가 있으며 심근(心筋) 변화와 동시에 일어나고 뒤에는 간경화를 일으킨다. 그리고 인체의 방어력이 약해지면 흔히 한 기관이나 여러 기관에 세균의 전염이 일어난다. 임상을 통하여 여러 가지 다른 병리학적인 변화의 형태는 인체 내에 발생한 깊고도 일반적인 원인의 연속으로 일어난다는 결론을 얻을 수 있으며, 그 상태를 중요한 개념, 즉 전체주의적인 법칙, 혹은 임상적인 감각으로는 '치유력'을 상실했거나 그것이 사라진 상태라고 결론지을 수 있다. 현대의 생물학이 커다란 발전을 했다 해도, 우리는 옛날의 히포크라테스 강령, 즉 직접적이면서도 객관적인 임상 관찰에서 벗어날 수는 없다. 질병의 증상들을 임상에서 얻는 하나의 그림에다 엮어야 하는 것이다. 치유력이 충분히 있으면 질병에 감염되어도 만성화되거나, 이웃 기관이나 먼 다른 기관으로 그것이 전이되지 않는다. 따라서 질병이 발생했을 때 그것의 전이나 치유가, 관계된 조직이나 기관에 크게 의존하는 것이 아니라, 전 기관의 일반적인 치유력에 의존한다. 그리고 모든 신진대사 과정과 관련되며 특히 간의 신진대사와 집중적인 관계를 가진다.

   이러한 개념과는 반대로 의학서와 학회지에서는 암을 포함한 모든 질병을 코와 비부동악성종양, 위나 신장의 암, 혹은 폐암 등까지도 다른 질환으로 분류하고 있다. 물론 질병의 형태와 발전, 복합증, 예후 등이 다르지만, 어떤 기관에 어떤 원인으로 암이 발생하거나와 관계 없이 몸 전체의 방어력과 치유력이 회복되어야 한다는 기본적인 개념은 지켜져야 한다. 나는 다시 되풀이해서 강조하고 싶다. 즉, 일반적으로 암을 치유한다는 것은 몸 전체를 잘못된 상태에서 회복시킨다는 뜻임을. 외부의 암, 즉 피부암이나 유방암의 경우 어떨 때는 국소 치료로 충분할 수도 있으나, 항상 전체주의적인 개념을 우위에 두어야 하며, 이 책 제2부에 수록된 여러 증례에서 볼 수 있는 바와 같이 그 사실 자체에 더 깊이 다가가야 할 것이다.

제 3 장
일반적인 영양의 방향

　옛날에는 영양이 어떤 특수한 나라가 전통적으로 처해 있는 조건이나 역사적인 사건에 의해 발달되었다. 영양은 종교나 나라에 따라 지배되었으며 종족이나 개인의 재정에 따라 먹는 양과 질이 결정되었다. 문화의 변화와 과학, 기술의 진보는 농업의 생산, 저장과 유통을 변화시켜서 음식을 바꾸어주었으며 생활상태의 발달도 음식을 변화시켰다. 여기에서는 이러한 문제들[1]을 무시한다. 나는 오직 기본적이면서도 일반적인 지침만 주려고 하기 때문이다.

　건강한 사람들, 즉 매일 에너지가 충만하여 정상적인 업무와 기타의 일들을 할 수 있는 원기를 가진 사람들에게 필요한 일반적인 영양에 대한 원칙을 쓰려면 그에 대하여 책임을 져야 할 것이다. 또한 여러 가지의 통계자료를 제시하는 등 긴 설명이 있어야 할 것이다. 여기에서 제시하고자 하는 식사의 원칙은

---

1) Alfred W. McCann, *History of Nutrition*, Dresden : Science of Eating, 1927 ; Prof. Lichtenfelt, *Die Geschichte Der Ernährung*, Berlin, 1913.

오랫동안의 경험에서 찾아낸 것으로 주로 군입대나 생명보험 가입에서 거절당한 사람들을 위한 것이다.

이 지침은 그러한 사람들이 따를 수 있게 만들어졌다. 수많은 환자들이 만성질병을 고친 후에 이 지침을 따르게 되었으며, 그에 따라 그의 가족들도 오랫동안 이 지침을 따랐다. 거기서 얻은 결과는 만족스러웠다. 이 지침에 응한 사람들은 대개가 건강을 유지하고 있으며, 생명보험의 가입은 물론이고 다른 일도 할 수가 있게 되었다. 그리고 건강을 찾아서 일을 할 수 있는 능력도 커졌다. 나의 가족은 물론이고 나 역시 30여 년 이상 이 식사 지침을 따르고 있다.

이 지침은 개인의 생활습관에 따라 충분한 변화를 줄 수도 있는데, 잔칫날이나 휴일에는 식사의 4분의 1 정도를 다른 것으로 바꾸어 선택할 수 있게 허용한다. 나머지 4분의 3은 반드시 섭취해 생명을 유지하는 데 필요한 기관들, 즉 간·신장·두뇌·심장 등의 기능을 보호하고 이 기관들이 불필요한 부담을 피하게 해야 한다. 우리들의 몸이 과도한 식사, 특히 소화가 잘 되지 않는 지방을 처리하기 위해 또는 독을 없애기 위해 불필요한 일을 하지 않게 주의해야 모든 종류의 조기퇴화와 때이른 노쇠를 막을 수 있으며, 태어날 때부터 약한 기관이나, 손상을 입은 기관들을 보호할 수 있다. 이러한 지침은 치유를 위하여 만들어진 것이 아니다. 오히려 질병을 미리 예방하기 위하여 마련된 것임을 강조하고자 한다. 치유를 위한 식사법은 제한이 대단히 많으며 질병에 대한 진단이 이루어진 이후에 인체의 화학기능에 대한 병리에 따라 처방이 이루어진다.

식사의 내용을 생리학 책에서처럼 탄수화물·지방·단백질·비타민·호르몬·효소 등으로 세세히 열거하지 않으며 무엇을 몇 그램씩 먹으며, 칼로리가 얼마나 필요하다는 식으로도 표현하지 않는다. 이들 구식 교과서의 내용은 주로 전체의 배출량에 근거한 신진대사의 요구에만 맞추었으며 인체에서 덜 중요한 요소들만 고려했다. 과학은 아직까지 모든 효소·비타민, 그리고 호르몬과 미네랄이 갖는 많은 생물학적인 기능을 다 알 수 있는 단계까지 발달하지 않았다. 그러므로 자연의 법칙에 복종하여 가능하면 유기농법으로 재배한 식품을 자연적으로 합치거나 섞어서 만든 음식을 취하는 편이 더 안전하다. 과학이 발달하기 전까지 취했던 이러한 방식은 인류를 수 천 년 동안 도와주었다. 이러한 방식으로 인류는 그것이 발견되었거나 발견되지 않았거나 간에 현재 알고 있는 모든 비타민을 취할 수 있었으며, 콜라드 교수가 말한 것처럼 특별히 알려져 있지는 않았지만 "생명을 북돋아주는 물질들"을 통조림 음식처럼 정제하거나 가공하지 않은 채로 최상의 상태에서 취할 수 있었다. 이들 음식물에는 필요한 요소들이 적당한 수치에 맞추어 혼합되어 있었으며, 인류는 그 음식들을 본능·배고픔·맛·냄새·시각 등의 여러 요인에 맞추어 조절하여 취했던 것이다.

음식의 4분의 3은 아래의 것들로 이루어져야 한다.

모든 종류의 과일을 먹을 수가 있는데, 최대한 싱싱해야 하며 여러 가지 방법으로 취할 수가 있다. 오렌지·그레이프푸르트·포도 등의 과일로 만든 싱싱한 과일즙, 과일 샐러드, 차게 만든 과일 수프, 으깬 바나나, 날 사과를 간 것, 사과소스 등.

모든 종류의 싱싱한 야채, 물을 붓지 않고 끓인(스튜) 것. 당근·꽃상추·샐러리 등을 싱싱한 그대로 아니면 부드럽게 간 것. 야채 샐러드, 야채 수프 등, 말린 과일이나 말린 야채는 먹을 수 있으나 얼린 것은 금함.

감자는 구웠을 때가 최고로 좋다. 그 감자 속을 깨뜨려서 우유나 수프에 이긴 것. 감자를 튀기려면 아주 드물게 해야 하며, 삶으려면 껍질째 해야 한다.

푸른 잎사귀만의 샐러드나 토마토와 과일, 다른 야채를 섞은 샐러드.

씨눈이 있는 귀리나 밀가루로 만든 빵 또는 그 가루를 섞어서 만든 빵. 정백을 하려면 최소한으로 해서 가루로 만든 빵, 오트 밀은 괜찮다. 메밀가루로 만든 과자와 감자로 만든 팬케이크는 먹어도 된다. 황설탕・꿀, 단풍나무액으로 만든 설탕이나 과자는 먹어도 된다.

우유. 우유제품으로는 묽은 치즈 또는 소금이나 양념을 많이 넣지 않은 치즈, 버터밀크, 요구르트와 버터는 먹어도 된다. 크림이나 아이스크림은 최대한으로 줄여야 하며 휴일에만 먹는 것으로 제한하는 것이 좋다(아이들에게는 아이스크림이 독이다).

식사의 4분의 1은 개인의 기호에 따라 선택할 수 있으며, 육류・생선・달걀・넛트・캔디・과자 등 자신이 가장 좋아하는 것을 택한다. 담배는 피해야 한다. 술・포도주・맥주 등은 최대한으로 줄이고 신선한 과일즙을 택한다. 커피와 홍차는 최대한 줄이고 다음의 차를 택한다. 박하차・카모밀차・린덴꽃차・오렌지꽃차 등.

소금, 소다 중탄산염, 훈제한 생선, 소시지 등은 가능하면 피할 것. 후추・생강 등 강한 양념은 피하고, 둥근 파, 파셀리 잎, 잔 파, 셀러리, 양갓냉이 등을 이용할 것.

다시 강조하는데 야채나 과일을 익힐 때는 반드시 물을 붓지 않아야 한다. 물을 붓고 요리를 하면 쉽게 미네랄이 상실된다. 가치가 높은 미네랄은 교질 상태에서 벗어나면 흡수가 잘 되지 않는 것 같다.

모든 채소는 먹을 수 있다. 특히 미네랄이 많은 것으로 추천하고 싶은 것은 당근, 콩, 토마토, 근대, 시금치, 줄기콩, 브라셀 스프라우트, 아티치오크, 사과와 함께 조리한 비트, 토마토와 함께 조리한 꽃상추, 사과와 함께 조리한 붉은 양배추 등이다.

야채를 가장 잘 먹으려면 그것을 데쳐야 하는데 물을 붓지 않고 1시간 반에서 2시간 동안 천천히 익힌다. 야채를 태우지 않기 위하여 팬 밑에다 아스베스토스 매트를 깐다. 아니면 야채에다 채소 국물을 좀 붓거나 토마토 조각 몇 개를 넣는다. 그렇게 하면 맛을 높일 수가 있다. 시금치 국물은 써서 이용하기가 어렵다. 사람들이 시금치 국물을 싫어하므로 버리는 것이 좋다. 양파·부추·토마토에는 물기가 많아서 조리하기가 쉽다(비트는 감자처럼 껍질을 벗기지 않고 물을 부어서 익힌다). 야채를 문질러서 물로 잘 씻되 껍질을 벗기거나 상처를 내지 않는 것이 좋다. 야채를 익힐 때 팬의 뚜껑을 잘 닫아서 증기가 새지 않게 해야 한다. 냄비뚜껑은 무거워야 하며 또한 이가 맞아야 한다. 조리한 채소는 냉장고에 넣어서 하루쯤 재워도 된다. 그 야채를 익히려면 거기에 야채 국물이나 토마토즙을 조금 붓고서 천천히 열을 가해야 한다.

V. 분제는 야채에 있는 미네랄을 섭취하는 것이 중요하다고 했는데, 그는 야채에는 대체로 칼륨(K)이나 포타슘의 함량이 나트륨(Na)이나 소디움보다도 높으며, 칼륨과 나트륨의 비율이 망가지지 않아야 한다고 했다.

칼륨은 주로 세포 안에 있어야 하고, 나트륨은 세포의 바깥, 즉 장액·림프·결합조직에 있어야 한다. 최근의 관찰에 의하여 미네랄은 단독으로는 반응하지 않으며 반드시 단체로 반응을 한다는 의견이 제시되었다. 이 이론에 따라서 의사 루돌프 켈러는 미네랄을 두 그룹으로 분류를 했는데 세포내그룹(포타슘그룹), 즉 양극(陽極, anode)으로 여행하는 아노드그룹과 세포외그룹(소디움그룹), 즉 음극(陰極, cathode)으로 여행하는 캐터드그룹이며 이들은 생물학적인 조건으로 그렇게 되는 것이라고 한다. 이에 대하여 더 연구를 한 결과 호르몬·비타민·효소들도 두 미네랄그룹과 같은 규칙에 적응하고 있음을 알게 되었다. 이것은 간·근육·두뇌·심장·신장의 피질과 같은 여러 기관이나 조직 안에 K그룹이 있어야 호르몬·비타민·효소 등이 기능을 한다는 것을 의미한다. 그리고 Na그룹은 장액·림프·결합조직·갑상선·담관 등의 용액이나 조직 안에 있어야 한다. 그리고 캐터드그룹인 반(反)비타민이나 반효소들의 주기능은 신진대사나 저장에서 세포외그룹으로 제한되어야 한다.

호르몬·비타민·효소들을 설명하지 않고서 신진대사에 대하여 상상한다는 것은 불가능하다. 그들의 독특한 기능에 대하여 세세히 열거할 수는 없다.

대체로 호르몬은 조직과 세포의 개성을 높여준다. 비타민이나 보효소는 신진대사의 분화와 활성화를 도와준다. 그리고 효소는 점진적으로 신진대사 활동을 일으키고 일반적으로 탈수소화(脫水素化)와 산화작용인 소화과정이 일어나게 하며 신진대사의 중개과정에서 일어나는 산물이 독이 되어 백내장, 결석 형성, 질병 감염이 일어나지 않게 막아준다. 이들 호르몬·비타민·효소들의 결합된 기능에 따라 신진대사가 정상화되며, 그들 각자는 여러 가지 기능과 방식을 보유하고 있다.

인체의 60퍼센트는 K그룹에 속하고 30퍼센트가 Na그룹에 속하며 10퍼센트는 그 경계선에 있다. 그 모든 것은 전기적인 힘으로 제자리에 있게 된다. 낮에는 Na가 포타슘 조직에 스며드는데 뒤이어 염화물과 수분이 들어간다. 그 과정에서 피로와 무거워지는 현상이 일어나고 붓게 된다. 밤에는 그것이 재흡수되어 이튿날 아침에 소변으로 배출되는데, 그렇게 되면 사람들은 상쾌함을 느낀다.

이와 같은 생물학적인 규칙은 건강을 유지하는 데 절대적이며, 그 규칙에 부족이나 결함 또는 변화가 일어난 상태를 질병이라고 부른다. 대부분의 심각한 만성병은 나트륨·염화물·수분들이 아노드기관으로 침입하여 일어나는데, 그것은 독이나, 전염, 외상의 쇼크(trauma, 신체적 또는 정신적인 창상이나 손상, 즉 분만시에 생기는 출산외상이나 탄생시의 체험에 의하여 신생아에게 생기는 정신적인 쇼크 등을 말한다-역자) 등에 의하여 부종을 발생시킴으로써 나타난다. 그러므로 어떤 표들은 짧은 설명을 달고 있는데 미네랄의 여러 기능을 동물의 몸 속에 깊숙히 투여했음을 명확하게 보여주고 있다고 나는 믿는다.

표 3-1. 나이에 따른 체중과 미네랄의 함량[2]

전 인체	세 포 외					세 포 내				
	나트륨		염 소		수분	칼 륨		인		지방
	g	mg당	g	mg당	%	g	mg당	g	mM당	%
태아 3~4개월			2.7	76	93			2.14	69	0.5
태아, 5개월	2.58	112	2.5	70	91	2.00	51	3.58	115	1.2
태아, 6개월	2.16	94	2.5	70	87	1.62	41	3.82	123	2.5
태아, 7개월	2.14	93	2.6	73	86	1.88	43	3.82	123	2.5
조산, 7개월	2.42	105	2.7	75	85	1.71	44	3.82	123	3.0
신생아	1.78	78	2.0	56	80	1.90	49	3.40	174	12.0
어 른	1.09	48	1.56	42	72	2.65	68	11.6	374	18.0

※ mM : 밀리몰

표 3-1은 태아에서 성인에 이르기까지 인체의 미네랄 그룹이 어떻게 발전하는가를 보여주는 것으로 태아의 경우 성장기 전체를 나타냈는데, 처음에는 나트륨그룹이 절대적으로 많다가 점점 나트륨·염화물·수분이 줄어드는 것을 알 수 있다. 나트륨의 경우 밀리그램당 112에서 48까지 떨어지며 반대로 칼륨그룹은 밀리그램당 51에서 68로 증가한다. 유황이 69에서 374까지 증가되는 것도 볼 수 있다.

이미 앞에서도 말했지만 필수적인 호르몬·비타민·효소의 기능이 이루어져야 하며 그 비율은 칼륨에 대한 나트륨의 비율로 이루어지거나 1보다 큰 것이 정상이며, pH함유량과 보효소 등의 비율도 일정해야 한다. 이러한 비율들이 평생을 통하여 지켜져야 건강이 유지된다.

표 3-2. 쥐·소·사람의 젖과 $\frac{K}{Na}$의 비율[3]

	쥐의 젖	소의 젖	사람의 젖
	밀리그램당/L	밀리그램당/L	밀리그램당/L
$\frac{K}{Na}$	$\frac{43}{33} = 1.30$	$\frac{39.5}{26.5} = 1.49$	$\frac{12.2}{5.0} = 2.44$

---

2) Alfred Shohl, *Mineral Metabolism*, 1939, pp. 19~20.
3) *Ibid.*, p. 73.

46 제1부 현대문명과 암, 그리고 식사요법

표 3-3. 인공유를 먹인 아기의 하루 미네랄 양과 거기에 정체된 Na와 K[2]

		섭취량		배출량				정체량	
				오줌		똥			
		mg	mg당	mg	mg당	mg	mg당	mg	mg당
세포내	소디움	422	18	300	13	78	3	43	2
	염화물	788	22	651	18	13	1	123	3
세포외	포타슘	1182	30	785	20	104	3	293	7
	인	804	42	457	26	210	10	137	8

표 3-4와 3-5에서는 환자의 경우에 위의 관계가 뒤바뀐다는 사실을 증명하고 있다. 조직이 K미네랄과 글리코겐(당원)을 보유할 능력을 잃어버리고(표 3-4) 그 양이 26.6에서 5.08로 떨어지며, 소디움염화물과 수분이 세포외 수분에서 조직의 세포에 침입하는데 젖 속에 Na를 13.02에서 42.37까지 증가시킨다.

인체는 매우 놀랄 정도의 보유력과 여러 가지 조정력을 갖추고 있으나 질병에 대한 최선의 방어는 건강한 간과 협조하여

표 3-4.

	K그룹				Na그룹		
	K_2O	P_2O_5	MgO	CaO	Na_2O	Cl	SO_3
정상의 우유	20.6	26.4	2.72	21.55	13.02	15.58	3.66
염분이 포함된 우유(병리학적으로)	10.96	15.63	2.16	11.7	33.77	25.23	6.73
하시모토병(갑상선종) 우유	8.94	17.38	1.74	7.44	36.54	33.63	1.34
유방 카타르일 때	10.56	24.56	2.7	16.77	24.92	24.52	1.56
결핵에 걸린 소 a) 정상의 유방 b) 결핵에 걸린 유방	10.87 12.64 5.08	7.1 22.22 8.76	1.27 2.1 0.79	4.34	40.6 21.79 42.37	27.99 44.64	5.08

---

4) *Ibid.*, p. 327.

표 3-5.[5]

	세 포 내		세 포 외	
	칼륨(K)	유황(P)	칼슘(Ca)	나트륨(Na)
정상의 수정체	5.1	2.0	0.25	5.5
백내장의 수정체	0.6	1.1	1.0	12.0

100퍼센트 기능을 하는 신진대사와 장관의 흡수력에 있다. 사람들은 두말할 것 없이, 영양에 강조점을 두어야 한다고 결론을 낼는지 모르겠다. 만일 사람들이 유전상의 결함이 없고, 문화・질병・외상의 쇼크와 담배 등 여러 가지 독으로 상해를 입지 않는다면 그렇게 말하는 것이 정상일 수 있다.

그러나 인류의 문화는 그러한 자연의 혜택을 상당히 앗아가버렸다. 비타민 결핍에 대하여 실험해본 결과 어떠한 비타민이 함유된 식품을 제외시키면 피시험자들의 3분의 1은 4개월 이내에, 그리고 3분의 2는 6개월 이내에 해당 비타민의 결핍을 나타냈다. 미국 사람 가운데 겨우 5~6퍼센트만이 결핍된 음식으로 10개월 정도를 견딜 수 있다. 이러한 실험들을 통하여 아주 적은 수의 사람들만이 완전한 재흡수 능력을 갖추고 있으며 그들만이 일생을 통하여 건강한 시기와 불건강한 시기에 맞추어 조정하고 보유하는 능력을 갖추었음을 알 수 있다.

건강한 사람들은 크게 염려할 필요도 없으며 탄수화물이나 단백질을 너무 많이 먹는다고 걱정을 하거나 칼로리가 어떻고 할 필요도 없다. 그러나 사람들은 필요한 미네랄・비타민・효소들을 최대한 자연적인 상태에서 섭취해야 하며 그것도 충분히, 비교적 오랫동안 섭취해야 한다는 사실을 무시해서는 안 된다. 미네랄들은 조직 안에서, 있어야 할 자리에 있어야 하는데, 그 미네랄들이 세포내에서 전기력을 운반하기 때문이다. 그리고 그들이 호르몬・비타민・효소들이 적당히 기능을 발휘하게 한다. 그

---

[5] E. P. Fischer, *Ophthalmologica*, 114 : 1, 1947.

렇게 하면 인체에 건강한 신진대사와 생명유지에 필요한 최선의 작업능력과 보유력을 안겨준다.

요 점

가능한 유기농법에 의하여 재배한 신선한 야채와 과일을 이용하라는 것이 최선의 충고다. 어머니들은 자녀와 부엌에 더 많은 관심을 주어야 한다. 개인용 정원을 가지면 여름철에 큰 도움을 받을 것이다.
다음의 서적에서 가치 있고 실용적인 정보를 얻을 수 있다.

"Soil and Men", *Yearbook of Agriculture*, 1938.
"Food and Life", *Yearbook of Agriculture*, 1939.
J. I. Rodale, *Organic Gardening*, N. Y. : Hanover House, Garden City, 1955.
Leonard Wickenden, *Our Daily Poison*, N. Y. : The Devin-Adair Co., 1955.
Fairfield Osborn, *Our Plundered Planet*, Boston : Little Brown & Co., 1948.
E. B. Balfour, *The Living Soil*, London : Faber & Faber Ltd., 1948.
Ralph Bircher, Hans Huber, *Hunsa*, Bern, 1952.
William Vogt, *Road to Survival*, N. Y. : Wm. Sloane Associates, 1948.
Johannes Scala, Franz Deuticke, *Handbuch der Diaetetik*, Wien, 1954.
Robert McCarrison, M.D., *Studies in Deficiency Diseases*, Lee Foundation, Milwaukee 3, Wis., 1945.
Melvin E. Page, D.D.S., *Degeneration Regeneration*, Page Foundation, St. Petersburg, Fla., 1951.
Charles Eliot Perkins, *What Price Civilization?*, Washington, D.C. : Modern Science Press, 1946.
Leo Spira, M.D., *The Drama of Fluorine, Arch Enemy of Mankind*, Lee Foundation, 1953.
Dr. Alexander A. Bogomolets, *Prolongation of Life*, N. Y. : Duell Sloan & Pearce, Inc., 1946.
Weston A. Price, Paul B. Hoeber, *Nutrition & Physical Degeneration*, 1949.
American Society of Agronomy, *Hunger Signs in Crops*, A Symposium.
W. Kollath, *Zur Einheit der Heilkunde*, Stuttgart : Hippokrates Verlag, 1942.
―――, *Die Ordnung Unserer Nahrung*, Stuttgart : Hippokrates Verlag, Zweite Auflage, 1950.
G. v. Wendt, *Kost und Kultur*, Leipzig : Thieme, 1936.

제 3 장 일반적인 영양의 방향 49

M. Bircher-Benner, *Ernaehrungskrankheiten*, Wendepunkt-Verlag, Zuerich und Leipzig, Fuenfte Auflage, 1943.

D. Lichti-v. Brasch und A. Kunz-Bircher, *Die Klinische Bedeutung der Frischkost*, Hippokrates Zeitschrift, 1956. 30. 11.

Duane W. Probst, M. D. "The Patient is a Unit of Practice," Part One, *Nature of Disease*, Charles C. Thomas, Springfield, Ill. 1938.

American Medical Association, *Handbook of Nutrition*, A Symposium, 1943.

American Medical Association, *The Vitamins*, A Symposium, 1939.

A Symposium On Respiratory Enzymes, The University of Wisconsin Press, 1942.

Edward Howell, *The Status of Food Enzymes in Digestion and Metabolism*, National Enzyme Company, 1946.

Karl Myrbäck, *The Enzymes*, New York : Academic Press Inc., 1951.

A. I. Oparin, *The Origin of Life on the Earth*, New York : Academic Press Inc., 1957.(See especially The work of Pasteur, p. 28, Conclusion, p. 487)

Max Gerson, M. D., "Feeding the German Army." *New York State Journal of Medicine*, 1471. 41. 1941.

―――, "Dietary Considerations in Malignant Neoplastic Disease," *Review of Gastroenterology*, Vol. 12, No. 6, pp. 419 to 425 Nov-Dec. 1945.

―――, "Effect of a Combined Dietary Regime on Patients with Malignant Tumors," *Experimental Medicine and Surgery*, Vol. VII, Nov. 4, New York, 1949.

―――, "No Cancer in Normal Metabolism," *Medizinische Klinik*, Munich, Jan. 29. 1954, No. 5, pp. 175~179.

―――, "Cancer, a Problem of Metabolism," *Medizinische Klinik*, Munich, June 25. 1954, No. 26.

―――, "Cancer Research," Hearings before a Subcommittee of the United States Senate, S. 1875. July 1, 2, and 3, 1946.

제 4 장
암에 대한 종합식사요법(연구)

 암에 대한 종합식사요법 발달사는 다음과 같이 간단히 말할 수 있다. 폐결핵에 대한 식사요법을 만든 후(1927~1928), 1928~1929년에 세 사람의 암환자에게 처음으로 시도해본 결과 좋은 결과를 얻었다. 암환자에 대한 식사법도 결핵환자에게 주어졌던 것과 같이 무염(無鹽)을 원칙으로 했으며 대단히 신선한 과일과 야채를 이용하여 곱게 갈거나 즙으로 만들었는데, 주로 오렌지, 그레이프푸르트, 특히 사과와 당근으로 만든 즙을 이용했다. 관장을 자주 시켰으며 미네랄복합제인 미네랄로겐을 먹였다. 며칠이 지난 뒤에는 매일 버터밀크, 부드러운 치즈, 요구르트와 두 개의 계란 노른자를 오렌지 주스에 타서 먹게 했다.
 내가 처음으로 처리한 암환자는 담관암이었는데 간에도 두 개의 조그마한 전이가 있었다. 황달과 고열이 발생했다. 그 다음으로 두 사람의 위암 환자를 보게 되었는데, 유착되어 있었으며 주위 샘[腺]들에 전이가 일어나 있었다. 이들 세 사람의 환자는 모두 수술을 받았으나 효과가 없었으며 생체검사도 받았었다. 이들 암환자 가운데 한 분은 2년 뒤에 산에서 미끄러져 사망했다. 그 환자는 퀘를린부르그에 있는 조그만 산간 마을의 병원으로 옮겨져 비장파열 때문에 수술을 받았다. 비장에서는 피가 나오지 않았다. 옛날에 그의 암수술을 맡았던 주치의 랑게 브레멘 교수가 사고가 난 이튿날 현장으로 갔었는데 왼쪽 신장이 파열되어 있는 것을 알았을 뿐, 환자를 구해내지는 못했다. 부검 결과 그 환자의 암은 나아 있었다.

1933~1934년 사이에 비엔나에서 6명의 암환자를 치료했다. 그들에게 효과가 좋은 간주사까지 했는데도 모두 잃었다. 요양소의 부엌에 완벽한 식사법을 할 수 있는 기구들이 갖추어져 있지 않았다. 그 병원의 다른 환자들은 다른 질병에 대한 치료를 받고 있었으므로 식사에 크게 관심을 두지 않았다. 의사들과 간호사들 그리고 부엌에서 일을 하는 사람들, 그 외의 다른 여러 사람들의 반대의견을 극복하기가 어려웠다.

1935~1936년에 파리에 있으면서 7명의 환자들을 다루었는데 그 가운데 3명은 좋은 효과를 보였다. 나는 처음 환자들에게 시도했던 것과 같은 식사법을 적용했으며 간주사에 더하여 매일 서너 잔의 푸른 잎사귀로 만든 녹즙을 먹였다.

뉴욕에 와서 1943년까지 많은 환자들을 보게 되었는데, 그들은 모두 외래환자들이었다. 1938년부터 나는 여러 번의 좌절을 맛보면서 다른 약들을 투여하여 좀더 나은 치료법으로 발전시켜나갈 수 있었다. 처음으로 많은 암환자들의 경우 기초대사율 (B.M.R)이 대단히 낮다는 것을 알게 되었다. 나는 그것이 요오드의 상실을 나타내는 증상이라고 생각했다. 그래서 요오드를 투여했는데 처음에는 갑상연골을 이용하여 유기물 형태로, 그 후에는 무기 미네랄인 루골액을 약하게 만들어서 3방울씩 하루에 세 번 먹였다. 그 뒤에 처음 2주에서 3주에는 하루 3번, 6방울씩 늘려주다가, 다시 줄여서 신진대사가 +6에서 +8의 상태를 유지하게 했다. 치유력을 높이기 위해서는 그러한 비율로 주는 것이 제일 좋다는 것을 알게 되었다. 요오드는 정상적으로 세포분화를 일으키는 데 결정적인 요소가 되며 암조직에서 보듯이 세포

분화가 줄어드는 것을 막아주는 데 쓰일 수 있다. 요오드는 또한 어떤 아드레날 호르몬을 억제하는 것으로도 알려져 있다.

거기에다 모세관을 팽창시켜주는 나이아신을 첨가하면 더욱 좋아지며 그렇게 하면 혈액과 세포 사이의 교환에도 도움을 준다. 나이아신은 산화기관이 기능을 하는 데도 필요하다. 이들을 투여함으로써 암의 성장을 저지하고 주위에 있는 조직들이 전위와 내성을 회복하게 하는 데 크게 도움을 주었다. 마침내 암이 많이 진행된 환자의 경우, 특수성분으로 이루어진 포타슘이 내장신경계를 자극하여 장관기관들의 기능을 회복시켜주었다. 그와 동시에 어떤 아드레날 호르몬을 억제시켜주기도 했다.

이런 식으로 치료해서 집으로 돌려보낸 환자들이 계속하여 그 치료법을 따르면 환자는 물론이고 그 친척들도 효과가 있었다. 나의 환자들 가운데는 '말기암 환자'의 수가 점점 늘어났는데, 나중에는 90퍼센트가 말기암 환자들이었으며, 그들은 이미 다른 병원에서 치료를 받았으나 실패한 이들이었다. 말기암 환자들이 내 치료법에 많은 관심을 갖게 됨에 따라 나는 여러 가지로 암 치료법을 개발해야 했으며, 그 방법들을 가능한 개선시켜나가야 했다. 환자들 가운데 50퍼센트가 회복되었다. 만일 주치의와 환자 자신의 협조가 더 크고 환자 가족들의 엄격한 식사법에 대한 저항이 적었더라면 완치자의 수치가 더 올라갈 수 있었을 것이다. 대개 환자들은 긴 시간을 끈 후에야 나의 병원으로 왔다. 초기 회복률은 매우 높았으나 한두 달이 지나면, 환자들이 너무 상해 있어서 간을 위시한 생명을 유지하는 데 필요한 기관들이 치유 과정에 따르는 반작용을 충분히 견뎌내지 못하는 임상 증상을 나타냈다.

하루 중 대부분의 시간을 이 치료법을 받는 데 보내야 하고 그에 따른 식사비용이 보통보다 높다. 그러나 가족들의 애정과 헌신이 있다면 생명을 구하는 데 필요한 어려움쯤은 아무것도 아니다.

제 5 장
이   론

 암에 대한 나의 이론은 일반적으로 말하는 과학적인 이론이 아니며, 많이 적용되고 있는 현행의 이론이나 해설과 비교하려는 것도 아니다. 그것은 의사들이 암치료를 적절히 할 수 있게 도와주는 일종의 지침일 뿐이다. 이 이론은 환자를 다루는 동안 임상의 관찰과 치유과정에서 일어나는 결정적인 요인들을 기록한 데서 나왔다. 간단히 말하면 이렇다. 가장 핵심적인 것은 종양의 성장 그 자체나 눈에 보이는 증상이 아니라는 것이다. 그것은 모든 신진대사 기능이 손상을 입는 것으로, 그렇게 되면 방어력·면역·치유력 등이 상실된다. 암이 한 가지 또는 두어 가지 원인 때문에 일어나는 것으로 설명하려 들거나 인식되어서는 안 된다는 뜻이다.
 내 견해로는 암이란 호르몬이나 비타민, 효소의 부족에서 일어나는 것이 아니다. 암은 알레르기의 문제도 아니며 병균의 감염이나 우리가 알고 있는 미생물, 또는 아직 알지 못하는 어느 미지의 미생물의 감염으로 일어나는 것도 아니다. 암은 어떤 특수한 중간 매개물이나 외부에서 침입하는 암 유발물질에 의하여 발생하는 것이 아니다. 이러한 물질들은 모두 부분적인 원인을 제공하여 질병을 진행시키는 2차적인 감염이라고 말할 수 있다. 암은 세포 하나의 문제가 아니다. 암이라는 것은 일차적으로 간의 기능이 점차 퇴화된 후에 전 신진대사 기능이 나빠지면서 발생한 여러 가지 손상요인의 총체이다. 그래서 암에 관한 한두 가지의 기본성분을 분리시켜야 하는데, 하나는 전체적인 것이며 다른 하나는 국부적인 것이다. 일반적인 성분은 대단히 느리게 진행되며 간을 상하게 하여 일어나는 것으로 증상이 없으면서도 전체 장관을 망가뜨려, 나중에는 몸 전체에 영향을 미치는 대단히 중요한 모습으로 나타난다. 암이 일어나기 전의 과정이 임상적으로 증명되지는 않았다. 간의 손상이 아마 다른 여러 가지 질병 때문에 일어나는 것이어서 암이 일어나기 전의 과정을 임상적으로 증명하기는 대단히 어렵고, 어쩌면 불가능할지도 모른다. 암이 발생할 때는 간이나 다른 기관이 이미 많이 상해 있거나 다른 기관의 장애가 합쳐져 발생하는지도 모른다. 그러나 야마기바와 이치카와가 처음으로 실험을 통해 간·신장·임파선이 병리학적 변화를 나타낸 후 암이 발생한다는 것을 증명했으므로 우리는 간을 주의깊게 관찰해야 한다. 독으로 간이 상하는 것이 증상으로는 오랫동안, 심지어 몇 년 동안 진행되어도 임상적으로는 증상이 나타나지 않는다.

"간은 인체 내의 모든 기관들 가운데 가장 크며 여러 가지 생리작용을 중복하여 처리하는 중요한 기관이다. 따라서 간의 상태와 기능상의 효용 정도가 인체의 건강과 질병에 대하여 중대한 의미를 갖는다."[1] 간의 무게는 7 내지 10파운드 정도이며 일반적으로 필요한 것보다 훨씬 더 큰 기능을 보유하고 있다. 그 기능력이 다 소진되기까지는 간 기능의 손상을 알아내기가 대단

---

1) W. A. D. Anderson, *Pathology*, 1948, p. 861.

히 어렵다. 간은 동적이며 적극적인 기관으로 여러 가지 기능을 중복하여 갖고 있다. 간의 모든 기능은 다른 기관의 활동과 친밀한 관계를 갖고 있다. 그러므로 한 가지 기능이나 또는 몇 가지의 기능을 검사하여 간의 손상 정도를 알아낼 수는 없다. 이것이 암의 초기 단계가 오랫동안 밝혀지지 않는 이유이다. 이 기간을 "암의 전단계 혹은 증후의 전단계"라고 부를 수 있다. 가령 어떤 사람이 그 기간 동안에 초조해지고 약해지며 기운을 잃고 몸무게가 빠지더라도, 암 검사에서 어떤 증상이 나타나지 않으며 특별한 초기 증상들을 보이지도 않으므로 의사는 암을 진단해낼 수 없다. 그래서 의사와 환자는 인체의 한두 부위에 종양이 나타나 임상적으로 그것들을 더 이상 방치할 수 없을 때까지 기다려야 한다. 이와 같은 일이 일어나는 것은 여러 가지 현대식 기구들, 즉 X-레이 검사, 기관지내시, 위내시 등으로 각각 다른 기관의 여러 부위들을 검사하기 때문이다. 이러한 증상들은 폐・위・장기관・신장・방광・자궁, 그리고 다른 기관이나 전이된 샘에서 흘러나오는 분비물이나 출혈에 의한 크고 작은 파괴에 의해 일어난다. 암에 걸리면 두뇌・척수・뼈 그리고 다른 증상들로부터 여러 가지 크고 특수한 변화가 일어난다. 그리고 어떤 특수한 경우에는 수술을 해보아야 진단이 가능하다.

과학적인 방법이란 증상이 일어나는 부위에 따라 국부적으로 처치를 할 뿐이다. 그러한 방법들이 우리들 의사들이 배워온 것이며 대학의 임상에서 훈련받은 것이다. 모든 연구가 대개 이러한 국부적인 증상에 치중하고 있다. 나의 견해로는 이것이 특히 지난 50년 동안 현대의학이 많은 분야에서 괄목할 만한 발전을 이루었음에도 불구하고 암치료에서는 중요한 발전이 이루어지지 않은 이유가 된다고 믿는다.

나는 암이 일어나는 국부적인 원인은 비정상적인 세포, 미숙한 세포, 상한 세포, 그리고 과도적인 세포들이 태아기의 생활로 되돌아가거나 되돌아가도록 강요받고 있는 데에 있다고 본다.

이러한 상태가 발생하는 원인은 이들 세포들이 포타슘그룹의 활성화된(이온화된) 미네랄로부터 충분한 지지를 못 받게 되고, 또한 정상적인 활동을 하는 호르몬이나 비타민, 내장 신경기관의 충동으로 활기 있게 연합하는 충분한 양의 활성화된 산화효소들의 지지를 받지 못한 데 있다. 그렇게 하여 피하의 그물모양으로 되어 있는 임파세포조직과 내피기관이 기능과 방어력을 상실하게 된다.

위에서 말한 바와 같이 암이 일어나는 일반적인 원인은 대단히 중요하다. 거기에는 일반적인 소화기관, 주로 간의 파괴가 포함된다. 그 손상은 현대문명 때문에 일어나는 날마다의 끊임없는 중독으로 발생한다. 그 독은 인조비료에 의하여 자연력을 잃고 파괴되어 결국엔 표토(表土)를 잃어버린 토양에서 시발한다. 거기에 더하여 토양에다 DDT(살충제)를 위시한 여러 독들을 뿌려서 중독시킨다. 그에 따라 중독된 토양에서 재배되는 과일과 야채에는 중요한 K그룹의 함량이 줄어들고, 그것이 인간의 영양에 해를 입힌다. 게다가 식품을 정제하고, 병에 넣고, 표백하고, 가루로 만들고, 냉동시키고, 훈제하고, 소금을 뿌리고, 통조림에 넣고, 화학염료를 착색하면서 더욱 더 나쁘게 만든다. 당근과 같은 야채를 잘 저장하여 셀로판 봉지에 넣어서 판다. 다른 식품들에도 해를 주는 보관제가 스며 있다. 마침내는 소와 닭을 '즉시' 시장에 내놓기 위하여 스틸베스트롤을 먹이거나 주사한다.

전체주의적인 관점에서 좀더 구체적인 견해로—임상의 내부로—암에 대한 문제에 접근해들어가면 두 가지 사실을 알게 된다. 첫째는 인간이 자연적인 발전에 따라 자연을 가까이[2] 하면서 살아야 한다는 것이다. 둘째는 과학은 암[3]을 일으키는 깊이 숨겨진 원인을 해결하지 못한다는 것이다.

---

2) G. W. Beadle, *Science*, Jan. 4. 1957, Vol. 125, No. 3236.
3) Albert Scent-Gyorgyi, "Bioenergetics," *Science*, Nov. 2. 1956, Vol. 124, No. 3227.

"심장의 가장 근원적인 재산은 근육이며, 근육의 중요 재산은 인간이 그것을 이해하지 못한다는 것이다. 그에 대하여 좀더 알게 되면 그에 대한 이해는 더욱 낮아지고, 곧 모든 것을 알게 되리라 싶어지면, 우리는 결국 아무것도 이해하지 못하게 된다." 생리적인 과정이나 암을 비롯한 여러 가지 성인병과 같은 병리학의 조건을 이해하는 데도 위와 같은 상태가 일어난다. 이것은 결국 중요한 정보를 잃고 있음을 나타내주는 것이다. 마이오신 (myosin, 근육 속에 가장 많은 단백인 글로빈의 일종. 68퍼센트나 된다 —역자)에 대한 이야기가 이 점을 설명해준다. W. 콜라드가 명명한 "생명증진물질"[4]이 대단히 중요하다고 레벤스토페는 말했는데, 그 물질에 대하여 우리는 아는 바가 거의 없다.

앨버트 슈바이처는 "생명에 대한 외경" 즉 살아 있는 모든 것을 최대한 깊이 존중해야 함을 인식했다. 크든 작든, 식물이든 동물이든, 살아 있는 모든 것은 그 모두가 최상으로 전체주의적인 견지에서— 기능 면에서나 모든 조직 면에서— 완벽하게 창조되었거나 발달되었다.

과학・연구・실험 등을 존중하고 계속해야 할 필요는 있으나 그에 대하여 지나치게 높이 평가해서는 안 된다. 특히 치료 행동에 대한 방향은 항상 하나의 실재(實在, entity)로서의 인체라는 개념에 기초해야 하며, 그리고 그 인체는 소리 없는 완전성 안에서 유지되고 회복됨을 기억해야 한다. 전체 생명을 조그만 생물학적인 미립자나 그 효과에서 이해하려고 해서는 안 되며, 치료문제를 생각하려면 환자의 모든 기관이 전체적으로 공격당하고 있다는 것을, 특히 성인병의 경우 그러하다는 것을 알아야 한다. 상응되는 생물학적인 반작용을 아는 것만으로 치료하려는 것은 커다란 실수이며 그것이 동물의 실험에서 얻어졌다면 더욱 그러하다. 특히 암이나 성인병의 경우 증상에 대한 치료법을 충분히 알고 있다고 하여 한 가지 요법만을 적용해서는 안 된

---

4) Werner Kollath, *op. cit.,* pp. 15~18.

다. 우리가 알고 있는 것과 상상할 수 있는 범위에서 몸 전체에 상응하는 치료법을 적용해야 한다. 그리스 로마시대의 의사들은 이러한 사실을 잘 알고 있었다. 고대의 의사들은 질병이 있는 것이 아니라 병든 사람이 있을 뿐이라고 했다(제 7 장 파라셀수스의 식사요법 참고). 가장 훌륭한 약물학자들은 약물의 반응을 이해하기가 얼마나 어려운지를 알고 있어야 하며, 그리고 자주 실제적이며 임상적인 경험을 쌓아야 한다.

현대의 기술은 그 가능성에서는 거의 무제한적이나 이런 업적들을 인류의 생물학으로 끌어들여 이용하지는 못하고 있다.《기술의 실패》라는 책에서 주엔리 목사는 현대문명은 황폐해 있다고 했는데 그 견해는 현대문명의 더 큰 발전을 기대하는 의사 노버트 위너의 견해와는 상치한다.[5] 그러나 노버트 위너는 책의 말미에서 "우리가 좋아하든 싫어하든, 직업적인 역사학자들의 비과학적인 서술법에 떠넘겨야 할 것들이 많이 있다"고 말하고 있다.

이 책에서는 암에 대한 다른 이론에 대해 별로 언급하지 않았지만, 제세 그린슈타인[6]의 의견에 대해서는 언급하고 싶다. 그는 "암이란 생명의 과정과 공존하는 하나의 현상으로 때에 따라 나타나며"라고 했으며, 또한 "암은 살아 있는 우주와 떨어져 존재하는 조직이 아니"라고 했다. 이와 같은 일반적인 견해를 말했음에도 불구하고 연구 결과로 그가 제시하는 것은 오히려 그와는 반대로 들린다. 즉 그는 "질병이 일어난 부위 그 자체를 직접 연구해야 함"을 강조했던 것이다. 1947년도 판에서 그는 "암은 암을 예방하는 인류에 의하여 예방이 될 것이다"[7]라고 미래에 대하여 대단히 낙관적으로 말했다. 암이란 증상의 벽 너머에 있는 것임에도 불구하고 일선의 의사들이 위와 같은 견해를 받

---

5) Norbert Wiener, *op. cit.*, edition 11, 1953.
6) Jesse Greenstein, *op. cit.*, p. 589.
7) *Ibid.*, 1947 ed., p. 373.

아들인다는 것은 놀라운 사실이 아니다. 그래서 암은 영원한 어둠에 쌓이게 된다.

몇몇 암전문가들이 새로운 연구방법을 탐구하기 시작했으며, 그들은 고대의 과학적인 연구법에 매달렸다. 알렉산더 해도우는 암에 대한 연구에서 확실한 답을 얻지 못한 채, 런던의 왕립암병원에서 다음과 같은 보고를 했다. "다른 모든 분야에서와 같이 암연구도 장기간의 통계에—이것은 암이 발생하는 메카니즘에 관심을 두고 환자를 연구해온 것임—의존해야 할 뿐만 아니라 우연, 즉 우연한 관찰이나 예기치 않은 단순한 원리에서도 영향을 받는다고 해야 합니다. 현재로선 말하기가 어렵고, 아직까지는 보완적인 것으로 되어 있습니다만 그 쪽이 더 결정적인 요인이 된다고 여겨지기도 합니다. 어쨌든 그 두 측면 모두가 암세포[8]에 대한 지식을 늘리는 데 필수적인 것입니다."

그 책에는 암도 일종의 만성질병 가운데 하나가 아닌가 하는 추측을 나타내는 표현이 있다. 그것은 증명하기가 어려우며 어느 기관에 성인병이 생기는 동안 다른 기관에도 한 가지 또는 여러 가지 형태의 성인병이 발생하는가를 알아내기는 더욱 어렵다. 암환자의 경우 흔히 몇 가지의 성인병이 함께 발생하는 것을 볼 수 있다. 암환자는 흔히 만성골관절, 고혈압이나 저혈압, 만성코병과 함께 드물기는 하나 노인이 아닌 경우 만성동맥경화증이나 관상동맥장애·당뇨병 등을 동반하기도 한다. 또 매우 드물지만 결핵·천식·피부병·통풍 등을 앓고 있기도 하다.

나는 간에서 일어나는 가장 발달된 기능인 산화효소 재활성화가 손상을 입으면서 암이 발생하는 원인이 된다고 생각한다.[9]

이것이 유전적으로 허약한 간 장관을 갖고 태어난 사람들이 젊은 나이에 암에 걸리게 되는 원인이 아닌가 싶은데, 그러한 사람

---

8) Survey article of Alexander Haddow, "The Biochemistry of Cancer", *Annual Review of Biochemistry*, Vol. 24, p. 689.
9) Rudolf Schoenheimer, *The Dynamic State of Body Constituents*, Harvard University Press, 1942.

들은 매우 허약한 타입으로 알레르기 반응이 강하고, 수종이 많으며 임파구벽의 주변조직에 대한 방어력이 약하거나 흠집이 잘 생기고, 반드시 그렇지는 않지만 석회화가 발생하기도 한다.

야마기바와 이치카와가 타르 물질을 토끼의 귀에다 약 9개월 동안 문질러 암을 일으키는 원인을 실험했는데, 이 실험에서 암이 나타나기 전에 간이 상하면서 병리학적인 변화를 보이고, 신장·비장·임파기관도 상해감을 발견한 것은 중요하다. 간에 독을 입히는 데는 긴 시간이 걸리며 그렇게 된 후에 상처받은 세포가 변화를 일으켜 암으로 발전했다.

암은 전염병이 아님을 증명한 실험이 있다. 그 후에 동물실험에서 암을 특수한 조건에서 이식시킬 수 있게 되었다. 레오 로에브가 처음으로 쥐의 갑상선 육종을 몇 세대에 걸쳐 새끼들에게 접종시키는 데 성공했다.[10]

인간이 암에 걸리지 않게 면역을 줄 수 있느냐는 질문에는 부정적인 답이 나올 수밖에 없다. 암이 그 한 부분으로 성장하고 있는 인체에 적극적이든 수동적이든 면역화를 생각한다는 것은 있을 수가 없다. 암의 면역화에 성공한 예는 존재하지 않는다.[11]

처음으로 암을 이식시켜보려고 했던 이는 나폴레옹시대 파리의 유명한 외과의사 S. J. L. 앨리버트였다. 그는 1808년 10월 17일 파리에 있는 성루이병원에서 특별한 수술을 했다. 그는 여성의 유방종양에서 암물질을 채취하여 작은 미립자로 부순 후에 유상액(乳狀液)으로 만들어 자기 자신과 3명의 학생에게 주사했다. 아주 심한 열이 며칠 계속되었으나 그 후 다른 반응은 일어나지 않았다. 며칠 후에 앨리버트는 같은 실험을 자신과 동료들에게 재실시했으나 역시 별다른 결과가 나오지 않았다.

나폴레옹은 아버지가 위암으로 죽었기 때문에 암에 대하여 관

---

10) J. M. Research 28 : 15, 1901.
11) K. H. Bauer, *Das Krebsproblem(The Cancer Problem)*, Berlin : Springer Verlag, 1949, pp. 438~441.

심이 많았으며 자신도 그 병으로 죽을 것이라고 생각했는데 역시 위암으로 죽었다.* 나폴레옹은 이 문제에 대하여 의사 루시엔 코르비사르와 자주 이야기했다. 최근에 시카고의 의사 바이스가 사람의 암조직에서 수액을 조금 채취하여 1주일에 한 번씩 여러 주 동안 암환자들에게 투입시켜 보았다. 그 환자들이 식욕이 좋아지고 체중이 조금 늘었으나 잠시였다.

이들 처음의 실험과 뒤에 행한 여러 번의 실험을 통하여 같은 동물끼리도 암을 이식한다는 것이 얼마나 어려운가를 알았으며 특히나 다른 동물에게 이식시킨다는 것은 더욱 어렵다는 것을 알게 되었다.

일반적으로 건강한 인체는 외부로부터의 침입이나 살아 있는 박테리아・구균・바이러스 등에 감염되는 것을 막아낸다. 인체의 방어력으로 감염을 막거나, 균이 인체에 침입한 후 파괴해버리는 치유법으로 감염에 반작용을 일으켜 외부의 침입이 불가능하게 하는 것이다. 이러한 일반적인 관점에서 건강한 인체가 암의 감염을 막아내는 능력을 가졌는가 하는 의문은 오래도록 무시되어 왔다.

암조직이나 암추출액을 주사했을 때 그에 대한 방어력과 치유력은 건강한 인체에서 일어난다는 것을 강조하고 싶다. 그러나 암환자에 대하여 동일한 실험을 하면 반응은 달라질 것이다. 암에 걸린 인체가 방어력과 치유력을 잃었기 때문에 여러 다른 방법의 실험들이 최소한의 일시적인 효과만을 얻었던 것이다.

아우구스트비어, 피르케, 본 버거만과 같은 뛰어난 분들은 저술에서, 암에 걸린 인체는 정상적으로 감염치유력을 발휘하지 못하기 때문에 만성병은 감염의 문제에 포함시켜야 한다고 말했다. 처음으로 루돌프 비르효는 만성감염도 퇴행의 과정이라고 생각했는데, 현재는 이러한 감염이 간엽조직의 반응이라고 인식

---

* 최근, 나폴레옹의 사인은 측근에 의한 비소중독 독살사라는 주장이 설득력 있게 나오고 있다. (역자)

하고 있으며 인체에 따라서 유리하게도 작용하고 불리하게도 작용할 수 있는 것으로 보고 있다.

베를린의과대학의 임상과장이었으며 베를린의학회 회장이던 G. 폰 버그만은 최초로 암조직에서 일어나는 기능의 화학적 변화를 실험했으나 거기에서 발견한 것들을 감히 치료에 적용해 보지는 못했다. 그는 저서에서 자세히 조사해본 결과 감염되는 신진대사의 형태가 모두 다르다고 밝히고 있다.[12] 감염의 삼출물(滲出物) 세포들은 정상적인 혈액의 백혈구보다 더 큰 호기성당분해가 있는 데 반해, 백혈병에 있는 백혈구는 겨우 혐기성 신진대사를 가지고 있을 뿐이었다.[13]

암문제를 전체 신진대사와 그것의 중요 기능들에 오는 장애로 간주하는 암에 대한 새로운 접근법 발견이 중요하다고 생각하므로, 폰 버그만의 저서에 있는 다음 구절을 인용하고자 한다.

"지금 이러한 착상을 체계적인 치료법으로 이용할 수는 없지만, 암신진대사는 치유염증을 생산하지 못하는 인체에서 일어나는 것은 사실이다. 반작용을 하는 두 가지 신진대사가 있다는

표 5-1. 호기성 조건하의 혈액과 감염액에서 일정 시간 후에 일어나는 암조직의 신진대사

		혈액에서		감염액에서	
		QO_2	QH^{02}	QO_2	QH^{02}
a)	0시간	10.8	23.4	11.2	21.8
	6시간	10.2	21.8	6.9	13.3
	10시간	9.7	18.9	2.8	2.9
	14시간	9.6	17.5	0	0
b)	0시간	11.3	17.6	12.0	21.0
	12시간	8.8	16.6	0	0

* QH_2 : 혈액 1밀리그램당 산소흡입량, QH^{02} : 수분 1밀리그램당 산소흡입량 - 역자

---

12) G. Von Bergmann, *Funktionelle Pathologie*, Berlin : Julis Springer, pp. 173~174.
13) Peschel, "Stoffwechsel leukemischer Leukocyten," Klin. Wo., 1930, No. 23 ; Ruth Lohmann, "Krebsstoffwechsel," Klin. Wo., No. 39.

가설은 분명히 보이고 있다. 켐프너의 감독 아래서 루드 로흐만이 여러 번 실험한 결과 쥐의 만성종양과 사람의 암조직에서 채취한 조직 조각들이 감염 삼출액에서는 빨리 죽어버렸는데 그것은 그러한 환경에서는 암의 특수한 신진대사가 유지될 수 없기 때문이다. pH수치로 당·중탄산소다·산도의 정확한 가치를 유지하는 곳에서는 암세포가 살지 못한다(표 5-1의 a) 참조)."

"표 5-1는 암세포가 감염액에서는 수 시간 만에 사라지는 것을 보여주며, 혈액에서는 완벽하게 살아갈 수 있다는 것을 보여준다. 그것은 감염신진대사가 시작되는 곳에서는 암신진대사가 중단되며, 감염신진대사의 주변에서는 높은 산화력 때문에 암세포가 죽을 수밖에 없음을 보여준다."

페트라이센(1823), 콜리(1892~1919) 등은 치유작용을 위한 열을 발생시킬 수 있는 감염이나 감염물질을 암환자들에게 주사해서 충분한 염증반응을 일으키지 못했다. 그러나 앨리버트, 바이스, 듀로빅 등은 크레비오젠(krebiozen)을 이용한 오랜 연구로 암조직이나 암조직에서 취한 추출액, 감염물질들을 환자에게 접종시켜 어느 정도 충분한 방어력을 만들어내는 데 성공했다.* 따라서 우리들은 암이란 병도 다른 여러 가지 성인병과 같이 병리학적으로 볼 때 신진대사 퇴행현상의 하나라고 인식할 수 있다. 암 치료 노력은 다음 세 가지 중요한 사항에 집중되어야 한다.

(1) 지속적이며 매우 깊이 있는 제독을 해줄 것.
(2) 간을 위시한 모든 장관의 신진대사를 정상으로 회복할 것
(3) 감염반응과 치유력을 높이기 위해 장관 이외의 모든 신진대사를 회복시킬 것.

치료는 오직 간을 비롯한 모든 신진대사의 기능이 회복되는 데서 효과를 보게 된다.

---

* 막스 거슨이 살아 있을 때는 크레비오젠의 효과가 있는 것으로 보았으나, 현재는 별로 높이 평가하지 않음. (역자)

제 6 장
유사한 암 이론들

1953년 슈투트가르트에서 성인병의 전체주의적인 치료법에 대한 국제회의(THE INTERNATIONAL CONGRESS for Totality-Treatment in Malignant Disease)가 열렸다. 그때 참석한 많은 분들의 동의를 받으면서 의장인 자벨 교수가 다음과 같이 선언했다. "암이 성장하기 전에 기관의 기능이 비정상적으로 되어 가는 것이 분명한데……이것이야말로 종양이 국부적인 질병이라고 하는 개념에 일격을 가하는 것이라 할 수 있습니다."

램버트 교수는 다음과 같이 결론을 내렸다. "조직학상으로 보면 암세포는 39℃에서 위험에 처하며 42℃에서는 사멸한다. 정상의 세포는 43℃에서 위험을 받으며 46~47℃에서 죽는다. 여러 학자들이 관찰한 바에 따르면, 다들 다른 방법으로 연구했지만, 온도가 높아지면 암세포가 이상해진다는 것을 확인했다."[1]

"우리들 작업의 다음 목표는 첫째, 암성장에 대한 온도의 직

---

1) Professor Lambert, *Bodily Resistance and Malignant Growth*, Karl Haug Verlag, Ulm/Donau, 1957, p. 11.

접적인 영향에 관한 지식을 늘리는 것이며, 둘째, 높은 온도의 간접적인 영향과 그에 따라 나타나는 국부적인 반응(특히 종양 주위 조직의) 및 인체의 변화 사이의 관계에 대한 집중적인 연구다. 그 성질과 구조 요인들을 무시해서는 안 될 것이다."[2]

의사 요하네스 쿨은 다음과 같이 보고했다. "나는 세포신진대사, 산화와 당분해, 연소, 그리고 잔해의 분산 등 기초 분야에서 작업을 했다. 나는 효소·비타민·호르몬, 그리고 다른 활성물질에서 간접적인 수단을 발견했을 뿐이다."[3] 쿨은 암세포의 잔해물인 유산균을 성장의 흥분제로 보았다. 그는 "세포 발달의 정도에 따라 끊임없이 산화가 증폭되었으며, 그것은 병리학적인 재생의 과정에서 당분해가 연속적으로 증폭됨을 의미한다"고 말했다. 쿨은 또한 "정상적인 재생의 최종 과정에서 강력한 당분해가 중요한 산화로 이전되는 것"을 보았다.

쿨의 이론은 "암세포에 시토크롬(동식물의 세포 안에서 호흡의 촉매작용을 하는 물질 — 역자)조직이 완전히 결여되어 있는데, 이러한 현상은 암효소조직에는 매우 중요한 의미를 가진다"는 에울러의 발견에 근거를 두고 있다. 이는 곧 암세포가 시토크롬 결핍세포라는 뜻이다. 이것이 암세포가 정상적으로 분화하지 않고 발효를 발산하는 조직으로 발달하는 이유이며, 그렇지 않다면 변화와 구조 변경이 없는 정상적인 세포가 될 것이다. 암생물학의 권위자인 리틀 교수는 이렇게 말한다. "암 문제는 전문의에 의해서가 아니라 개업의에 의하여 해결될 것이다." 이 말은 전문의가 항상 몸 전체를 관찰하면서 몸의 모든 조직을 도우려고 노력을 하며, 개업의는 어떤 특수한 암 때문에 압박감을 느끼지 않으며 좀더 합리적인 주장에 열려 있다는 뜻이다.

어네스트 레우폴드 교수는 이렇게 말하고 있다(저자가 번역한

---

2) *Ibid.*, p. 160.
3) Dr. Johannes Kuhl, *Successful Medication and Dietary Regime in the Treatment of Benign and Malignant Growth*, p. 164.

것임). "인체의 모든 세포는 정상적인 세포이거나 종양세포이거나, 생물학적으로 전 신진대사 과정과 접촉하면서 반응을 교환하는데, 신진대사 과정은 세포들이 정상의 세포를 생산하든 단순히 증식하든 관계하지 않고 모든 세포에게 근본적으로 똑같이 대응하고 있다. 따라서 종양은 정도에 따라 차이가 있는 일반적인 질병의 체계일 뿐이며 증식을 하는 신진대사 과정에서 일시적으로 벗어나 있을 뿐이다."[4] 어네스트 레우폴드 교수 역시 자벨 교수가 추정한 바와 같이 종양이 나타나기 전에 다른 병이 발생한다고 생각하고 있다.

"종양을 질병의 특수한 형태로 보아서는 안 된다. 종양세포는 숙성 정도가 같은 신진대사 조건에서도 영향을 받는가 하는 것은 물론이고, 숙성 전후의 여러 과정이 동시에, 그리고 같은 방법에 의하여 영향을 받는가 하는 것도 알려지지 않고 있다." 나는 임상을 통하여 암환자들이 암치료를 받는 동안, 다른 만성질병들이 약해지거나 완전히 회복되는 것을 보아왔다. 만성관절염·만성부비강염(축농증)·만성담낭장애·동맥경화증·천식·외음부 위축증·습진 등이었다.

지난 30여 년 동안 암을 비롯한 특정한 만성퇴행성 질병은 방치되어 왔다. 전문의들은 마음 속으로 암을 불치병으로 보고 있었다. 그래서 이들 질병에 대한 깊은 연구가 별 가치가 없는 것처럼 보이기까지 했다. 내과의사들은 암에 대한 일을 외과의·생물학자·병리학자에게 떠넘겨버렸다. 그러나 내과의들은 암을 일으키는 원인이 무엇이며 동물과 인간의 암이 그들의 분야에서 생물학적으로 그리고 화학적으로 무엇을 말하는 것인가에 대하여 깊이 관심을 두어왔다.

환자들은 성공적이지 못한 수술과 통증을 진정시킬 뿐인 X-

---

4) Prof. Ernest Leupold, *Die Bedeutung des Blutchemismus zur Tumorbildung und Tumor Abbau(Significance of Blood Chemistry in Tumor Production and Tumor Absorption)*, Stuttgart : Georg Thieme Verlag, 1954, p. 202.

레이 치료를 받은 후에 새로운 독이 커지고 질병이 계속 발생한다고 알려왔다.

　암환자들이 수술을 받은 후에 비의료인을 찾아가는 것을 막기 위해 외과의사들이 추가 수술을 권한다는 사실을 신문들이 전하고 있는데 우리 의사들은 그것에 대해 비통함을 느껴야 한다. 치료가 과학적이든 그렇지 않든, 혹은 누가 치료를 하든, 그리고 그것이 얼마나 어려운가 하는 것과는 관계 없이 환자들이 치료가 가능하다는 쪽으로 탈선해나가는 것은 그것이 그들에게 그만큼 유혹적이기 때문일 것이다. 외과의사든 일반의사든 수술을 해야 하느니, 하지 않아야 하느니만을 고집할 것이 아니라 생명이 달려 있을 때, 효과가 있는 모든 가능성을 고려해보아야 할 것이다. 물론 이 책에는 현대 문명사회에서 극복해야 할 많은 장애에 대해서도 쓸 것이다.

제7장
파라셀수스의 식사요법[1]

　파라셀수스*는 그의 저서들에서 인간은 대우주 속에 있는 소우주로서 대우주의 모든 법칙에 따라야 한다는 것을 강조했다. 인간과 자연은 물·지구·태양·계절, 별의 이동, 음식·토양 등을 통하여 미립자에까지 미치는 상호 호혜적인 영향을 주고 받는다고 했다. 무엇보다도 우리가 반드시 깨달아야 하는 것은 사람의 몸 안에 없는 것은 하늘이나 지구에도 없다는 것이다. 따라서 인간을 지배하는 조직은 '대자연' 그 자체라고 말할 수 있다.(그의 저서 1권 p. 25) 인체는 자연에 연결될 수 있는 영양을 필요로 한다. 때로 해를 주지만 우리들이 이용하지 않으면 안되는 물질들을 처리할 수 있도록 창조주는 우리들에게 위(胃)라는 연금술사를 주었는데, 위는 우리들이 먹는 영양에서 독을 가려내 분리시킨다.

---

1) Dr. B. Aschner trans., New York-Verlag von Gustav Figcher. Stuttgart, 1930.
　* 파라셀수스 : 스위스의 의사(1490~1541). 아버지도 의사였음. 14세 때부터 전 유럽을 여행. 인체는 육체, 정신, 신적 요소로 나타난다고 보았음.

대자연이 인간에게 자기 보존본능을 주었으므로, 사람은 무엇을 먹고 마셔야 하며, 무엇으로 베를 짜서 옷을 해 입어야 하는가를 깨달아야 한다. 생명의 지속에 필요한 것들은 대자연이 정해논 바다. 어떤 사람이 건강에 유용한 것을 먹고, 자신의 생명을 단축시키는 것을 피할 줄 안다면, 그는 지혜와 자기억제력을 지닌 사람이다. 우리가 하는 모든 행동은 자신의 생명 연장에 기여해야 한다.

우리들의 영양에는 알지 못하는 것들이 숨겨져 있는데 그것들은 별들이 갖고 있는 파괴력(햇빛에 타는 것과 같은 것)을 없애줄 수가 있다. 파라셀수스에 의하면 대자연의 능력 중에는 인간에게 숨겨져 있는 동물적인 충동과 나쁜 본능을 일으키는 힘도 있는데, 이것은 대자연으로부터 받은 이성과 판단으로 제어하고 극복할 수가 있다. 그는 음식과 음료는 병적인 상태를 만들 수도 있으며 영양이 모든 성격의 발달을 도울 수 있다고 믿었다. 좋은 것이든, 나쁜 것이든, 점잖든, 잔인하든, 그 모든 성격을 영양이 발달시킬 수가 있다는 것이다. 토양이 비료에 반응하듯이 인간의 성격과 성질은 그가 먹는 음식에 반응한다. 올바른 비료를 주면 정원을 잘 가꿀 수가 있듯이 사람도 올바른 음식으로 잘 가꾸어진다. 의사와 손을 잡으면 영양은 최선의 약이 될 수 있다. 식사가 의료치료의 기본이 되어야 하나, 식사 그 자체가 치료법이 되어서는 안 된다. 그러나 대자연이 자신의 치유력을 개발시켜 완전히 풀어놓게 할 수는 있다. 그리고 어떠한 영양이든 그것은 하늘과 땅의 영향권에 들어 있다. 그러므로 의사들은 그둘의 배합에 대하여 연구해야 한다.(2권, p. 699)

남녀에 따라 다르게 식사를 처방해야 하는데 그 식사가 잘못된 피와 살을 만들어서는 안 되기 때문이다. 식사가, 피와 살을 파괴시키고 독을 쏟아내는 음식 찌꺼기를 배설시키는 효과를 내야 한다. 그러므로 투약과 특수한 영양이 필요하다. 환자를 치료할 때 의사는 환자의 성(性)에 맞추어 식사와 투약을 처방해야 하며, 건강한 사람에게는 그렇게 할 필요가 없다.

파라셀수스는 체질병에 대해서는 식사에 크게 신경을 썼는데, 그 체질병이란 넓은 의미에서는 신진대사의 질병이라고 할 수 있다(그는 그 질병들을 주석산 또는 결석을 만드는 질병이라고 불렀다). 우리들이 먹는 음식에는 주석산이 포함되어 있는데, 인체에는 필요하지 않는 것이다. 이 주석산의 미립자는 미네랄 조각, 모래, 흙, 끈적끈적한 물질들이며 인체에서 돌로 변한다. 인간의 위는 이들 물질을 분리시킬 능력을 갖고 있지 않다.

이들의 분리는 장간막(腸間膜)으로 된 간·신장·방광 등의 '미묘한 위장'에 의해서만 이루어진다. 이 기관들의 기능이 중지되면 인간의 동물적인 정신에 의하여 이 물질들이 응고되어 관계 기관에 여러 가지 질병을 일으킨다. 이 질병들을 파라셀수스는 결석병의 계열에 넣었는데, 정맥결석·혈관경련·치아병·만성 소화불량·위궤양·장궤양, 간과 비장에 일어나는 질병, 통풍과 관절염, 기관지확장증과 기관지염(결핵성이 아닌 것. 그는 결핵을 이 그룹에 넣지 않았으며, 그것을 더 심한 질병으로 보았음), 그리고 뇌질환들이 여기에 속한다. 그 옛날에 파라셀수스는 내인성(內서性)이나 외인성(外因性) 자극이 체질병과 밀접한 관계가 있다는 것을 인식했다. 그는 외인성의 자극이 오로지 영양에 있다고 인식하여 영양치료에 관하여 현대와 거의 같은 결론에 도달했다. 주석산은 콩과 곡류 식물의 줄기와 뿌리에 뿌린다. 주석산은 거칠고 달콤하면서 끈적거리는 물질이 되어 우유제품, 육류와 생선에서는 흙같은 덩어리로 변하며 포도주에서는 조주석(粗酒石)으로, 물 속에서는 끈적거리는 돌로 변한다.

주석산 질병에 대한 예방 조치를 하려면 식사에 특별한 주의를 기울여야 한다.(1권, p. 138) "음식이든 음료수든 인간이 먹는 것에는 특별히 다른 지역에서 나오는 주석산이 들어가지 않게 해야 한다." 거기에 더하여 외지에서 생산된 식품에 있는 주석산은 인체에 매우 해롭기 때문에 확인하여 제외해야 한다. 예를 들어서 "켈하이머포도주는 인체에 주석산을 많이 남기는 데 비해 넥카포도주는 그렇지 않으므로, 켈하이머포도주는 마시지 말아야 한다."

여러 가지 관찰에 의하여 나는 다음과 같이 말하고자 한다. "내가 아는 한 주석산 질병률이 가장 낮은 곳은 이탈리아의 알프스 산악, 코모 호수 남쪽에 있는 벨트린 지방인데, 그곳의 질병률은 독일·이탈리아·프랑스는 물론이고 서구와 동구 지역에 비해 훨씬 낮다. 벨트린의 주민들은 엄지발가락 통풍, 산통(疝痛), 구축(拘縮), 결석 등의 질병을 앓지 않는다. 그 고장은 매우 건강한 곳으로 거기에서 자라는 것은 다 건강하다. 내가 여러 고장을 여행해보았지만 그 고장보다 더 건강한 곳은 별로 없었다."(1권, p. 600)

몇 가지 질병의 치료에 대하여 파라셀수스는 특별한 식사처방을 제안했다. 우선 방광과 신장의 결석에 대하여 다음의 식사를 금했다.(1권, p. 849) 우유제품, 치즈, 알칼리와 납이 들어 있는 물, 빗물, 시큼한 물, 시큼한 포도주, 게살, 생선, 인산석과 요산석의 형성을 막기 위하여 미네랄과 푸린(요산)이 많이 들어 있는 음식은 적극 피해야 한다(결석으로 고통이 심하면 양귀비씨, 즉 모르핀을 먹어서 방광의 무감각증을 해결한다). 그리고 방광과 쓸개 결석을 예방하기 위한 약들이 있는데(1권, p. 152), 그 약을 쓰면 통증이 줄어들며 더 나빠지지 않는다. "버터와 올리브만한 약이 없다. 포도주, 소금 친 육류와 사슴고기는 심장통증을 일으키므로 금해야 한다. 치료제로는 많은 양의 우유를 마시거나, 성 존스의 빵*, 백악(白堊 ; 분필의 재료, 탄산칼슘이 많음 - 역자), 색인용 흙**, 아르메니아산 진흙***, 그리고 바다산 백악이 잘 듣는다. 또 매일 멜론즙이나 야채를 먹어 비타민을 섭취하면 장관에 결석

---

* 파라셀수스 시대에 있었던 빵의 상표인 듯하다.
** 거슨 박사도 뜻을 몰라서 물음표(?)를 하고 마그네슘이 아닐까 했음. 마그네슘은 완화제다.
*** 아르메니아에서 산출되는 일종의 흙인 듯하다.

이 형성되지 않는다"고 했다.

엄지발가락 통풍이나 급작스럽게 일어나는 뇌졸중을 예방하려면 의사의 치료를 받으면서 페프서와 가스타인에 있는 노천탕에서 목욕을 하라고 했다.(2권, p. 472)

"목욕법을 취할 때에는 음식과 마시는 것을 삼가야 하며 여자와의 관계도 아주 제한하거나 금해야 된다. 생선은 금해야 하며, 튀겨서 먹으면 해를 줄일 수 있다. 거칠거나 딱딱한 육류는 금해야 하며 돼지고기는 괜찮다. 마실 것으로는 오래 되어 부드럽고 맑은 적포도주가 제일 낫다. 맥주를 마시려면 아주 드물게 마셔야 하며 육두구(肉頭拘, 열대지방산의 나무-역자)피와 빵을 함께 먹어서는 안 된다." 예방 조치로 그는 이렇게 말했다.(2권, p. 487) "이것이 자신이 스스로를 보호하는 길이다. 즉, 네 가지를 가까이 하지 않아야 한다. 그 네 가지란 강한 냄새가 나는 포도주, 음욕을 일으키는 음식, 분노, 그리고 여자다. 음식을 삼가야 건강을 더 유지할 수 있다. 뇌졸중이나 척수발작, 어지러움과 늑막염을 예방하기 위해서는 다음의 음식을 가능한 삼가야 한다. 양념, 강한 포도주, 약초로 담은 술, 마늘, 겨자, 식초와 생선, 튀긴 음식 등이다. 자제를 해야 하나 배가 고프거나 갈증이 나는 상태에서도 견뎌서는 안 되며 하루 종일 항상 이런 상태로 지내야 한다. 이것은 단식을 위한 처방이 아니며 치유를 위한 처방이다."

파라셀수스는 병의 원인으로 주석산 외의 감염에 대해서도 언급했다. 파라셀수스의 시대에는 박테리아에 의한 감염으로 병이 발생한다는 것은 아직 알려지지 않았다. 점성학적인 관점에서 그는 병의 감염이 별들의 영향으로 일어난다고 보았다. 별들이 환자를 불로 태우고 인체를 건조시켜 시들게 한다고 보았다. 따라서 이러한 환자들에 대한 비약은 물기가 많은 음식이며 수분을 많이 이용해야 했다. 전염병 환자에게는 육류·달걀·생선·튀김류를 주어서는 안 된다고 했다.(1권, p. 729) 마실 것으로는 물, 보리로 만든 소스와 장미식초를 권했다. 가장 좋은 것은 보리차라고 했다(이들 대부분은 히포크라테스의 가르침에서 나왔다).

결 론

파라셀수스가 주장한 내용은 정리되어 있지는 않으나 그의 저서를 읽으면 그 내용들이 모두 화학적인 효과와 연결되어 있음을 알 수 있다. 또한 그가 모든 것을 아주 미세하게 해부하여 이해하려 했음을 알 수 있다. 그는 마치 사물을 미세하게 들여다볼 수 있는 어떤 침투력을 좋아하는 것처럼 보인다. 비전문가는 사물의 표면만을 본다. 의사라면 그것이 하나의 나무조각이든 뼈조각이든간에 그것의 내부와 전체를 형성하기 위하여 연결되어 있는 숨겨진 사실도 형상화시킬 수 있어야 한다. 그 시대에 화학적인 반응에 대한 인식과 화학적인 발생을 인체의 반응에 적응시키려는 애착을 가졌다는 것은 감탄스럽다. 파라셀수스는 모든 사물을 근원에서 발달시키려고 했다. 그런 식으로 그는 항상 사물을 관찰했다. 하늘·지구, 그리고 소우주를 그렇게 관찰했으며 그 대자연이 치유와 같다고 보았다. 인간은 인간 하나로서가 아니라 우주를 통해서 해석된다고 보았던 것이다. 이 균형에 대한 지식이 그를 완벽하게 만들었다.

이 짧은 요약이 역사적인 감각을 가지고 그 시대의 지식으로 씌어진 파라셀수스의 이론에 대한 비평이 된다고는 할 수 없을 것이다. 다만 그의 이론이 얼마나 큰 자극제가 되며, 얼마나 풍부하고 빛나며, 우연한 연관들을 찾는 그의 열정이 얼마나 강했던가를 설명할 수 있게 연구했을 따름이다. 그리고 또한 그가 열정적인 방법으로 자신의 생각들을 나타내려고 했으며 그 생각들을, 인체 외의 자연에 있는 영원한 법칙, 그리고 소우주의 내부를 지배하는 동일한 법칙과 일치시키려고 했음을 밝히려 했을 따름이다.

제 8 장
다른 의사들의 식사에 의한 암치료법

　바우어는 "영양에 의한 예방법과 식사에 의한 암치료법은 엄연히 구별해야 한다"고 썼다. 바우어는 암을 식사법으로 고칠 수 있는가에 대해 엄격히 부정적인 태도를 취했다. 이 이론을 밝히기 위해 그는 여러 저자들의 식사법을 언급했다.[1]

(1) 피셔-와셀스(1930~1935)는 과식을 피하고, 당분이 적은 음식, 물과 소금, 비타민 B 결핍, 콜레스테롤, 알칼리, 산성이 높아지는 것은 피하라고 했으며 산성이 높아지는 이유는 산이 많은 음식을 계속 먹기 때문이라고 했다.(쿨 박사의 저서를 읽으시라)

(2) 아울러(1937~1941)는 검소하지 않은 식사를 권했는데, 소금과 양념을 많이, 일주일에 여러 번 날고기를 먹고, 야채녹즙과 과일녹즙 그리고 동물지방을 대신할 수 있는 야채유를 먹으라고 했다.

(3) 프로인트와 카미너는 동물성 지방을 야채유로 바꾸어 병원(病源)이 되는 박테리아 염증과 지방산이 쌓이는 것을 막아야 한다고 했는데, 이 이론이 오래도록 높이 평가되었다. 그리고 탄수화물은 줄이고 하제와 투약으로 장을 깨끗이 하라고 했다. 그들은 처음으로

---
1) K. H. Bauer, op. cit., p. 605.

허용되는 음식과 금해야 할 음식을 나열하는 식단을 만들기도 했다 (1912~1925).
(4) 비엔나의 의사 크렛즈(1939)는 암에 걸린 기관의 일반적인 상태를 개선해주기 위해 프로인트의 권장에 가까이 했다.
(5) 프랑크푸르트와 마인에서 활약했던 브루에닝스는 탄수화물을 적게, 단백질은 많이 먹되 인슐린의 도움을 받으라고 했다. 그는 체액을 산성화시켜야 개선이 된다고 믿었다.
(6) 비엔나의 의사 E. 살즈본(1940)은 수술이 불가능한 환자들에게 식사요법을 권했는데, 단백질과 지방은 적게, 몇 가지의 비타민과 미네랄, 그리고 탄수화물이 적은 음식을 권했다. 탄수화물이 발효와 가스를 생산하기 때문에 적게 먹어야 한다고 했다.
(7) 잉게보스(1942)는 로우웬에 있는 마손의 이론에 근거한 식사법을 권했다. 지방이 많은 음식을 피하고, 특히 콜레스테롤이 많은 음식, 인공착색 음식과 음료수를 피하라고 했다. 그는 소금, 육류, 얼렸거나 훈제한, 또는 살균한 생선을 못 먹게 했다. 쉽게 소화될 수 있는 식품만 허용했다. 생선의 살코기를 석쇠 등에 구워서 먹고, 기름기가 없는 살코기를 저며서 조리해 먹거나, 뇌·흉선 등 조리할 수 있는 것들만 먹게 했다. 모든 채소는 먹어도 되는데, 날로 먹거나 물에 삶아서 먹는다. 야채수프·오트밀·야채오일·과일·감자 등이 주식을 이루어야 한다. 빵은 금식이다. 알콜·후추·겨자, 단맛나는 고추는 금해야 하며 담배는 안 된다.

바우어는 그의 저서[2]에 34명의 의사들이 낸 질문에 대한 답을 간략히 썼다. 비엔나에 있는 덴크 교수를 제외하고는 전원이 식사요법에 부정적인 태도를 취했다. 어떤 의사들은 식사요법이 암을 예방할 수는 있으나 치료법이 되지는 않는다고 보았다.
프레데릭 L. 호프만은 《암과 식사》라는 책에서 암은 암이 발생하는 그 부위에만 관계되는 국부적인 질병이 아니라는 결론을 내렸다. 그러므로 치료도 국부적인 장애에만 한정시켜서는 안 된다고 했다.
"신진대사가 혼란스러워지는 것은 식사 때문이며 잘못된 영양

---

2) *Monatschrift fuer Krebsbekaempfung*, Vol. 9, 1936, p. 257.

을 섭취하면 여러 가지 형태의 반응이 나타나는데, 그것을 현대 과학기기로 정확하게 탐지해내기가 어렵지 않으며 주로 위를 검사해 혈액을 분석하거나 다른 정밀기계를 써서 혈액의 불균형을 알아보면 된다.……나는 암의 숨겨진 원인이 유기질이나 미네랄 함량이 많은 음식을 과식한 데 있거나, 일반적으로 비산성인 알칼리성 음식을 과식한 데 있다고 확신하는데,……간단히 말해서 현재 매일 취하는 음식을 절제하는 교육이 시급하다고 믿는다. 먹는 음식을 절제해야 하며, 특히 양념이 많이 들어가는 음식과 액체 음식, 즉 술·커피·홍차·담배를 절제해야 한다. 무절제는 성인병을 자라게 허용을 하는 것이 된다.……암환자의 경우 특별히 많이 먹어서 영양과잉 상태에 있다는 것은 상식이며, 의심할 것 없이 그러한 과식이 현대생활에서 암의 뿌리를 만든 숨겨진 원인이라고 생각한다."[3]

《현대 영양의 식사 임상치료법》에는 위암이 근본적으로 외과의 문제라고 씌어 있다. "환자가 수술을 받고 회복되면 식사에 특별히 제한을 가할 필요가 없이 자유롭게 먹을 수 있다. 위절제 수술을 받은 환자도 일반인들이 먹는 식사를 할 수 있다."[4]

쿨트 스턴과 로버트 윌하임은 다음과 같이 서술했다. "음식의 양과 암 성장의 관계에 대하여 오늘날 많은 저자들이 음식을 제한하면 암의 성장이 무뎌진다고 했다."[5]

F. L. 호프만(1937), E. 프리드버거(1926), A. 탄넨바움(1940~1942), W. 카스퍼(1938) 등과 같은 이들이 음식을 절제해야 한다는 같은 의견을 제시했고, 암의 치료를 절망적으로 보고 있지 않은 몇몇 저서들이 있으나, 진정한 치료법은 어디서도 발견되지

---

3) Frederick L. Hoffman, L.L.D., *Cancer and Diet*, Baltimore : Williams and Wilkins Co., 1937.
4) Michael G. Wohl, M. D., W. B. Saunders ed., *Dietotherapy Clinical Application of Modern Nutrition*, Philadelphia, 1946, p. 573 and ff.
5) Kurt Stern and Robert Willheim, *The Biochemistry of Malignant Tumors*, Brooklyn : Reference Press, 1943, p. 391.

않는다.

위 이론들과는 다른 식사법이 1952년 암의 전체주의적인 치료법에 대한 국제학회에서 제안되었는데, 그것은 정확한 접근에 가까운 내용을 많이 담고 있으나 아직 실용화되지는 않았다.

한두 가지의 비타민이나, 효소를 처방하거나 거기에다 몇 가지의 미네랄을 섞어서 투여하는 등의 많은 치료법들이 제안되어 있으나, 거기에 관심을 둘 필요는 없다. 이 효소를 처방한다, 저 효소를 쓴다, 비타민을, 미네랄을, 혹은 그것들을 섞어서 처방하면 효소체계의 혼란과 세포내의 자연성을 변화시킨다거나 중화시켜준다고 하는 것은 원시적인 개념일 뿐이다.

약 100년 전에 오토 보엘커는 이렇게 말했다. "질병이 치료공격에 반응하는 정도는 의사들이 안내하는 약의 가지 수에 반비례한다."[6] 이 말은 무엇보다도 암에는 아주 적절히 맞는다. 왜냐하면 암에 대한 수천 가지 요법들이 발달되어 왔기 때문이다. 옛날에는 이러한 요법들이 있었다. 게와 게수프. 아마 '비슷한 것이 비슷한 것을 낫게 한다'는 잘못된 생각에서 쓰인 요법일 것이다. 하제를 사용하는 변통요법・효모요법, 각기 다른 식사요법, 충혈을 주었다가 그 반대로 하는 요법, 사혈요법・고약요법(처음엔 검은 것을 쓰다가 효과가 없으면 붉은 것을 이용), 부식연고요법, 뜨거운 인두로 지지는 요법, 파이프 점토(파이프를 만드는 점토흙)요법, 피를 씻는 홍차요법, 은요법・금요법・수은요법・구리요법・인요법・비소(외부용과 내부용으로 이용했음)요법, 만취요법・압박요법・냉온법(현재 약물요법에 포함되어 있음), 산요법・알칼리요법・발한요법, 모든 종류의 채소로 만든 물질요법(거기에 바이올렛의 잎사귀와 두꺼비를 넣는다), 스스로 하는 완진요법・다당류요법, 단독연쇄구균을 이식하는 요법 등.

현재 암치료는 이렇게 한다. 수술, X-레이요법, 라듐요법, 이온화된 미네랄(금・인・이오닌・코발트)요법, 여러 가지 비타민 투

---

6) William H. Woglom, *Approch to Tumor Chemotherapy*, 1947, p. 1.

여, 호르몬요법, 레비치의 요오드초산염요법, 크레비오젠요법 등이 있으며 최근에는 "어느 한 기관이 다른 기관들을 대단히 보호하므로 피부에 암을 발생시키자는 요법"[7]도 제안되어 있다.

암에 대하여 저술을 한 윌리암 H. 오글롬은 "오늘날 암치료법을 알아내지 못한 것은 노력이 적어서가 아니"[8]라고 한다.

그동안 암의 성장에 영향을 주거나 최소한 고통을 줄이려고 시도했던 모든 치료법들을 역사적으로 고찰해보기는 대단히 어렵다. 그에 대하여 완벽하게 고찰하려면 수천 가지를 보아야 할 것이며, 자연적인 관찰에 의한 오래된 요법들은 세계 곳곳에 광범위하게 퍼져 있을 것이다. 현대의 과학적인 치료법들도 모두 실패했으며, 세균학·면역학·생화학 등의 분야에서도 실패했다. 쿠르트 스턴과 로버트 윌하임은 종양과 효소와의 관계를 요약하여 다음과 같이 말했다. "종양에 효소를 치료용으로 사용할 때, 만일 한두 가지 효소를 처방하여 세포 안에 필요한 효소의 불균형을 중화시킬 수 있다고 생각한다면 그것은 대단히 유치한 발상이다. 사실 장관 안에 효소가 대량으로 부족한 것은 예외로 하고 펩신과 트립신 등 효소요법으로 효과를 보았다는 증거는 하나도 없다."[9] 레우폴드 교수도 "혈액화학작용 즉, 콜레스테롤-당-인산조직"[10]을 변화시켜서 몇몇 결과를 얻었다.

펠러는 암치료에 대한 이론을 다음과 같이 말하고 있다. "한 기관에 생긴 암은 다른 기관들을 엄청나게 보호하는 작용을 한다. 완치된 암은 인체의 다른 부위에 또 다른 초기암이 생기는 것에 대한 저항력을 증가시키는 것이다. 이 저항의 이치는 알 수가 없으나 암치료에 이용해봄직하다.……초기암(원발성암)은 일반적으로 암으로 진행되어 가는 과정에서 어느 국부에 발생

---

7) S. Peller, M.D. *Cancer in Man*, New York : International Universities Press, 1952, p. 488.
8) William H. Woglom, *op. cit.*, p. 1.
9) Kurt Stern and Robert Willheim, *op. cit.*
10) Prof. Ernst Leupold, *op. cit.*, p. 14.

하는 것이다."[11] 펠러는 결핵을 관찰하다가 이러한 생각을 갖게 되었다. 여러 저자들이 결론을 내리기를 피부결핵(낭창)은 다른 기관, 특히 폐가 결핵에 감염되는 것을 막아준다고 했다.

암치료법에 대한 위의 반박논리에 몇 가지를 더 첨가하고 싶다. 즉 과학자들은 문제의 핵심을 수 세기 동안 마치 의학사에 기술한 것처럼 피해왔다. 자연의 한 비밀이 밝혀지면, 인정하는 쪽도 있지만 회의론자도 나타난다.

의학사는 비극적인 실수로 가득차 있는데 기본원리를 발견한 시점과 그것을 인류의 공익에 실제로 적응시키는 시점 사이에 너무나 큰 거리가 있어 왔다. 하메트 씨가 최근 신문에 기고한 글에는 다음과 같은 말이 있다. "오늘날 암연구에서 이와 같이 지체하는 것만큼 불행한 일은 없을 것이다. 루스·소우프·콜레이·비트너·스트롱·앤더본트·그린·그리네·윌리암스·테일러·풔드·투옴볼리·카우드리·딜러·바우덴·피리·스탠리·와이코프·쿠니츠, 그리고 다른 몇몇 분들은 의심할 것도 없이 내일의 암환자들에게 수술과 라듐이 아닌, 실제로 효과를 주는 길이 있음을 지적하고 있다."[12]

---

11) S. Peller, M.D., *op. cit.*, p. 488.
12) *Science*, Vol. 103, No. 2685, 1946, p. 714.

제 9 장
암의 초기 증상

　처음에는 많은 다른 질병에서 보이는 것과 같이 원기와 기력이 떨어지면서 일반적으로 쇠약해지고 쉽게 피로와 피곤이 온다고 투덜댄다. 이러한 초기 증상이 일어나는 시기와 실제로 암으로 진단이 되기까지는 몇 년, 몇 주, 혹은 며칠이 걸린다. 혹은 처음 진찰을 받으러 올 때 이미 암이 발생해 있을 수도 있다. 초기 위암은 임상 증상에서 나타나지 않고, 흔히, 다른 이유로 수술을 하다가 우연히 발견되는 수가 많다. 내가 본 암환자들 가운데 많은 분들이 겨우 몇 달 전에 유명한 암예방병원에서 검사를 받았으며 그때는 병리학상으로나 증상으로 암이 발견되지 않았다고 했다. 사람들은 암의 예방과 조기발견을 열망하지만, 실제로는 그것이 이루어지지 않고 있다.
　암은 전체 신진대사와 관련된 질병이며 특히 간과 깊은 관계가 있다는 설명을 전제로 한다면, 암에 대한 특별한 검사란 있을 수 없다. 그와 반대로 나는 다른 만성적인 질병들, 즉 결핵·당뇨·동맥경화증, 근육의 영양실조, 간경화증 등 많은 다른 질병에서 암과 비슷하거나 암을 나타내는 증상들을 발견했다. 그러나 암환자의 경우에 신진대사 장애는 (특히 많이 진척된 암환자일 경우) 다른 퇴행성 질환에서 보이는 신진대사의 장애와는 다르다고 느껴진다. 그러나 그러한 사실을 충분히 설명할 수 있는 분명한 자료들을 갖고 있지는 못하다.

내 경험에 의하면 의사는 암환자의 초기에 아니면 초기 증상이 좋아지자마자 바로 환자에게 질병의 심각성을 알려주어야 한다. 환자들은 생명을 유지하는 기관들을 회복시키기 위하여 무엇을 해야 하는지 알아야 한다. 치료가 어렵기 때문에 계획을 세워야 하며 그에 따라 환자가 어떻게 적응을 하며 무엇을 해야 하는지를 알아야 한다. 치료하기 위하여 치아의 회복이 절대로 필요하며 치아를 고쳐야 감염을 막고 썩은 치아와 잇몸에서 나오는 독을 없앨 수 있다.

재발의 예방

회복된 후에는 두 가지 예방조치가 필요한데 인체에 포타슘과 요오드를 투여하는 것과 간을 중심으로 한 중요 기관들의 기능을 고치는 것이다. 혈액에 내포된 포타슘의 양이 얼마나 되는지 정확히 조사되지 않으며 다른 기관에 포타슘이 있는지를 알아내기도 대단히 어렵다. 경험에서 얻은 그러한 결론에서 환자들에게 유효한 처방을 내려야 한다. 이와 같은 이유에서 다음과 같은 결론을 내리고 싶다. 어떤 환자들은 몇 년 동안이나 혈액에 있는 포타슘 정도가 낮은 상태에 있었다. 대부분의 사람들은 포타슘의 보유 정도가 한계치 이하인데도 잘 지낼 수 있었으며 통증도 느끼지 않았다. 포타슘의 보유가 한계치 이하인 1.5~2밀리그램 정도를 유지하고 있다면, 환자는 포타슘을 먹거나 식사요법으로 보충해야 재발을 예방할 수 있다.

제10장
암과 간

일반적인 고찰

"간은 인체에서 가장 큰 단위 기관으로 여러 가지 중요한 생리활동을 복합적으로 하여, 기능에서나 중요성에서 다른 기관들의 윗자리에 있다. 따라서 간의 상태와 기능의 효율이 인체의 일반적인 건강과 질병에 커다란 의미를 갖는다."[1]

생리학적으로 간의 기능이 거의 다 파괴될 정도가 되어도 발견되지 않기 때문에 간이 나쁜 상태에서도 오랫동안 유지되며 간은 재생능력이 크기 때문에, 간의 일부가 파괴되었다 해도 그 정도가 심하고 급속하게 진행되는 것이 아니라면, 다시 회복이 가능하다.

간은 여러 가지 기능을 복합적으로 하고 있는데 대부분은 다른 기관이 하는 기능과 밀접하게 관련되어 있다. 그러므로 간의 상태를 알아보려면 여러 가지 기능검사를 받아야 한다. 자신이 건강하다는 것을 말하려면 이 거대하고도 활동적인 기관이 어떤 상태인가를 계속 검사해보아야 한다. 간의 중요성을 말하기

---
1) W. A. D. Anderson, *op. cit.*, p. 861.

위해, 식물의 신진대사와 생명을 유지하는 잎사귀 세포 안의 엽록소에 비유하는 것이 가장 적합할 것이다.

　몇몇 의사들이 위와 장관에 암이 발생한 50명의 환자를 조사해본 결과, 절대적으로 간기능에 장애가 있음을 발견했다.[2] 종양을 제거한 후 얼마가 지나면 간이 어느 정도 회복된다. 따라서, 이 변화는 간의 장애가 회복될 수도 있음을 보여준다. 위의 치료는 종양덩어리와 샘에 있는 종양을 지우면 간 기능이 회복된다는 것을 말해주고 있다.

　제세 그린슈타인은 "많은 저서에서 보이듯이 간의 쇠약이 암의 발생과 같이 진행되는 듯한데, 상한 간이 간을 따라서 여러 가지 활동을 하고 있는 기관들에 해를 입힌다"[3]고 했다.

　어떤 생화학책에서는 암이 걸렸을 때 간이 나빠지는 단계를 세 가지로 나누었다. 첫 단계는 암이 발생하여 나타나는 단계다. 이 단계에서는 여러 전문가들이 측정한 바와 같이 간이 훼손되고 있으나 여러 가지 검사나 촉진으로 잡혀지지가 않는다. 그러나 나는 이때 이미 간이 K와 K그룹 미네랄을 상실하여 산화효소가 재산화작용을 충분히 하지 못하고, 모든 세포의 성장을 지휘하지 못하는 상태에 빠져 있다고 생각한다. 두번째 단계에서 종양이 자라고 샘에 전이가 나타난다. 촉진하면 간이 비정상으로 비대해졌으며 여러 기관에 부종이 발생했음이 발견된다. 이때가 되면 암세포의 활동이 증가되고 그에 따라 인체의 방어력과 치유력은 떨어진다. 세번째 단계에서는 암이 크게 자라면서 여러 중요 기관에 독을 보내 파괴시키는데, 이들 기관들은 결국 망가지고 간은 본질적인 기능을 발휘하지 못하게 된다.

　첫단계에서 종양단백질은 보통 식사에서 공급을 받는 것같다. 두번째 단계에서는 단백질의 공급을, 많든 적든, 근육조직에서 취할 것이라는 추측이 강하다. 이때 심각한 과지질혈증(過脂質血

---

[2] Abels and Rekers et al, *Annal of Internal Medicine*, 16, 221, 1942.
[3] Jesse Greenstein, *op. cit.*, p. 509.

症)이 나타나는데, 몸에 저장된 지질(脂質)을 다 소모시켜버릴 때까지 계속된다. 세번째 단계에서는 근육과 간이 급속히 상하게 되어 방어력과 저항력을 거의 상실한다. 종양이 어떻게 하여 이러한 상태를 만드는지는 알려지지 않고 있다. 제세 그린슈타인은 종양에서 나오는 독 때문이 아닌가, 그리고 그 독이 인체조직의 이화작용(異化作用)을 촉진시키는 것이 아닌가 하고 추정한다.[4] 루돌프 켈러는 포타슘(K)과 포타슘그룹의 미네랄이 점진적으로 상실되어 근육과 간세포에 있는 전위(電位)와 세포질의 방어력을 낮추게 된다고 믿고 있다. 포타슘을 상실하여 내장의 신경조직이 자극을 받고 종양의 독이 증가하게 되는 것도 이들을 파괴하는 역할을 하는 것으로 보인다. 내게 오는 환자의 경우 거의 90퍼센트가 말기다. 이 환자들은 점진적인 치료를 받을 만한 시간이 없다. 그래서 나는 모든 면에 최상의 효과를 나타내는 치료법을 쓰지 않을 수 없다.

암을 간과 쓸개조직에 연관시키는 데 주의를 기울인 최초의 의사는 프레리히스로 보이는데 그것은 1861년의 일이었다. 그 후 많은 의사들이 그의 의견에 동조했는데, 젠커·푸에터러·시거트·카르노트·블론드 등이다. 크렐·헬러 등 많은 의사들은 그 의견에 반대했다. 병리학자들도 다른 의견을 표방했다. 아소프·백크바이스터 등은 간과 쓸개에 질병이 발생한 것은 우연이라고 했다. 루발스 등은 이 견해에 반대 입장을 취했다.

어느 임상으로도, 병리학자도, 생물학자도, 무엇이 먼저 암을 발생시키며, 또한 발병의 원인이 무엇인지를 알아내지 못했다. 가장 어려운 것은 간이나 쓸개 조직에서 병리현상이 일어나는 것이 언제인가를 알아낼 수 없다는 것이다.

최근에 노버트 E와 D. M. 그린버그[5]가 글라이신(glycine, 비필수 아미노산의 하나-역자) C^{14}를 가지고 실험한 결과 암을 지닌 동물

---

4) *Ibid.*, p. 513.
5) Reported in *Cancer*, 4 : 383, 1951.

의 간과 혈장(血漿)에는 단백질 신진대사가 높다는 것을 증명했다. 그와 같은 효과가 임신중에도 일어나는데 그것은 몸 안의 어느 부위에서든 급속한 성장이 일어남을 반영한다(종양을 지닌 동물의 간에 있는 글라이신 C^{14}와 P^{32}로 조사한 바와 같이). 이것은 그러한 상태가 암에만 있는 것이 아니며 또한 특수한 독 때문에 일어나는 것을 의미한다.

우리의 몸 안의 가장 깊숙한 신진대사 작업은 함께 일어나며 상호 의존적이어서, 질병에 걸리면 함께 망가진다는 것을 알아야 한다. S. 스피겔만은 1955년에 행했던 3차 국제생화학학회와 저서에서(p. 185) 다음과 같이 주장하고 있다. "60여 년 동안 미생물학계에서는 '효소의 적응'이라는 제목하에 일련의 연구가 진행되었는데, 어떤 합성물질을 쓰면 세포의 효소 패턴이 명확한 변화를 일으킨다고 알려졌다. 지난 10년 동안 이와 유사한 발견에 대하여 새로운 관심이 일어났다. 이 동안에 옛날 연구가들이 적용했던 기술이나 방법론보다 더 나은 조건에서 유전학적이며 효소학적인 견해들이 새로이 검증되었다. 이 새로워진 방법론으로 여러 번 검증한 결과 효소적응현상은 다음과 같은 중요한 양상을 띠고 있다고 말할 수 있게 되었다. 즉, (a) 변화된 효소의 활동은 기존에 있던 돌연변이 선택에 의존하기보다는 불변의 유전적인 배경에 반해 포함되어 있는 효소변질에 의존하는 경향이 강하다. (b) 효소활동을 관찰한 결과, 그 효소활동이 동반자나 조정자가 아니라 활동이 강한 불완전효소의 발현에 의한 것임을 알게 되었는데 그것은 촉진 기질(효소의 작용을 받는 물질 - 역자)의 신진대사에서는 독특한 것이다."

아직도 간의 문제가 부분적으로 이해되지 않고 있으며, 또 한편으로는 무시당하고 있다. 증상으로 나타나는 암이 아니라, 간에서의 신진대사와 그 집중이 전면적으로 다루어져야 한다. 그렇게 하지 않기 때문에 암의 형성 여부가 임상 결과에서야 얻어지고, 그래서 실패를 보고, 내시경이 판을 치게 된다. 그리고 암종양을 죽이느니, 녹이느니, 사라지게 하느니, 없애느니 하는 말들이 나오다가 끝내는 신체가 회복될 수 있느니 하게 된다.

물론 인체의 중요한 기관들에 어떤 복합 증세나 파괴가 발생하지 않는 한 질병의 진행은 간을 회복시킬 수가 있는가, 혹은 어느 정도로 회복시킬 수 있는가에 따라 달라진다.

간에 대한 치료는 대체로 증후에 따라 처방하는 것이지 일정하게 설명된 치료법에 따르는 것이 아니다.

버만은 "간경화는 원발성 간암과 밀접한 관계가 있으며 환경적인 요소가 두 질병의 원인으로 중요한 역할을 한다는 증거가 많이 나오고 있다"고 했다. 카스퍼 블론드는 다음과 같이 말했다. "오늘날 의료계에서 특수한 질병으로 보고 있는 간경화는 그다지 독특한 병이 아니며, 여러 가지 증상을 동반하는 신진대사의 불균형을 나타낼 뿐이다. 신진대사의 불균형으로 발생하는 모든 질병들, 의료계에서 흔히 말하는 식도염·위염·십이지장염·위궤양·십이지장궤양·담낭염·담관염·췌장염·직장염 등은, 간의 쇠약과 문맥(門脈) 고혈압으로 시작되는 기능적인 과정의 한 단계일 뿐이라고 생각되며, 뒤에 간조직의 경화와 암을 일으킨다. 암이란 간의 만성적인 손상에서 일어나는 인체조직의 변종이다. 인체조직의 구조적인 변화는 신진대사의 불균형에서 일어난 결과이지 원인은 아니다."[6]

블론드는 1928년부터 이 문제에 대한 연구를 했는데 담즙의 생산·흡수·배출, 그리고 협력기관들의 장애 때문에 담즙이 저장되는 것을 통하여 암의 생리학과 병리학을 설명하려고 했다. 그는 세포나 조직, 아니면 여러 기관들 가운데 하나를 별도로 연구할 것이 아니라 인체를 전체적으로 연구해야 대부분의 문제점을 해결할 수 있다는 결론에 도달했다. 그러한 관점에서 그는 "질병이 나타난 곳을 직접 연구해야 한다"고 강조한 제세 그린슈타인 같은[7] 대부분의 암 연구가들과는 생각을 달리했다.

---

6) Kasper Blond, *The Liver and Cancer*, 1955, p. 136.

블론드는 그들의 견해를 따르지 않고, 통계를 통하여 다음과 같은 자신의 견해를 얻어냈다. "장내기관에 암이 걸린 환자들의 98퍼센트가 암 때문에 죽는 것이 아니라 간의 장애 때문에 굴복하고 만다."[8] 그러나 그는 병을 예방하고 신체를 유지시키기 위해 간을 도울 수 있는 방안을 제시하지는 않았다. 블론드의 생각은 옳고 합리적인 것으로 보인다. 그러나 그는 간 질병의 가지수를 대면서 너무 강하게 설명한 듯하다. 나는 특히 많이 진전된 암환자의 경우에도 그것을 그렇게 강조할 필요가 없다고 생각한다. 모든 암환자가 간경화에 걸려 있지는 않으며 대부분의 경우 간이 비대한 간경화의 전단계에 있다.

의사 조지 메데스는 1955년 미국 화학학회에서, 쥐실험에서 간암세포가 반항하면 온몸의 세포에 화학적인 변화가 일어난다고 했다. 그는 이를 통해 신체에 암이 일어나는 경로와 그것을 예방할 길을 발견할 수 있을 것이라고 했다. 메데스는 여러 가지 식사에서 살아가고 성장하는 조직의 지방을 이용하고 종합하는 데 연구를 집중했다. 지방과 탄수화물에서 발생하는 것으로 알려진 초산을 대표적인 음식으로 이용했다. 메데스는 모든 조직이 그 두 물질을 이용하여 지방을 형성하는데, 보통의 조직과 암조직에서 차이가 나타남을 알게 되었다. 쥐의 정상적인 간은 초산을 합성하고 산화시켜서 여러 차례 탄산가스와 수분으로 만들었는데, 종양도 그같이 했다. 반대로 했더니 쥐의 정상적인 조직이나 종양에서 포도당이 나왔다.

1926년 메이요병원에서는 간종양의 발생률이 0.083퍼센트 정도로 낮다고 발표했다. 이 수치가 1949년까지 증가되어 갔다. 1948년에서 1952년 사이 발병률이 최고로 증가되었다. 원발성 간암환자가 증가되는 것은 간질환과 간경화의 증가에 기인함이 대체로 인정되었다. 이 질병들이 종양물질을 형성하는 원인이라

---

7) Jesse Greenstein, *op. cit.*, p. 598.
8) Kasper Blond, *op. cit.*, p. 197.

고 간주되었다. 최근의 통계에 의하면, 원발성간암 초기 발병률이 특정 종족과 지역에서 크다는 것이 알려졌다.

대체적으로 원발성간암 발병률은 백인종보다 유색인종에서 더 높으며, 만성질병은 유색인종에서 적게 나타났다. 유럽과 미국의 전체 암발병률중 간암이 1~2퍼센트인 데 비해 중국은 33퍼센트로 나타났다. 자바인들이 36.1퍼센트, 필리핀인들이 22.2퍼센트, 일본인들이 7.5퍼센트, 그리고 남아연방의 골드마인 지역에서는 86.6퍼센트로 나타났다.

어윙을 비롯한 몇몇 저술가들은 원발성간암과 원발성담관암의 50퍼센트는 간경화와 관계가 있다고 보았다. 위장에 만성병을 가진 모든 암환자는 간경화의 위험이 따른다. 이 기관들은 혈액을 문맥정맥을 통해 간으로 보내는데, 거기는 필터 역할을 하는 간이 방어력을 잃으면 즉시 암세포가 차지할 수 있는 곳이다.

간의 기형종(畸形腫)은 대단히 드물다. 간기능검사에 대하여 알아보려면 특수한 책들을 읽어야 한다. 아벨스·렉커스 등은 내장기관 암환자들은 간기능이 부조화가 될 확률이 높다고 했다. 스펠버그는 "원발성간암은 정상적인 간에 비하여 간경화에서 일어나는 가능성이 훨씬 높은데, 그러므로 간경화에서 간암이 발생하는 것으로 보인다"[9]고 했다. 그리고는, "간 질병에 적당한 식사가 필수적이라는 데는 논쟁이 필요치 않다"[10]고 말한다.

어떤 의사들은 어느 한 기관에서 종양을 제거하면 간이 제일 먼저 회복되는 것을 관찰했다. 이것은 종양에서 나오는 독이 뒤에 간 질환을 일으키는 숨겨진 원인이라는 것을 말해준다. 검사 결과를 보면 암의 두번째 단계에 있는 인체에서는, 많든 적든 질소가 나온다. 이러한 상태에서 간이 비대해져 간다. 간의 비대는 암에 걸린 동물의 무게와 종양의 크기에 따라 달라진다. 죽음이 임박해지면 간은 급속히 작아지고 가벼워지는데 간세포는

---

9) Mitchell A. Spellberg, *op. cit.*, p. 427.
10) *Ibid.*, p. 129.

그동안 보유하고 있던 것들을 모두 신체에 돌려주어야 한다. 이러한 현상은 간세포에 있는 호르몬과 신진대사과정이 줄어들고 있음을 보여준다. 남성호르몬과 활성비타민, 그리고 효소의 존재는 간이 재산화를 하고 신진대사를 재생할 수 있다는 증거이기 때문이다. 몇몇 저자들은 대부분의 산화효소가 간에서 재활성화된다고 생각한다.

  몸 안에서 간세포가 맡은 기능은 그 중요성에서 볼 때, 식물에 있는 엽록소의 활동에 비유할 수 있다. 간은 생화학적으로 매우 독특하기 때문에 최근에는 '생명의 평형바퀴'라고 불린다.

제11장
의사들의 간 질병 치료에 대한 고찰

　문맥경화에 대하여 데트와일러는 이렇게 기술하고 있다. "문맥경화는 평소에는 의심을 하지 않고 있는데, 흔히 사고를 당했을 때, 병발 감염으로 다른 질병이 나타났을 때 발견되는 것이 예사다. 그래서 이 질병에 대한 조기발견은 대단히 어렵다. 주의 깊게 조사해본 결과 그 증상으로 식욕상실·체중감소·메스꺼움, 위장에 가스 차는 증세, 가끔의 구토를 들 수 있다."[1]

　만성간질환이나 내장질환에 대한 증상으로는 다음과 같은 것이 있다. "질병의 공격은 매우 교활하며 허약할 때 일어난다. 식욕이 떨어지고 일반적으로 건강을 잃게 되고……점점 체중이 줄고 다음에는 빈혈증이 생긴다(이는 만성적인 퇴행성질병의 특징과 같다)."[2]

　"간 그 자체에 대한 증상은 없으며 단지 가끔 간 부위가 꽉 찬 느낌과 불편을 느낀다. 단순할 때는 황달이나 복수도 일어나

---

1) *Textbook of Medicine*, Cecil, 1938, p. 791.
2) *Ibid.*, p. 800.

지 않는다. 어렴풋이 위와 장에 거북스러움이 나타난다."[3]

간에는 세 개의 다른 조직이 아주 밀접하게 이어져 있다.

 (1) 간의 실질조직(實質組織)
 (2) 담즙계
 (3) 세망내피조직(細網內皮組織)

"간은 여러 가지 제독작용을 하는데, 그것이 어디에서 그리고 어떻게 이루어지는지는 정확히 알지 못한다."[4] 그뿐만 아니라 여러 가지 효소·비타민·미네랄(구리·코발트·마그네슘·철·포타슘 등)에 대해서도 잘 모르고 있다. 효소와 비타민은 합쳐져 있으며 주로 간에서 활동을 재개한다. 알부민(單단백질의 일종 - 역자)도 간에서 형성되는데 아마 쿠퍼세포에서 형성되는 것으로 보인다. 글로부린(물에 녹지 않는 단백질-역자)은 임파구에서 형성되는데, 간이 좋지 않을 때는 양이 많아진다. 그 이유는 아직 밝혀지지 않았지만 간에 질병이 생기면 $\frac{알부민}{글로부린}$의 비율이 낮아지기 때문에 이는 하나의 검사법으로 이용된다.

종양 형성 간에서 발생하는 종양은 전체의 200분의 1이다. 대개의 악성종양은 전이성을 가지며, 장관에서 발생한다.

간의 병리학

각종 장관에 암이 발생한 환자 50명을 조사했더니 간이 상해 있었다.[5] 종양을 들어냈더니 간이 한동안 어느 정도까지는 회복되었다. 그러나 변화가 발생하자 상태는 다시 나빠졌다. 이런 치료법은 종양이나 선을 들어낸 다음 간기능 장애를 회복시키는 방법과 같다. 그린슈타인은 이렇게 말했다. "의심할 여지 없이

---

3) "Degenerative Diseases of the Liver," *Ibid.*, p. 803.
4) Jensen, *Modern Concepts in Medicine*, C. V. Mosby Co., 1953, p. 174.
5) Abels & Rekers et. al, *Annual of Internal Medicine*, 16 : 221, 1942.

간기능의 허약은 암 현상과 공존하는데, 다른 이들도 강조했듯이 손상된 간은 일반적으로 수반되는 수술조치에도 어려움을 준다."[6]

질병이 발전하여 나타나는 첫 단계에서는 간 장애가 잡히지 않는다. 종양이 자라고 샘에 전이가 일어나는 두번째 단계에서 간이 병든 것을 알게 되는데, 어떤 환자들의 경우에는 간의 비대와 다른 기관에 수종이 있는 것도 알게 된다. 암이 완전히 드러난 세번째 단계에서는 독이 급속히 퍼지고, 기관들이 파괴되고 붕괴되는데, 간도 그렇다. 그렇게 되면 자체를 유지하지도 못하게 되며 당연히 기능할 수도 없게 된다.

첫 단계에서는 종양단백을 식사에서 취하는 것으로 보이며 두번째 단계에서는 단백질의 일부를 근육조직에서 취하는 듯한데, 이때 과지질혈증 현상이 심하게 일어나며 마침내는 체내에 보존되어 온 지질이 소모될 때까지 계속된다. 말기인 세번째 단계에 들면 근육과 간질(肝質)의 손실이 엄청나게 일어나면서 저항력을 잃는다. 어떻게 하여 종양이 이러한 상태를 만들어내는지는 알려지지 않고 있다. 그린슈타인은 "종양이 만들어내는 독이 퍼져서 신체조직의 이화작용(異化作用)을 촉진하는 것"[7]으로 추정한다. 루돌프 켈러는 전위와 근육세포질의 방어력이 상실되어 K와 K그룹이 점진적으로 손실되면서 그런 상태가 일어난다고 생각했다. 칼륨의 손실과 종양의 독에 의하여 내장의 신경조직이 자극을 받아서 파괴가 일어나는 것을 도와주게 되지 않나 생각되기도 한다.

글라이신 C^{14}로 새로운 실험을 해본 노버그와 D. M. 그린버그는 암을 앓고 있는 동물의 간과 혈장에 단백질대사가 증가된다고 했다.[8] 이와 같은 효과는 임신중에서도 일어나는데 그것은

---

6) Jesse Greenstein, op. cit., p. 509.
7) Ibid., p. 513.
8) Report by Norberg and Greenberg, Cancer, 4 : 383, 1951.

제11장 의사들의 간 질병 치료에 대한 고찰 93

인체내 어디에선가 빠른 성장이 일어나고 있음을 반영한다(종양을 앓고 있는 동물에 있는 글라이신 C^{14}과 P^{32}에 의하여 측정했음). 그것은 이러한 과정이 암에만 있는 특수한 현상이 아니며 특별한 독에 의하여 발생하는 것도 아님을 나타내준다.

　식사로 탄수화물을 많이 섭취한 것이 독의 형성에 크게 영향을 준다는 것이 확인되었다. 간세포에 대한 글리코겐(당원)의 보호활동 외에도 탄수화물이 단백질을 아껴주는 활동에서 기인했다. 보호를 위한 탄수화물의 양은 회복하는 데 필요한 아미노산을 충분히 내포하고 있는 식사중의 단백질량에 비하여 두 배 가까이 되는 것으로 보인다. 탄수화물의 등칼로리량은 임상적이거나 생화학적인 상태의 단백질을 파괴하지 않으면 안 된다. 탄수화물을 섭취하여 즉시 필요한 당분을 충족시키려고 100그램의 단백질을 섭취한다면 그것을 탄수화물화시키면서 58그램 정도를 아낄 수가 있다. 그리고 간(肝)질병을 앓고 있는 환자에게 고단위의 '생화학적인 가치'를 지닌 단백질이 얼마나 더 필요한지는 알려지지 않았으나, 단백질이 많이 소모되는 듯하다. 단백질이 파괴되는 증상으로 식욕부진과 저단백혈증이 나타난다. 간에 단백질을 보충하지 않으면 단백질의 이화작용(異化作用)으로 모든 형태의 효소단백질도 급격히 손실된다. 단백질을 많이 취하면 필요한 효소들을 보충할 수 있을 것이다. 환자가 단백질을 포식해도 계속 소모하므로 큰 위험은 없다. 이러한 확신 때문에 간에 부담을 주어도 단백질을 환영하게 된다. 그래서 간은 과잉 단백질을 처리하는 능력에서 신장과는 다르다고들 했다. 단백질 섭취가 74퍼센트 정도 증가되면 간의 동맥순환은 산소의 추가 보충을 원하게 된다.

　식욕부진으로 고생을 하는 환자들에게도 탄수화물 500그램, 단백질 100~120그램, 지방 50~80그램을 먹도록 식단이 짜여진다. 이러한 식사를 권장한 의사들은 스넬, 스태어, 돈, 파테크, 파테크와 포스트, 플레밍과 스넬 등이다. 잉게폴링거와 홀트는 이들의 식사법에다 약간의 변화를 주었다. 모리손은 단백질을 더 취하기 위해 하루 2,500 내지 4,000칼로리를 먹게 했는데 단백질 200~300그램, 탄수화물 300~500그램, 지방 50~100그램으로 구성했다. 굿드만과 가르빈은 위중한 간 질병 환자 18명에게 단백질 150~250그램, 탄수화물 600~800그램, 지방 50~100그램으로 이루어진 5,000칼로리의 식사를 주었다. 세 끼의 식사를 주고도 시간마다 간식을 주었다. 그러자 환자의 육체와 정신에서 '전기적'인 반응이 나타났다. 이러한 과식은 다 소모되지 않는 것으로 보였다. 식사는 규칙적으로 그리고 계속해서 수용할 수 있게 주어야 한다. 중요한 문제는 식사를 특별한 성분으로 짜서 주는 것이 아니라 음식에 들어 있는 많은 영양을 충분히 소화시킬 수 있게 하는 것이다. 심한 간 질병 환자에게는 식사를 거르는 것이 큰 문제이다. 그렇게 되면 즉시 포도당을 정맥주사 해야 한다고 생각하는 의사도 있다.

 식욕이 당기도록 온갖 노력을 한다. 지방과 육식은 맛이 있다. 이러한 이유 때문에 최근에 호그랜드는 지방을 제한할 수 있는 지혜가 없을까 생각했다. 이론적인 견해와 달리 환자들은 실제로 지방을 소화해내기가 어려운 것 같다. 지방을 많이 섭취하면 콜린(비타민 B 복합체의 하나 - 역자)과 메타이오닌의 보호효과가 상실된다는 것을 간과해서는 안 된다. 그러나 지방을 많이 섭취하면 탄수화물과 단백질의 효용을 크게 높여준다. 개선된 식사와 칼로리를 증량시키려는 목적은 식사의 메뉴를 자유롭게 함으로써 얻어진다. 스스로 음식을 선택함으로써 이러한 방향으로 나아가게 되는 것이다. 영양사와 의사들은 분명히 곁에 있는 음식과 식사 원리를 따르게 된다. 환자들은 자신이 좋아하고 싫어하는 음식을 누구보다도 더 잘 안다. 식사의 내용 가운데 한 가지라도 싫어하는 음식이 있으면 변덕스러운 식욕을 완전히 망쳐버릴 수가 있다. 음식의 모양이나 향이 환자가 음식을 택하는 기준이 될 것이다.

식사에 흥미를 가지면 한 끼도 놓치려 하지 않을 것이다. 식욕이 없는 환자만이 다음 식사로 건너뛰려고 할 것이다. 한 끼 식사를 마치면 음식을 마련하는 것이 어려워지지 않는다. 끊임없는 부추김을 받아 식욕이 없는 환자들도 많은 양의 식사를 규칙적으로 하게 되지만 여전히 고통을 받는다. 식사에 대한 계획은 환자의 상태가 변함에 따라 바뀔 수 있어야 한다. 예를 들어 간경화증 환자는 복수가 차오르면 큰 음식을 삼킬 수 없게 된다. 이런 경우 작은 음식을 먹여야 한다. 보통 크기의 음식을 먹으려면 천자(穿刺)수술을 받아야 한다. 간 질병을 앓아서 먹기가 어려운 환자는 낮에 음식을 먹는 것이 가장 낫고, 밤에 먹는 것이 가장 나쁘다. 그래서 저녁 늦게 먹으려면 스낵식으로 가벼운 식사를 하라고 권하고 싶다. 복부 팽창이 오후 늦게는 커지고, 저녁 이후에는 줄어든다. 이 팽창 정도에 따라 식사를 조정해야 한다.

단지 여러 번의 식사를 주기가 싫어서 한 끼의 식사로 많이 먹이려 하는 것은 좋지 않다. 지방질을 먹는 것이 좋다고 하나 일시적으로 식욕을 돋우어줄 뿐 결과는 나빠진다. 지방은 소화가 잘 되지 않기 때문이다.

단백질·지방·탄수화물의 비율은 다음에 논하겠다. 비경구적 (非徑口的)으로 섭취가 가능한 포도당이나 금기 포도당, 세포질 상태, 혈액의 전반, 정화시킨 인체 알부민, 단백질 수해물(水解物), 화학 아미노산혼합물, 비타민 등이 고려되어야 한다. 그러나 2가(二價) 아세틸아미노염산에 의하여 간종양이 발생한 쥐의[9] 경우 식사가 영향을 주지 않는 것으로 나타났다. 식사에서 발암촉진원과 발암억제원을 만들어내는 방법은 알려져 있지 않다.[10] 정상적인 쥐의 미토콘드리아와 간을 앓고 있는 쥐의 미토콘드리

---

9) S. S. Lichtman, M. D., *Disease of the Liver, Gallbladder and Bile Ducts*, Philadelphia : Lea & Febiger, 1953.
10) Ruth Lohmann, Kli. Wo., 1931, Nr. 39.

아에는 화학적인 차이가 있음을 호제붐과 스나이더가 발견했다. 근친교배 3세로 태어난 쥐에 간 질병이 자생적으로 생겨났을 때, 식사가 미치는 영향에 대하여 탄넨바움과 실버스톤이 흥미있는 관찰을 했다. 그들은 쥐의 식사에서 지방을 2~20퍼센트 정도 늘이면 간 질병은 37~53퍼센트 정도로 증가된다는 것을 알아냈다. 리보플라빈(VB 또는 G)을 섭취하면 질병 형성이 줄어들었다. 이는 칼로리를 적게 섭취하는 데서 기인하는 것이며 쥐의 경우 그것이 간 질병의 성장을 방해하는 것이다. 쥐에다 간 질병을 주사했을 때와는 달리, 쥐에게 자생적으로 암이 발생했을 때는 쌀이 종양을 키우지 않으며 카세인이 든 식품이 종양을 증대시킨다. 쥐의 경우 메타이오닌이 종양을 증대시킨다는 것도 알게 되었다. 황이 들어 있는 아미노산은 정상세포의 성장에도 필요하며 종양의 성장에도 필요하다. 놀라운 것은 생리적인 성장과 종양의 성장에는 유사점이 있다는 사실이다.

스펠버그는 호지성(好脂性) 물질에 대한 치료를 하려면 간에 있는 지방을 치우고 조직과 생리를 정상화시켜야 한다는 견해를 내세웠다. 호지성 물질과 동물이 지방을 먹었을 때의 반응에 대해 많은 실험을 한 결과 의사들이 지방간을 치료하려면 이들 물질을 치워야 한다는 당연한 결과를 얻었다. 그러나 콜린(비타민 B복합체의 하나. 호지성 물질 가운에 가장 중요한 물질)으로 치료가 가능한 지방간의 경우는 콜린이 부족한 때만이다. 그와 같이 콜린 부족으로 지방간이 되었을 때는 콜린을 투여하면 효과가 있으나, 오래도록 지방간화가 되었거나 이미 지방간을 앓고 있는 사람들은 식사에서 콜린이 많은 것을 권할 필요가 없으며, 콜린의 효과를 기대할 수도 없다.[11]

스펠버그는 식사로는 육류나 생선 등 고단위의 질이 좋은 단백질이 들어가야 한다고 했다. 하루에 50그램 정도의 단백질을 섭취해야 하며 칼로리의 대부분은 탄수화물로 취해야 하므로

---

11) Mitchell A. Spellberg, *op. cit.*, p. 309.

하루에 350그램 가까이 섭취해야 한다고 했다. 식사에서 지방의 섭취는 최소한으로 줄이라고 했다. 단백질이 많아 맛이 있는 음식은 지방을 분리시킬 수가 없으므로 적어도 70그램의 지방이 포함되어야 한다고 했다. 나는 사람들이 특히 지방간에 걸린 사람이 지방이 많은 음식을 견뎌낼 수 있을지 의문스럽다. 간에서 뽑아내야 할 물질을 더욱 더 공급해야 한다는 이론은 어디에서 나오는 것인가? 이와 같이 외부에서 공급되는 지방이 간에 들어가면, 간은 호지성물질을 더욱 좋아하게 되어 치료가 어려워진다. 간이 부어 있거나 복수가 차 있다면 염분이 낮은 식사를 주어야 한다.[12]

"이것은 근본적으로 증후적인 것인데, 식사가 대단히 중요하다. 식사가 완전히 우유, 설탕, 그리고 탄수화물만으로 구성되어야 한다. 간이 제독기능을 완전히는 아니더라도 크게 상실하고 있기 때문에 동물성 단백질은 최소한으로 줄여야 한다. 비스무트(B1. 원소기호 83), 칼륨 방부제, 또는 감홍(염화제1수은) 등에 의한 내장소독법을 시도해야 하나 커다란 희망은 없다. 하루에 음료를 2리터 이상 섭취해야 한다. 반 시간마다 음료를 조금씩 주어 토하게 하는 것이 최선의 치료법이며 입으로 음식을 섭취하기가 어려우면 즉시 중단하고 정맥주사, 직장을 통한 투입, 혹은 피하 포도당 염분 주사 등을 시도해야 한다."[13]

---

12) *Ibid.*
13) Jonathan Cambell Meakins, *The Practice of Medicine*, C. V. Mosby Co., St. Louis, 1944, p.731.

제12장
만성퇴행성 질병에 대한
간 투약의 발전

　고전적인 영양학은 주스투스 V. 리비히(1803~1873)의 영향 아래 발전했으며 그 정통을 몇몇 사람이 이어가다가 V. 네오르덴의 시대로 넘어갔는데 그는 인간의 영양을 산화와 회복의 재료로 보았다. 네오르덴이 나서기 전까지 오랫동안 의사들은 환자가 만성적인 퇴행성 질병을 이겨낼 수 있는 기운과 힘을 갖게 하기 위해 환자의 요구에 따라 칼로리를 짜주었다. 현대 의사들은 이와 같은 표면적인 방법에서 벗어나 미네랄·비타민·호르몬, 특수한 단백질, 지방질 등의 부족분을 채우는 영양의 질과 양의 섭취에 신경을 쓰게 되었다. 대부분의 경우에 음식의 양을 고려하게 되었으며 환자의 요구가 변화할 때마다 그에 응하기도 했다.
　리비히가 생각했던 것과 같이 건강한 인체에 적용되는 영양이 식사요법으로 받아들여지지는 않았다. 특별한 식사요법을 선택하기 전에 그 식사의 내용을 일일이 조사해야 한다는 현대적 개념은 옳지 않다고 나는 경험으로 믿고 있다. 히포크라테스 강령에 의하면 대부분의 영양은 '약'이 되는 것이다. 이 말은 특수한 목적에 따라 특수하게 투약을 해야 한다는 뜻이다. 그러므로 식사요법이 일반적인 가치를 지닌 특수한 영양의 원리를 이루고 있지는 않다는 것이다. 즉 질병의 반응과 진행에 따라 적당히 식사를 주면 그 효과가 나타난다는 뜻이다.

간을 치료하면 새로운 혈구의 회복이 일어난다는 사실이 그것을 투약으로 인정하게 하는 것이다. 활성효소가 많은 이와 같이 강력한 물질은 다른 퇴행성 질병에도 비슷한 효과를 나타낼 것이라고 생각된다.

우리들의 실험에 의하면 포타슘이 많고, 소금이 없으며 단백질과 지방이 적은 식사를 하는 환자들이 여러 가지 간 치료제에 더 강한 반응을 보였다. 이러한 근거에서 식사에 들어가는 단백질의 함량을 점점 줄여가다가, 환자들의 초기 식사에서 가능한 동물성 단백질을 완전히 넣지 않아야 된다는 결론을 얻었다. 간에 대한 치료제를 조절해가면서 반응을 조사한 결과 동물단백질은 나쁜 영향을 미친다는 것을 알게 되었다. 단백질을 조금이라도 취하면 비록 신장의 기능이 검사에서는 정상적인 것으로 나타나더라도 요의 배출과 소디움의 배설이 적어진다. 그리고 제독과정이 느려지고 알레르기성의 좋지 않은 반응들이 쉽게 사라지지 않는다.

피부암 환자의 경우 외관상의 치료 효과를 통해 몸 안의 내장에서도 유사한 반응이 일어나리라는 결론을 얻었다. 당뇨환자들에게 단백질을 먹이면 간과 신장에 부담을 주어 인슐린을 더 많이 투여해야 함을 알았다. 동물성 단백질을 적게 먹으면 일반적인 단백질 신진대사의 찌꺼기인 요소질소와 요산의 배설이 세포의 신진대사에서 많이 쏟아져 나올 수 있다. 퇴행성 질병 환자들의 횡격막이나 내장장관, 심지어 심장 혈관에서 경련이 자주 일어나는 것도 동물성 단백질을 많이 먹기 때문이다.

간세포핵에는 핵산이 많이 들어 있는데 이들 물질은 모두 요산이나 푸린물질이어서 부서져야 한다. 이들 물질은 무염의 식사와 생간요법이나 간주사로 많이 배출되는데 특히 식사요법에서 간즙*을 먹었을 때 가장 효과가 크다.

경험에 의하면 퇴행성 질병의 경우 간즙을 큰 잔으로 마시고 신선한 생간액 주사(즉 릴리사 제품 370cc에 비타민 B_{12} 1cc를 넣어서)를 맞는 것이 좋다. 비타민 B_{12}는 인체가 아미노산을 이용하는 데 관여하여, 그것이 무용하게 연소되지 않고 건설적으로 이용될 수 있게 한다. 암의 경우에는 인체의 상태를 회복시켜서 음식물을 정확하게 이용하게 하는 것이 가장 필요한 과정 가운데 하나다. 지난 10년 전부터 7년 전까지 대단히 어려운 환자들과 말기암 환자들을 많이 치료했는데, 비교적 좋은 효과를 보았다.

간을 치료하면 질병의 치료 효과도 놀라울 정도로 증가된다. 다음 질병들에서 그 효과가 나타났다.

(1) 임신중독
(2) 폐와 다른 기관의 결핵
(3) 관절염이 악화되어 변형된 것
(4) 정신병과 무력증 환자
(5) 경련, 특히 협심증
(6) 악성종양

백혈병과 골수종 환자들은 많은 간즙과 비타민 B_{12}을 취해야 한다. 이 두 질병을 어윙은 암이라고 했으나, 내 견해로는 암에 속하지 않는다고 보이는데, 신진대사가 더욱 좋지 않고 암과는 달리 혼란되어 있기 때문이다.

이러한 질병을 앓고 있는 환자의 경우에는 계속적인 독의 발생과 인접 기관들의 기능장애(위가 처지는 것), 미주교감신경계장애(알레르기 상태에서) 등으로 간에도 동시에 해가 미쳐 있음이 보인다. 카시미르 풍크는 오래전에 간의 부조화와 소화불량이 알

* 부록 3과 역자 서문 참조.

레르기성 질병과 밀접한 관계가 있다고 지적했다.

어떤 환자들은 치료 초기에 많은 양의 담즙을 토하고 독설사가 나와서 고통받는다. 여기에 흥분하고 참지 못해 치료를 중단하기를 원한다. 이와 같은 강한 반응들은 실은 치유되어 가는 초기임을 나타내주는 것으로 담즙이 많이 생산되고 간이 왕성한 활동을 하게 해 독과 나쁜 물질들을 배설하는 과정이다. 하루나 이틀이 지나면 환자들은 안정을 되찾고 혈액순환이 잘 되며 혈색이 좋아지고 식욕도 당긴다. 그렇게 되면 커피관장의 횟수를 늘리고 피마자기름요법(피마자 기름을 먹거나, 그것으로 관장을 한다)으로 독을 더 배설시킬 수 있으며, 그런 발작적인 반응도 일어나지 않는다. 그래서 간의 회복이 절대적으로 중요하다는 것을 알게 된다. 그러나 내장신경계가 정상화되어야 간의 기능이 회복된다는 사실을 잊어서는 안 된다. 그러므로 진정제는 절대로 안 되며 독과 노폐물이 배설되도록 노력해야 한다. 이것은 결국 간과 췌장이 내장신경조직계와 더불어 자유로이 기능할 수 있어야 함을 뜻한다.

동물성 단백질에 대단히 민감한 알레르기 환자도 간을 영양으로 먹어야 한다. 치료제로 간을 먹는 것만으로 충분하지가 않으므로 특별한 방법으로 더 많이 취해야 한다. 독이 많은 환자나 퇴행성 질병을 앓고 있는 환자는 간에 대한 자극이 필요한데, 간주사*와 간즙요법을 많이 해야 한다. 간요법과 식사요법의 병행이 필요한 환자로는 골관절을 심하게 앓고 있는 환자, 천식 환자, 협심증 환자 등 악성종양 환자들을 들 수 있다. 이들이 소금이 없고, 지방과 단백질이 적은 식사를 하면서 간요법을 하면 혈당을 대단히 낮추게 되며, 간효소와 인슐린의 효과는 높아지고 아드레날린의 효과는 크게 낮아진다. 언스트 레우폴드는 암환자가 혈당을 낮춘다는 것은 커다란 의미가 있으며 아드레날린 효과를 내리는 것도 매우 중요하다고 하면서 지난 10여 년

---

* 위와 같음.

동안 아드레날린을 제거하는 수술이 이행되었으나 그것은 너무 성급한 것으로 오히려 질병의 회복을 방해한다고 했다.[1]

에드워드 H. 레이는 "아드레날린 제거 수술을 통해 얻는 이득은 매우 미미한 것으로 의미가 없으며 더욱이 수술에서 얻는 효용기간이 짧은 데 비하여 그 기관을 다시 사용할 기회를 잃어버린다"[2]고 했다.

"난소 제거수술을 한 사람은 아드레날린 샘이 에스트로젠을 공급하는 기관으로 가장 중요하다. 유방암 환자 79명에게 난소 제거수술과 아드레날린 제거수술을 했다. 그 가운데 38.7퍼센트는 뚜렷한 효과가 없었으며 57.3퍼센트가 약간 효과를 보았다. 이러한 수술은 암을 더 넓게 확산시키는 것으로 알려졌다. 전이의 부위에 대해 고려한다면 황달이 있는 부위만 치료법이 듣지 않는다고 했다."[3]

요 약

간치료법은 호르몬-효소요법의 하나로 간주될 수 있으며 대단히 부드러운 것을 자연적인 방법으로 취하게 해야 한다. 간을 쓰면 글리코겐과 K그룹 미네랄, 비타민을 간과 조직에 회복시켜서 산화효소가 기능을 할 수 있는 상태로 복원해준다.

---

1) Prof. Ernst Leupold, *op. cit.*
2) "Endocrine Therapy of Prostatic Carcinoma", *The Journal of the AMA*, March 23. 1957, p. 1008.
3) Maurice Calante, M.D. and others, "Adrenalectomy for Metastatic Breast Carcinoma," *The Journal of the AMA*, March 23. 1957, p. 1011.

제13장
과학자들은 방사선이 인류의
장래에 대한 위험이라고 하다[*]

누적직인 영향

　방사선 축적의 영향에 대하여 미국인들은 안전의 3분의 1을 일반치료와 치아치료에서 소모해오고 있음이 발견되었다는 놀랍고도 놀라운 논의가 유전학위원회에서 있었다.
　이 위원회의 위원들은 치료에서 필수적인 경우까지 포함하여 X-레이의 사용을 최대한 줄여야 한다고 의료계에 요구했다. 이 위원회는 또한 전 국민이 자기가 X-레이에 얼마나 노출되어 왔는가를 알 수 있는 전국적인 조직망을 구축해야 한다고 주장했다. 방사선의 영향은 누적되는 것인데 그 효용기간이 얼마나 되는지는 알 수 없다고 한다.
　유전학·병리학·기상학·해양학, 수산·농업 및 식량유통을 맡고 있는 6개 위원회가 방사선과 방사선 폐기물질의 처분에 대하여 조사했다.

---

　　* Anthony Leviero가 쓴 *New York Times*(June 13. 1956)의 기사. Survey of a report held in the National Academy of Sciences, Washington, D. C. on the "Biological Effects of Atomic Radiation."

병리학적인 효과에 대하여 : (위원장인 쉴즈와렌 박사) 곧 방사선에 대한 추천 범위를 정하겠다고 했다. 위원회는 유전학자들과 함께 방사선은 아무리 적게 쏘여도 어느 정도 생명을 단축시킨다는 의견에 동의했다.

위버 박사가 이끄는 유전학위원회에서는 사람은 누구든지 처음 30년 동안 10뢴트겐 이하의 방사선에 노출되어야 일반적으로 안전하다고 주장했다. 뢴트겐은 일반 의료기, 치과 의료기, 핵무기 폭발, 우주빛이나 자연 라듐 등에서 방출되는 해로운 감마(γ)빛을 재는 단위다.

의료용으로 X-레이를 이용함으로써 미국인들은 30년 동안 평균 약 3뢴트겐 정도를 생식선이나 성선에 쏘인다. "물론 전혀 쏘이지 않는 사람들로 있습니다. 더 많이 쏘이는 분들도 있지요" 하고 말하면서 위버 박사는 구두를 맞추기 위해 X-레이를 이용하는 것은 유전학적으로 어리석은 짓이라고 했다. 그는 구두가게에 있는 X-레이 기구를 통해 자기 발의 뼈가 노출되는 것을 보고서 겁에 질리는 어린이들도 있지만, 어떤 어린이들은 그 노출시간에 무감각하다는 것을 지적했다. 위버 박사는 또한 산부인과 의사들이 산모들에게 배 안에 든 아기의 뼈가 얼마나 잘 형성되어 있는가를 보여주기 위해 3~4뢴트겐을 쏘이는데 그것이 얼마나 위험한가에 대해서도 말했다.

위원회들은 여섯 개의 장문의 보고서를 만들었으며, 〈국민들에게 보내는 보고서〉를 아주 평이한 문체로 따로 마련했다. 그것을 읽어보면 방사선은 아무리 적게 쏘여도 절대적으로 위험함을 알 수 있다. 방사선은 재생기관의 유전자와 생식세포를 변화시키고 나쁘게 할 수 있다.

방사선은 생명단축, 생식능력 감퇴 등을 초래하고, 드물기는 하지만 기형아를 낳게도 한다. 유전자 하나에 변이가 발생하더라도, 그 나쁜 영향은 몇 대를 지나서 마침내 나타나게 된다. 보고서는 "인간의 모든 세포는 부모로부터 받은, 혹은 부모의 부모로부터 받은 (그런 식으로 소급되어) 다양한 유전 단위로 이루어진 유전인자의 집합체"라고 했다.

일반인들을 위한 보고서는 다음과 같이 이어진다.

"전 국민들에 대한 총체적이고도 종국적인 재해라는 면에서 모든 변이는 대체로 동일한 양의 해를 일으킨다. 그것은 돌연변이 유전자로, 그것이 속해 있는 유전형질체계가 죽어서 나올 때만 사라지기 때문이다. 해가 심할 경우에는 첫 세대에서 나타날 수가 있다. 다른 경우에는 수백 세대 후에 나타날 수도 있다. 따라서 장기적인 안목에서 모든 국민을 생각한다면 많은 사람들이 방사선을 적게 쏘이는 것이나 적은 사람들에게 많이 쏘이는 것이나 다름없이 위험하다. 왜냐하면 두 경우에 나타나는 돌연변이의 유전인자 수가 같기 때문이다."

그러나 미래에는 방사선의 해를 확인하기가 어려울 것이다. 유전학적인 해에 대한 연구는 현재 초기 단계에 있으며 그것은 제2차세계대전중 미국 원자탄으로 파괴된 일본의 두 도시 히로시마와 나가사키에 살던 사람들을 관찰한 보고서에서 시작되었기 때문이다.

위원회에서는 방사선 치료사들이 직업상 극미한 양에서 1천 뢴트겐까지 쏘이고 있다고 말했다. 위버위원회는 합리적인 안전한도가 10뢴트겐이라고 제한하면서 "해가 없을는지도 모르나 냉정해야 한다"고 결론을 내렸다. 이와 같은 안전한계와 비교해보면서 현재 미국인들은 X-레이 요법으로 3~4뢴트겐을 쏘이고 있다고 위원회는 말했다.

"이만한 양은 자연환경상 피할 수 없이 받게 되는 방사선 양과 거의 같을는지도 모른다"고 위원회는 덧붙였다. "수치가 이렇게 크다는 것은 우리를 매우 놀라고 혼란스럽게 하며, 그러므로 우리는 이 해를 매우 조심스럽고 신중하게 조사해야 할 것이다. 의료검사나 치료를 받으면서 피할 수 있는데도 생식선을 X-레이를 노출시킨다면 그것은 어리석은 일이다."

성기관에 방사선을 얼마나 쏘이는가를 측정할 방법이 없을 때는 성기관을 가리고 치료에 응해야 한다고 위원회는 주장했다. 치과용 X-레이는 성기관에 0.005뢴트겐 정도를 쏘이며 일반적인 X-레이 투시경은 2뢴트겐 정도라고 한다.

지난 10여 년 동안 암치료에 동위원소요법이 소개되었다. 단백질요법, 호르몬요법과 같이 이오딘·코발트·인·스트론튬의 방사선요법이 소개되었다. 초기에는 이들 새로운 요법들에 아주 희망적이었으나 곧 커다란 환멸이 뒤따랐다(기사의 끝).

내 경험에서 보면 40~80회에 걸쳐서 심도 X-레이 치료를 받은 환자들, 거기에다 16~40회의 코발트치료법을 받은 환자들은 거의 회복이 불가능했다. 어떤 이들은 많은 시간이 경과한 후 회복되었으나, 대부분의 사람들은 부분적으로 회복될 뿐이었다. 1957년 7월 21일자 《뉴욕타임스》에 다음과 같은 방사선에 대한 보고서가 있다.

안전한도가 정해지다

안전한계로서 국립과학원은 모든 국민은 서른 살까지 재생기관에 인조방사선을 10뢴트겐 이상 쏘이지 말아야 한다고 권했다. 뢴트겐은 방사선치료의 단위이다.

그 보고서는 사람들이 원자핵실험에서 나오는 방사선 낙진보다도 의료용 방사선에서 더 큰 위험에 처해 있다는 원자전문 관리들과 과학자들의 계속되는 경고에 동의했다.

지난 달 미연방공중건강원의 외과의사 레로이 E. 버니도 비슷한 경고를 했는데, 핵시대를 맞아 방사선 공급원이 늘어나고 있는 이때 의료 치료에서 나오는 방사선 안전기준을 재평가해야 한다고 했다.

최근 의료계에서 X-레이 치료로 위험이 발생할 가능성이 있으며 방사선 치료를 제한해야 한다는 견해가 늘고 있다.

조사치가 높다

보고에 의하면 한두 가지 방법을 쓰면 조사치는 정확하게 이루어진다고 한다. 다시 말하여 30년 동안 생식기에 쏘이면 낮으면 2뢴트겐 정도이고 높으면 8뢴트겐 정도다. 그러나 방사선 전문가들은 그 수치가 높은 쪽에 있다고 믿고 있다.

　제한된 자료의 통계분석이 안고 있는 불확실함을 피할 수 없으므로 과학자들은 사람들이 X-레이 방사선을 얼마나 받았는지 더 정밀히 조사를 하기 위해 샘플링 계획을 세우라고 주장하고 있다.

　방사선 보호와 방사선 단위 및 측정 국제위원회가 조사한 위의 사례를 UN과학위원회에 제출했다.

제14장
미네랄 신진대사와
퇴행성질병

　퇴행성 질병 환자에 대한 일반적인 접근은 생화학의 불균형 극복에 목표를 두어야 하는데, 많든 적든 그것이 질병의 발전에 책임이 있기 때문이다. 나는 만성질병의 문제가 우리가 몸 안팎에서 볼 수 있는 화학이나 증후, 또 생화학 가운데 하나에만 있는 것은 아니라고 확신한다. 차라리 질병은 '에너지의 결핍'을 일으키는 깊숙이 숨겨진 힘들에 의하여 발생한다고 해야 한다. 의사들은 생물학적인 증후만을 관찰하고 거기에만 매달린다. 눈에 보이는 화학적인 변화 뒤에서 실제로 작용하고 있는 힘은 아인슈타인이 '전자자력장'이라고 표현한 육체에너지다. 이것은 어느 정도 전위(電位)와 밀접하게 연관되어 있는데 그것이 암환자의 경우에 낮다는 것이 여러 전문가들(약 30명)에 의해 관찰되었으며, 루돌프 켈러도 그 가운데 하나다.

　위에서 말한 생화학 증후는 하스팅스가 쓴 《말기환자》에서 '세포내 중요기관에서의 K그룹 미네랄', '세포외 액체 안의 Na그룹 미네랄' 등으로 표현되고 있다. 만성적인 질병을 실험으로 조사한 바에 따르면, 소디움과 칼슘이 서로 부정적으로 전하(電荷)되어 더 많이 전하된 약한 기관으로 침입한다고 한다. 따라서 K가 이들 기관에서 유실되고 더 부정적인 신진대사로 넘어갈 수 있게 문이 열린다. "바로 여기에서 질병이 일어난다. 그러나 증후가 곧 질병은 아니다."

암의 경우에는 K와 Na도 중요한 역할을 한다. 이 두 미네랄은 전기적으로 반대되는 그룹의 대장들이다. 이들 두 미네랄은 인체의 유지와 수리는 물론이고 질병의 원인과 진행에도 밀접한 연관을 갖고 있다. 인간의 기관은 태아기·유아기 때와 성인 때에 차이가 있는데, 태아기와 유아기에는 대체로 모든 기관이 Na를 좋아하는 소디움성이고, 성인이 되어서는 포타슘성으로 바뀐다. 포타슘이 전 기관을 지배하게 되는 현상은 살아가면서 형성되는 것임이 틀림없다. 어느 정도까지는 포타슘이 정상적 혹은 비정상적인 방향에서 중요한 발전의 토대를 제공해준다. 이러한 관점에서 미네랄의 양이나 미네랄의 이온화 정도가 다 중요한데, 특히 암인 경우는 더욱 그렇다.

우리들이 유전받는 것은 화학물질의 한 세트가 아니라 "활동적인 에너지의 패턴"임을 알아야 한다. 이 유전 받은 패턴이 살아 있는 세포나 조직 안에 미네랄·호르몬·효소들을 직접 공급하고 이온화시켜 조화로운 협력을 유도하는데, 그 물질들은 소속된 곳에서 성장조직을 위하여 무엇을 해야 하며 어떻게 영향을 줄 것인지를 알고 있다. 이러한 관점에서 보면 실험실에서 발견된 바와 같이 화학적인 요소들은 인체의 발전에서 다음의 단계를 갖는다. 비발효상태의 인간 난세포는 크기가 10분의 1밀리미터로 K그룹 즉 내세포 미네랄인 K·P·Mg·Mn·Cu·Fe·Au와 능동적인 전기, 반응효소와 비타민, 단백질 덩어리들로 가득 차 있는데, 전체적으로 비활동적이며 활력을 받기 위해 장시간 대기하고 있는 상태다. 정자는 크기가 200분의 1밀리미터로 Na그룹의 미네랄과 수동적인 전기를 띠고 있으며(Na·Cl·

$H_2O \cdot I \cdot Br \cdot Al$, 이온화된 Ca), 다른 그룹의 효소, 비타민과 함께 있는데, 활동적이고 생기를 불어넣는 힘을 갖고 있다. 발효된 난자는 어떤 물질을 방출하고 주위의 임파액으로부터 많은 양의 Na를 흡입하여 분명히 음성으로 충전하게 된다. 그 유아는 Na 동물로 창조되어 전 임신기간과 생후 6개월간 그런 상태로 머물게 된다.(프랭크 골란드의 주장) 3장의 표 3-1에서 표 3-5가 Na와 K를 섭취하면서 발달해가는 여러 단계를 보여주고 있다.

실험실에서 얻어낸 위 수치들을 검토해보면 스페만의 말대로 Na가 풍부한 태아 세포가 향후 생물을 '형성시키는 생성자능력'을 갖고 있다는 이상한 사실을 받아들이지 않을 수 없게 된다. 임신기간과 자궁 밖에서 사는 6개월 동안의 삶은 생명체로서 '이행기'이며(프랭크 골란드 주장), 점차 중요기관에서 K그룹 미네랄이 더 많은 정상적인 생명으로 바뀌고, 질병이나 노쇠가 K그룹 미네랄과 그에 상응하는 효소 기능들을 상실시킬 때까지 이 상태가 지속된다. 모든 세포는 각자가 내외의 정상적인 조건에서, 정상적인 삶을 누릴 수 있는 능력을 갖고 있으며, 만일 그러한 상태가 무너지면 태아기 상태로 되돌아간다. R. R. 스펜서 등 몇몇 연구가들은 날카로운 예지로 암세포를 노인의 세포와 비교하지 않고 태아의 세포와 비교했다. 거기에는 중요한 차이가 하나 있었는데, 암세포에는 신경이 공급되지 않아 신경체계가 결여되어 있다는 것이다. 로흐만이 실험을 통해 K그룹인 마그네슘과 망간은 파스퇴르 효과[*]를 방해한다는 것을 알아냈다.

《악성종양의 생화학》에서는 파스퇴르 효과를 다음과 같이 설명하고 있다. 즉 "활성화된 효소의 촉진에 의해 유산으로 변하는 메틸글리옥살[**]의 양이 증가되어 종양물질에 유산을 누적시

---

[*] Pasteur effect : 산소가 발효를 억제하는 효과. 몸 안에 산소가 많이 공급되면 파스퇴르 효과 때문에 젖산 축적이 억제된다는 뜻.
[**] methylglyoxal(=pyruvaldehyde) : 노란 색의 자극성·휘발성·기름성 물질. 분자식 CH_3COCHO. 탄수화물 또는 젖산의 대사 및 발효 과정에서 일어나는 중간물질.

키며, 메틸글리옥살이 빨리 없어져 물질이 헥소스[六炭糖]로 재합성되는 것을 방해한다"[1]고 했다.

미네랄 신진대사는 거의 토양에서 생산되는 식품에 의존하고 있는데 찰스 E. 켈로그가 이에 대해 언급한 부분을 참고하는 게 좋겠다. "토양은 표면이 살아 있으며, 표토 아래 있는 미네랄, 지상의 공기, 지하의 딱딱한 바위, 그 모든 것이 직접적이든 간접적이든 살아있는 생명이 의존하고 있는 것들이다. 또한 생명은 그들을 키운 토양을 형성해가는 과정의 일부분이다. 식물과 토양은 함께 자라고 있으며, 각자가 다른 쪽을 만드는 원인이 된다. 인간도 토양에 대하여 이와 동일한 관계를 갖고 있다. 인간은 식물과 토양을 변화시킬 수 있는데, 좋게 할 수도 있고 나쁘게 할 수도 있다."[2]

음성 미네랄의 대표격인 포타슘은 임상의 증후학(症候學)에서 중요한 역할을 하는데, 미국의학협회지는 이를 다음과 같이 요약하고 있다.[3]

저칼륨혈증
다음의 경우에는 K부족현상이 일어난다고 한다.
(1) 음식에서 이 미네랄이 부족할 때.
(2) 여러 가지 원인으로 토할 때, 암으로 피폐되었을 때.
(3) 백혈병에 걸렸을 때(백혈구가 다량의 K를 끌어들인다).
(4) 과도한 이뇨.
(5) 부신피질호르몬이 Na를 재흡수하고 K가 손실될 때(이 호르몬의 활동이 과잉이면 K의 상실이 계속된다).

과칼륨혈증
(1) 신장기능이 완전하면 식사 때문에 과칼륨혈증이 일어나지 않는다.
(2) 암의 경우 병이 짙어지면 과칼륨혈증이 일어나는 수가 있는데,

---

1) Kurt Stern and Robert Willheim, op. cit., p. 499.
2) Charles E. Kellogg, The Soils That Support us, The Macmillian Co., 1956.
3) The Journal of the American Medical Association, 143, 1950. p. 432.

조직에서 칼륨이 손실되어 배설 중에 세포와 혈장에 머물게 되는 경우가 발생한다.
(3) 신장 기능이 충분하지 못할 때, 그 기능이 저하되어 있을 때, 탈수증에 빠졌을 때나 신장염에 걸렸을 때.

몇몇 사람들의 주장과 나의 경험에 의하여 저칼륨혈증과 과칼륨혈증에 대해 다음과 같이 설명하고자 한다.

저칼륨혈증
(1) 당뇨병을 앓을 때, 인슐린 치료를 받을 때 더 잦다.
(2) 포도당 정맥주사를 맞을 때와 다른 주사를 맞을 때, 칼륨이 유리되었을 때.
(3) 쿠싱증후군에 걸렸을 때.
  녹내장
  진전마비(서서히 진행되는 것이 특징),
  만성관절염, 만성부비강염(축농증) 등 만성질병에 많이 발생
(4) 부신피질인 코티손처방을 받았을 때.
(5) 영양부족 환자, 단식중일 때.
(6) 구토, 설사, 인위적인 위액흡입기로 위액을 뽑아내는 등으로 칼륨이 손실될 때.
(7) 일시적인 마비증상이 잦을 때.
(8) 암의 경우. 중기 또는 그 이상 진전되었을 때.

과칼륨혈증
(1) 체액 또는 혈액의 손실, 대부분의 탈수의 경우.
(2) 간질(대부분의 간질은 다 해당됨).
(3) 암환자의 경우 말기증상이 되기 전(배설할 때).
(4) 암환자의 경우 회복기에는 발생하지 않는다.
(5) 애디손병을 앓을 때.
(6) 무뇨증·요독증일 때(간장과 신장이 과잉의 포타슘을 배설시키지 못할 때 중요기관에서 포타슘을 상실한다).
(7) 심한 천식, 퇴행성 알레르기의 경우(외음부 위축증도 포함).

많은 환자의 경우에 혈장의 포타슘 함량이 잘못 유도하고 있

다. 버넬과 스크리브너가 최근에 낸 책도 이 방향에서 보려는 경향이 있으며 "장액에 쌓여 있는 포타슘이 변화하는 것은 인체의 요구가 변화함을 나타낸다"[4]는 쪽으로 관찰하고 있는 듯하다. 내 체험은 대부분 암환자들에 한정된다. 몇 년 동안 일어난 이들 환자들에 대한 통계는 평가하기가 매우 어렵다(한 번의 실험이 아니라, 수 십 년의 통계가 말해준다). 단순히 실험만으로는 위 저자들이 주장한 대로 "환자가 포타슘을 요구하는 확실한 증거"라고 보기는 어렵다. 그것이 중요한 기관 조직에서 포타슘이 증가하고 있다든가 혹은 줄어들고 있다는 결정적인 표시가 되지는 않는다. 게다가 혈장과 조직에 동시에 실험을 한 경우는 많지 않다. 이러한 결론을 내리려면 질병의 여러 단계에서 나타나는 혈장과 조직 모두에 칼륨 실험을 해보아야 할 것이다.

포타슘은 조직단백질 합성에서 불가결의 독특한 역할을 하는데, 그 합성과정의 메카니즘은 아직까지 알려져 있지 않다. 어떤 효소의 반응에서는 포타슘 이온이 불가결한데, 아마 그 때문에 포타슘이 즉시 필요하게 되는지도 모르겠다. 종양에는 무거운 동위원소 K^{41}이 절대적으로 부족한데 종양을 지닌 동물의[5] 조직에도 그와 같은 현상이 일어나고 있다.

정상적으로는 포타슘이 근육・뇌・간에 많이 있으며 반대로 소디움은 적다. 포타슘이 정상적으로 많이 있는 곳에는 소디움이 적은 것이 일반적인 규칙인 듯하다. 마그네슘과 칼슘도 비슷한 관계가 있는데, 마그네슘이 증가되는 곳에는 칼슘이 감소한다.

쿨트 스턴과 로버트 윌하임은 다음과 같이 기술했다. "경구 또는 비경구(腸管)를 통해 투약된 포타슘염분이 종양을 일으킬 가능성이 있다. 칼슘염분의 방해작용이 대단히 불확실하고 가정할 수 있는 조직 형성의 억지물로서 마그네슘이 전혀 보이지 않는다고 해야 할 것이다."[6] 그보다 더 전에 나온 책에서는 음

---
4) *Ibid.*, Vol. 164, No. 9, June 29, 1957, p. 959.
5) A. Lasnitzki and S. K. Brewer, *Cancer Research*, 2, 494, 1942.

식의 중요한 구성요소의 하나인 염화소디움에 관한 다른 견해들이 있었다. 어떤 이들은 소금이 종양물질이 성장하는 데 가장 중요한 촉진제라고 생각하여 암환자의 식사에서 소금을 제외시켰다.[7] 또 어떤 이들은 임상 관찰을 통해 결핵을 치료하는 데 이용되었던 소금을 극히 제한하는 식사[8]가 종양에는 좋지 않은 영향을 주었다고 주장하기도 했다.[9]

종양에 대한 염화소디움의 효과에 대하여 동물을 가지고 여러 번 실험했으나 결론이 나오지는 않았다. 암이 알칼리혈증에 의하여 촉진되는지, 또는 산의 형성으로 방해받는지에 대해 오랫동안 논의되어 왔다. 마침내 라그나 베르그는 알칼리혈증을 만들어내는 식사가 암성장에 책임이 있다는 견해를 강력히 거부했다.[10]

위 연구들을 평가하는 과정에서 사람들은 특수한 식사를 가지고 혈액과 조직에 있는 수소이온을 변화시키려는 시도가 커다란 어려움에 직면한다는 것을 알았다. 그 이유는 사람들이 같은 목적을 위해 각기 다른 식사를 이용하기 때문이다. 임상관찰에 따르면 십이지장과 소장에는 악성종양이 극히 적게 나타난다. 그런데 학자들은 동물의 이 기관에 종양을 이식하고 다른 방법을 이용하여 종양의 성장을 억제하는 실험을 해왔다.

블루멘탈과 자코브는 소장에서 얻은 특수한 추출물질을 이용했으나 만족할 만한 결과를 얻어내지 못했다.[11] 뇌에 이 물질을 넣어서 얻어낸 추출물로 약간의 바람직한 결과를 얻은 것도 있다. A. H. 로포, H. 바스실리아데스와 C. 로우시가 1935~1937년

---

6) Kurt Stern and Robert Willheim, op. cit., p. 410.
7) A. Lorand, First International Cancer Congress, Madrid, 2 : 48, 1933.
8) Dr. Max Gerson, Dietary Therapy of Lung Tuberculosis, 1934.
9) .F. Blumenthal, First International Cancer Congress, Madrid 1 : 793, 1933 ; E. Hesse, Deutsche Medizinische Wochenschrift, 61 : 797, 1935.
10) Zeitschrift fuer Volksernaehrung, 9 : 277, 1934.
11) Zeitschrift fuer Krebsforschung, 38 : 545, 1933.

에 그러한 연구를 했는데, 매우 흥미로운 것은 그 기관들에 있는 물질에 종양성장을 촉진시키는 지질(脂質)이 많았다는 것이다. "간과 췌장의 섭취가 쥐에서 타르암이 발생하도록 촉진했음을 알았다."[12] 간을 먹이면 종양을 키우는 효과가 나타난다는 것이 여러 가지 종양을 가진 동물 연구에서 확인되었다. 간을 먹여서 전혀 다른 결과가 나타나는 것도 관찰되었는데, 그것은 쥐에게 황버터를 먹여서 간종양이 발생한 경우이다. 이와 같은 발암은 간식사로 막을 수가 있었다. 간을 먹어서 황버터에 의한 암을 막을 수 있음은 흥미로우나 벤조피린*이나 메틸클란트린** 으로 나타나는 종양은 막을 수가 없다. 암의 종류에 따라 다르게 나타나는 원인이 무엇인가는 알려지지 않았다. 쿠르트 스턴은 그 알려지지 않은 요소가 효소를 가진 자연물의 하나가 아닌가, 그리고 비타민들과 가상의 촉매제가 신진대사 과정을 거쳐서 종양발생이나 성장을 방해하는 것이 아닌가고 잠정적인 추정을 했다. 나도 여러 논문에서 그와 비슷한 의견을 냈는데, 이 책에서는 신선한 소간즙을 암치료에 이용하자고 주장한다. 이 논쟁거리가 되고 있는 연구결과와 주장을 소개하는 이유는 암에 대한 생물학적인 설명이 얼마나 힘들며 논란이 많은가를 보여주기 위해서다. 한 사람은 긍정적인 효과를 얻는데 다른 사람은 부정적인 효과를 얻어내는 혼란이 거듭되고 있으며, 그러므로 암처방에 대한 일반화는 대단히 어렵다. 전위(電位)의 생물학 분야나, 미네랄의 이온화 분야, 효소의 재활성화 분야에서 그 일반화를 찾을 수 있으리라 생각한다.

그린슈타인은 다음과 같이 말했다. "쥐와 새끼쥐, 사람의 종양에는 호기성 산화에 관계하는 촉매작용이 정상조직과 비교해

---

12) A. F. Watson, *American Journal of Cancer*, 19 : 389, 1933.

* benzopyrene : 황색 투명의 방향족(旁香族) 탄화수소. 분자식 $C_{20}H_{12}$. 코울타르 및 담배연기에 들어 있는 발암물질.

** methlylcholanthrene : 강력한 발암 물질. 황색 투명의 탄화수소. 분자식 $C_{21}H_{16}$. 자연의 담즙산, 콜레스테롤 등을 원료로 만들고, 화학적으로 합성도 가능.

엄청나게 감소하는데, 종(種)에 관계 없이 거의 같은 정도로 감소한다. 또 종에 관계 없이 특히 모든 암에서 당분해율이 높고 수분이 증가되며, 시토크롬 활동은 낮은 것이 특징으로 나타났다. 새끼쥐나 쥐에서 급속히 성장하는 거의 모든 종양은 숙주동물에서도 똑같은 조직적인 효과를 내는데 간카탈라제 활동에서 나타나는 감량만큼이다."[13]

암은 변화가 대단히 많은 질병이어서 그에 따라 수많은 이름을 가지고 있다. 암은 급성으로 나타나기도 하나 만성적인 것도 있으며, 진행이 느리기도 하고 빠르기도 하며, 여러 가지 합병증과 병행한다. 암은 여러 가지 부족증과 합병하기도 하는데, 고혈압이나 저혈압·당뇨병·세동맥경화증, 그리고 나이가 들면서 생기는 여러 질병들과 합병한다. 말기에는 쌓인 독이 늘어나고 간이 상한다.

인간은 활동하면서 생명과정을 지속시켜나가야 한다. 이러한 활동들은 미네랄 신진대사와 간의 기능에 의존하는데, 간은 마치 태양으로부터 이온을 받아 그것을 변형시켜 "생명이 생명을 낳게" 하는 식물의 엽록소와 같은 역할을 한다. 자연이 이온을 변화시키고 조합하여 만들어내는 놀랍고도 부드러운 물질을 인간이 생물학적으로 모방해서 만들지는 못한다. 그래서 나는 X-레이나 라듐, 코발트를 이용해 암을 직접 공격하지 말아야 한다고 충고하고 싶은데 그렇게 하면 암 주변의 인체와 그 치유력이 손상되기 때문이다. 인체의 독을 없애고, 보충하고 활성화시키면 시킬수록 암은 수그러진다.

마늘을 대량으로 먹는 지역, 예를 들어 남부 이탈리아·그리스·몬테네그로·유고슬라비아에서는 종양암이 드물다는 사실에 대하여 그 원인을 충분히 설명할 수가 없다. 두 명의 유방암 환자가 호르파의 씨로 만든 차를 많이 마시면서 무염의 채소식을 하여 암을 고쳐내는 것을 보았다. 또 다른 환자들은 6개월에

---

13) Jesse Greenstein, op. cit., p. 589.

서 8개월 동안 푸른 잎사귀로 만든 녹즙만을 마셔서 질병을 고치기도 했다.

몸 안에서 미네랄을 변형시켜 그들이 있어야 할 여러 기관에 충분히 보급시킨다는 것은 대단히 어렵고 복잡한 일이다. 소디움·염소·아미노산 사이에는 특수한 관계가 있으며 몸 안에 있는 부종(浮腫)의 양과 평행하는 것 같다. 반대로 포타슘은 인산, 탄수화물과 친한 그룹에 속하는데 이들 교질과 결합한다. 그러므로 포타슘그룹과 소디움그룹에 관해서는 루돌프 켈러가 말한 것을 따르는 것이 더 합리적일 것같다.

식사로 효과를 보려면 중요기관에 포타슘그룹이 많이 들어가고, 비정상적인 소디움 함량이 최소로 줄어들면서 그들이 본래 있어야 할 자리인 세포외액으로 배설되어야 한다.

세포외액이란 혈장, 조직과 틈새의 액(間質液), 임파액과 강(腔)에 있는 장액 등으로 체중의 20퍼센트 정도가 된다. 혈장액은 겨우 체중의 4퍼센트에서 0.5퍼센트밖에 되지 않는다. 세포내에 있는 수분은 체중의 50퍼센트 정도이며 세포외액의 2배나 1.5배쯤 된다. 골근육에 체액의 50퍼센트 정도가 있고 피부에 20퍼센트가 있으며, 혈액은 몸 전체 수분의 10퍼센트에 불과하다. 일반적으로 세포내 수분에는 포타슘 함량이 크고 소디움 함량이 적으며 세포외 수분에는 소디움 함량이 크고 포타슘량이 적다. 여러 조직의 수분 함량의 평균치는 다음 표와 같다.[14]

표 14-1. 여러 조직의 수분 함량의 평균치 (단위 : %)

근육(횡문근)	피부	결합조직	혈액			간	신경물질	
			혈장	세포	신장		회백질	백질
75	70	60	90	65	80	70	85	70

---

14) Chas. H. Best and Norman Burke Taylor, *The Physiological Basis of Medical Practice*, 5th edition, Baltimore : Williams and Wilkins Co., 1950, p. 19.

암환자에게 무염식사법을 처방하면 처음 몇 주 동안에 나오는 소변에 염화소디움 함량이 많은 것으로 보아 그들 환자의 몸에 염화소디움과 수분이 정체되어 있음을 알 수 있다. 대부분의 환자들은 피부에 결정적인 부종을 나타내고 있지는 않다. 수가 많지는 않지만 어떤 이들은 영양상태가 좋지 않아 건조하고 말라 보이나 역시 소변에서 대량의 염화소디움이 나오는데, 특히 처음에는 그렇다. 내장기관에 물질들이 정체되어 있었음이 증명되는 셈이다.

세포를 만들고 있는 미네랄 신진대사를 잘 관찰하면 간에 있는 포타슘그룹 미네랄, 포도당그룹 미네랄, 요오드화물그룹 미네랄의 거대한 축전(蓄電)에 의하여 보이지 않는 미네랄들이 순환하는 것을 보게 된다. 그리고 소디움그룹 미네랄은 갑상선에서 그러한 활동을 한다. 대부분의 급성이나 만성질병에서 그러한데, 이들 미네랄그룹이 부분적으로 대치되면 조직과 장액에 있는 전위를 충격적으로 낮추게 된다. 그리하여 전기가 약해짐에 따라 세포들이 끌어당기는 힘을 잃게 되면, 축전지는 작아지고 거기에서 빠져나가는 것은 커지게 된다. 이와 같이 끌어당기는 힘이 작아지면 간과 근육, 그리고 포타슘그룹의 몇몇 미네랄에서 포도당의 저장이 낮아지는데, 그렇게 되면 갑상선, 피부, 음성적인 조직들에서는 요오드물질과 세포외 요소들이 부족해져 다른 것으로 대치된다.

의사들이 포타슘·요오드화물질·혈장 등의 중요성을 더 많이 알게 되면서 그런 실험을 거의 모든 환자에게 하게 되었고 이 물질들에 대한 중요한 정보는 물론이고 임상에서 일어난 다른 이야기도 나에게 들려주었다. 환자의 임상과정을 좀더 깊이 관찰하려면 물질 하나만을 관찰하는 것으로는 충분하지가 않다. 그것은 물질 하나가 혼자서 혈관에서 조직으로 가거나, 또는 조직에서 혈관으로 가지 않기 때문이다. 이것을 확인해보려면 여러 색깔로 세포에 물을 들이면 된다. 한 단위 세포나 그 일부가

한 가지 색깔만을 받아들이지 않을 것이다.

미네랄이나 물질의 신진대사 뒤에는 에너지의 힘이 있으며, 정전기적인 것과 전기역학적인 것, 여러 가지의 다른 에너지도 있는데, 그러한 것이 물질의 모든 운동에 필요한 자극을 주는 힘이다. 물질을 수량이나 질만으로 생각해서는 안 된다. 이온화된 물질에서 방사되는 에너지의 수도 생각해야 하며, 중요하고도 활성적인 세포의 기능을 충동하여 활동하게 해야 한다.

H. 카우니츠와 B. 쇼버의 실험에 의하면 토끼의 혈관에 디프테리아 독이나 다른 독들을 주사했더니 간과 근육에 있는 전위가 30밀리볼트 이하로 떨어졌다고 한다. 그리고 나서 몇 분 후에 현미경으로 관찰했더니 독들이 선세포조직의 세포에 들어가기는 했으나 즉시 격퇴되었다. 30분이 지난 후에 간선세포조직에 소디움 수치가 늘어났다. 1936년에 실시한 실험은 다음의 내용을 명확히 보여준다.

(1) 먼저 독이 들어간 후에 다음의 일이 벌어진다.
(2) 전위의 상실
(3) 포타슘미네랄의 상실

이 실험으로 간이 모든 과정에서 중심적인 위치에 있다는 것도 확인되었다. 수 세기 동안 빼어난 의사들은 간에서 일어나는 변화가 모든 질병의 시작이라고 추정해왔다. 간이 정전기의 보유를 위한 보수력을 상실하면 온몸이 포도당·미네랄·비타민·효소들을 정상적으로 보유할 수 없게 되는데, 특히 밤에는 더하며 낮에는 약간 회복된다. K. H. 바우어는 이렇게 주장했다. "암 문제에서 커다란 진전은 암이 일반적인 생물학에 속함을 인식하는 것이다. 암에 걸린 세포는 다른 형태의 생명 존재로 변해간다. 모든 살아 있는 기관에 종양이 나타난다는 사실이 이것을 확인해준다.······살아 있는 모든 존재에게 암이 걸릴 가능성이 있는데, 그것이 모든 조직과 기관의 특성이다."[15]

조직을 정상이나 혹은 정상에 가깝게 치유하려면 신진대사와 공급을 처리할 수 있게 행동하고 협력하며 그 의무를 완성할 수 있는 순수한 물질들과 살아 있는 에너지가 필요하다. 모든 물질을 몸 전체로 이동시키고 모든 세포를 지탱해주는 에너지가 없이는 살아갈 수 없기 때문이다.

어떤 특수한 방법이나 증후학에 의한 치료법을 버리고 '전체주의적인 개념'에 의존하고 이를 강조할 때 여러 가지 효과를 볼 수 있다. 이 치료법을 알려면 간이 양성적인 중심이며 갑상선이 음성적인 중심이라는 것을 확실히 해야 한다.

미네랄 신진대사에는 이 새로운 치료법을 성격 짓는 몇 가지 특수한 것들이 있다. 첫째, 중요한 포타슘 외에 인공의 나이아신이 있다. 나이아신을 하루에 여섯 번이나 여덟 번으로 나누어 50밀리그램씩 투여하면 대단히 좋은 효과를 얻을 수 있다[나이아신은 펠라그라(pellagra. 피부병) 예방제로 불리며 비타민 B_3다]. W. 베이글로보에크 박사가 이 이론을 제시했는데, 그는 동물의 실험에서 나이아신이 '회복제'이며, 이것이 피폐된 간의 글리코겐(당원) 저장소를 회복시킨다고 했다. W. O. 휀 역시 나이아신이 피폐된 간의 포타슘 저장소를 회복시킨다고 생각했다. 나이아신은 비타민일 뿐만 아니라 단백질 신진대사의 필수물질이며, 엘베흐젬 등이 증명해보였듯이 감기부터 암까지 수많은 질병에서 세포에너지를 충분히 회복시켜주는 물질이다.

이 치료법의 다른 특징은 요오드로 무기질인 루골액을 쓰는 것과 유기질인 갑상선 연골을 이용하는 것이다. 이 두 물질은 전위와 세포의 활동을 회복시키는 강력회복제다. 갑상선은 전 인체의 요오드 함량 가운데 20퍼센트만을 보유한다. 인체 요오드의 나머지는 골근육, 간, 중앙 신경조직에 있으며 뇌하수체샘과 난소에도 비교적 많다. 갑상선에는 다른 조직에 비하여 약 80배나 들어 있다. 인체가 산화력을 갖게 하려면 요오드는 방사

---

15) K. H. Bauer, *op. cit.*, p. 671.

선을 띠어야 한다(I130이나 I131이라야 한다). I131동위원소의 반감기(방사성 물질의 원자수의 반이 붕괴하는 데 필요한 시간-역자)가 가장 긴데 8일이다.

암환자는 기초신진대사가 대단히 높은데, 최고 68에서 최저 -36까지이다. 그에 응하는 혈액의 요오드 함량은 정상보다 높거나 낮은데, 특히 암환자의 경우에는 +, - 두 방향에서 매우 멀리 간다. 치료를 하면 10~20일의 비교적 짧은 시일에 높은 요오드 함량이 정상이 되거나 그보다 약간 낮아진다. 이것은 치료 초기에는 인체가 요오드 함량을 크게 상실하게 되나 치료를 계속하면 그 수치가 바뀐다는 뜻이 된다. 요오드 함량의 수치가 낮은 것은 인체가 요오드 보유량을 이미 상실했으나 치료과정에서 요오드를 비교적 많이 흡수했음을 가리킨다. 이같은 사실은 한 번의 실험으로가 아니라 여러 번의 실험을 거쳐야 알 수 있다.

혈장의 유기 요오드 지수는 신진대사에서의 지수에 비하여 정상에 가까워 믿을 만한데 후자는 갑상선에 의해 완전 통제되지 않기 때문이다. 요오드는 종양 자체에서도 중요한 역할을 하는 것 같다. 새끼쥐나 쥐의 종양에서 요오드 함량이 간이나 근육에 비하여 높다는 것이 발견되었다.

종양에 있는 요오드의 함량은 논쟁거리다. 많은 책에서 요오드가 증가한다고 보고했는데, 종양에서 후퇴하는 변화가 시작된 후에 그러한 현상이 나타난다.

그린슈타인은 새끼쥐의 경우 정상의 신체와 종양에 걸린 신체의 혈중 I131함량은 동일하며 종양을 가진 쥐가 I131을 지휘하는 응집력이 감소되는 것은 갑상선의 생리에서 일어나는 어떠한 변화와 관계가 있는 것같다는[16] 매우 흥미로운 보고를 했다. 이것은 단견이며 틀린 관찰이라고도 할 수 있는데 미네랄 물질 하나 혹은 그 물질그룹만을 따로 떼내 관찰해서는 안 된다. 수

---
16) Jesse Greenstein, op. cit., p. 202.

많은 신진대사가 동시에 일어나고 서로 연속되며, 비정상적인 단계를 많이 거쳐서 비로소 증후[증상]가 나타난다. 그 동안의 임상으로 나타나는 특징은 별로 없으며 피로·쇠약·흥분 등이 나타나는데 이는 여러 가지 물질의 부족 때문이다. 이럴 때 몸을 추스리기 위하여 한두 가지의 비타민, 종합비타민, 미네랄과 혼합된 비타민제 등을 먹으면 잠시 도움을 받을 수 있다. 이때 어떠한 기관들을 추스리고 개선시켜야 하는지를 결정하기가 어렵다. 그 동안에 여러 기관들이 어떤 병리학적인 변화를 진행시켰을지도 모르기 때문에 결정짓는다는 것이 어려울 수밖에 없다. 경고적인 증상이 나타나는데 감염된 것은 아니지만, 그 기간은 매우 짧으며 증상에 의한 치료가 필요한 때다.

거의 모든 경우에, 특히 만성적이거나 퇴행성 질병의 경우에는 전 인체를 도와주어야 모든 기관들이 안전하게 혜택을 받을 수 있다.

미네랄 신진대사에 관한 한 만성질병은 독이 차 있는 인체에서 일어난다고 보인다. 미네랄 신진대사 그 자체를 설명하려면, 몇 가지 요인이 그 당시 일어나는 생물학적인 상태에 관여하고 있는가를 설명하는 것만으로는 충분하지 않다. 단백질과 지방의 신진대사 과정에서, (그보다 정도는 낮으나 탄수화물의 신진대사 과정까지 포함해서) 여러 가지 결핍현상이 끊임없이 연속적으로 일어나는 것이 근본적인 원인이라고 생각된다. 이러한 상태가 지속되면서 소화와 산화가 점점 나빠져서 그 영향이 노폐물에까지 미치게 된다. 정상인의 생활모습과 암환자의 상태를 다음과 같이 비교해서 그려볼 수 있다.(표 14-2)

몸 안에서 일어나는 무기질전이*에 대해 한마디 하고 싶다. 의사들이 이 문제에 확실한 입장을 취하기가 어렵다는 것을 나는 안다. 본 버그만은 의사들이 부족한 물질을 치료용으로 투여

---

* 無機質轉移 : transmineralization. 발병중 또는 치료 과정에서 체내 무기질의 구성상태가 변하는 것.

표 14-2. 정상인과 암환자의 생활 모습 비교

정 상 인	암 환 자
1. 정상적인 신진대사 유지. 호르몬·효소, 보효소 등의 정상적인 활동과 생산, 흡수와 배설 능력이 정상.	1. 천천히 독이 쌓이고 전인체에 변화가 일어나며 특히 간이 나빠져 간다.
2. 활성 기관들은 K그룹이 지배하고 Na그룹은 세포외 혹은 조직에 머물러 있음.	2. Na그룹이 세포 내로 침입, K그룹 상실, 조직에 부종 발생.
3. 세포의 양성적인 전기를 유지하여 에너지와 기능이 높아서 Na그룹의 침입과 부종의 형성을 막아낼 수 있음.	3. 여러 활성 기관에서 전위가 낮고, 부종이 늘어가며, 독이 쌓이고, 긴장이 떨어진다. 근육 긴장도도 낮다. 재활동력과 산화력이 감퇴하고, 변질되는 세포가 나타난다.
4. 순환, 긴장, 근육의 긴장도, 저축력, 예비력 등이 정상.	4. 암의 시작 : 여러 가지 독이 늘어나고, 활성 기능과 에너지가 감퇴하고, 암세포가 늘어감.
5. 활성물질의 재활용 능력, 특히 효소의 재활용 능력이 계속 유지됨.	5. 신진대사가 더욱 파괴되고 간도 파괴되어 간다-암의 지배-암이 퍼져나간다.
6. 방어력과 치유력이 계속 유지된다.	6. 최종방어력의 상실-간성혼수-죽음

하는 방법을 배울 때가 와야 한다고 믿었다. 그러나 나는 이에 대해 의사들이 배우려고만 하면 그때는 곧 온다고 말하고 싶다. 전체주의적인 개념에 따라 의사들이 발견해내는 부족 물질을 정확한 성분으로 바로 투여하라는 것이다. 그와 동시에 의사들이 발견하는 대립되거나 반대로 활동하는 다른 물질이나 독은 몸 밖으로 배설시켜야 한다. 무기질전이에 대해서는 충분히 알려지지 않아서 현재는 미네랄 신진대사에서 나타난 파괴된 조화를 회복시키기 위해 극복해야 할 모든 어려움을 설명할 수는 없으나 앞으로 한 단계 한 단계 나아갈 수 있을 것이다. 나 자신의 임상실험을 통하여 한두 가지 물질에 대한 신진대사를 바꾸어야 할 뿐만 아니라 먹는 것, 즉 단백질·효소·비타민 등도 바꾸어야 치료에 필요한 자연치유력을 활성화시킬 수 있음을 알게 되었다.

제15장
기관의 효소 분포

　많은 의학 저술가들은 바우어가 그의 저서《암문제》에서 얘기한(p. 116) "수수께끼 같은 암을 효소화학으로 해결할 수 있으리라는 어떤 확신이 든다"[1]는 말을 인용하거나, 1957년 상원청문회에서 라빈 박사가 보고한 바와 같이 생화학으로 암이 해결될 것이라고들 한다.
　그러나 나는 그렇게 생각지 않는다. 암의 해결을 위해 다음 사항을 지적해야 할 것이다. 세포에 있는 여러 조건들이 우선 근본적으로, 그리고 기능적으로 바뀌어야 한다. 각 세포에서 일어나는 전체적인 신진대사가 단백질과 지방의 소화와 교환에서 병리학적으로 변형된다. 그 변화가 앞서 말한, 병리에 적응하고 있는 효소신진대사들을 자동적으로 변형시킨다. "실제적으로 유기체에서 발생하는 모든 반응은 효소의 활동에 의한다."[2] 효소

---

1) K. H. Bauer, *op. cit.*, p. 116.
2) James B. Sumner and Karl Myrbäck, *The Enzymes*, Academic Press, 1950, p. 1.

는 "대단히 특별한 행동"을 하는데, 그것은 세포 안에서 일어나는 어떤 저항을 극복하기 위해 반응을 일으키는 것이다. 이는 다음과 같은 사실을 의미한다. 세포 안에 있는 분자들은 활성화되어야 하고 인체를 통해 필요한 활성에너지가 공급되어야 한다는 것을. 예를 들어 세포 안에서 당원(글리코겐)은 거대한 효소의 반응에 의하여 일산화탄소와 수분으로 분해된다. 이것이 가장 단순한 세포신진대사 기능이며 이는 오래 지속된다. 그에 비해 단백질이나 지방의 신진대사도 같은 세포내에서 동시에 이루어지고 있으나 속도가 더 빠르고 혼란스럽다.

효소 기능은 대개 사슬 반응으로 조직되어 있는데, 어떤 것들은 살아있는 유기체와 뒤엉켜 있으며, 그것들을 그대로 두면 세포나 조직에서 떨어져 나갈 수 없다. 그러므로 효소는 두 가지로 구별된다.

(1) 분리시켜 빼낼 수 있는 효소
(2) 분리되지 않는 효소(세포에 붙어 있음)

효소는 간에서 재활성화되며 각 세포로 보내진다.

암 치료의 목적, 즉 효소 기능의 회복을 위해서, 세포의 내용물이 회복되어야 한다. 그것은 암세포에서는 일어날 수 없지만, 다른 세포에서는 일어날 수 있고 또한 그렇게 할 필요가 있다.

모든 관찰자들은 만성종양의 조직과 체액에는 많은 음성전기물질이 있음을 발견했다. 이런 전제에서 나는 정상적인 조직이나 비정상적인 조직, 그리고 조직에 있는 전기의 양극에는 미네랄집합체가 있으리라고 보았다. 갑상선에 높은 음전하의 중심이 있음을 발견했는데, 그것은 세포외그룹의 축적에 기인하고 있다. 세포외물질(음성)과 세포내물질(양성)로 분류하는 것은 전류 속에 있는 무기물질에도 적용된다.[3] 그러나 호에버는 살아있는 조직의

---

3) *Handbook of Nutrition*, American Medical Association, 1943, p. 97, Table 2.

생물학적인 실험에서 놀라운 일들을 발견했고, 후에 마추오, 윌브란드 등이 이를 확인했다.

다음의 표는 호프마이스터와 스피로가 호에버가 발견한 방법에 따라 만든 표준적인 친액물(親液物) 그룹을 나타내고 있다. "무기 전기화학에서 발견된 바와는 반대로 K(포타슘)는 음성이며 양극 쪽으로 이동하고(1934년 왈레스가 발견) Na·I·Br은 양성으로 음극 쪽으로 이동하고 있다(1930년 켈러가 발견). 이 책에서는 다른 책에서와 같이, 미네랄들을 그것이 다량으로 저장되어 있는 기관에 따라 분류했다."

표 15-1.

전기양성 물질	중간 물질	전기음성 물질
리듐(Li), 나트륨(Na), 알루미늄(Al), 플로메티움(Fl)	칼슘(Ca)	루비튬(Rb), 세튬(Cs), 칼륨(K), 암모늄(NH_4)
유기시안산염(CNS), 요오드(I), 3산화질소(No_3), 취소(Br)	염소(Cl)	초산염, 4산화유황(SO_4), 4산화인(PO_4), 주석산염

이 도표는 양성을 띤 세포외그룹이 음성을 띤 세포내그룹과 대립하고 있음을 보여주는데 호에버의 이론에 따랐다.

처음에는 미네랄들이 양성이나 음성이 될 수 있는 상태로 인체의 각 기관에 매우 많이 저장되어 있음이 발견되었다. 카우니츠와 쇼버가 측정한 바에 따르면 그 뒤에 각 기관이 양성이나 음성 가운데 어느 하나의 지배를 받는 쪽으로 변했다. 두번째 단계에서 결합조직·갑상선·비장, 정수리 부분 세포, 정충, 성장중인 만성질병 등 여러 기관과 체액에 물질들이 쌓여서 유기물질들이 더 양성적이거나 더 음성적인 전기의 특성을 나타냈다. 그 다음 단계로 여러 기관에서의 효소의 분포에 대해 알아보려고 했다. 그 결과 한 종류의 효소가 어느 특정 기관들에 모여 있는 반면, 다른 기관에는 다른 종류의 효소들이 모여 있음을 알았다.

수 년에 걸쳐서 H. S. 부르와 그의 동료들이 '만성질병의 성장에서 전자 양극'에 대한 의미심장한 여러 사실들을 발표했다. 그 첫 발견은 생명전기 변화가 종양 발전에 앞선다는 것이었으며, 두번째가 모든 악성종양이 발전하고 있다는 놀라운 사실이었다. 그 뒤에 G. W. 그릴레가 그의 동료인 M. 텔케스, A. B. 로우랜드와 함께 만성적인 종양에서 전기의 양극(분극)화는 줄어들고 도전율(導電率)은 늘어난다는 사실을 발견했는데, 내 생각으로는 종양이 자라고 있는 부위에 소디움 함량이 커져 있기 때문인 듯하다. 굿맨 등도 이 의견에 동의했다.

예를 들어 전기의 양극을 가리키는 기계로 조사했더니, 음성물질인 세포내의 혈구와 양성물질인 세포외와의 틈에 분포되어 있음이 발견되었다. 그렇다면 다음과 같은 기관에 많이 축적되어 있을 가능성이 있다. 간·신경·뇌·근육, 신장의 피질, 췌장의 소실(小室) 등과 음성적인 세포내물질을 비축하고 있으면서 압도적으로 양성적인 기관들, 즉 외부의 진피(眞皮), 신장의 메듈라(medulla : 신장의 가장 내부에 있는 조직수질-역자), 갑상선과 흉선의 교질, 위와 말단 내장의 점액, 담낭 모세혈관들, 그리고 결합조직의 조직들은 세포외물질로부터 양성을 끌어들이고 다른 물질들은 물리친다. 생화학 연구에서 전기라는 단어를 사용하지 않는 사람의 예를 보이겠는데 그는 어떠한 전제나 가설을 제시하지 않는다. 다음 표들은 제세 그린슈타인이 제시한 표에서 뽑은 것들이다.[4]

만약 두 가지 요소가 밝혀지면 그것이 제 3 의 요소에 대한 지표가 될 수 있을 것이다. 예를 들어 어느 기관의 전기적인 성질(양인지 음인지)을 알고 그곳에서 미네랄들이 전류를 타고 어디로 이동할 것인지, 그리고 어디에 축적될 것인지를 알면 그 물질들을 길항(拮抗)그룹으로 분리해 나타낼 수 있을 것이다. 혹은

---

4) Jesse Greenstein of the American Association for the Advancement of Science of August 4, 1944, p. 193.

표 15-2.

		3개의 양성효소			2개의 음성효소	
		아르기나제	카탈라제	시토크롬옥시다제	알칼린인산효소	데폴리메라제 티모누클리아제
양성기관	간	246	8.00	8	4	14
	골격근	4	0.01	6	2	12
	뇌	3	0.00	10	12	4
음성기관	비장	6	0.12	2	17	16
	피부	27	0.01		5	10
	흉선	2	0.00		2	3
	위점막	4	0.00	1	17	6

어느 기관의 전기적인 성질과 그곳에 특정 미네랄이 축적된다는 것이 밝혀지면, 두 그룹의 반발작용을 이용해 문제의 미네랄의 전기적인 성질을 밝힐 수 있을 것이다. 그 중에서 하나의 미네랄그룹은 생물학적으로 특정한 전기적 성질을 띠며, 동시에 그 그룹은 특유의 효소계(제3의 요소)를 가진다.

이들 현상으로 보아서 어떤 타입의 효소는 분명히 내세포물질과 함께 움직이려는 경향이 있는 데 반해 다른 타입은 외세포의 길을 선호한다는 것을 알 수 있다. 그러나 전기 요인이 단독으로 축적과 격퇴의 형태로 나타나는 모든 상이한 교환을 조절하고 결정하지는 않으리라는 것을 나타내는 충분한 결과들이 많이 나타났다.

표 15-3에서는 같은 책의 전기적인 견해에 대하여 긍정적인 증거들이 더 많이 있다. 예를 들어 과산화수소를 분해하는 요소인 카탈라제가 정상의 어른에게는 6.8로 나타났다. 재생의 간에서도 대단히 양성적인데 역시 6.8로 나타난다. 태아의 간에서는 더욱 음성적이어서 0.4이고 간암환자의 경우에는 0.0으로 나타난다. 그러나 알칼리인산효소의 경우에는 순서가 뒤바뀐다. 생물학적으로 양성인 이 알칼리인산효소는 보통 어른의 간에서는 25이며, 태아는 27인 데 비해 간암환자의 경우엔 542로 나타난다.[5]

정전기 이론으로 보아 제세 그린슈타인의 연구가 심하게 거슬린다고는 할 수 없다. 더 음성적이거나 더 양성적인 기관들에서는 수치들이 순서대로 나타난다.[6] 만성 종양은 항상 음성적인 조직으로 행동한다. 표 15-3에서 보이는 시토크롬 C는 양성이나 음성기관들에 있는 대표적인 미네랄과 마찬가지로 모든 만성적인 질병 조직에서 부족한 것으로 나타난다. 그래서 이 물질이 양성적인 미네랄이나 음성적인 미네랄처럼 세포 안에서 유동하는 것이라고 추정할 수가 있다. 미네랄과 효소 사이에 이루어진 이와 같이 완벽한 협약은 예외적인 것이며 규정은 아닌 것으로 보인다.

표 15-3. 시토크롬 C[7]

쥐의 조직에서의 시토크롬 C의 활동			
양 성 조 직		음 성 조 직	
심 장	2.34	초기 태아	0.01
신 장	1.36	성장 태아	0.181
골격근	0.68	종양 R256	0.02
뇌	0.35	종양 R39	0.03
비 장	0.21	자연발생종양	0.01

※보통 더 음성적인 쪽에 있음

이에 대한 비교로 W. O. 휀이 토끼의 기관에 있는 포타슘을 분석한 연구가 표 15-4에 나와 있다. 휀은 토끼의 기관들을 먼저 화학적으로 분석한 뒤에 방사선 포타슘에 있는 내용물과 비교했다. 이 표에 의하면 주사로 새롭게 주입된 포타슘에 대한 기관의 활동비율이 다음 단계에서의 내용물과는 다르며, 다른 단계에 있는 같은 동물에 대한 다른 분석에서도 완전히 일치하지 않는다. 또 생물학적으로 음성적인 다른 내용물, 또는 세포내 물질이나 유기물질과도 완전히 일치하지 않고 있다. 그러나 모

---

5) *Ibid.*, p. 198.
6) Jesse Greenstein, *op. cit.*, p. 265, Table LXXVII.
7) *Symposium on Respiratory Enzymes*, Univ. of Wisconsin Press, 1949.

표 15-4. 양성기관들의 경우

	근육	고환	간	장관	심장	폐	뇌	신장	신경	뼈	피	혈장
포타슘	119	101	87	90	89	89	87	60	50	25.6	27	5.50
방사선동위원소	1.5	1.5	2.4	1.9	5.6	2.1	0.14	1.5	0.2	0.22	0.6	0.15

든 경우에서 많은 효소를 방사선 동위원소 쪽으로 공급하고 있는 것만은 매우 유사하다.

간·폐·뼈·고환과 같은 기관의 조직에서는 세포내물질이 단독으로는 정확한 수치를 보이지 않고 있는데 이들 조직에는 길항(拮抗)그룹이 많이 내포되어 있기 때문이다. 뼈는 결정성의 딱딱한 물질로 수분이 많은 원형질의 조직에 많은 양의 길항물질을 보유하고 있다.

황 화 물

다음 표는 주로 음성기관으로 이동하는 양성미네랄에 대한 다른 보기를 나타내고 있다.

표 15-5. 양성미네랄

양 성 기 관		음 성 기 관	
간(담낭조직은 음성)	0.41	신장(피질은 양성, 메듈라는 음성)	0.30
뇌	0.08	비장	0.18
근육	0.01	폐	0.17
적혈구	0.01	갑상선	0.15
췌장(랑게르한스섬은 음성)	0.47	장관(점막과 막은 음성, 근육과 신경은 양성) 위	0.81

효소를 정의하는 방법은 미네랄을 정의하는 현대적인 방법만큼 정확하지 않다. 대단히 정확한 방사선 방법에 의하여 조사한 황화물, 유황에 대한 수치도 다 다른 결과를 보이고 있다. 예를 들어서 D. D. 드지비아콥스키가 쥐 네 마리를 가지고 실험한 바에 따르면 개체에 따라서 근육과 피부에서는 두 배로, 그리고 간에서도 최소한 두 배, 피부와 머리카락에서도 같은 수치로 나

타났다.[8]

효소의 축적량은 시간과 동물에 따라서 다르게 나타나므로 현재의 방식대로 분석한 무기분석적인 결과와 비교할 수 없다. 미네랄 분포와 비교해볼 때 효소 분포에 대한 정확한 연구를 하기가 대단히 어렵다는 것은 거기에 길항현상이 있을 가능성을 강하게 시사하고 있다고 할 수 있다. 근본적으로 효소의 활동은 전기의 극보다는 화학적인 요인의 영향을 받는다는 것을 깊이 인식해야 한다. 그러나 효소분석에서 전기의 극을 비교하는 것이 한두 가지 경우에는 역시 도움이 될 것이다.

효소운동을 일으키는 전기적인 요인은 여러 기관에서 행해지는 많은 요인들 가운데 하나일 뿐이다.

아미노전이효소(Transaminase)의 활동

다음의 수치는 쥐의 여러 조직에서 나타나는 글루타민산과 초성(焦性)포도산의 가치를 나타낸 것이다.[9]

표 15-6.

심 장	근 육	뇌	간	신 장
7	13	2	46	3

M. G. 크리츠만은 아미노전이효소 활동이 만성질병의 조직에서는 발견되나 닭의 모래주머니와 같은 유연한 근육과 폐, 적혈구 등에서는 보이지 않는다는 믿기 어려운 보고를 했다.[10] 그리고 에울러·군더·포스만도 만성질병에서 낮은 정도이기는 하지만 아미노전이효소 활동이 있음을 발견했다고 한다.[11]

---

8) *The Journal of Biological Chemistry*, 164 · 165, 1946.
9) Phillip P. Cohen, *Symposium on Respiratory Enzymes*, 1942, p. 219.
10) *Enzymologia*, 5 : 44, 1938.
11) *Zeitschrift fuer Krebsforschung*, 49 : 46, 1939.

이러한 이론적인 접근이 유효하다면, 즉 만일 유기물질이 전기에 의해 크게 영향을 받는다면, 어느 기관에 이들 세포외물질과 세포내물질이 저장되어 있는가를 알 수 있게 된다. (1) 미네랄, (2) 유기물질, (3) 전기 양극 가운데 어떤 것이 어느 기관에 축적되는가를 알게 될 때, 다른 효소들도 어디에 넣어야 할지를 결정할 수 있게 된다.

결 론

위의 표들을 보고서 알게 되는 가장 놀라운 사실은 간이 가장 많이 양성을 띤 기관으로 종종 세포내그룹의 대부분을 저장하며 갑상선이 가장 음성적인 기관으로 세포외그룹을 밀리그램당 $\frac{60Na}{40K}$ 라는 비율로 대단히 많이 보유하고 있다는 사실이다. 이와 같은 해석에 따르면 효소가 한편으로는 간·근육·심장에 공급되며, 다른 한편으로는 갑상선·비장·만성질병들에 공급된다는 놀라운 결론에 이른다.

제16장
갑상선의 미네랄 축적

 요오드의 투여로 효과가 있으나, 요오드 결핍증으로 분류되지는 않는 만성적인 질병에 대해서는, 세포외그룹(나트륨·취소·비소·불소 등) 가운데 요오드가 아닌 미네랄들이 신진대사에서 교란되어 갑상선 안에 축적되었는지를 알아보는 것이 좋을 것이다. 그 첫단계로, 정상적인 갑상선 안의 Na함량과 세포내그룹을 주도하는 K와의 관계 결정이 필요하다고 보인다. 어떤 기관에 나트륨이 있어서 밀리그램당 칼륨과 나트륨의 비율이 1보다 작으면, 그 기관에는 세포외그룹인 염소·칼슘·물도 있다는 것을 알게 되는데 이들의 수치가 늘어난다. M. 카우니츠, B. P. 피셔, R. 켈러 등이 증명했듯이 어느 기관에 나트륨보다 칼륨이 더 많으면 거기엔 세포내그룹인 칼륨그룹의 미네랄이 더 많이 있다. 다음의 표 16-1은 새끼양의 갑상선에 축적된 미네랄의 양을 보여주고 표 16-2는 쥐의 갑상선과 상악골(上顎骨)샘의 미네랄 축적을 나타내고 있다.
 이 표들은 어른 동물의 상악골샘을 비롯하여 대부분의 기관들

표 16-1. 새끼양의 갑상선 미네랄 축적

	칼 륨 밀리그램당%	나트륨 밀리그램당%	$\frac{K}{Na}$ 밀리몰*당(밀리몰 : $\frac{1}{1000}$)
A	0.207	0.158	0.77
B	0.140	0.208	0.40
C	0.183	0.185	0.58
D	0.193	0.169	0.71

조사기관 : Laboratory of College of Physicians and Surgeons, New York.

표 16-2. 쥐의 갑상선 미네랄 축적

	성별	No.	체중에 따른 그램	Na %	K %	$\frac{K}{Na}$
A	남성	4	5.135	0.136	0.318	1.38
B	여성	3	1.815	0.121	0.308	1.50
C	여성	4	2.621	0.121	0.334	1.63
D	여성	4	1.805	0.097	0.316	1.92
E	남성	4	2.500	0.121	0.343	1.67

에서 발견되는 세포내그룹인 K의 함량을 나타내는 것이다. 근육, 심장, 간, 신장의 피질, 부신, 뇌, 적혈구 등이 K그룹에 속하는데 이들은 신체의 60퍼센트 정도에 해당된다. Na그룹은 신체의 29퍼센트에 축적되어 있으며 나머지 11퍼센트는 그 경계선에 해당된다.

위에서 언급한 연구가들은 K 등 세포내그룹은 생물학적인 환경에서 전기적으로 음성이며 Na 등 세포외그룹은 생물학적으로 양성이라고 밝혔다. 따라서 K그룹은 양성적인 세포로 이동하고 Na그룹은 음성적인 세포와 체액 쪽으로 이동한다. 갑상선에서 음전기가 발견된 이후에 양전기인 Na가 많아지는 이유가 바로

---

* 몰(mol) : 탄소-12(^{12}C). 12그램 안의 탄소원자와 같은 수의 원소실체(원소·이온·분자), 기(基)를 함유한 물질의 양[계(系)에 있어서] 또는 그램으로 표시한 질량이 그 화학식량과 같은 화학물질의 양. 몰은 6.023×10^{23}(아보가드로의 수) 원소실체와 같다.

거기에 있다. 그래서 어느 한 분자에서 나타나는 Na나 K 가운데 어느 한쪽의 우위나 K 대 Na의 비율을 보고 그 기관에, 예를 들어서 갑상선에, 어떠한 미네랄이 있을 것인가를 짐작할 수 있다.

갑상선은 대부분의 다른 기관들과는 달리 밀리그램당 포타슘보다 소디움을 더 많이 갖고 있다. 갑상선에 Na가 더 많은 이유는 상피에서 양성의 과립(顆粒)에 K가 많고 또 적혈구에도 K가 많이 있지만 교질에 Na가 많이 쌓여 있기 때문이다. 음성전기가 교질에 집중되어 있는 이와 같은 모순은 전해질 과정으로 설명될 수밖에 없다. 이와 비슷한 현상이 여러 가지 식물과 동물의 조직에서 나타나고 있다. D. 긱클혼은 1925년에 시납시스알바의 알칼리성 뿌리세포가 주변의 토양을 산성화시킨다고 했으며, N. 헤닝은 위장의 체벽세포가 이와 비슷한 현상을 일으킨다는 것을 알아냈다. 살아 있는 세포는 전기력[전하]을 갑상선 소낭(小囊)이나 위장의 열린 공간 쪽을 향해 밖으로 내보낼 수 있는 것으로 보인다.

정전기 가설에 의하면 무기질의 실험실에 있는 증류수는 이미 충전이 되어 있기 때문에 충전의 발생이 추정되지 않는데 살아 있는 원형질 안에서도 그러한 현상이 일어난다. 그것은 실험적으로는 결정되는데, 수성액에서 이온의 법칙에 따라서 분류가 되지 않으며, 1895년에 처음으로 발표한 호퍼마이스터와 스피로의 친액성 계열에 따라서 결정된다(교질에 강한가, 약한가, 혹은 친액성 용해력이 결여되어 있는가 등). 이 계열에는 리티움·소디움·칼슘·요오드로 대표되는 산과 알칼리가 반반인 양전기를 가진 것이 포함되어 있으며, 계열의 반은 음전기를 띠고 있는데 포타슘·유황·구연산·인이 한 그룹이 된다. 화학자들은 식물이나 동물에 있는 이들 그룹에 대하여 100여 년 전부터 알고 있었다. 이 두 길항그룹을 세포외그룹, 세포내그룹이라고 불렀는데, 그것은 잘못된 지칭이다.

갑상선은 인체에서 음전기의 중심이며 음극인데, 아주 작아서 전류량도 작으나 교질에서는 전압이 높다. 표 16-1에서 보는 바와 같이 Na는 갑상선에 축적된다. 이러한 예로 보아 소위 말하는 세포외 Na가 세포내의 Na로 되는 것이 틀림없다고 생각해야 한다. 친액성 계열의 절반인 양전기를 띤 물질, 즉 타이오사이안 산염·요오드·취소·나트륨·칼슘·염소·비소·철·알루미늄 등이 갑상선에 축적된다는 사실을 강조해야 한다. 1946년 더로버티스와 곤잘레스는 갑상선의 주물질인 교질 내에서 음전기가 산화환원될 가능성이 있음을 알아냈는데, 그 이전의 연구가들도 그렇게 보아왔다. 타이오사이안산염(CNS)은 생물학적으로 언제나 요오드보다 더 양성적임이 발견되었다. 타이오사이안산염과 타이오유라실(검증되지는 않았다)—설파제·살리신산염계를 포함하여 그 비슷한 조직으로 이루어진 물질들— 등은 요오드를 대치하는 경향이 있다. 따라서 요오드는 쉽게 대치되며, 갑상선에서 매우 유동적이고 쉽게 용해되는 물질로 보인다(생물학적으로).

친액성 계열의 양성물질에 속하는 두번째 요소는 요오드다. 요오드가 정상의 갑상선에 있는 특수한 힘에 이끌린다는 것은 의심할 여지가 없으며 갑상선 기능항진이나 저하의 경우에는 다소 약하게 이끌린다. 그 두 경우에 갑상선의 요오드 함량은 줄어드는데 갑상선 기능항진일 때는 정상치의 10분의 1까지 줄어든다. 갑상선 기능항진의 경우에는 대부분 혈중 요오드가 오르고, 갑상선 기능저하의 경우에는 줄어든다는 차이가 있다. 이 계열의 첫째와 대단히 가까운 요소가 있는데, 그것은 이온화된 칼슘이다. 생화학실험이나 미량화학실험에서 소각(燒却)해보면 칼슘이 갑상선에 대량 축적되어 있음이 발견된다. 오펜하이머·아론·그랄카가 쓴 생화학 교과서에 따르면 100그램 가운데 거의 40밀리그램이나 있다고 하는데 그것은 몰로 계산하여 정상의 갑상선에 있는 요오드와 나트륨을 합친 것보다 많다. 그 다음이 브롬인데, 병원에서 브롬화물 치료를 받은 환자가 죽었을 때, 시체의 갑상선에는 브롬이 요오드의 20배나 더 있다는 것을 타니노가 발견했다. 갑상선에 있는 브롬의 함량은 다른 기관들에 비하여 월등한데, 하나의 예외적인 기관이 있다. 그것은 대동맥의 벽이다. 브롬화물 치료를 할 때마다 요오드가 상실된다는 것과 그것 때문에 전신경조직에 여러 가지 영향이 간다는 사실을 심각하게 고려해야 한다. 생물학적인 양전기 때문에 갑상선에 염소와 비소가 최고로 많이 쌓인다. 이렇게 많이 쌓이면 원형질 기관이나 간세포 등에 영향을 미치나 딱딱한 결정체인 머리카락·뼈·손발톱에는 그렇지 않다. 예를 들어 뼈에는 갑상선에 비하여 1천 배의 칼슘이 들어 있다. 그러나 34가지의 원형질 조직 가운데 갑상선에 칼슘이 가장 많으며 거기에서 활성화되고 이온화된다.

갑상선에 모여 있는 알칼리성 금속을 분석해보면 갑상선 전체가 비교적 음전기이며 소낭(정상적인 갑상선의 60퍼센트가 된다)에 있는 교질에는 음전압이 더 높다는 결론을 내릴 수 있다.

위에서 언급한 출판물들에 따르면 다른 원소와 활성산소의 함량으로 보아 이 이론이 맞음이 확인되며 적어도 반론을 제기하지 못한다.

다른 사람들의 이론이나 우리의 경험에 따르면 갑상선이 인체에서 가장 강한 음전기의 중심이 되는데 그에 따라 임상을 위한 어떤 결론을 말할 수 있게 된다. 갑상선의 거대한 음전기에 가장 가까워 보이는 기관들은 담낭의 모세혈관과 췌장의 랑게르한스 세포다. 정전기 이론에 따르면 간 자체가 유기체 속의 양전기의 중심이 되는 것으로 추정된다. 이는 담낭 모세혈관이 음전기라는 의미가 아니다. 임상경험에서 나는 장기간에 걸쳐서 만성적으로 쇠약해지는 허약체질 환자와 악액질(惡液質-암 따위로 매우 불건강한 상태) 환자들에게 담낭 치료를 해왔다. 그 후에 이 이론에 따라서 담낭에 투약을 했는데 질병의 원인이 무엇이든 많은 환자들에게 상당한 효과를 나타냈다. 암환자의 경우에는 재흡수력이 낮아서 점차 체중이 감소되었다.

비장·피부·결합조직 등 역시 음전기를 많이 띤 기관들은 요오드·소디움·브롬 등을 더 많이 함유하고 있는데 이런 점에서 친액성 계열의 다른 물질들도 치료에서 중요하다. 친액성 계열에서 요오드 다음에 있는 것은 브롬인데, 브롬은 생물학적으로 요오드보다 10~15밀리볼트 정도 양성이 떨어진다.

브롬물질로 치료를 하면 갑상선에 어떠한 일이 벌어질까? F. 타니노는 이에 대한 답을 구하려고 노력했다. 그는 병원에서 브롬화물질로 치료받다가 죽은 환자들의 갑상선을 분석했다(시간과 투여에 대한 보고는 없었음). 나이가 많은 사람들은 대개가 아주 여위어 있었으며 갑상선에 있는 대부분의 요오드가 상실되고 대신 브롬물질이 축적되어 있었다. 타니노가 작성한 수치를 표 16-3에서 소개하는데 거기에 갑상선의 상태, 물기가 많은 샘, 물러진 교질이 나타나 있다.

표 16-3.

성별	나이	질병명	취소(Br) 밀리그램%	요오드(I) 밀리그램%	$\frac{I}{Br}(정상 \frac{1}{45})$
여	22	폐병	18.4	2.6	7.0
남	77	심근증	53.4	3.9	13.8
남	58	폐렴	23.7	1.4	16.6
남	42	신경화증	39.3	1.4	27.3

갑상선에는 브롬물질이 정상적으로는 1밀리그램퍼센트 정도 혹은 그보다 조금 더 있다(라바트의 주장). 정상적인 갑상선이라면 0.03~0.06퍼센트의 요오드가 축축한 샘에 포함되어 있다.[1]

이 수치에 의하면 엄청난 양의 요오드가 상실되고 있는데 어떤 환자는 평균 45밀리그램퍼센트에서 1.4밀리그램퍼센트까지 상실하고 있다. 브롬화물 치료에 대하여 중요하고도 의미심장한

---

1) Sollmann, *Pharmacology*, p. 973.

결과가 대체로 보이고 있다고 하겠다. 덧붙여 설명하자면 1852년에 만든 골드버그와 와아게의 질량작용의 법칙이 브롬과 요오드의 교체에 커다란 영향을 미쳤다고 할 수가 있다. 정상적인 혈장은 브롬과 요오드를 1 대 1000의 비율, 약 1밀리그램 정도 갖고 있다. 일찍이 1913년에 라바트는 정상의 동물들은 브롬을 갑상선에 가장 많이 축적하고 있음을 발견했다.

타니노가 연구한 수치에 의하면 다른 환자들에서도 그와 비슷한 경향이 보이는데, 그것은 새로운 문제를 제기한다. 브롬화물의 투여로 심한 습진을 일으키면서, 친액성 계열의 다른 물질들도 거의 같은 발진을 일으키는 것이 관찰되고 있다면, 브롬화물 습진이나 타이오타인안산염 습진[2]이라고 부르는 피부병도 요오드의 결핍에 일부 원인이 있지 않나 생각해볼 수 있다. 또 졸음이 오는 것도 요오드의 결핍을 나타내는 것이라고 생각해볼 수 있다. 호프마이스터-스피로 계열의 다른 요소들도 사실상 졸음을 오게 하는 경향이 있다. 갑상선이 나트륨·취소·요오드와 생물학적인 환경에서 음극 쪽으로 이동하는 양전기를 띤 친액성 미네랄들의 저장소라는 것을 알게 된 후에 우리들은 A. E. 라파포트의 실험에 흥미를 갖게 되었는데, 그는 여러 인체기관들이 알칼리성인가 산성인가를 조사하여 pH로 표시했다. 그는 병원에 입원했던 환자들의 시체를 사후 30시간 후에 조사해보았는데 산성도의 경우 그때까지도 대단한 차이를 보였다. 갑상선에 있는 최고치의 알칼리도는 대개 뇌의 알칼리도보다 pH로 1.5단위가 더 높았다(78밀리볼트에 가까웠다). 화학적으로 그리고 전기적으로 보아서 뇌는 갑상선의 여러 대응 부위 가운데 하나라는 것을 기억해두어야 하며, 뇌는 요오드를 비롯하여 친액성 계열의 양성물질들을 최소한으로, 반면 갑상선은 최대한으로 보유하고 있다는 것도 기억해두어야 한다. 대뇌는 요오드의 영향을 강하게 받기 때문에 자신의 물질 속에 최소한의 요오드만을 보

---

2) *Ibid.*, p. 987.

표 16-4. 라파포트가 밝힌 갑상선과 뇌의 pH

갑상선	8.4	7.9	8.3	7.7	8.5	7.8	7.9
뇌	7.2	6.5	7.1	7.0	7.5	7.3	·7.2

유하고 있다(본 휄렌버그의 주장).

4명의 폐렴환자의 시체를 조사했더니, 갑상선에서는 알칼리도가 7.2로 나타났으나, 뇌에서는 5.9로 나타났다.

결 론

갑상선에 알칼리도가 높은 것은 다음 방법으로 증명되었다.

각각의 세포는 각자의 신진대사 기능을 갖고 특수한 역할을 하지만 동시에 모든 세포는 또한 전체 신진대사에 의존하면서 그것의 지지를 받는다. 각 세포는 적당한 공급과 배출을 유지하기 위해서 전체 신진대사의 배설과 소화력을 필요로 하기 때문이다. 모든 것은 개체로서의 그리고 전체의 생명과정에 똑같이 중요하다.

제17장
암 치 료

앞에서도 말했듯이 암이란 특별한 질병이 아니며, 일반적이고, 만성적인 퇴행성 질병의 하나일 뿐이다. 어느 정도까지는 (예를 들어서 간이 약한 상태로 태어난다든지 하여) 선천적인 요인 때문에 암에 걸릴 수도 있으나, 주로 생활태도에서 오는 외부적인 요인으로 암에 걸리게 된다. 유명한 암병리학자인 리틀 교수는 위의 논리에 대하여 다음과 같이 발표했다. "일반적으로 몸 전체가 상하면 암이 생겨난다."

대부분의 학자들은 이 논리 또는 이와 비슷한 논리는 수용하지 않고 암은 부분적으로 일어나는 병이라는, 적어도 초기에는 그러한 질병이라는 정통 이론에 매달린다. 그들은 암을 일으키는 숨은 원인을 모르고 암이 특수한 증후(症候)[1]라고 생각한다. 암이 온 몸에 퍼지면 그때는 일반적인 질병이라고 부르면서 그것을 합병증이라고 부른다. 따라서 인정되고 있는 치료법도 부

---

1) Cancer Alerts. A Reference and Source Book for Physicians. Abstracts prepared by the New York Academy of Medicine, 1957.

분적인데, 수술·X-레이·라듐요법이나 화학요법으로 겨자가스·이온유황·요오드·코발트[2]·구리·성호르몬 등을 이용한다. 화학요법과 호르몬요법은 추가적이며 보조적일 뿐이다.

대부분의 과학자들이 믿고 있는 견해에 반대하여, 암의 발생이 국부적이라는 이론을 더 이상 고집할 수 없다고 느끼는 병리학자들도 더러 있다. 그래서 그들은 일반적인 이론으로 방향을 돌린다.

이와 같이 새로운 접근을 하고 있는 예로 지그문트 교수의 주장을 들어보자.[3] "암이론은 간엽의(결합조직) 방어력에 관한 문제이며 특히 밖에서 침투해오는 상해나 내부에서 성장하는 상해를 방어하는 전 유기체의 방어작업에 관한 문제다. 결국 치료법이란 소위 비경구적인, 즉 장관외 소화이다. 원래는 외적인 요인이나 비자연적인 음식을 계속 취함으로써 유기체에 병적인 상태가 일어나게 된다."

피스칭거 교수는 간엽의 활동을 좀더 정확하게 전면에 내세운다.[4] "간엽은 몸 전체에 특히 모든 기관과 조직 사이에 퍼져 있는 결합조직 세포로 구성되어 있다. 간엽에는 다른 형태의 세포도 있다. 오랫동안 이 조직에 대하여 등한시해왔는데 최근에 몇몇 과학자들이 소위 '충전조직'이라고 부르는 이 조직의 중요성을 알아냈다. 현재는 이 조직을 '그물모양의 기관계'(reticular system)라고 좀더 정확하게 규명하고 있는데, 방어를 담당하는 간엽과 비경구적인 소화기관을 포함하고 있다. 병리학에 의하면 거의 모든 종양이 이들 조직에 둘러싸여 있으며 또한 그 조직들이 새로운 암을 끌어안고 있다. 암의 경우 결합조직은 거의 활동을 못 하고 마비되어 있어서 인체와 치유력을 도우거나 방어할 수 없다."

여러 과학자들이 세포의 성장을 지휘, 규정하는 것으로 보이

---

2) *J.A.M.A.*, Vol. 165, No. 3, May 18, 1957.
3) *Ganzheitsbehandlung der Geschwulsterkrankungen*. 1953, p. 212·272.
4) *Ibid.*, pp. 106~117.

는 이 그물모양의 기관과 세망내피계(細網內皮系)를 자극하려고 여러 가지 방법을 동원했다. 이들 기관들이 잘못되면 암이 성장하는데, 그것이 암의 특징적인 한 부분이다.

나는 모든 인체가 중독되어 K그룹 이온미네랄과 동시에 어떤 전기력이 상실되면 주요한 기관이 제대로 기능을 발휘하지 못함을 알게 되었다. 많은 과학자들은 이들 기관을 치유기관의 일부라고 생각하고 있다.[5]

G. 폰 버그만 교수는 암의 성장에 대해 다음과 같이 기술했다. "암의 신진대사가 발생하면 인체가 활동적인 염증대사기능을 할 수 없게 된다.······암이 발생하는 기관은 염증에 대한 면역이 없다."[6]

그의 두 조수인 루드 론만과 페스첼이 실험한 내용이 다음의 표들에서 나타나는데, 암세포가 혈장에서는 죽지 않고 정상적인 염증신진대사에서 나오는 체액에서는 죽는다는 것이 밝혀졌다. 이것은 결국 정상적인 인체는 염증을 발생하여 암을 죽일 수 있음을 나타낸다.

표 17-1.[7]

I	혈장외		감염체액외		II	혈장외		감염체액외	
	QO_2	$Q\begin{smallmatrix}O_2\\H\end{smallmatrix}$	QO_2	$Q\begin{smallmatrix}O_2\\H\end{smallmatrix}$		QO_2	$Q\begin{smallmatrix}O_2\\H\end{smallmatrix}$	QO_2	$Q\begin{smallmatrix}O_2\\H\end{smallmatrix}$
0시간	10.8	23.4	11.2	21.8	0시간	11.3	17.6	12.0	21.1
6시간	10.2	21.8	6.9	13.3	12시간	8.8	16.6	0	0
10시간	9.7	18.9	2.8	2.9					
14시간	9.6	17.5	0	0					

---

5) Prof. Werner Zabel ed., *op. cit.*
6) G. von Bergmann, *op. cit.*, p. 173.
7) *Ibid.*, p. 174.

표 17-2.[8]

	산소압	당분함량	유산함량	중탄산염함량	산알칼리도(Ph)
정상혈장	117mm Hg	100mg%	10mg%	25.10^{-3} molar	7.48
감염채액	6mm Hg	6mg%	125mg%	$8,9.10^{-3}$ molar	6.29

프리드리히 카우프만이 비박테리아성 염증에 대하여 쓴 논문들에 의하면 이들 염증에 뒤이어, 순 자연적인 간엽염증성 반응, 모세혈관의 활동, 세포의 활동과 백혈구 세포의 상실이 일어난다고 한다. 동물도 간에 변화가 일어나면 간엽조직에 일어난 염증반응 때문에 간세포의 결합조직에도 변화가 일어난다.

나 자신이 칸타리딘 수포액을 써서 몇 번 실험해보았는데 칸타리딘 약품에 자극을 받으면 암환자들이 염증반응을 일으키지 못한다는 것을 확인했다. 예외가 있었는데 그것은 피부암 초기 환자로 정상반응의 3분의 1 정도를 일으켰다. 그러나 수포액(水疱液)이 암세포를 죽이지는 못했다. 몇 달에 걸쳐 제독시키고 자연식사법과 생약 투여를 하면 환자들이 정상적인 염증대사를 일으켜 암세포를 죽일 수 있었다. 이 나라에서는 내가 일반적인 제독과 신진대사의 회복이 암을 치료하는 근본적인 대책임을 과학적으로 증명해보일 수 있는 충분한 실험들을 할 수 없다.

G. 폰 버그만은 염증의 개념을 면역이 없는 반응이라고 넓게 표현했는데 다음과 같이 쓰고 있다. "우리들이 여러 기관에 따라 분리시켜 놓은 여러 질병으로 발생하는 아픔이라는 것은 세망내피 기관의 방어력을 능가하는 세포활동의 일반적인 생물학적인 반응 때문에 일어난다. 면역이 약해서 반응하는 기관들에서 일어나는 질병들은 다음과 같다. 장질환, 위장질환. 거대한 과립상(顆粒狀)으로 되어 있는 간의 실체, 췌장, 뇌막, 심내막, 심낭, 연골의 활액에 드는 질병들. 근육병. 심장근육은 물론이고 특히 혈관, 동맥과 정맥 모세혈관에까지 드는 질병들. 이 모든

---

8) *Ibid.*, p. 171.

기관들은 세포와 조직의 생물학적인 변화와 '체액의 상태'에 따라 반응을 한다."[9]

버그만 자신은 질병의 기능적인 측면에 대한 이론을 '기능의 병리학'이라 부르고 있는데 이는 유기체에 따라 유리한 방향으로도 혹은 불리한 방향으로도 향할 수가 있는 것이다.

이제 우리는 사람들이 생물학적인 반응이나 알레르기적인 반응에 영향을 줄 수 있는지, 있다면 얼마나 깊이 그리고 어떻게 그 반응들을 지배할 수 있는지에 대한 문제의 핵심에 다가서게 되었다.

암덩어리와 신진대사의 독에 관한 한 암에 걸린 인체는 대체로 '면역이 약한 반응'을 나타낸다. 그러므로 말기의 암환자에게는 경미한 감염이라도 치명적이 된다.

그동안 악성 피부감염으로 조직을 자극시키려고 여러 가지로 시도하고, 암에 대한 알레르기성 반응을 얻으려고 독을 혼합하여 투여해보기도 했으나, 모두 허사였다. 그 후에 일반적인 알레르기성 반응이 임상에서의 염증의 진행에 관한 한 더욱 중요한 증후가 되는 것으로 간주되었다. 내적 염증 상태에 대하여 처음에는 본 피르께가 그 뒤에는 식크가 집중적으로 연구했다.

칸타리딘으로 일으킨 수포액이 인체가 감염에 대한 사전 대비를 하는 정도를 측정하는 기준으로 이용되었으며(알레르기라고 불렀음), 병원 염증이나 비병원 염증으로 일어나는 여러 가지 질병 과정에서 발생하는 인체의 변화도 그것을 통해 알 수 있었다. 그러나 현재까지도 만성질병이나 암의 경우 칸타리딘 수포액이 치유력이 있는지에 대한 실험이 충분히 진행되지 않았다.

베를린에 있던 병리학자 로에슬레 교수가 여러 가지 실험에 대한 논문을 발표했는데 그 다음 단계에 대한 결정적인 것이 나타나 있다. 모르모트 실험에서 모세혈관에 같은 자극을 주면 백혈구 세포의 여러 가지 형태가 사라지는 반응을 보였는데, 그

---

9) *Ibid.*, p. 166.

전에 반드시 여러 가지 단백질 분해물을 주사하는 등의 사전 조치들을 해야 한다고 했다. 이러한 근거에서 여러 사람들이 실험을 거쳐 신체와 질병감염에 대한 대비를 나타내는 신체의 현재 상태는 감염반응의 정도와 형태를 나타내는 것이지 부하된 자극의 정도와 형태를 나타내는 것이 아니라는 결론을 얻게 되었다. 이렇게 되어 비르효의 세포병리학은 이 점에 관한 한 더 성가를 유지할 수가 없게 되었으며, 세포의 여러 기능과 변화가 더 중요하다는 것이 알려지게 되었다.

K. E. 랑케는 결핵을 연구하다가 같은 발견을 했는데 유독물질이나 결핵세균의 양이 폐병의 분비물이나 병의 형태를 결정짓는 것이 아니라 자극물에 대한 유기체의 반응 성격이 결정짓는다고 했다. 시약과 양성반응자 사이에 일어나는 호혜적인 효과는 매우 크기 때문에, 예를 들어 보통의 악성 연쇄구균이라도 약간의 시약으로 패혈증에서 나타나는 녹색 연쇄구균으로 변할 수가 있다(이는 옛날부터 관찰되어 왔다).

알레르기성 염증의 이점(利點)을 관찰하려면 이 기능에 대한 선배들의 해부학적인 연구결과와 병리학적인 연구결과를 검토해보아야 한다. 이 주제는 내가 쓴 결핵에 관한 책[10]에서 충분히 설명했는데, 거기에 반점을 줄이고 신체를 살리는 아르투스반응(Arthus phenomenon,* Nicolas Maurice Arthus** 1862~1945)도 상세히 설명했다.

병리학적인 연구나 실험결과에 의하면 암의 경우 종양 주위엔 충분한 폐색이 나타나지 않는다고 한다. 새로운 암이 퍼져나갈 수 있는 길이 열려 있어서 신체를 중독시키고 파괴시킬 수 있는 것이다. 암에 대한 방어 정도와 배설 기관의 능력, 특히 간

---

10) Gerson, Max, M.D., op. cit, p. 158·165·166, pursuant to the tests of Roessle with respect to the reaction proceedings in the allergic tissues.
  * 침강항체를 지닌 동물의 피 속에 항원을 주사하면 몇 시간 안에 부종·출혈·괴사를 동반하는 염증반응이 일어난다.
 ** 프랑스 생물학자.

의 능력에 따라 인체를 중독시키고 파괴시키는 정도가 달라지며 그 동안에 인체의 방어기관들은 점점 활동이 저하된다.

　인체를 전체적으로 보아야 한다는 사실은 우리들에게 종양이, 샘들이, 전이가 일시에 영향을 받을 수 없으며 치료가 한꺼번에 될 수도 없음을 짐작하게 한다. 전체주의적인 개념은 우리들에게 병이 든 각 기관, 그 기관들의 결절(結節) 하나하나와 샘, 그 모든 것이 그 자신만의 병리학적 해부학적인 조건을 갖추고 있기 때문에 치료의 방법도 근본적으로 거기에 의존해야 함을 깨닫게 한다. 용골성(溶骨性) 현상과 뼈의 형성이 같은 기관에서 혹은 같은 추골(椎骨) 안에서도 일어나고 있으며, 모든 반점 하나하나가, 결절이, 종양이나 파괴의 과정이 각각 어떤 생물학적인 법칙을 갖고 있는 것으로 보인다. 그러므로 모든 기관, 조직, 세포들이 전체의 이익을 위하여 병리학적으로 건강해야 한다는 데 치료의 목적을 두어야 한다. 이것이 신진대사가 자율적인 신경계와 그물모양의 세망내피계에 의하여 유지되는 자연스러운 방법이다.

　대부분의 학자들이 집중적으로 실험을 했어도 계속하여 실패를 했기 때문에 암 문제를 해결할 수 없었다. 문제는 근본적으로 임상에서 제독에 대한 이해가 부족하여 그쪽에 대하여 연구하지 않았던 데 있다. 게다가 다른 만성적인 질병에 대해서도 우리 의사들이 거의 모르고 있거나 일시적이며 증후적인 결과만을 알고 있을 뿐임을 고려해야 한다. 이러한 경험들이, 의사들이 암환자가 완전히 회복될 수 있다는 생각을 쉽게 받아들이지 못하게 한다. G. 폰 버그만은 이렇게 기술했다. "이 이론에 의한 조직적인 치료법의 개발은 불가능할 것이다."[11] 이 말은 그가, 대개의 다른 저자들과 마찬가지로, 암이 발생한 유기체의 신진대사가 치유 목적에 충분할 정도로 회복될 수 있다는 가능성을 믿지 않았다는 뜻이다.

---

11) G. von Bergmann, *op. cit.*, p. 173.

되풀이 말하건대 암에 걸린 인체는 면역이 결핍되어 있어서, 암의 성장을 막을 수가 없으며 암에 대항하거나 저항할 수도 없다. 따라서 암에 대한 치료란, 간과 그물모양의 계와 세망내피계 등의 방어기관이 기능할 수 있도록, 그리고 종국에는 산화효소들을 생산하고 활성화, 재활성화할 수 있는 조건들이 회복될 수 있도록 이 기능들을 정상으로 회복시키는 일이다.

말기암 환자의 경우에는 림프세포가 매우 적다(소위 말하는 미분의 수치로 평균 3~10 정도다). 이것은 인체가 정상적인 활동과 치유력 유지에 필요한 림프세포를 그 이상 생산할 능력을 상실하고 있음을 보여준다. 암환자뿐만 아니라 만성질병에서도 인체가 림프세포를 만들어내는, 필수적인 모조직(母組織)의 활동이 상실되어 있음이 발견된다. 몇몇 저자들의 주장에 따르면 그물모양의 계와 세망내피계는 내장신경계의 말단임을 추정할 수 있다. 위 저자들은 인체 내부기관들의 기능은 이들 자발적인 조직의 기능에 크게 의지하고 있다고 믿고 있다. 피스칭거 교수는 논문에서 이들 조직이 산소조절에서 중심 역할을 하고 있으며, 산소가 각 세포로 흡입되게 도와준다고 했다. 새이드 교수는 인체에서 결합조직이 모세혈관과 상피세포 사이에, 혹은 다른 세포와의 사이에 삽입되어 있다고 했다. 그래서 암의 경우 내장신경계, 세망내피계, 사이에 끼워진 결합조직, 효소를 산화시키는 재활력 등이 크든 작든 상해를 입으면 비정상적인 세포들이 산소 사용 대신 발효물질을 사용하는 쪽으로 전환하는데, 이것이 이들 세포의 생명 상태와 성장 상태를 변화시키면서 주위의 조직 속으로 엄청나게 파고든다.

지금까지 행해진 모든 실험에서도, 한 실험에서만은 확인되지 않고 있지만, 암세포는 자극을 받지 않으며 비정상에서 정상으로 되돌릴 수가 없는 것으로 판명되었다. 이 문제를 해결하고 암세포를 흡수하기 위해서는 암세포를 죽일 수밖에 없다고 한다. 이 목적을 달성할 수 있는 가장 확실한 방법은 인체가 비병원균성 염증반응을 일으킬 수 있는 능력을 회복하는 것이다. 암에 걸린 인체에 병원균염증을 생산한다는 생각은 원칙상으로는 옳다. 그러나 인체에 일시적인 염증을 일으키는 것만으로는 불충분하다. 많은 암세포가 혈액이 미치지 못하는 부위에도 숨어 있기 때문에 인체는 스스로 그 일을 할 수 있어야 하며 또한 계속해야 한다. 물론 이와 같은 치료 과정을 유지하기 위해서는 치료를 오랫동안 충분히 하여 생명을 유지하는 모든 중요 기관들(간·세망내피계·신경계 등)을 정상으로 회복시켜야 한다. 이렇게 될 때 인체는 스스로 원래의 재생 과정을 일으킬 수가 있으며, 그래야만 치료 기능을 해낼 수 있다.

나는 피부 관찰을 통해 어떤 형태의 단백질과 지방이 좋은지, 언제 조직에 음식물을 주어야 하는지, 최상의 치유반응을 일으키기 위해서는 무엇이 필요한지, 그리고 또 그들을 치료의 목적에 필요한 수준으로 유지하는 방법은 무엇인지를 알아낼 수 있었다. 이러한 연구를 하기 위해서 피부암 환자를 관찰했으며, 내장에 암이 생긴 환자들 가운데 피부에 종양이 급성적으로 나타나는 환자와 만성적으로 나타나는 환자들을 따로 관찰하고, 또 피부에 암이 전이된 환자와 추가적으로 피부암에 걸린 환자들도 관찰했다. 그리하여 크림, 진한 치즈, 모든 동물성지방, 특정 기름, 달걀 노른자, 딸기류, 모든 육류의 지방을 먹으면 피부가 나빠진다는 것을 알았는데, 아마 그 음식들이 완전히 소화가 되지 않기 때문인 것으로 보였다. 그리고 살코기, 신선한 버터와 몇 가지 다른 기름들은 해를 입히지 않는 것으로 나타났다.

신진대사가 +25 이상인 모든 환자들에게는 거의 모든 단백질과 지방이 맞지 않았다. 신진대사가 -10퍼센트이거나 그보다 낮은 환자의 경우에 모든 지방과 기름이 해로웠으며, 살코기와 달걀의 흰자도 (정도에 차이는 있었으나) 해를 주었다. 말기암 환자의 경우에는 이러한 실험을 해볼 수가 없었는데, 그들은 즉시 강력한 치료를 받아야 했기 때문이다. 말기암 환자들은 대부분이 혈중 콜레스테롤 수치가 대단히 높고 트립신과 리파제는 결여되어 있었다. 좀 덜 위중한 환자들의 경우에는 콜레스테롤 수치가 그리 높지 않았으며 트립신과 리파제도 좀 있었다. 거의 모든 환자들은 연골(분말갑상선제)과 루골액을 많이 투여하면 상태가 좋아졌으며 호르몬요법을 초기에 하면 대체로 나빠졌다.

동맥경화가 있는 환자에게는 특히 연골과 루골액이 효과가 있었다. 피부반응에서 개선을 나타내지 않는 환자는 연골·루골액에 요오드와 복합 포타슘제를 장기간 대량으로 투여해야 한다.

인체의 모든 방어력과 치유력은 이른바 "알레르기성 염증"[12]을 일으킬 수 있는 인체의 능력에 의존하는 것으로 추정되었다. 외과에서 배운 대로 모든 치유력은 어떤 종류의 염증으로 나타났다. 건강한 인체는 외부에서 오는 모든 박테리아와 세균에 치유염증을 일으킬 수 있다. 혈액에 외부의 침입이 있으면 붉은 색깔을 띠고 부푼다. 붉은 색깔을 띠는 것은 모세혈관과 특수한 세포가 열렸기 때문이다. 부풀어서 생기는 체액은 부종에 의한 체액과는 다르다. 그것은 충혈과 염증으로 나타난 것이다. 그것은 모세혈관이 가볍게 상해를 입어서 나타난 출혈이다. 부종과 염증으로 나타나는 체액에 대해서는 아직 알려진 바가 없다. 오토 바르부르크에 의하면 암세포는 혈장에서는 좋은 생존조건을 가지나, 염증체액에서는 그렇지 못한데, 거기에는 암세포가 당분해를 일으킬 수 있는 충분한 당분이 없기 때문이라고 한다. 바르부르크에 의하면 당이 20밀리그램퍼센트로 낮아지면 유산의 생산은 그 절반으로 떨어지는데 염증 상태에서는 그 떨어지는 정도가 더 심하다고 한다. 결핵·관절염·동맥경화 등의 만성질병이나 퇴행성 질병에 걸리면 인체가 이와 같은 '염증반응'을 일으킬 수 있는 능력을 상실한다.

어떤 이들은[13] 이미 병을 앓았던 인체에 암이 발생한다고 한

---

12) *Ibid.*
13) Werner Zabel, *Ganzheitsbehandlung der Geschwulsterkrankungen.*

다. G. 폰 버그만은 암을 예방하거나 치료할 수 없는 이유에 대해 다음과 같이 설명하고 있다. "활동적인 염증신진대사를 일으킬 수 없는 인체에 암이 발생한다."(그의 저서 p. 173) 1940년에 스트롱은 이를 다음과 같이 부인했다. "현재까지 암의 공격에 대한 방어 메커니즘이 발견되지 않았을 뿐이다."

1808년 J. L. 앨리버트 박사와 그의 제자들은 유방암을 앓고 있는 여자에게서 얻은 암을 자신들의 몸에 접종했다. 아주 격심한 염증반응이 일어났다. 시카고에 있는 국민병원의 병리학부에 있던 에밀 와이스는 암환자에게 사람의 암 추출물을 접종시켜 보았다. 그러한 임상실험을 한 목적은 그러한 치료법이 어떠한 효과를 갖는지를 알아내기 위해서였다. 접종한 후에 추위와 열이 두 시간 가량 일어났다. 그 결과 식욕이 늘고, 힘이 나고, 체중이 약간 늘었다. 림프결절이 줄어들었으며 매우 딱딱해졌다. 그러나 치료되지는 않았다. 일시적으로 좋아졌을 뿐이었다.

1883년 베를린 자선병원의 펠라이센 박사가 종양 부위에 진짜 단독(丹毒)감염을 접종시켜보았다. 그 결과 여러 환자에게서 실패를 보았으며 몇몇 환자들은 놀라운 성공을 얻었다. G. 폰 버그만은 경험이 많은 모든 임상의들은 염증진행을 방해하여 암을 고쳐낸 일이 있으리라고 믿고 있다.

뉴욕의 윌리암 B. 콜리 박사는 일생 동안 단독접종환자를 통한 치료법을 실천했는데, 뒤에는 연쇄구균·포도상구균과 피오시아나제 등의 화농물질을 주사했으며, 그 후에는 프로디지오신 세균까지 접종시켰다. 콜리 박사의 치료 결과나 그 비슷한 방법에 의한 치료 결과는 알려져 있지 않다. 대부분의 의료 종사자들은 이와 같은 암치료법에 매우 회의적이다.

강력한 염증을 통하여 암성의 미생물을 도울 수 있다는 생각은 낡은 것이지만 처음부터 옳았다. 문제는 그렇게 할 수 있는 가장 확실하고도 효과가 뛰어난 방법을 찾아내는 것이다.

모든 암환자들은 각기 다른 알레르기 반응을 나타낸다. 어떤 환자들은 호즈킨(영국의 의사. 1798~1866)씨 병*을 앓고 있어서 암 때문에 알콜 진통촉진제를 맞았을 때 일어나는 것과 같은 통증을 보였다.[14] 그 통증은 암 때문에 일어나는 알레르기성 반응으로 보였다. 그 환자는 알레르기성 반응에 충분히 견딜 수 있는 기력을 가지고 있는 듯했으나 인체가 가진 치유 무기의 중요한 부분인 '알레르기 염증'에 대처할 충분한 기력은 갖고 있지 않았다. 알레르기 반응과 알레르기 염증의 관계와 그것을 일으키는 원인을 확실히 분리하기는 어려우나 둘 사이에는 분명히 특징상의 차이가 있다. 짐작건대 암의 발생 초기에는 알레르기 반응을 일으킬 때 (약하기는 하나) 치유력인 알레르기 염증이 부분적으로 내포되어 있는데, 그것이 종양을 제지하거나 당분간 한 쪽에 국소화시켜 저지시킬 수 있을 정도로 충분히 강하지는 않다. 위의 논문은 뢴트겐 조영(造影)으로 암이 커져 있는 것으로 보이는 환자에게 알콜(20ml을 마신다)에 의한 알레르기 반응을 일으켜보면 가벼운 통증만 있을 뿐이라고 했다. 그 후에 '면역결핍'이 일어나면서 종양은 급속히 커졌으며 드라이진을 처음의 4배인 80밀리리터를 마셔도 고통을 느낄 수 없게 되었다. 이러한 관찰에서 몸 안에 독을 많이 투입하면 알레르기 반응을 점점 줄여서 무(無)의 상태로 만든다는 것을 알 수 있다. 앞에서 설명한 바와 같은 여러 가지 관찰에서 얻은 결과는 암환자에게 독을 과다하게 투여하면 알레르기 반응이 줄어든다는 것이다. 따라서 인체가 알레르기 염증(치유력)을 일으킬 수 있는 능력을 회복하려면 몸 안의 독을 거의 완전히 배설시켜 신진대사의 평형을 회복해주어야 한다.

치유기관 가운데 태아기의 능력에 따라 재생에 대한 의지의 출현이 늦은 기관이 있는 듯하며,[15] 그 기관은 일시적으로 태아

---

* Hodgkin's disease : 육아종
14) *J.A.M.A.*, May 18, 1957, Vol. 164, No. 3, p. 333.
15) George W. Crile, *A Bipolar Theory of Living Processes,* MacMillan Co., 1926, p. 166.

기 상태로 후퇴했다가 다시 정상적인 활동을 하게 된다.

인체에서 완전히 제독을 시키면 치유기관들인 간, 내장의 신경계, 그물모양의 간엽계 등이 충분히 활동성을 회복해 알레르기 염증을 일으킬 수 있게 된다. 전체적인 제독을 시킨 뒤에라야 알레르기 염증을 일으키고 그 염증을 강하게 하는 데 필요한 기관들이 작동할 수 있다. 박테리아 제제(콜레 시약 등을 이용했음)와 피리퍼 등의 제제를 이용하려면 그것들이 간, 간엽의 방어력, 치유기관 등과 병행하여 내장의 신경계를 자극할 수 있어야 한다. 치유기관의 상태와 에너지를 낼 수 있는 능력에 따라 대단히 다른 반응들이 나타난다는 것을 염두해야 한다. 내 치료법을 실천하면서 유리된 내장신경계와 세망내피계 기관들을 측정된 박테리아 시약으로 자극시켜보라고 권하고 싶다.

그러나 나는 이러한 실험을 해본 적이 없다. 그런 식으로 했을 때 어떤 시약이 먼저 반응을 일으키게 하며 어떠한 기관이 거기에 반응하는지 나는 모른다. G. 폰 버그만은 그의 저서 71쪽에 켐프너가 쓴 논문에서 염증경로에 대하여 언급한 부분을 인용하고 있다. "어떠한 자극제에도 백혈구 세포가 삼출되고 빠져나가는 것이 멈추어진다. 삼출물의 화학적인 성분은 혈장의 성분과 동일하다(초기에도). 삼출물과 염증세포가 나타나면 그 즉시 염증이 된 부분에 정상조직에서 유리된 생명이 활동하게 되며 그 중심에는 염증세포의 신진대사가 이루어진다. 염증반응의 속도는 염증세포의 발현에 따른다. 이들 세포는 산화와 소화신진대사를 일으키며, 그 대사에 따라 염증조직에 산성혈증을 일으키고 산소로 염증이 일어난 공간과 에너지를 발생시키는 물질(당분)이 감소된다. 산이 형성되고 에너지 발생물질이 줄어들면 염증조직의 손상과 파괴, 부종, 변성, 괴사 등이 일어난다."[16]

염증으로 종양덩어리가 죽으면 거기에 괴사가 발생한다.(표 17-1, 17-2 참조) 그 조그맣게 제한된 괴사 속에서 염증 부위에

---

16) G. von Bergmann, *op. cit.*, p. 171.

있는 섬유질과 조직 파편의 백혈구 효소의 소화력이 중요한 기능을 해야 하는데 그렇게 하지 못하면 소화가 되지 않는 섬유질이 이물(異物)로 작용하여 섬유종으로 발전하기 때문이다. "괴사란 말은 암이 사라진 후에 죽은 조직과 세포가 받는 변화된 상태를 표현한다. 유괴사(類壞死 : 살 속 종창-역주)란 말은 생리적인 죽음과 관계된 표현으로 세포가 교체된 것이며 계속 발생하는데 예를 들어 혈액세포와 표피에서 일어난다."[1]

내가 관찰한 바에 따르면 말기암 환자들은 알레르기성 편두통 반응을 비롯하여 여러 가지 알레르기 반응을 상실하고 있다. 치료가 되면서 편두통 증상이 부분적으로 일어나다가 완전히 회복되면 증상이 사라진다. 대부분의 알레르기 편두통 증상은 식사요법을 하면 암을 유발하지 않고 낫는다. 다른 알레르기 증상들도 같은 결과를 나타내는 것을 많이 보았다. 이들 모두에서 알레르기 반응의 정도는 몸 안의 독이 얼마나 짧게 혹은 오래 머무느냐에 따라 반비례로 나타났다. 알레르기 증상을 일으키는 암환자들은 몇 년 동안 소금을 먹지 않아야 하며 동물지방질 음식과 단백질 양을 줄여야 한다. 나는 몸 안에 근본적으로 치유기관이 하나 이상 있다고 보지 않는다. 1940년에 스트롱은 "이 순간까지 방어체계를 공격하는 암은 나타나지 않았다"고 말했다.

물론 치료법이 독특하지는 않다. 그러나 생리적으로 충분하지 않은 것으로 판명되었다고 해서 식사요법을 거부한다는 것은 건전하지 못하다.[18]

낭창을 치료하면서 보았던 피부에 나타나는 증상이 암환자를 치료할 때도 나타났다.(폐결핵에 관한 내 책 200쪽 참조) 그것은 인체를 제독시키면 붉은 색깔의 발진으로 나타나는데 그 부위가 약간 부풀어 오른다. 그 후 며칠이 지나면 부종이 줄어들고 침윤이 나타난다. 그 증상들은 소화효소를 먹으면 용해되어 혈류

---

17) W. A. D. Andersen, *op. cit.*, p. 95.
18) K. H. Bauer, *op. cit.*, pp. 605~607.

로 흡수된다. 이때 현미경으로 들여다보면 새로운 모세혈관이 생겨나서 침윤과 괴사덩어리로 들어가 이른바 육아조직(새 살)을 형성시킨다.

모세혈관들이 산화과정과 협력하여 태반조직과 비슷한 모든 다른 호르몬들을, 짐작건대 아마 효소까지를 분비시킨다[이것은 백혈구세포, 림프세포, 조직구(組織球)의 기능이다]. 치료 과정은 충혈로 시작되어 여러 단계의 재흡수과정을 거친다. 그때 혈액사진을 찍어보면 백혈구세포, 림프세포가 증가되고 있으며 단구(單球)도 어느 정도 증가한다. 치유의 기간에 리파제도 조금 증가하는 것이 확인되는데 그것은 지방질 세포조각을 소화시키기 위해 꼭 필요한 것이다. 식사요법을 시작하면 초기 단계에서 치료를 방해하는 음식물이 있는 것이 발견되는데 그것 때문에 치료가 더디다. 환자들의 식사를 관찰하여 어떠한 음식이 치료에 방해가 되며 어떠한 음식이 치료에 도움을 주는지 알아내야 한다. 피부암 환자를 현미경으로 들여다보고 치유되고 있다는 것은 알 수 있으나 정확히 어느 한 기관이 또는 어떤 기관들이 자극을 받는지 확실히 알 수 없으며 치유의 어떤 부분이 그 기관들을 활성화시키는지도 알 수 없다.

우리는 단지 치유기관이 건강한 신체에 나타나 있으며 건강하게 기능하고 있다는 것만을 알고 있다. 그리고 인체를 충분히 제독시킬 수 있다면 이 치료법으로 인체의 치유 기능이 재활성화된다는 것을 안다(여러 가지의 만성질병은 물론이고 암까지도).

우리는 같은 치료법으로 내장의 기관들도 피부암에서 나타났던 것과 비슷하거나 동일한 현상을 나타낸다는 분명한 인상을 받고 있다. 뼈와 폐를 비롯한 여러 기관들을 X-레이로 찍어보면 그런 사실이 확인된다.

깊은 암성괴양의 경우에는 여러 번에 걸쳐서 대응염증(소위 發赤확장)이 일어난 후에라야 새 살이 나타나는 부위가 넓어져 새로운 피부를 형성한다. 이러한 발적확장 현상은 여러 차례 사이를 두고 일어나는데 어떤 부인들은 월경 후에 나타났다.

나의 견해로는 관장을 자주하여 제독을 시키고 식사요법과 몇 가지 물질을 투여하면 알레르기 치료염증을 일으키는 첫 현상이 나타나게 되는 듯하다. 인체를 제독해 간 기능을 부분적으로라도 회복시켜 신진대사의 평형을 찾아야 '발적확장 현상'이 일어난다.

종양의 덩어리를 죽여 분해시킨 뒤에 회복될 때까지의 영양 흡수는 배설기관, 특히 간과 신장에는 끊임없이 무거운 짐을 준다는 사실을 결코 잊어서는 안 된다. 환자들이 새로이 먹은 독물질을 배설시키는 것을 밤낮으로 적극 도와주지 않으면 환자가 심각한 간성혼수에 빠질 수도 있다.

두 주 동안 이 치료법을 진행하면, 환자가 반혼수상태에서 깨어나는데, 이 혼수상태는 그 전에 먹은 진정치료법 때문이기도 하지만 반쯤은 몸 안에 축적된 암덩어리가 자라고 활동을 하면서 내쏟는 독 때문이다. 치료를 하면 처음 열흘 동안 오줌에 염분이 많이 섞여 나오는데 하루에 8그램 정도, 드물게는 10그램까지 나온다. 아세톤을 비롯한 두세 물질이 약 1주일 동안 나타나는데 알부민과 하이알린 원주(圓柱)가 섞여 있을 때도 많다. 적혈구 사진을 찍어보면 4주나 6주에 걸쳐서 끊임없이 회복되는 것이 보인다. 백색의 미분수치는 인체의 생산기관이 계속하여 부담을 지고 있다는 것을 보여준다.

며칠이 지나면 백세포가 독성의 과립을 갖게 되고 림프세포가 서서히 늘어난다. 몇 주에 걸쳐서 백혈구가 늘어나고 호중구(好中球)도 나타난다. 환자의 몸 기관들이 크게 손상되어 있거나 반쯤 파괴되어 있더라도 신진대사에서 독을 빼고 모든 면에서 평형을 찾도록 노력하면서 강하게 제독시켜주면 놀라운 결과를 얻게 된다.

이런 식으로 하여 보통의 살에서 분리되어 따로 숨어 있는 암덩어리를 정상적인 신진대사 쪽으로 끌어내 정상화시킬 수 있었다. 그러나 제독은 중요한 치료과정의 일부일 뿐이다. 병든 기관들은 장기간 스스로 작업을 못 하는데, 특히 말기암의 경우에 그러하다. 인체는 근본적으로 중요한 미네랄(칼륨·요오드·인 등) 과 산화효소, 보조효소, 그리고 호르몬 등을 필요로 한다.

이 모든 요소들은 몸 안에서 활성화되고 재활성화되어야 하며, 만일 그렇게 되지 못하면, 그 요소들이 상실된다. 그와 비슷하게 중요한 것은 pH(세포 속에 있는 미네랄 양)가 회복되어 효소가 다시 기능할 수 있게 되어야 하는 것이다.

이 책에서 말하고 있는 암치료 설명과 모든 제안들에 상응하는 실제적인 임상 치유 경험을 우리가 제시하지 못한다면, 이 모든 것들은 말의 잔치에 불과할 것이다. 그러나 모든 치유 경험을 제시한 후에는, 이 책의 모든 것이 우리의 임상관찰에서 나온 것임을 알게 될 것이다.

현대문명이 우리들의 영양에 많은 변화를 가져왔기 때문에 일부 암전문가들은 소위 암발생 전의 조건에 대하여 말하고 있다. 나는 그 설명이 암발생 전의 병리학이라는 좀더 일반적인 개념으로 표현되어야 한다고 생각한다. 우리들의 임무를 수행하는 데 요구되는 자연영양 그 자체가 이미 사라져버렸음을 알아야 한다. 따라서 치료가 더욱 어려워진 것이다. 암이 발생하기 전의 상태는 대개 칼륨, 요오드, 요소의 질소화합물과 요산을 조사하면 알 수 있으며, 그 조사로 좋지 않은 결과를 얻어도 쉽게 회복시킬 수 있다. 그러나 암조직은 죽여 없애야 한다. 암조직의 미소사립체(微小絲粒體)가 미네랄과 전위(電位) 속에서 어떤 화학적인 변화를 일으켜, 새로운 단백질 조각들을 끌어들이고 암세포화하면, 그 세포들을 다시 정상으로 되돌릴 수 없기 때문이다.

결국 암을 치유한다는 것은 모든 신진대사를 회복시키는 것으로, 장의 소화, 비경구적인 장외 소화력과 방어력, 치유 기능 등을 모두 정상화시키는 것이다.

암의 성장을 근절시킨다는 것은 병을 치료하는 것을 의미하지 않는다. 수술에서 흔히 얻어지는 개선이란 인체에서 독을 생산하는 암덩어리를 제거하여 조직에 커다란 도움을 주는 것으로

부분적으로나 인체의 독을 제거하여 최소한 어느 정도, 그리고 일시적으로 암을 가진 조직에 도움을 준다. 그러므로 수술에서 얻어지는 개선은 초기단계와 국부적인 암을 앓는 환자의 경우에만 효과가 있으며, 그것이 알레르기 염증을 일으키게 하는 충분한 조치는 아니다. 알레르기 염증이나 치유 염증이 '환경조건 속에서의 변화'라는 뜻으로 표현되고 있는데 이것은 부적합한 개념이다.

제18장

암치료에서
알레르기의 역할

암의 치유력은 확실히 알레르기 반응에 의해 설명해야 한다. 우선 이것을 이해하려면 알레르기 그 자체에 대해 간단히 설명하지 않으면 안 될 것이다. 폰 피르케 박사는 알레르기는 조직 반응에서 일어나는 하나의 변화라고 설명했다. 이것은 감염을 했거나 단백질주사(알레르겐)를 맞은 후에 인체에 발생하는 과민증을 말하는 것이다. 아네르기는 그 반대의 상태다. 아네르기는 어떤 항원에 대하여 반응이 감소하거나 결여된 것을 의미한다. H. H. 데일은 알레르기 반응과 그에 따르는 기능을 다음과 같이 설명했다. "세포원형질에 있는 침강항체가 특별히 유사성을 띤 항원을 만나게 되면 넓게 퍼져 있는 원형질 교질에서 변화가 발생한다. 그 변화는 원형질 교질 전체에 퍼져서 효소분해를 촉진시키고 히스타민 비슷한 물질과 히스타민을 형성시킨다."[1] "그 알레르기성 공격에 반응하는 기관들은 특히 가로무늬가 아닌 근육과 모세혈관의 내피인데 이 두 기관은 자율신경계와 내

---

1) *Bulletin*, Johns Hopskins Hospital, 31, 1310, 1920.

분비 기관의 조정에 따르고 있다."[2]

암종양 덩어리가 분해과정에 있을 때 활성이 높은 히스타민이나 히스티딘과 같은 단백질 매개물질이 대량 보이는데 이 물질들이 몸 전체에서 각기 다른 병리학적인 반응을 나타내게 한다. 이 반응들이 치유력을 감퇴시킨다. 그러므로 이들을 중화시키거나 없애는 것이 치료의 목표가 된다.

약간의 인돌·스카톨·페놀 등이 혈관으로 흡수되어 유황산과 포타슘, 아니면 글라이쿠론산과 결합하여 간에 독을 형성한다.

인체에 알레르기 반응이 일어난다는 것은 정상적인 효소작용이 감소한다는 뜻이며 따라서 아나필락시성(과민증, 면역을 저하시키는) 쇼크가 강하게 일어난다.[3] 이와 같은 견해는 다음의 발견들에 근거를 두고 있다. 아브더할덴과 베르트하이머는 조직량이 감소되고 가스교환과 산화가 감소되는 것을 발견했다. 로해르는 향기 나는 단백질의 소화가 감퇴되는 것을 발견했다. 하시모토와 픽크는 단세포에 병리학적인 단백분해 과정이 발생하는 것을 발견했다. 이러한 반응들이 다른 기관과 조직에서 일어나는 것을 A. F. 코카는 "종특이성 쇼크 기관들" 또는 "쇼크 조직들"이라고 불렀다.

알레르기를 일으키는 반응물질에 따라 반응 형태가 결정되는 것이 아니라, 같은 물질에도 모든 환자는 각기 다른 반응을 나타내는데, 환자는 자신에 맞는 자극요법에 따르게 된다. 이들 반응은 대개 단계적인 차이를 보인다.(내가 쓴 폐결핵책 103쪽 참조)

왜 결핵이 활동할 때는 정상의 알레르기가 가라앉고 폐결핵이 나아지면 되살아나는지를 명료하게 설명한 책이 없다. 정상적인 알레르기와 아나필락시성 알레르기는 독이 최고로 쌓였지만 인체가 그것을 중화하고, 소화하며, 제거할 수 있을 때 나타난다.

---

2) Arthur F. Coca, *Familial Nonreaginic Food Allergy*, 2nd edition, Illinois : Charles C Thomas, Springfield, 1945.
3) Lichtwitz, *Klin. Chemie*, 1930, p. 16.

폐렴이 낫기 전에 다량의 발한과 설사 심지어 구토까지 하는 제독을 하게 된다. 그러한 일이 일어난 후에 치유가 된다. 눈으로 확인할 수 있는 증후들이 제독 청소작용과 같은 인체의 증상을 동반하는데, 부분적으로 혹은 몸 전체에 일어나는 그러한 증후들이 치료과정의 출발이라고 생각된다. 치료법이란 제독을 모방하는 것이다. 배설을 하고 나면 천식 환자나, 편두통 환자, 통풍 환자도 대단히 완화된 느낌을 받게 된다.

암치료에 대한 영향으로 알레르기 반응이나 생리학적으로 강한 반응을 일으키는 지방, 동물성 단백질, 비타민(비타민 C와 나이아신은 제외), 호르몬 등은 환자에게 주지 않아야 한다. 이들 물질은 치료의 초기에 암조직을 죽이기 위하여 절대로 필요한 정상적인 알레르기 치유 반응을 감퇴시키기 때문이다.

이와 같은 인식에 따르면 다음과 같은 4가지 결론을 분명히 얻게 된다.

(1) 암에서는 제독(기계적으로 하는 관장 뿐만이 아니다)이 치료의 출발로 절대로 필요하다. 독이 쌓인 몸은 면역이 없어 좋은 쪽으로 반응할 수 없다. 제독을 한 인체만이 반응할 수 있다.
(2) 제독은 절대로 필수적이며 간 치료에 최상의 효과를 준다.
(3) 인체의 주된 변환기관이며 배설기관인 간이 치료과정을 촉진하고 유지할 수 있어야 한다. 간이 단백분해 과정으로 고통 받는 경우에도 마찬가지다.(그 과정은 특히 간세포를 자극한다.)[4]
(4) 간이 활성을 가져오는 작업인 제독을 지속할 수 없고, 인체에 일시적인 알레르기 반응을 일으킬 수 없는 경우에는 치료가 불가능해지거나 제한적이 된다.

J. 젠센은 이렇게 보고했다. "알레르기에 대한 모든 주제는 방

---

4) Arch. f. exper. Path. 70, 89, 1914.

대하고 복잡하여 아직까지 해결이 되지 않은 것들이 많다."[5] 대다수의 암전문가들이 알레르기 문제를 중요하지 않은 것으로 제쳐두거나 심지어는 언급조차 하지 않기 때문에 혼란이 더욱 커진다. "297명의 유방암 환자들을 조사했더니 모두 유전성 알레르기 증후*를 나타냈다. 2명이 잘못되어 이 조사 그룹에 포함되었는데, 그들은 유전성 알레르기 증후를 나타내지 않았으며 종양 증상도 없었다.[6]

젠센은 저서의 '알레르기 진단'이라는 장에서 다음과 같이 결론을 내렸다. "그 해답은 전문가들의 알레르기에 대한 정의에 따라 결정된다."[7] 젠센의 말처럼 모든 전문가들이 제각기 다른 정의를 내리고 있다.

여기서 알레르기에 대한 문제는 암치료를 이해시킬 수 있는 정도로만 다루겠다. 혼란을 일으키지 않기 위해서 나는 다음과 같이 제안하고 싶다.

알레르기 반응이란 감퇴 전의 효소반응(리어트비츠의 주장)이며, 알레르기 염증이란 증가된 효소반응(폰 버그만의 주장)이라고 생각할 수가 있다는 것이다. 이 두 가지 현상은 자연에 의한 효소의 작용이며 같은 기관의 기능에서 일어난다. 그 기관들이란 모세혈관내피·세망내피계·소동맥·내장신경계, 간에 의하여 활성화되고 유지되는 효소 등이다. 따라서 '알레르기'라는 말은 이들 상이한 반응들을 설명하는 것이다. 실제로 알레르기의 반응은 그것이 일어나는 장소에 따라 다르다. 생물학적으로는 알레르기를 특수하지 않은 치유유발 염증이라고 할 수가 있다. 알레르기는 생리기능의 한계를 넘어선 면역 과정에 대한 조직적인 반응이다. 알레르기 반응을 통해 인체가 치료과정을 성취하는지

---

5) J. Jensen, op. cit., C. V. Mosby, 1953, p. 367.
* 이디오블랍시스(idioblaptic allergy) : 아직 가설에 불과하지만 유전성 음식 알레르기의 일종. 특정 음식을 섭취하면 맥박수가 달라져서 알레르기가 생김.
6) Arthur F. Coca, op. cit., p. 185.
7) Jensen, op. cit., p. 363.

에 대한 의문은 아직 미지수다. 치유 도중에 일어나는 개선이 인체가 치유과정을 끝낼 수 있을 만큼 충분히 회복되었는지를 나타내준다.

치료의 목표는 방해하는 감염성의 반응이나 독성의 반응을 막는 것이다(약으로 일어나는 알레르기 반응과 음식물이 소화되어 배설되기까지 일어나는 알레르기 반응까지 포함하여). 이들이 알레르기 치유염증을 방해하기 때문이다.

제19장
식사에 대한 안내

 히포크라테스에 의하면 식사는 의료지침에 따라 가정의사가 조절하는 완벽한 처방이다. 그러므로 영양이 치료라는 개념이 받아들여져야 하며 어떤 종류를 얼마나 취해야 하고, 어떤 음식들은 먹지 않아야 한다는 처방이 내려져야 한다. 영양처방은 전체적인 처방의 한 분야이며 다른 처방법들을 보태면 완전한 처방법이 된다. 치료에서 추가적인 처방법들에 대한 지식은 꼭 필요하다. 여러 기관들이 효과를 나타내게 하는 처방 지침에 대하여 먼저 밝혀두고 싶다.
 처음 환자를 치료하면 몇 주 또는 몇 달 동안 영양과 투약으로 일어나는 자연 자극물에 대한 감응이 계속 증가된다. 이와 같이 증가되어 가는 감응은 어떤 면에서는 좋은 효과도 갖고 있지만 나쁜 효과도 있다. 한편으로는 감응이 종양과 전이를 빨리 제어시킬 수 있게도 하지만 다른 한편으로는 환자에게 음식을 먹이기가 어렵게 하는데, 예를 들어 간주사, 간즙,* 오렌지녹

---

* 부록 3과 〈역자 서문〉 참조.

즙, 적은 양의 레몬, 과일, 투약 등에 여러 가지 알레르기를 일으킨다. 환자에게 투여하는 약 가운데 가장 심하게 알레르기를 일으키는 약들은 아편으로 만든 수면제, 코데인(진통진정제), 노보카인(마취제-모든 마취제는 같은 반응을 일으킨다), 페니실린과 항생제 등이다. 그래서 가능한 모든 알레르기 반응을 제어시키는 방법을 찾아내야 한다. 음식물 때문에 일어나는 알레르기를 없애는 방법으로 우리는 포타슘을 많이 먹이고 음식에서 염분을 제외시켰으며 루골액과 연골(분말갑상선제제)을 많이 먹이고 커피관장의 횟수를 늘여서 제독을 시키고 피마자기름요법을 더 자주 해주었다. 환자들은 X-레이에 민감한 반응을 보이고, X-레이 검사가 환자들에게 나쁜 영향을 주기 때문에 가능하면 그 검사를 하지 않았다.

　환자들은 햇빛에 오랫동안 노출시켜도 민감해졌다. 마취제에도 과민증을 보이는데 아마 치과의사들은 정량 2cc의 3분의 1인 0.62~0.7cc쯤만 사용하는 것이 좋으리라 믿는다. 마취제 양을 줄여서 마취시키면 정량으로 마취시켰을 때보다 더 나은 효과를 얻었다. 환자들은 육체적 혹은 정신적 노동을 했을 때도 과민증을 보였다. 그래서 치료를 시작하고서 몇 달 동안은 최대한의 휴식이 필요하다. 말기암 환자들은 치료를 받은 후 4주나 6주가 지나도 장을 보러 가지도 못하고 자신을 위한 식사나 녹즙도 마련하지 못했다. 환자가 발한을 하고 약해져서 우울증에 빠져 있으면 부드러운 솔을 수건으로 싸서 다음의 용액을 묻혀 하루에 두세 번씩 환자의 몸을 문질러주어야 했다. 한 컵 반의 물에 두 숟가락의 소독용 알콜과 포도주로 만든 식초를 두 숟가락 넣어서 만든 용액.

　식사요법은 내가 고안한 것으로 처음에는 폐결핵 환자를 고치기 위해 만들었는데 여러 전문가들이 몇 년 동안 이용해보고서 여러 가지 기능을 인정했다. 그 하나는 비염증이며, 두번째는 탈수에 효과가 있으며, 세번째는 유효한 염증을 일으키며, 네번째는 산을 형성시키고, 다섯번째는 알칼리화시켜준다고 하는데, 이들보다 더 중요한 기능은 비특이성 자극요법에 의하여 조직의 치유과정을 증가시켜주는 것이다. 사실 위에서 말한 견해들이 모두 옳다고 해야 하겠는데, 그 하나하나는 부분적인 효과를 말한 것으로, 전체로 보아 식사법이 몸 전체의 치료과정을 활성화시키는 데 도움을 준다고 할 수 있을 것이다.

생물학에서 어느 한 물질이 특정기관에 어떠한 기능을 하는가를 연구하는 것은 대단히 어려워서 실망만을 얻을 뿐이다.

스젠트-기외르기는 이렇게 말하고 있다. "근육의 여러 반응 가운데 하나에 대하여 연구하고 알아갈수록 그 기능에 대한 이해는 오히려 떨어지는데, 사실 그 기능은 몸 전체의 일부분일 뿐이기 때문이다." 과학자들 역시 음식물에 대한 실험을 하면서 각기 다른 질병에 대하여 한 가지 음식만을 조사하고 있다. 거기에서 나온 결과들이 가끔은 논쟁거리가 된다.

뉴욕 메모리얼병원의 의사 알렉산더 브룬스비히는 암에 면역현상이 일어나자 당황스러워 했는데, 대부분의 의사들이 다 그렇다. 암에 대한 인체의 저항력이 얼마간 있다는 것은 '부인하기 어렵다.' 그러나 그 방어력이 아무리 '크다고' 해도 '상대적으로는 약하다.' 그 방어력을 증가시켜주는 방법으로 더 나은 것은 무엇이며, 좀더 높은 차원으로 말해서 치유력이란 무엇인가?

내 연구방법은 반응에 대한 전체적인 신진대사에 관한 것으로 현 의료계의 지배적인 견해와 다르다는 것은 잘 알려져 있으며, 현 의료계는 대체로 어떤 특이성, 예를 들어 한 가지의 투약, 아니면 특이한 혈장, 각각 다른 혈장들의 결합과 같은 것이 암문제를 해결해주리라는 견해에 집착하고 있다. 최근에 들어 외과의사들과 시민들은 수술과 X-레이요법이 안겨주는 회의를 더욱더 절감하고 있다.

아주 최근까지도 대부분의 의료인들이 실천하는 방법과 이론에 맞지 않고 그에 동조하지 않는 치료법은 무엇이든지 '비과학적'이라는 명목하에 무시되고 있다.[1] 이른바 '식사에 대한 광신자'라 해도 사람이 한두 가지 음식물을 한 번 먹거나, 1주일 혹은 1년쯤 먹으면 암을 일으키는 숨겨진 요인을 형성한다고 믿지는 않을 것이다. 내가 쓰고 있는 이 책은 만성적으로 독이 쌓이고 간과 췌장기관이 퇴화되면 전 신진대사가 암을 유발하는 요인을 형성시킨다고 설명하고 있다. 이외의 피상적인 설명은 사소한 개념들이므로 독자들이 잘못 이해하지 않기를 바란다. 위에서 말한 사항에 대하여 간단히 소개하면 다음과 같다.

설탕, 흰 밀가루, 저장된 식품, 양념, 치즈, 통조림, 조리식품, 토마토 등은 모두 암을 일으키는 원인이라고 들어왔다. 반대로 포도는 암을 예방할 뿐 아니라 치료도 해준다고 한다. 이와 같은 이야기들은 음식에 대한 광신자들이나 정신이 나간 사람들이 수 세기 동안 지녀온 잘못된 개념들이다.

"물론 그와 같은 이야기는 진실이 아니다. 음식이 암에 걸릴 가능성을 낮추어주거나 암을 치유해준다는 사실이 과학적으로 증명된 바는 없다. 한때 어떤 이들은 알루미늄으로 만든 조리기가 암을 유발하는 요인 가운데 하나라고 생각했다. 아직도 많은 사람들은 전통적인 유기농법을 이용하지 않고 화학비료를 쓰기 때문에 사람들이 암에 걸릴 가능성이 많다고 믿고 있다. 특히 최근에는 물을 풀루오르화물 처리하는 것이 암을 일으킨다는 미신이 늘어났다."[2]

그러나 '다른' 과학자들과 그들을 따르는 사람들이 추정하고 있는 내용은 완전히 다르다. 그들에 따르면 해를 입히는 음식들이 많이 있는데, 그 음식들을 먹고, 해를 주는 다른 요인들 즉

---

1) 《암뉴스》지에 실린 〈환경에 의한 암〉이란 글은 의학계에 있는 대부분의 지도적인 전문가들의 견해로 받아들여진다(1956년판, 10권 3호 3쪽). 이 글에서 밝힌 내용은 모두가 '과학', '과학적인 실험', '과학적인 지식'에 근거를 두고 있다. 그러나 사실 이 '모든' 것이 근본적인 문제는 피하고 주변만을 맴돌고 있을 뿐이다.
2) 위의 글.

인조 농약, 알루미늄제 주방기구들을 이용하거나 하면 암에 걸릴 수 있다는 것이다. 그리고 죽은 음식들, 즉 얼린 음식, 저장을 위하여 화학첨가제를 써 변화시킨 음식, 첨가제를 써서 자연요소를 결여시킨 음식, 정백과정을 거치거나 통조림에 넣어 독이 들어간 음식 등등. 그들은 이러한 음식들을 함께 먹으면 인체와 인체의 중요 기관에 심각한 영향을 주게 된다고 믿는다. 이러한 음식에 의해 망가진 상태를 동물실험에서 재건시킬 수 없었으며, 많은 사람들이 (넓은 의미에서) 문명의 영향으로 몰락해갔음이 밝혀졌다. 이들에서 오는 독(한 가지 음식이나 하나의 요인에 의한 것이 아닌)이 축적되어 암을 유발하는 조건들을 만들어 준다. 많은 의사들의 경우 임상기간이 충분하지 않아서 사람들의 몸 안에 여러 가지 해독들이 축적되는 것을 관찰할 수가 없는데, 한때는 건강한 육체와 간, 그리고 강한 재흡수력으로 건강하게 지냈던 사람이 질병으로 망가져가는 것을 관찰하려면 60~70년이나 혹은 그보다 더 긴 시간이 소요되기 때문이다.

두말할 것도 없이 채식주의자들도 암에 걸린다. 채식주의자들까지 암에 감염된다면 식사요법이 어떻게 암을 치료하는 요법이 될 수 있을까? 그에 대하여 다음과 같이 결론을 내리는 이들이 있다.

(1) 채식주의자들은 정상적인 신진대사를 유지하기 위해 어떤 조건들이 필요한지 모르고 있다.
(2) 현대의 영양상 있어야 할 포타슘과 요오드가 감소되었으며, 정확히 말해서 암을 예방하는 데 필수적인 미네랄이 감소되어버렸다.
(3) 채식주의자들 가운데는 몸의 기관이 약한 분들도 있어서 식사법만으로는 충분히 암을 예방할 수 없다.
(4) 채식보다도 치료법으로 해결되는 쪽이 더 크며 그 치료법으로 채식주의자들도 치료할 수 있다.

내가 아는 한 현재 지상의 어느 곳에서도 이들 문제점과 연관지어 전체적인 신진대사에 대한 실험을 하고 있지는 않다. 지난

20~30년 동안 그러한 방향에서 실험한 결과들은 전체적인 신진대사에 대한 개별적인 식품의 영향이, 위에서 설명한 바와 같음을 보여주고 있다. 이들 실험 결과의 일부는 논쟁거리가 되어 있고 일부는 다른 견해와 충돌하고 있다. 그것은 동물과 인간은 각기 신진대사의 평형에서 매우 차이가 나기 때문이다.

화학비료・농약・살충제 등에서 나오는 모든 독들이 토양을 만성적으로 병들게 하여 얼마나 많은 양의 독이 우리가 먹는 과일과 야채에, 달걀과 버터, 우유 등에 스며드는가를 예측할 수 있다. 우리들은 또한 환자 한 사람이 1년 동안 얼마나 많은 양의 음식을 먹어야 하는가를 생각해보아야 한다. 환자들이 1년 동안 먹는 음식의 양은 대개 아래와 같다. 그 가운데 많은 부분은 녹즙으로 처리된다.(소간에 대해서는 부록 3과 〈역자서문〉 참조)

당근	사과	소간	양배추	상추	피망
1800파운드	1,300파운드	350~450파운드	145개	400개	125파운드

증후에 대한 치료 대신에 몸 전체와 그 신진대사에 대하여 생화학적으로 대처하면 암을 위시한 퇴행성 질병 치료에 과학적인 승리를 거둘 수 있다는 나의 확신이 더욱 커져가고 있다.

제20장
영양과 식사에 대하여

　이 장을 시작하면서, 그동안 관찰하고 실험한 바에 따르면 일반적인 건강유지에 적당한 영양이 중요하며 잘못된 영양이 질병의 숨겨진 원인이 된다는 것을 말해두고 싶다.
　현대에 와서 가축이 사람보다 더 좋은 것을 먹고 있다고 믿는 영양전문가들이 더러 있다. 그 점을 모르고 오늘날 많은 채식주의자들이 '굶주림'에 빠져 있다는 것이다. 지난 10년에서 20년 사이에 대부분의 야채와 과일의 단백질 함량이 떨어졌기 때문에 인류는 그 함량을 다시 정상으로 혹은 그 이상으로 끌어올리기 위해 최대한의 노력을 기울이지 않으면 안 된다.
　한 가지 예를 들겠다. 지난 40년 사이에 옥수수의 단백질 함량이 9.5퍼센트에서 8.5퍼센트로 낮아졌다. 여러 번의 채소 실험에 따르면 인조비료와 DDT의 사용으로 칼륨과 단백질 함량이 많이 떨어지고 반대로 소디움의 함량은 증가되었다. 한편 캘리포니아주 비스타시에 있는 한 실험농장에서는 농업전문가가 앨팰퍼와 클로버의 단백질 함량을 증가시켰다. 앨팰퍼의 단백질 함량이 13.5퍼센트에서 32퍼센트로 증가되어 육류에도 거의 같은 영향을 미치게 했던 것이다.

과일과 채소에서 단백질 함량이 줄어들었으므로 식사에 필수적으로 동물성 단백질의 양을 늘려야 했는데, 4주나 6주 동안 앓았던 환자들(특히 내장기관에 암을 가진 환자들과 노인들), 인체에 필요한 물질이 감소된 사람들(특히 근육조직에 필요한 물질이 감소된 사람들)의 경우 더욱 그러했다.

그러한 필요 물질들이 대단히 감소된 것을 보완하기 위해 충분한 단백질을 먹어야 하는가라는 등의 식사 전반에 걸친 의문점에 대해 토론을 하고 싶지는 않다. 실례로 대부분의 말기암 환자들이 단백질을 많이 섭취하는 것을 거절했는데, 특히 익힌 육류와 생선, 달걀들을 거부했다. 그들은 날식품에 대한 요구를 특히 많이 했으나, 부드럽게 저민 생육류나 생달걀을 오렌지즙에 섞은 것은 먹으려 하지 않았다. 나는 거의 모든 환자들이 단백질이 많이 든 식사로는 나아지지 않음을 알게 되었다. 어떤 환자들에게는 그러한 식사로 암의 성장과 전이가 훨씬 더 빨라졌다.

인간을 위한 영양보다 가축의 사료에 더 철저한 감독이 이루어져야 할 것으로 보인다. 쥐에 대하여 흥미 있는 실험을 하여 다음과 같은 결과를 얻었다. 유기농법에서 자란 음식을 먹은 쥐는 몇 세대에 걸쳐 완벽하고도 건강한 기관들을 유지했다. 다른 그룹의 쥐들은 미국과 영국에서 생산된 보통의 음식을 먹었는데, 다음 세대에서 인류에 나타나는 모든 퇴행성 질병과 병리학 현상을 보였다.[1]

유기농산물을 먹고 자란 쥐들은 대부분이 털이 좋았으며 서로 평화를 유지하여 동료들을 잘 공격하지 않았다. 다른 실험에서 암에 걸리기 쉬운 쥐들은 태어날 때부터 적당한 영양을 주어도 암에 걸리는 경향이 있음을 보여주었다.

---

1) *Prevention Magazine*, April. 1957.

D. F. M. 포텐거 박사의 실험에 따르면 날음식이나 날우유를 먹이지 않고 보통의 음식으로 키운 고양이들은 신경질적이며 병에 걸리고, 심지어 동성연애에 빠지기도 했다고 한다. 그들에게 몇 주일 동안 생우유와 날음식을 먹였더니 정상으로 돌아왔다고 한다.

비스킨드 박사는[2] DDT를 사용했을 때 구체적으로 인체에 어떠한 해로움을 주는가에 대하여 특별한 연구를 했는데 "뉴욕시장에서 판매되고 있는 버터의 경우 100만 개당 13개에서 DDT가 검출되었으며 농산부의 보고에 따르면 그러한 사실이 있을 수 있다고 했다. 그리고 당뇨병 환자들이 DDT에 노출되면 인슐린 요구가 대단히 증가된다는 사실을 여러 번 경험했다"고 했다 (이 사실은 간과 췌장이 망가졌음을 말해준다). 독으로 일어나는 다른 임상적인 증후에 대하여 그는 "어느 환자는 간이 심하게 상해 있었는데 DDT가 들어 있는 음식을 끊었더니 완전히 나았다"고 했다.

비스킨드 박사와 포텐거 박사는 1945년부터 1950년까지 환자들의 혈중 콜레스테롤 수치를 연구했는데 새로 만들어진 살충제가 혈중 콜레스테롤 수치를 높이는 것으로 판명되었다.

FDA(미국식품약정국)에서 여러 번 살충제에 대한 실험을 했는데 "음식을 먹은 후 5일 만에 위, 간과 신장, 심장과 뇌의 조직, 그리고 좌골신경섬유에서 살충제가 검출되었다"고 밝혔다.

FDA의 과학자들에 따르면 인체의 지방질에 많은 양의 DDT가 쌓일 수 있는데, 그것이 정맥에 한 방울만 들어가도 급성의 치명적인 사고를 불러일으킬 수 있다. DDT는 지방질에서 혈관으로 이동하므로 정맥에 대한 투여와 비교해보는 것이 논리적

---

2) (Hearings before the House Committee to investigate the Use of Chemicals in Food Products) H. Res. 323.-Reprint 2-52, Wisconsin : Lee Foundation for Nutritional Research, Milwaukee 3.

이다. 그러므로 음식에 쌓이는 극히 적은 양의 독이라도 많은 양의 독에 노출되는 것과 위험도에서는 맞먹는다.

"토질은 살아 있는 생물들이 표면에서 만나는 장소로 미네랄은 표면 아래 있고, 표면 위에는 대기가 그리고 그 아래는 딱딱한 바위가 있다. 근본적으로 모든 생물들은 직접적이든 간접적이든 토양에 의지하고 있으며, 동시에 자신의 생명을 기대는 그 토양을 만들어내는 한 부분이기도 하다. 식물과 토양은 함께 자랐으며 그들 각자는 서로의 원인이 된다. 사람도 토양에 대해서 이와 같은 관계를 갖고 있다. 사람은 다른 생물보다 자신의 요구에 더 잘 맞는 것을 자연에서 찾을 수 있다. 사람은 자연을 좋게 만들 수도 있고 나쁘게 변화시킬 수도 있다."[3]

토양과학은 미래지향적으로 공헌할 수 있으나, 그 자체만으로는 결코 되지 않는다. 과학 자체가 너무 특수화되어, 과학과 정치·예술·상업·농업 등과의 관계를 전체적으로 보기가 어렵다. 현대교육은 사람들을 점점 더 전문가로 만들 것으로 보이며, 그렇게 되면 그들은 분야별로 단체를 만들고 파벌을 이루어 대중과 진정한 민주주의로부터 멀어질 것이다.

초전문화가 되어 가는 그러한 과학은 사람들 사이의 관계나 땅과의 관계, 이른바 진정한 '순수과학'과의 관계 등을 좋지 않게 만들어, 지나치게 냉혹하고 속물적이어서 진정한 문제를 볼 수 없게 하고 있다. 농부들을 비롯한 시민들이 자신들의 문제를 스스로 생각하여 민주적인 방식으로 결정하지 않고 어떤 특수한 단체나 특별한 관료정치 집단에 떠넘기려 하는 위험이 나타날 것이다.

미국에는 갖가지 자연자원이 많이 있는데 특히 토양의 산물이 풍부하다. 그러나 그간 이 토양에 너무나 많은 해를 입혀왔기 때문에, 이제는 농업에 관계하는 사람들이 그들이 의지하고 살

---

3) Charles E. Kellog. The McMillan Company, 1956.

아가는 토양을 재조정해야 한다고 생각하게 되었다. 피해를 입은 토양이 워낙 방대하여 몇 가지의 단순한 구호나 계획만으로는 해결되지 않을 정도다.

음식을 통조림에 넣는 현대기술은, 1795년 나폴레옹의 '군의 음식물 저장술'에 대한 공모에서 상을 받을 욕심으로 아퍼트스가 시도한 음식에 열을 가하는 방법에서 시작되었다. 1804년 그는 자신이 연구한 내용을 책으로 발표했다. 1810년 피터 듀란드는 금속 캔에 대한 영국 특허를 처음으로 받아냈다. 1841년 노르웨이에 최초의 통조림 공장이 세워졌고 그 후 독일의 데사우에도 세워졌다. 1873년 로버트 코흐가 압력솥을 개발했다. 1859년에는 미국에 여러 개의 통조림 공장들이 들어섰다. 1879년 처음으로 정어리용 캔이 노르웨이의 스타벤리에서 만들어졌다. 1937년 미국에서 한 해 동안 만든 채소통조림이 1억 8,991만 9천 상자나 되었다. 거기에다 과일통조림은 6,374만 4천 상자, 생선통조림은 1,230억 상자였다.

음식을 얼리는 기술은 1931년 폰 린덴이 개발했다. 음식 저장술은 옛날에도 있었다. 소금에다 육류·생선·채소를 절였으며 과일을 설탕에 절였다. 이 저장술은 현대의 생화학시대에 들어와서 더욱 발달했다.[4]

통조림 산업은 현대문화에서 중요한 요소로 성장해왔다. 그리하여 가족의 영양과 음식은 대량생산에 의지하게 되었다. 통조림은 우리들의 전면에 나서게 되었으며 오늘날 우리 사회에서는 거기에서 발생하는 실수가 아무리 사소하더라도 재난을 증폭시키게 되었다.

최근에 캘리포니아의 비스타시에서 사는 W. C. 키니 씨가 그의 유기농장에서 살구를 생산했는데 거기엔 다음 물질들이 포함되어 있는 것으로 분석되었다.

---

4) Werner Kollath, op. cit., pp. 70~71.

수분	86.15 %
회분	0.70 %
단백질	1.41 %
산화칼륨	4,150 ppm
나트리움	748 ppm
산화칼슘	291 ppm
산화마그네슘	69.2 ppm
2산화인	1340.0 ppm
유황	15.2 ppm
철분	20.8 ppm
망간	6.9 ppm
바륨	0.28 ppm
구리	0.69 ppm

그렇게 재배하여 증가된 단백질 내용에는 좋지 않은 것도 들어 있었다.[5] 농부들의 실질소득이 낮아져 뛰어난 농경학자들이 그것을 극복할 새로운 방법을 계획하고 연구하게 되었다. 농부들에 대한 연간 노임이 페스트와 같은 질병으로 발생하는 희생으로 엄청나게 줄어들었던 것이다. 그래서 일부 지역에서라도 독을 이겨내고, 생물학적으로 지배할 수 있는 강한 식물 개발에 역점을 두게 되었다.

이런 경향과 함께 정말 훌륭한 식품에는 최고의 값을 주어도 좋다고 느끼게 된 소비자들의 수가 늘어나기 시작했다. 이렇게 되면서 앞서가는 연구에 의하여 '단백질 함량을 높이는 것'이 적절한 해답이 아님을 알게 되었다. 식물 속의 다른 요소와 달리 아미노산은 질소비료를 많이 주어서 얻게 되는 높은 비율의 단백질과 작용하여 곡류와 채소의 영양가를 높여주는 것이 아니라 오히려 낮추어 버림이 밝혀졌다. 그와 동시에 '유기비료'를 과학적으로 이용하면 단백질 함량은 비교적 낮아지나 영양가에서는 더 나은 결과를 얻을 수 있었다.

---

5) E. E. Pfeiffer, M.D., "Balanced Nutrition of Soils and Plants," *Natural Food & Farming*, May 1957, p. 6.

1957년 5월 8일자의 《뉴욕 월드텔레그램 엔드 선》(New York World-Telegram & Sun)에 다음과 같은 기사가 실렸다. "록랜드 군의 딸기 수확이 형편없이 되었으며, 다른 과일도 위협받고 있다. (그간 록랜드군의 과일수확은 연간 2백만 달러에 달했다) 농산부가 대량의 DDT를 공중 살포하여 벌들이 다 죽어버렸다. 그래서 주의 록랜드군 담당 농무관이 피소되었다."

나는 그같이 참혹한 결과는 한 번의 살포 때문이 아니라, 그 전부터 12년 동안 계속된 살포 때문이라고 생각한다. 그간 독이 계속해서 축적되어 왔으며, 독의 축적은 토양·동물·인간 모두에게 병리학적인 상태를 일으켜 놓았을 것이다. 나는 이와 같은 상황을 "외적인 신진대사"라고 부른다.

그 신문 기사는 다음과 같이 결론을 내렸다. "피고들은 DDT가 지발성(遲發性)이며 오랫동안 혹은 한꺼번에 대량을 마시거나, 흡입하거나 접촉하면 모든 살아 있는 생물들(인간, 야생동물, 조류, 곤충, 인간에 해를 입히는 세균이나, 기생충에 이르기까지)이 치료할 수 없는 결정적인 상처를 입어 죽게 된다는 것을 알고 있었으며, 그러한 사실을 인정했다.

원고 가운데 일부를 위시하여 많은 사람들의 몸 안에 이미 그 살충제가 흡수되었으며……그 결과 현재 그들의 몸 안에는 병리적인 독이라고 해야 할 DDT가 축적되어 있고, 그 독들은 건강과 생명에 위험을 줄 것이다. 그리고 밭과 농장에 뿌려진 무서운 살충제는 거기에서 생산된 산물을 먹은 사람들을 안전하지 못하게 하는데, 그것은 즉시 나타날 수도 있고 훨씬 뒤에 나타날 수도 있다."

중환자를 위한 영양

녹즙을 만드는 방법에 대해서는 소책자에서 이미 소개했다. 의사들은 그 소책자*에서 현재 이용하고 있는 식사법의 개요와 채소 선택을 이해할 수 있을 것이다. 그 소책자에는 투약에 대한 설명도 들어 있으나 정확한 양에 대한 설명은 없다.
 그 대신 암환자 한 분에 대한 사항들을 처음부터 끝까지 상세히 기술해두었다. 그것을 읽으면 어떻게 하면 최상의 방법으로 환자를 치료할 수 있는지를 알 수 있을 것이다. 여기서 음식물과 채소 농업에 대한 상세한 문제들을 광범위하게 설명할 수는 없다. 이 책의 부피 때문에 인공비료에 대한 문제, 유기농법, 살포제의 독, 음식물과 야채의 저장과 공급에서 일어나는 해에 대하여 간략하게 몇 장으로 나누어 설명하겠다.

표 20-1.

	사과	감자	순무	양배추	말린 리마콩	오트밀
포타슘	125	440	332	243	1,743	380
소디움	15	19	59	20	245	81

※ 100그램의 신선한 식품에 있는 양. 보통의 식품에 들어 있는 식사에 적합한 회분의 양 (러스크의 도표에 수정을 가한 것임)

 과일과 채소를 선택할 때 가장 중요한 것은 포타슘과 소디움의 함량이 얼마나 되는가를 아는 것이다.[6] 표에 의하면 감자의 소디움 함량이 가장 낮은데, 신선한 감자 100그램에 19밀리그램이 들어 있으며, 포타슘은 그 32배나 되는 440밀리그램이 포함되어 있다. 사과의 경우는 소디움과 포타슘의 함량이 15 대 125로 포타슘이 소디움의 약 8.5배나 된다. 이 표는 사실 정확하지는 않은데, 그 이유는 채소·과일·우유는 시간에 따라 아주 다른 수치를 보이기 때문이다. 인류가 자연농법에서 멀어지면 과일과 채소의 함량도 변할 것이다. 즉 소디움 함량이 높아지고 포타슘의 함량이 줄어들 것이다.
 멀지 않은 장래에 병원과 암치료소, 그리고 여러 가지 만성적인 퇴행성 질병 치료소는 많든 적든 유기농법으로 생산된 과일

---

* 이 책 제33장 참조.
6) Chas. H. Best and Norman Burke Taylor ed., *op. cit.*, p. 770.

과 채소를 이용하라는 압력을 받게 될 것이며, 만일 그러한 식품을 이용하지 않으면 치료 효과가 점점 줄어들 것이다. 독에 찌들은 토양은 퇴행성 질병을 증가시킬 뿐 아니라, 인체의 치유력까지 감퇴시키기 때문이다.

제21장
무 염 식

　인간의 영양에서 소금의 역할은 오랫동안 논쟁의 대상이 되어 왔다. 어떤 전문가들은 소금을 단순한 양념이나 자극물로 보아 소량을 이용하면 해가 없으나 많이 이용하면 해가 될 수도 있고, 소금이 식품에 자연적으로 포함되어 있지 않으므로 보통의 영양에서는 없어도 된다고 주장한다. 다른 이들은 소금이 인류의 영양에 꼭 필요하다고 하는데, 그 이유는 식품에 포함되어 있는 소금의 함량이 적어서 정상적인 사람이 활동을 하는 데 충분하지 않기 때문이라고 한다.
　이 두 견해는 나름대로 잘 뒷받침되고 있다.
　올프-아이스너는 소금은 비타민에 비유할 수 있는 것으로 소금을 완전히 배제한다는 것은 음식물 자체를 배제하는 것과 같다고 단언한다. 사실 소금을 완전히 배제한다는 것은 불가능하다. 모든 식품에는 자연적인 염화나트륨이 각기 양을 달리하여 포함되어 있기 때문이다. 그러나 올프-아이스너는 이렇게 말한다. "……식품에는 소금이 없기 때문에 요리할 때 넣는 것이 유일하다. 따라서 반드시 소금을 인위적으로 넣어야 한다." 사람에게 얼마의 소금이 필요한가에 대해서는 이론이 분분하다.

보통의 유럽인들은 하루에 10~15그램의 소금을 취하고, 미국인들은 하루에 평균 10~12그램을 취하며 아시아인들과 아프리카인들도 많은 차이를 보이고 있다. 모든 생리학자들이 이들 소금의 양이 필요량보다 훨씬 높다고 주장한다. 달리 표현하면 사람들이 인체가 소금을 요구해서 먹는 것이 아니라 음식의 맛을 내기 위하여 먹는다는 뜻이 된다.

1901년 분제는 소금이 필요한가에 대해 여러 가지 실험을 했다. 이 실험들을 통해 육식을 많이 하는 동물은 적은 양의 소금이 필요하나 초식동물은 소금이 많이 필요하다는 것을 알았다. 그는 인간의 경우에도 같은 관계가 나타나리라고 믿었다.

육식을 많이 하는 도시인들과 채식을 많이 하는 시골인들이 먹는 소금의 비율은 1 대 3으로 나타났다. 이와 비슷하게 육식을 하는 유목민들은 소금을 아주 적게 취한다는 것도 밝혀졌다. 그와는 달리 농업을 하는 흑인들은 소금 수요량이 매우 커서 소금이 자연적으로 물물교환의 단위가 되었다.

분제는 여러 차례의 실험을 통하여 채소에 들어 있는 포타슘을 많이 소비하면 인체가 많은 양의 염분을 배설한다는 사실을 알았다(그는 1901년에 이 뻬어난 실험을 하였는데, 그의 결론이 바르다고 하여 논쟁거리가 안 되는 것은 아니다).

애브더할덴은 분제의 견해에 따라 채식을 먹는 부족이 소금을 많이 먹는 이유를 이렇게 설명했다. 포타슘이 많은 식품은 소디움의 배설을 증가시키므로 소금의 요구량이 늘어난다.

분제는 사람들이 체내 '염분의 균형'을 유지하기 위해 매일 소금을 4~5그램 이상 먹어야 한다고 생각했다.(보이트에 의하여 제기된 설) 헤르만스도르퍼는 그의 박사논문에서 인간이 하루에 15그램의 소금을 소비한다고 하지만 하루 1~2그램 정도의 소금밖에는 처리할 수 없다고 주장했다. 그는 소금의 배출에 따른 조사를 하기 위해 스스로 단식 실험을 할 때 늘 2그램의 소금을 취했다.

이러한 견해들은 소금의 상식적인 이용법을 나타내고 있기는 하나 어떤 면에서는 한쪽으로 치우쳐 있다고 생각된다. 수 천 명의 환자들을 상대로, 그리고 나 자신 스스로 실험을 해보았는데, 소금에 대한 요구는 맛을 아는 신경에 의한 것이며 어릴 때부터 그렇게 길들여졌기 때문이라는 결론을 얻었다. 소금이 필요하다는 생각은 마치 모든 사람에게 술이 필요하다는 생각과 같은 것이다. 심지어는 동물들도, 특히 사람과 비슷한 원숭이는 만성적으로 알코올을 마실 수가 있는데, 이 때문에 알코올이 인간에게 필요한 필수적인 영양이라고 말하지는 않는다. 그와 마찬가지로 소금이 일반적인 사용에서 없어서는 안 된다고 하는 것은 아주 잘못된 견해다.

세상에는 소금을 전혀 사용하지 않는 부족들도 있다. 호머가 그들에 대한 이야기를 썼으며, 살루스트도 소금을 전혀 사용하지 않는 누미디안 사람들 이야기를 썼다. 그런 사실들을 무시하고, 모든 사람들이 태고 때부터 소금을 먹어왔다고 가정해도, 그 사실이 소금이 인류에 이로운 것이라는 증명이 되지는 않는다. 어쨌든 오늘날까지 병인학상 그 원인을 확실히 알 수 없는 만성질병이 만연해오고 있다. 그리하여 사람들의 잘못된 생활방법에서 질병이 발생하는 정도가 얼마쯤 되는가를 정확히 판단할 수가 없다.

우리에게 흥미로운 것은 현대에 와서도 소금을 먹지 않고 살아가는 부족들이 있다는 사실이다. 브르고크 교수는 키르그히지안 사람들은 폐결핵에 걸리지 않는데, 그들 가운데 유목민들에게는 가끔 폐결핵 환자가 발견된다는 보고를 했다.[1] 유목민들은 소금을 먹지 않는다. 키르그히지안 농민들은 소련농민들처럼 소금을 먹는데, 스텝지역에서 소금을 쉽게 구할 수 있다고 한다.

---

1) *Dtsch. Aerztezeitung.* 176/129.

(여기서는 강한 술인 쿠미스의 역할에 대해서는 말하지 않겠다) 키르그히지안 사람들이 브르고크 교수에게 말한 바에 따르면, 그들이 빵과 소금을 먹기 시작한 후로 시력과 후각이 매우 떨어졌다. 소금을 먹는 유목민들은 여우를 알아내는 후각을 잃었다. 시베리아에서 살고 있는 부족들은 소금을 대단히 싫어한다고 브르고크 교수는 보고했다. 난센은 북극을 탐험하면서 에스키모인들이 소금을 싫어했으며 그들은 초대받지 않은 손님들이 오면 소금이 많이 든 음식을 주어서 피해버린다고 했다. 스탠리와 리빙스톤도 소금을 전혀 모르고 있는 부족들을 만났으며 그들이 처음으로 소금을 먹은 후 어떤 중독현상을 일으켰다고 보고했다.(앨버트 슈바이처의 보고서도 읽어볼 것)

우리들이 관찰한 바에 따르면 몇몇 건강한 간호사들이 몇 달 동안 무염식을 하다가 정상적인 가정식을 하게 되자 설사와 구역질을 일으켰다. 이것은 소금을 먹으면 그 영향이 유기체에 깊이 스며든다는 것을 나타낸다. 소금을 먹지 않으면 견딜 수 없다고 믿었던 어느 간호사가 6개월 동안 소금이 들어가지 않은 음식을 먹은 후 다시 소금이 든 음식을 대했을 때, 젊은이가 처음으로 담배를 피웠을 때와 같은 반응을 경험했다.

나라, 종교, 정치적인 동기에 의해 인류 영양의 한 부분인 술·담배·소금에 대한 평가가 행해진 적은 있으나 그것들을 의학적인 것과는 결부시키지 않았다. 그러므로 인류 영양에서 소금의 의미를 논하면서 인종학적인 관찰은 제외해야 한다. 그리고 소금을 먹는 것이 '자연적'이라거나 필요하다는 보기를 동물 세계에서 끌어내려는 실수도 범하지 않아야 한다. "자연적인 영양"이니 아니니 하는 논쟁도 할 필요가 없다. 식사에 넣어서 좋지 않는 쪽으로 습관화되었다면 소금이 영양이란 말은 거부해야 한다. 소금이 자연적인 영양인가 아닌가는 소금이 질병치료에 유용한가와는 전혀 관계가 없다. 실제에서는 소금이 질병치료에 필요한가 하는 것이 유일한 의문이 된다.

그러나 결론을 도출하기 위하여 동물의 세계에서 소금이 요구되는가에 대한 몇 가지 논증을 짤막하게 소개하고자 한다.

중부 인도나 데칸처럼 대단히 넓은 지역에서 체육경기가 많이 벌어지는데 소금은 일체 쓰지 않는다. 이와 같은 현상은 다른 곳에서도 많이 보인다. 원숭이들도 특별히 소금을 필요로 하지 않는다. 인간이 먹는 소금이 든 식사를 원숭이에게 주면 술과 담배 그리고 구운 육류가 함께 있을 때만 먹으려 한다.

구스타브 리들린 박사에 의하면 동종요법(同種療法)*의 창시자인 하네만이 그의 제자들과 소금 사용에 대해 여러 가지 실험을 했다고 한다. 이들 실험을 위해 하네만과 그의 제자들은 평소에 먹던 양보다 훨씬 더 많은 양의 소금을 몇 주, 혹은 몇 달 동안 먹었다. 거기에서 얻은 나쁜 결과들을 구스타브는 《소금》 9~15쪽에 소개하고 있다.[2]

'무염식'을 반대하는 논거들을 올프-아이스너는 대개 다음과 같이 열거하고 있다.('무염'[3]이라는 뜻은 음식에 소금을 넣지 않는다는 뜻이다)

채소로 많은 영양을 취할 때는 몸이 소금을 더 필요로 하게 되는데, 채소에는 소금이 풍부하게 들어 있지 않기 때문이다. 유기체내에서 식물의 포타슘탄산염은 염화물, 소디움과 결합하여 소디움염화물과 소디움탄산염을 형성하는데 그것이 염화물과 소디움을 배설시킨다. 그 손실을 보충하기 위해 소디움과 염화물을 투여해야 하며, 그래서 소금을 먹어야 한다.

올프-아이스너는 그의 책에서 이미 잘 알려진 분제의 실험 결과들을 인용했는데, 분제는 포타슘량이 소디움량보다 32배나 많은 감자를 주식으로 하는 사람들만이 소금이 더 필요할 것이라고 했다. 그의 책에는 다음과 같은 사항들이 설명되어 있는데

---

* 감기가 들면 열을 올리고 설사를 하면 설사제를 이용하여 설사를 더 시키는 등의 요법.
2) Gustav Riedlin, *Das Kochsalz (Salt)*, Paul Lorenz ed., Freiburg, 1924.
3) 소금뿐 아니라 과일로 만든 산도 신진대사의 변화를 일으킨다.

내용이 대단히 이상하다.

(1) 사과에는 포타슘이 소디움보다 100배나 더 들어 있는데 사과를 많이 먹을 때도 소금을 먹을 필요가 없다.(어떤 사람들은 날을 정해놓고 사과만 잔뜩 먹기도 한다)
(2) 일반적인 견해에 의하면 위의 염산은 인체가 소금을 먹음으로써 만들어진다. 그러므로 소금을 먹지 않으면 염산의 형성이 줄어들어서 식욕이 일어나고 소화가 잘 되는 등의 반응들이 일어나는데, 소금의 부족이 염산 형성을 중지시키기 때문이다.
(3) 폐결핵 환자의 땀에는 염분이 1퍼센트 포함되어 있는데, 발한으로 인체에서 소금을 빼앗았기 때문이다.[4]
(4) 거기에 대하여 신장이 인체의 이온상태를 조절한다. 열이 나는 등의 감염으로 일어나는 대부분의 질병에서는 오줌 속의 소금 함량이 줄어드는데, 환자에게 소금을 먹여도 그러한 현상이 일어난다.(따라서 신장이 건강하다면 어떻게든 염분의 배설을 조절하므로 소금을 먹을 필요가 없지 않느냐는 논쟁을 불러일으키게 한다. 그러나 로드-코업스키에 의하면 신장에 병이 든 사람도 소금을 걸러낼 수 있는데 1리터 속에 5그램의 소금이 들어 있으므로 신장병 환자들도 5그램의 소금을 먹어야 한다)

우리의 환자들도 이와 같은 논쟁을 해왔는데, 그들은 소금에는 특수한 영양가가 있고, 식욕을 돋구며 갈증을 일으킨다고 주장하기 때문에, 의사들도 때로는 그러한 요구를 깊이 생각해보지 않을 수 없다.

올프-아이스너가 주장하는 첫번째 논의에 관한 한, 그들이 반론을 제기할 수 있을 것으로 보이는 상황, 예를 들어서 소금의 배설이 늘어나는 상황이 내게도 일어났다. 분제의 견해에 근거해 올프-아이스너가 제시하는 이론이 옳다면, 즉 채식을 하면 인체의 소금 배설량이 늘어난다면 그것은 정확히 내가 식사요법에서 얻고 싶어하는 바다. 식사법으로 소금의 배설량이 늘어난다면 여러 면에서 그 식사법은 효과가 더 있다는 뜻이 된다.

---
4) *Med. Welt*, 1929, p. 1821.

몸에서 빠져나가는 소디움과 염화물을 대체할 필요가 없다는 것은 당뇨병 환자가 오줌으로 당분을 많이 배설해도 당분을 더 취할 필요가 없는 것과 마찬가지다.

"그렇게들 씌어 있지만, 소금을 넣지 않은 식품은 소디움량이 낮아서 생명을 유지하지 못한다고 할 수는 없다"[5]는 말을 인용하고 싶다.

감자에 소금을 쳐야 할 필요가 있다는 논의에 대해 설명하면서 포타슘이 소디움보다 100배나 더 많은 사과에 대해서도 설명했는데, 일반적으로 특별한 미식가가 아니라면 사과에 소금을 치지는 않는다(결국 습관과 맛의 역할이 중요하다는 것을 보여준다. 농부들은 사과에 소금을 뿌리는 사람들을 비웃을 것이다. 그러나 그들은 감자에는 소금을 뿌린다).

위의 염산과 소금의 섭취는 관계가 있는 것으로 알려져왔다. 그러나 위산이 소금의 섭취에 영향을 받는다는 말은 증명되지 않았으며, 내 경험에 의하면 오히려 그 반대다.[6] 로스만에 의하면 정상적인 사람의 위액에는 400~500밀리그램의 염산이 있으며 염산의 pH는 0.97에서 0.80 사이라고 한다. 위액의 생산과정을 말하려면, 몸의 모든 유기체, 특히 간이 위액의 형성에 얼마나 깊이 관여하는가를 생각해보아야 한다. 그것은 간이 특정 기관에서 어떤 특수한 과정이 일어나는지에 관계 없이 몸 안의 모든 작업에 관여하는 것과 같은 것이다.

아프리카 토인들에게 미치는 백인의 식사법[7]

"현대의 병원에서 일어나는 것에 대하여 말을 해야겠는데 올해의 일이었다.

---

5) Alfred T. Shohl, *op. cit.*, p. 121.
6) Eimer, *Deutsch. Med. Wo.*, No. 24, 1930.
7) Albert Schweitzer, "Briefe aus dem Lambarenespital"(Letters from the Lambarene Hospital in Africa), 1954.

우리는 이 지역인으로는 처음 발생한 충수염 환자를 수술해야 했다. 백인들에게는 자주 일어나는 이 질병이 왜 이 나라 흑인들에게는 일어나지 않는가에 대한 확실한 설명이 없었다. 아마도 이같은 질병이 예외적으로 일어난 것은 영양의 변화에서 그 근거를 찾을 수 있을 것이다. 많은 원주민들, 특히 대도시에 살고 있는 원주민들은 이제 옛날과 같이 먹지 않는다. 옛날에는 대개 과일·야채·바나나·카사바·이그남·타로·고구마 등을 먹고 살았지만 현재는 연유, 깡통에 든 버터, 저장된 육류와 생선, 빵 등을 주식으로 삼기 시작했다.

우리 지역에서 문명의 다른 질병인 암이 발생한 흔적은 아직까지는 없다. 물론 옛날에는 암이 거의 없었다고 단정할 수는 없다. 종양을 조사하는 등 원주민의 진정한 자연성을 알아볼 수 있는 현미경조사가 행해진 것이 겨우 몇 년밖에 되지 않았기 때문이다. 내 경험으로는 암의 발생은 1913년으로 거슬러올라가야 할 것 같다. 그 전에 암이 발생했다 하더라도 매우 드물었을 것이며, 그 후로 횟수가 늘어났다. 그러나 유럽이나 미국의 백인사회에서처럼 암이 넓게 퍼져 있지는 않다.

원주민들의 암 발생률이 높아지는 것은 소금 섭취의 증가와 명백한 관련이 있어 보인다. 옛날에는 바닷가에서 추출한 적은 양의 소금이 있었을 뿐인데 이제는 소금이 오지에까지 들어가 있다. 과거에는 교통편이 아주 제한되어 있었다. 그러므로 바닷가에 살던 부족의 장사꾼에 의해 소금이 상류에 있는 부족으로 운반되었다. 그런 식으로 소금이 한 부족에서 다음 부족으로 옮겨져 오지 쪽으로 멀리 들어갔는데, 장사꾼들은 자기 부족에게 나누어준 후 적은 양만을 다음 부족에게 넘겨주었으며 추장들은 자기 부락을 거쳐가는 소금에 무거운 관세를 매겼다. 이러한 과정 때문에 소금은 바닷가에서 120마일 이상 들어갈 수 없었다. 내가 여기에서 활동을 시작할 때부터 알고 지내는 노인들의 정보에 따르면 옛날에는 오지에 소금이 없었다고 한다.

이런 상황은 1874년 백인들이 이 땅에 와서 상류로 교통편을 대기 시작한 이후부터 변해갔다. 조그만 백에 몇 파운드씩 담겨진 유럽산 소금이 배에 실려왔다. 내가 람바르네에 처음 왔을 때만 해도 소금은 매우 귀하여 대단히 값나가는 것이었으며 대개 보수의 형태로 수수되는 것이 보편적이었다. 강을 따라 여행해야 할 사람이나 처녀림을 따라 여행해야 할 사람들이 돈을 가져가지 않고 소금(미국에서 수입한 담배잎도 가져갔다)을 가져갔는데 그것으로 뱃사람들이나 육로운송자들에게 먹일 바나나와 카사바를 교환했다. 그 후 점차 소금의 소비량이 늘어났다. 지금도 흑인은 백인만큼 소금을 소비하지는 않는다. 우리 병원에서 식사를 하는 환자들은 한 달에 겨우 몇 그램의 소금밖에 먹을 수 없으나 그들은 그 양으로 만족한다.

그러므로 옛날에는 이 나라에 거의 없던 암이 현재는 더러 발생하는 것은, 옛날에는 소금이 거의 없었다가 적은 양이긴 하지만 현재는 소금을 사용한다는 것과 관계되었을 가능성이 있다. 희한한 것은 우리 병원에서는 아직 한 사람의 암환자도 없었다는 사실이다. 그렇지만 백인들 사이에서 나타나는 감염질병이 점차 보이기 시작했다. 폐결핵은 전 시대에 걸쳐서 발생하는 질병이긴 하지만 옛날에도 지금처럼 만연했던가는 의문이다. 내 관찰에 의하면 폐결핵 발병은 제1차세계대전 이후에 더욱 늘어났다."

크레머[8]의 실험에 의하면 환자의 위에 들어 있는 음식을 위한 위액은 자연식품에 포함되어 있는 소금 외에 따로 소금을 주지 않아도 몇 달 동안 정상이었다. 환자들의 식욕도 소금 때문에 줄어들지 않는다. 특히 심각한 환자들의 경우에는 처방을 시작한 후부터 식욕이 늘어났다.

어떤 환자들은 땀으로 소금이 약간 배설되어도 치료에 아무런 영향이 없었다. 치료를 통해 땀의 발한이 줄어들다가 곧 완전히

---

8) *Med. Welt*, No. 11, 1930.

멈추기 때문이다. 스트라우스가 무염식으로 수분이 빠지고 점액질도 줄어들기 때문에 그런 현상이 일어난다고 정확하게 표현했다. 그는 체내의 소금을 빼면 전기관지질병, 질분비증, 농에도 치료 효과를 높여준다고 결론지었다.

마지막 논리인 건강한 신장은 유기체의 이온상태를 조정하기 때문에 소금 섭취에 제한을 가할 필요가 없다고 한 것은 너무 일반적인 표현으로, 소금의 배설에 영향을 주는 신장의 기능 이외에 중요한 요인들을 고려하지 않고 있다.(호르몬, 내장신경계의 긴장, 순환 등에서)

병든 신장도 오줌 1리터당 5그램의 소금을 배설할 수 있다는 것은 소금 섭취량에 대해서는 특별한 의미를 갖지 못한다. 그러나 염화물이온은 신장에 의해 모아지는 물질들 가운데서 특별한 위치를 가질 만하다. 혈장에 비해 신장은 오줌을 40~80배, 요산은 25~50배, 당뇨병 환자의 경우 당분을 3~50배 가량 모으는데 염화물을 모으는 것은 겨우 2~5배 정도다.[9] 지난 40년 동안 신장병에 소금을 제한시켜 얻은 결과들이 있다. 스트라우스는 하루에 소금을 2.5그램 이하로 철저하게 제한했으며, 누르덴은 '3차 정도'라 하여 하루에 1.513그램씩 주었는데 이들 방법은 통상적인 무염식과 비슷한 것으로 병이든 신장에 주는 부담을 줄였다고 한다. "영양으로 염화물질의 섭취를 늘여서 신장의 발작과 부담을 줄여주자, 놀라울 정도로 신장이 빨리 회복되었는데……소금이 많은 식사보다 무염식을 하면 염화나트륨을 더 많이 배설한다."[10]

누르덴 역시 무염식으로 신장질병을 고칠 수는 없다고 보았다. 끊임없이 일어나는 초조를 진정시키면 치유 조건이 좋아지는데 그 비슷한 것이 식사의 효과로 나타난다. 소금을 빼는 것이 여러 가지 질병을 고치는 역할을 하지는 않으나 소금은 분명

---
9) Lichtwitz, op. cit., p. 501.
10) Noorden-Salomon, Handbuch der Ernaehrung, 1920, p. 913.

중요한 요소다. 심한 초조감은 소금을 제한하면 사라진다. 게다가 올프-아이스너가 지적했듯이 정상적으로 기능하는 신장에 의한 소금의 배설이 열 때문에 제한되고 소금을 더 취해도 잔량이 일정하다고 하더라도, 그것으로 인체가 소금을 잘 처리하고 있다는 결론을 내리고 그대로 방치해서는 안 된다. 그것은 유기체가 열이 발생한 상태에서는 소금을 모두 소화시키지 못하고 있음을 보여줄 뿐이다. 따라서 일시적으로 소금을 제한하는 것(단식, 영양을 취하지 않는 것 등)이 급성질병(감염질병도)에 대한 올바른 치료법이다. 그리고 병든 신장이 5그램의 소금을 배설시킨다고 하여 5그램을 꼭 먹어야 하는 것도 아니다. 반대로 신장을 비롯한 다른 기관들을 아껴야 신장을 치료할 때 얻는 비슷한 결과들을 다른 질병들, 즉 심장병·암 등에서도 얻을 수 있기 때문에 그렇게 노력하는 것이 더욱 현명할 듯하다.

클로드 버나드는 위액에 있는 염산의 출처에 대해 최초로 연구한 사람들 가운데 하나다. 그는 페리사이안화칼륨과 철분의 유산염을 정맥에 주사했다. 그 물질들이 산이 없는 상태에서 감청색 반응이 나타나게 했다. 주사한 후 위의 점액은 청색으로 변했으나 위벽의 세포와 바닥의 샘들은 그렇지 않았다. 의심할 것 없이 염화물의 출처는 혈중에 있는 소디움염화물인 것이다. 염화물은 벽측 세포에서 이온화된 염소이며 위의 자유로운 공간으로 스며든다. 거기에서 염소는 수소이온과 결합해 유리염화수소를 형성하는데 그것은 분비되지 않는다. 정맥혈은 염화물에서는 위점액질을 적게 남기고 나트륨중탄산염에서는 많이 남겼다.

결론적으로 동물유기체의 전체적인 미네랄 신진대사에 대한 연구가 충분히 진행되지 않았다는 사실을 강조해야 한다. 그러므로 우리는 아직 염화물이나 소디움, 또는 그 둘의 결합물인 염화나트륨, 혹은 그 두 물질의 다른 결합물에 대해서도 확실한 설명을 할 수 없다. 우리는 건강한 인체에서나 병든 인체에서 어떤 관계와 상태를 만들어줌으로써 만족할 수밖에 없다.

제22장
암식사요법과 소금

　호프만 박사는 워터만의 획기적인 연구가 "환경에서 염분의 교환에 노출된 세포의 전기적 활동"에 많은 시사점을 주고 있다고 했다. 호프만은 이어서 다음과 같이 말했다. "워터만은 기관들이 완벽하게 정상적인 상태에 있는데도 세포가 극화되어 조기변화를 일으키면서 조직내의 정상적인 활동을 공격하는 것을 알아낼 수 있는 기준을 발견했다."
　메이어는 "균형을 잃으면 염분은 세포신진대사에 문제를 일으키는 원천이 된다"고 했다. "그러므로 섭취한 음식의 종류와 모든 기관들의 정규적인 기능, 그리고 그들의 상호 의존성이 부분적인 장소에 나타나는 소금의 양과 비율을 결정한다는 것이 명백해 보인다."[1]
　그러면 암을 진행시키는 원인이 되는 상태에 대한 논의에서 미네랄의 불균형이 가장 심각하고도 중요한 의문이 된다. 이 문제와 관련하여 메이어가 다음과 같이 말한 것을 인용해보자.

---

1) O. E. Meyer Göttingen, 1923.

"기왕의 환자들 가운데 실제로 암환자가 될 가능성이 더러 있다는 것을 항상 기억하면서 음식이 암을 진행시키는 데 대단한 영향을 미친다고 생각하는 것이, (물론 이 말은 기존의 암환자가 어떤 특별한 식사로 고쳐질 수 있다는 뜻과는 다르나) 일반적인 의료행위와 동등하게 취급되어야 한다. 이제까지 경험으로 보아 어떠한 의료행위도 암을 치료하는 기본이 된다는 정당성이 없기는 마찬가지다."

"그러나 나는(호프만 박사-인용자) 이러한 결론에 동의하지는 않는다. 반대로 암환자의 식사는 암진행에 대단한 영향을 미치는데 음식의 섭취와 음식의 화학적인 구성이 암을 증가시키기도 하고 줄여주기도 한다."[2]

치료과정에서 다음의 사실을 알게 된다. 즉 무염식을 하면서 제독을 시키면 모든 기관에서 나트륨·염소·수분이 감소된다. 이렇게 되면 세포의 부종과 음성의 전위가 동시에 줄어든다. 그리하여 음성적으로 전하된 포타슘그룹의 미네랄과 양성적으로 전하된 요오드 구성분자들에게 길을 열어준다. 이러한 변화들이 암세포가 신진대사율을 높이도록 강제하는 것으로 보인다. 내 의견은 두말할 것 없이 미네랄 신진대사가, 되살아나는 여러 과정들과 연합하여 암세포를 죽이는 결정적인 역할을 한다는 것이다. 암세포만이 발효를 할 수 있다. 그러므로 암세포들은 새로 발생한 격렬한 변화들을 수용하지 못하고 무너져 죽게 된다. 신진대사의 이 부분은 적당히 구성되어야 하며 간의 기능에 의해 끊임없이 재활성화되어야 한다. 그리하여 모든 활성 기능, 즉 회복된 미네랄 신진대사 기능, 제독 기능 등 치유력에 필요한 여러 기능들이 간으로 모여 쌓이게 된다고 추정된다.

어떤 전문가들은 소금이 종양물질의 성장을 부추긴다고 믿고 암식사에서 소금을 제한해야 한다고 했다.[3] 1935년에 F. 블루멘

---

2) Frederick L. Hoffman, L.L.D., op. cit., p. 347.
3) Ibid., p. 410.

탈과 E. 헤서는 그와 반대되는 의견을 제시했는데, 그들은 소금이 매우 적은 음식이 종양물질 형성을 저해하는 것은 아니라고 보았다. 다른 전문가들은 단백질이 적고 포타슘이 풍부한 음식이 알칼리증을 촉진시켜 암성장에 유리한 조건을 만든다고 보았다. 그들은 "알칼리증이 없으면 암이 발생하지 않는다"고 강조했다. 유명한 식품화학자인 라그나 버그[4]는 이 견해에 강하게 반대했다. 물론 알칼리증을 형성하는 식사가 암 성장에 책임이 있을는지도 모른다. 그러나 이 모든 의견들은 아직은 이론의 범주일 뿐이다.

 암에 대해 소디움과 포타슘이 가지는 역할이 있을 가능성은 있으나 이는 아직은 분명하지 않다. 전문가들의 연구와 결론은 전체적으로 대단히 실망스러울 뿐이다. 내 의견은, 암은 특별한 질병이 아니며, 일정한 증후를 갖지도 않고, 모든 암이 어떤 일정한 단계로 똑같이 성장하지도 않는다는 것이다. 암은 일반적인 증후가 아니다. 암의 숨겨진 원인은 간을 중독시키는 데 있다. 그것이 암이 생물학적으로 결론을 얻지 못하는 논쟁거리가 되는 원인이다. 최근에는 간을 "생명의 균형바퀴"라고 부르는데, 암은 바로 간의 질병이며, 간에는 많든 적든 거의 모든 신진대사 기능들이 집중되어 있다. 모든 다른 기관들이 간으로부터 병리학적으로 영향을 받고 해를 입으며 중독될 수가 있다. 많은 이들의 연구내용 가운데는 옳은 것도 있지만 모두가 실험에서 확인된 것은 아니다. 워터만은 "암환자의 경우 혈장의 소디움 함량은 변하지 않는다"는 것을 알아냈다. 베네딕트와 테이스는 "암환자의 혈장에는 소디움의 함량이 정상적"이라고 결론지었다. 피츠와 존슨은 암환자와 일반 환자들의 혈장내 소디움 함량과 수포액내 소디움 함량을 조사했는데 "이들 액체에 들어 있는 소디움 함량이 암환자나 일반 환자에 관계 없이 동일하다"는 사실을 발견했다. 프라이 박사는 1926년의 영국 암조사에서 종양

---

4) Zeitschrift fuer Volksernaehrung, 9 : 119, 1934.

을 가진 쥐의 경우 종양이 활발히 성장할 때는 혈액에 있는 소디움 함량이 정상의 쥐보다 25퍼센트가 높고 종양이 퇴각할 때는 정상의 쥐보다 60퍼센트가 더 높다고 설명했다. 마우드는 한 발 더 나아가 소금이 암의 근본적인 원인이라고 했다.

암환자에 대한 무염식의 목표

무염식의 주된 목표는 몸 안 모든 조직에 쌓여 있는 독·찌꺼기와 함께 나트륨·염소·수분을 배설시키는 것이다.

이러한 독과 찌꺼기들은 배설시키기가 어려운 물질로서 병든 조직, 특히 간과 신장에 자극을 준다. 인체내의 이런 상태 때문에 무염식을 하면 2~3일 만에 폐결핵·암 환자 등 만성질병 환자들이 염화물질을 쏟아내는 듯하며, 병의 진행에 따라 대개 8~14일 동안에 배출량이 늘어간다. 무염식으로 이러한 상태가 끝나면 거의 정상 수준을 유지하는데 염화나트륨 배설은 더 증가되고, 때에 따라서는 2~3일간 혹은 그 후 어느 하루에 독물이 더 많이 배설되기도 한다. 이러한 '발적상태'는 메스꺼움·설사·신경부조화 등을 한동안 동반하기도 하는데, 이런 현상들은 담즙 분비와 내장신경계의 자극으로 일어난다. 여러 번의 '발적상태'가 끝나면 환자는 편안해지고 정신적으로도 좋아진다.

무염식이 필요한 증후들

(1) 부종과 피하조직에 비정상적으로 소디움과 염화물이 쌓여 있을 때(신장병증을 나타낸다).
(2) 심신(心腎)이 피로할 때.
(3) 만성질병 특히 폐결핵이나 암 등으로 포타슘이 손실되고 나트륨이 차 있을 때.
(4) 제독을 할 때.(제독은 질병의 정도에 따라 행해져야 한다. 그리고 회복이 되는 동안에도 제독은 계속해야 한다)

제23장
살 충 제

    최근에 들어 살충제 살포가 우리가 먹는 음식과 인체에 더욱 많은 해를 준다는 것을 알게 되었다. 식품의 생산이 우리들의 외부 신진대사를 나타낸다는 것은 아무리 강조해도 부족하다. 이 주제에 흥미를 가진 분들은 하원의 81차 회의 제2차 회기에 서 있었던 '식품생산에서 화학제품의 사용을 조사하기 위한 하원 선택위원회'에서 행한 청문회 내용[1]을 읽어보라고 권하고 싶다. 비스킨드 박사의 증언에서 그가 이 분야에서 연구한 실적과 그에 대한 대책이 명료하게 나타나 있다.

    아래의 내용은 그 청문회에서 밝힌 비스킨드 박사의 주장을 요약한 것이다.

    "사람들이 오늘날처럼 살충제 DDT와 클로로페노테인, 그리고 뒤에 개발된 살충력이 더 강한 물질들을 통제 없이 사용할 수

---

[1] Created Pursuant to H. Res. 323, Reprint #2-52, Wisconsin : Lee Foundation for Nutritional Research, Milwaukee 3.

제23장 살 충 제 195

있게 한 것은 인류역사상 그 비슷한 예를 찾아볼 수 없다.……
특히 DDT를 일반 대중들이 사용할 수 있도록 허용했을 때 놀
라움은 더욱 컸다. 이 물질이 여러 동물에게 엄청난 독을 쌓으
며, 이것이 체내 지방에 축적되어 우유에서도 나타난다는 사실
이 이미 의학계에 보고되고 있다. 이제는 DDT가 인간에게도 독
을 쌓고 있음이 보고되고 있다. 그러나 이러한 연구내용들은 거
의 완전히 무시되거나 잘못 전달되어 왔다.

　DDT와 그에 관련되는 물질들을 대량 사용함으로써 이들 물
질로 인하여 동물과 인간이 중독되고 있다는 추가적인 정보도
많이 있다. 그런데도 어찌된 일인지 인간에게는 이 물질들을 견
딜 수 있는 능력이 있다는 환상적인 미신이 나오고 있다. 이 물
질들이 축적되고 포착되지 않는 데다가 나타나는 현상이 다른
많은 상태들과 비슷하기 때문에 의사들이 위험성의 대부분을
모르고 있다. 게다가 그에 대한 증거들을 믿지 않고, 무시하고,
잘못 전달하고, 없애버리거나, 진정시키거나, 심지어는 환상적인
이중언어까지 동원하는 범죄를 저지르고 있다.

　지난 해 초 나는 DDT가 인간에게 주는 독성에 대해 연구한
결과를 몇 권의 책에 발표했다. 제2차세계대전 직후부터 의사
들이 여러 증후를 나타내는 환자들을 발견했는데 가장 대표적
인 것이 위장염, 계속적으로 재발하는 신경성증후군과 극심한
근육무력증이다. 그에 대한 원인을 알지 못한 채 1947년 LA에
서 이러한 증후군이 창궐하자, 'X-바이러스'에 의한 것이라고 폭
넓게 인정되어 왔다. 다른 의사들도 이러한 환자들을 보았으며
나 자신도 많이 만났다. 다른 의사들도 그렇겠지만, 나는 아주
어려운 수수께끼를 접한 것 같았다. 그것은 감염 과정과는 다르
다는 것을 알게 되었으며 어떤 독성을 나타낸다는 생각이 강하
게 들었다. 현재 유포된 미신보다도 DDT 독성이 훨씬 더 강하
다는 것을 알게 되었는데, DDT의 많은 양이 농업에 이미 사용
되었다는 것을 읽고 나서야 이 물질이 그 증후를 일으킬 수 있

다는 것을 깨달았다. 나는 즉시 구할 수 있는 책들을 읽었으며 DDT 독성에 의한 현상과 증후가 내가 본 환자들이 나타내는 것과 아주 유사함을 알고 더욱 깊이 조사했다. 사실은 1945년에 영국에서 두 명의 전문가들이 세 사람이 DDT에 노출된 결과 갖게 된 질병에 대하여 아주 정확하게 묘사했다.

  그 질병들은 다음의 증후들 가운데 몇 가지를 나타내거나 모든 증후들을 나타내기도 한다.

  급성 위장염이 일어나며, 메스꺼움·구토·위통, 설사를 동반한다. 콧물이 흐르고, 기침이 나며, 계속하여 목이 욱신거리기가 예사이며, 계속하여 목이 죄이거나 그러한 증상이 자주 일어나며, 아니면 목에 혹이 생기기도 한다. 때로는 죄어드는 것이 가슴·등·어깨에까지 퍼지기도 하고 팔에 심한 고통이 일어나기도 하는데 심장병이나 쓸개에 병이 든 것과 혼동된다. 결합 부위에 통증이 생기고, 일반적인 근육무력증이 일어나기도 하며 피로해서 지치는 것도 예사다. 급성의 경우에서는 방금 말한 증상들이 매우 심하게 일어나서 어떤 환자들은 마비가 왔다고 표현하기도 했다. 어떤 경우는 어지러움에 빠지거나 기절을 하기도 한다. 불면증, 제어하기 어려운 두통, 현기증은 많지 않다. 여러 가지 감각의 마비가 거의 모든 환자들에게 일어난다. 피부의 한쪽에 심한 과민증이 일어나서 며칠 계속되다가 없어지고 다른 쪽에서 재발하기도 하며, 불규칙적인 마비가 일어나고, 따끔거리고, 구역질이 일어나고, 근질근질하고, 특정 부분에 열이 나기도 한다. 수의근에 불규칙적인 경련이 일어나는 것도 흔하다. 사지를 진동시키는 능력이 감퇴되고 체중이 줄어든다. 평형감각에 혼란이 오고, 맥박이 빨라지기도 한다. 피부의 혈관이 수축되면서 심장의 고동이 빨라지고, 손바닥에 땀이 나고, 깜박하고 의식을 잃는 듯한 감각이 일어나고, 그러다가 맥박이 느려지고, 피부가 화끈거리기도 하며, 손바닥의 발한이 약해지거나 멈추는 현상이 일어난다.

위에서 열거한 증상들이 '물결이 일듯이' 일어난다고 수많은 환자들이 증언했다. 어떤 이들은 날이 감에 따라 증상이 일어나는 때를 아주 정확히 맞출 수 있다고 한다. 이러한 반응들은 저혈당증에서 일어나는 것들과 비슷하다. 거기에 더하여 술을 마시거나 갑자기 스트레스를 받으면 증상들이 더욱 악화된다.

가끔 환자들은 이러한 나쁜 증후들이 나타나면 음식을 먹는 것과 관계 없이 상복부에 '공복감'을 갖는다고 불평하는데, 실제로 이러한 증후들은 식사를 잔뜩 먹은 뒤에 일어나는 수가 있다. 음식을 더 먹으려고 하면 갑자기 음식에 질색하게 되고, 딸 국질과 메스꺼움이 일어나기도 한다. 어떤 환자들은 분별 없이 많이 먹어서 정신적인 혼란에 빠지기도 한다.

이러한 증상이 계속되면 모든 감각기관이 온전하지 못하다. 시력·후각·미각·청각에 장애가 일어난다. 피부의 아무 부위에서나 여러 가지 고통이 때로는 길게 때로는 짧게 일어나며 결합부위나 심지어 이빨에도 그러한 통증이 나타난다. 사지 가운데 한 곳이나 여러 곳에 심한 말초신경염이 일어나 격심한 고통으로 오랫동안 고생을 하는 일이 잦다. 살에, 대개 양쪽 살에 통증이 잦다고 불평하는 환자들도 있다. 급성적으로 가벼운 경련이 주로 다리에서 일어나는 수도 있다.

급성발작이 있은 후 한동안 잠잠하다가 불규칙적인 위장관의 발작이 일어나서 몇 주, 또는 몇 달 지속되기도 하고, 조기 피로가 자주 일어나다가 시간이 가면 점차 회복되기도 한다. 초기에는 때때로 열이 나는 경우도 있으나 모든 사람들이 그렇지는 않다. 빈혈 경향이 있거나 백혈구가 어느 정도 증가되는 환자들이 있으나 혈액의 지속적인 변화는 나타나지 않는다. 많은 환자들이 여러 가지 갑작스러운 증상으로 한동안 걱정하는데, 그 후 드물기는 하지만, 격심한 육체적인 고통이 다시 일어나지 않아 구제되는 이들도 있다.

가장 놀라운 것은 어떤 증후들이 계속되면서 몇 달 동안 다른 여러 증후들이 겹쳐서 재발하는 경향으로, 그런 이들은 1년이 지나도록 완전히 회복되지 않으며 자신이 받는 증상이 심한데도 그에 대해 충분히 조사할 수도 없다.

발병률이 매우 높으며, 일반적으로 열병의 반응은 없으나 여러 가지 증후가 변덕스럽게 계속 일어나는데 이러한 장애들이 감염으로 일어났다고 보이지는 않는다. 그리고 앞에서도 말한 바와 같이 완화제 등으로 치료되지 않으며, 독의 침투로 발생한 것들이다. 이러한 유행병이 처음으로 일어난 시기가 바로 많은 시민들이 DDT를 폭넓게 사용하기 시작한 때다. 약리학적으로나 중독학적으로 증상과 증후들을 표현하면 DDT의 중독과 이들 환자들이 갖는 고통이 일치한다.

이들에 대한 모든 표현 가운데 가장 크게 혼란을 주는 것은 환자 자신들의 주관적인 반응의 차이와 지독한 근육무력증이다. 급성으로 심하게 일어나는 경우에 환자들이 똑같은 말을 하는데, "정말 죽고 싶었어요"였다.

이들에게서 나타나는 증상은 내가 읽은 바에 의하면 "아이슬랜드병"과 매우 비슷한데, 격심한 근육무력으로, 다리에서 시작하여 두 팔로, 두 손으로 퍼진다. 환자들은 심지어 음식을 씹기도 어려운 상태가 된다.(《뉴스위크》 1957년 5월호)

견딜 수 없을 정도로 감정적이며 혼란스런 상태라고 하는 것이 가장 적절한 표현일 것이다. 흥분·신경과민·불안·혼란·집중력 결여·주의력 집중불능·건망증·우울, 특히 심한 근심이 자주 일어난다. 이러한 상태들 때문에 정신병이 아닌가 하는 불안이 생긴다. 많은 환자들에게 걱정·혼란·우울증 등이 복합적으로 일어나 자살충동을 일으킨다. 어떤 환자들은 한두 주 혹은 그보다 더 길거나 짧게 계속되는 혼란을 견디다가 다시 그러한 상태가 재발하면 더 살고 싶지 않다고 한다. 질병의 원인이 밝혀지면 환자들에게 병리학적으로 설명하여 어려운 시기를 넘기는데 큰 도움을 줄 수 있으나, 이들 증상은 그 원인을 모르기 때문에 환자들이 견디기가 더 어렵다. DDT에 심하게 노출된 어느 환자는 자살하고 싶은 우울증 때문에 몇 달 동안 정신과 치료를 받았으나 성공하지 못했다. DDT에 노출되어 일어나는 이러한 우울증은 즉시 환경을 바꾸고 오염된 음식을 피하면서 몇 주 동안 견디면 DDT 감염도가 줄어들어 회복된다. 덧붙여 말한다면, DDT에 관련된 여러 독물에 어느 정도로 노출되어야 이유를 대기 어려운 자살충동이 일어나는지 알 수 없다. 정신적으로 이미 곤란을 받고 있는 사람은 그에 더하여 DDT에 중독되었다는 사실에서 받는 스트레스로 더 비참해질 수 있다.

어떤 경우에는, (사실 이러한 경우가 많은데) 모든 가족이 동시에 중독되는데, 그렇게 되면 그 전까지 아주 만족스럽게 감정을 조정하여 환경에 적응하다가 갑자기 앞에서 설명한 증후들이 나타나 몇 달 동안 제대로 활동을 못하게 된다. 질병의 원인이 밝혀지지 않고 회복이 안 되면 환자들은 대개 이 의사, 저 의사, 이 병원, 저 병원을 찾아다니면서 최소한 병의 원인이라도 알아내려고 한다. 가장 심한 것은 DDT와 냄새가 나지 않는 살충제 클로르덴을 사용한 경우다.

그 환자는 내게 오기 전 자신을 무력하게 만드는 증상들을 고치려고 2년 반 동안 여러 의사들과 병원을 찾아다녔다고 했는데, 그에게 나타나는 증후들은 목과 가슴에 일어나는 통증과 죄어드는 느낌, 불규칙적으로 나타나는 두통, 머리, 목, 어깨에 일어나는 통증, 전신근육의 실룩거림, 불면증, 집중력결여, 건망증, 주의력집중불능, 피부의 여기저기에서 일어나는 혼란스러운 감각, 계속되는 위염과 재발하는 격심한 근육무력 등이었다. 그동안 그는 만나는 의사들마다 자신이 아픈 것이 살충제 때문이 아니냐고 물어보았는데, 모든 의사들이 그렇지 않다고 대답했다. 그는 의학계에 알려진 모든 조사를 다 받았으며 심지어는 뇌 속에 종양이 자라고 있는가를 조사하기 위해 뇌를 열어 뇌 속에 공기주사까지 해보았다. 그 모든 조사와 검사로도 질병의 원인을 알아내지 못했다. 마침내 정신과 의사가 그의 고통이 어떤 독에서 유발된 것이라는 것을 알았다.

내가 그를 처음 진찰했을 때 간이 커져 있었으며 영양 상태가 좋지 않았고, 다리의 진동을 느끼는 능력이 감퇴하고 맥박 압력이 줄어들어 있었다. 보통 환경에서 생활하면 이 증후들 가운데 단 하나도 나타나지 않았을 것이다. 나는 그에게 직업을 바꾸어야 하며 독에 덜 노출되는 일을 구해 DDT와 클로르덴의 흔적을 떨어버리고 살충제의 잔류가 덜한 음식을 먹으면서 간기능을 회복시켜야 한다고 일러주었는데, 그 후 1주일 만에 빠르게 회복되어 갔다. 4개월 후에는 거의 모든 증상들이 사라졌다.

그러다가 모르고 조금 전에 DDT가 뿌려진 식당의 부엌에 들어가게 되었다. 그러자 반 시간 만에 옛날의 모든 증후들이 되살아났으며 그것들을 없애는 데 1주일이 걸렸다.

두 달 후에 부주의로 옛날에 쓰던 연장통에 들어 있던 클로르덴에 다시 노출되었다. 이번에도 옛날의 증후들이 나타났는데 아주 악성이었다. 그 증후들을 재우는 데 두 달이 걸렸다. 지금은 이 환자가 다행히 1947년 이래 가장 좋은 상태, 거의 완벽한 상태에 있다."

간이 비대해지는 증후는 급성 감염질병에서는 물론이고 퇴행성질병이나 암에서 흔히 볼 수 있다. 나는 암환자의 경우 조직에 해를 입히는 간, 내장신경계, 순환기관, 특히 모세혈관을 파괴하는 모든 독들에 대하여 하나하나 구별해 연구해볼 수 있는 기회를 갖지 못했다. 방금 말한 이들 기관들은 치료 목적에 꼭 필요한 기관들이다.

영국에서 관찰된 것으로 아주 재미 있는 사실이 있다. 밀을 빻으면 밀가루에 DDT의 함량중 3분의 1이 잔류하는데, 이것은 살충제가 얼마나 빨리 밀의 껍질 속으로 파고들어가는가를 보여준다. 이 밀가루로 만든 빵으로 키운 쥐는 빻지 않은 밀을 먹여서 키운 닭과 마찬가지로 살충제가 온 몸으로 빨리 스며든다는 것을 알게 되었다.

　여기서 특별히 흥미로운 것은 간이 상하면 소혈관과 모세혈관의 벽이 매우 약해지는 경우가 많다는 사실이다. 그렇게 되면 뒤따라서 파괴가 일어날 수도 있다. 캘리포니아에 있는 포텐리 박사는 인간의 혈중 콜레스테롤 수치가 옛날보다 훨씬 더 빨리 증가되는 것을 많이 관찰했다. 그는 자신의 환자들 가운데 3분의 1이 그러한 증후를 보였는데 그는 그 원인을 DDT에 의하여 간이 중독되었기 때문이 아닌가 하고 추정했다. 앞에서 밝힌 모든 관찰들은 비스킨드 박사 개인에 의하여 이루어진 것이지만 이 분야에서 일을 하는 다른 의사들도 그와 같은 사실들을 부분적으로 확인하고 있다.

　이와 같이 좋지 않은 결과를 가져오는 것을 막기 위해 지금까지 실행된 일들은 만족할 정도가 못 된다. 1952년 2월 1일자 《뉴욕타임스》의 한 기사에 의하면 비즈나트팩킹사는 지난 6년 동안 유아식과 땅콩버터에 살충제 잔류를 넣지 않기 위해 66만 8천 달러를 사용했다. 앞으로 몇 년 안에 이 분야에 좀더 실제적이고 비판적인 작업이 이루어져야 할 것이다.

제24장
인간의 질병과
토양의 내용물

"어머니 지구"라는 말은 친근감을 주는 데 아주 적절한 표현이다. 인간이 지구로부터 빼앗고 약탈하면 자연의 균형과 조화가 파괴되어 토양이 병들고, 거기에서 자라는 식물과 과일까지 병들게 된다. 이는 결국 동물과 인간에게까지 질병을 불러들이는 결과를 낳는다. 나는 한 사람의 의사로서 생애의 대부분을 질병에 대한 영양의 영향을 연구하는 데 쏟았는데 식사의 결핍과 질병, 병든 토양이나 토양의 내용물 부족은 절대적인 관계가 있음을 자주 보아왔다.

한편으로는 토양과 식물의 관계, 다른 한편으로는 동물과 인간의 영양에 대한 관계가 나에게는 매력적인 주제가 되어 왔다. 거기에는 자연적인 순환의 관계가 있는데 크게 두 가지로 구별할 수 있다.

(1) 첫 부분은 "외부의 신진대사"로 부를 수 있으며 다음의 내용을 포함하고 있다.
　① 식물들과 식물의 열매.

② 토양의 구성물(식물은 거기에서 성장하는데, 그 식물이 모든 영양의 실제적인 기초가 된다).
③ 이들 식품의 운송·저장과 준비.
(2) 두번째 부분은 "체내 신진대사"로 알려져 있는데 음식물이 동물의 몸에 들어가면 일어나는 모든 생화학적인 운반과정이며 세포와 조직의 영양이 되어 그들을 성장시켜준다.

음식물이 체내에 흡수되면 그에 따르는 신진대사는 각자의 신체에서 일어나는 생화학적인 변화에 직접 영향을 받고, 동시에 식품이 성장한 토양의 상태에 간접적인 영향을 받는다. 이 신진대사의 변화 형태가 인체조직의 영양과 성장에 영향을 준다. 신진대사에는 외부의 신진대사와 인체내의 신진대사가 있는데 모든 생명은 거기에 의존한다. 이 둘은 밀접하게 연결되어 있어서 따로 분리시킬 수 없다. 게다가 이들의 비축이 무한히 많지는 않다. 물론 예외적인 사람들이 있기는 한데 전 인구의 5퍼센트 내지 10퍼센트 정도는 대단히 좋은 재흡수력과 저장력을 가진 기관을 가지고 있다. 인간의 건강유지에는 신진대사가 대단히 중요하며 그러므로 토양이 생명의 근본이 된다는 것도 대단히 중요하다. 그런데 이는 일반적으로 크게 무시되고 있다.

농산부가 1938년에 《토양과 인간》, 1939년에 《음식과 생명》이라는 짧고도 의미심장한 이름을 붙인 연감들을 발행했는데, 그것은 아주 잘한 일이다. 우리는 토양의 작용을 어머니가 아이에게 음식을 먹이는 것과 비교할 수 있다.

C. A. 브라우네는 다음과 같이 말했다. "식물은 위대한 중개자인데 바위가 토양으로 변화되면 그 안에 있는 원소들을 동화시켜 동물과 사람의 활동에 필요한 물질들을 만들어낸다. 공기와 토양에 있는 단순한 무기질들이 식물에 의하여 선택되어 단백질·당분·전분·지방·유기소금 등 놀라운 물질 덩어리로 만들어진다."[1]

표 24-1. 경작지와 휴경지 그리고 8년간 묵힌 토양분해의 평균 내용물(단위 ppm)

성분\토양	경작지	휴경지	자연 토양
탄 산	85	53	73
황 산	472	394	238
질 산	181	1,560	1,043
인 산	1.8	1.7	5.3
염 소		43	263
칼 슘	203	559	381
마그네슘	86	134	107
소디움	42	64	116
포타슘	27	63	75
실리카(이산화규소)			48
총응고량	1,097.8	2,871.7	2,349.3

위 표에서 토양이 유지하고 있는 미네랄 영양소가 수확과 용해로 얼마나 많이 손실되는가를 알 수 있다. 클라케는 미국의 4대 강을 통해 토양에 있는 미네랄이 실려내려가는데 그 양이 매년 평방마일당 79.6톤이나 된다고 계산했다. 이 표에 따르면 토양에게 성장을 위해 자연순환을 할 기회를 주어야 하는데, 경작을 시켰다가 휴식을 주어 거기에서 얻은 노폐물을 생산으로 바꿀 수 있게 해야 한다. 이것이 토양의 생명이다.

표 24-2. 계속된 경작이 수확, 회분 내용물, 미네랄 구성에 미치는 영향(귀리와 메밀의 예)

	연도	말린물질의수확량(그램)	회분(%)	가성칼리(%)	전체 회분의 성분(%)		
					석회	산화마그네슘	인산
1) 귀리의 짚	1869	946	8.08	37.38	3.95	2.41	2.62
	1873	613	7.45	39.36	4.52	2.66	2.70
	1875	538	6.95	18.38	6.02	3.37	2.78
	1877	380	7.04	15.29	8.07	9.78	3.39
	1879	380	7.99	11.69	8.60	4.31	4.01
2) 익지 않은 메밀 (식물전체)	1872	355	7.50	35.26	37.72	12.35	6.95
	1874	270	7.56	27.90	41.88	13.32	5.24
	1876	222	9.02	27.22	42.42	13.94	6.15
	1878	293	8.39	34.67	40.33	11.62	6.07

※ 1) 5년간 4가지 토양에서 수확한 평균치 2) 4년간 4가지 토양에서 수확한 평균치

---

1) C. A. Browne, "Some Relationships of Soil to Plant and Animal Nutrition."

이 표의 앞부분에서는 10년 동안 귀리의 짚에 있는 가성칼리는 3분의 1 이하로 낮아졌으나 메밀의 경우엔 식물 전체에서 6년 동안 거의 변화가 없었음을 보여주는데 잎사귀와 꽃은 충분한 포타슘이 없으면 잘 자랄 수가 없기 때문이다.

달리 표현하면 칼륨이 부족해지면 급성이나 만성질환에게 문을 열어주는 것이 된다. 칼륨을 충분히 유지하는 것(대부분의 중요기관에서는 60퍼센트가 필요)이 식물·동물·인간 모두에게 대단히 중요하다.

토양에 미네랄이 부족하면 그에 따르는 질병이 식물에 나타나는 것을 어려운 연구 끝에 알아냈다. 리비히의 이론 '최소의 법

표 24-3. 같은 해에 자란 세 가지 감자의 덩굴과 감자알맹이에 들어 있는 회분 분석표

종 류	총미네랄함량 (%)	가성칼리 (%)	회분의 구성성분(%)		
			석회	산화마그네슘	인산
올덴왈더블루종 덩굴	10.93	6.68	50.96	7.59	2.92
인더스트리블루종 덩굴	9.69	3.71	49.63	10.11	2.78
기세비우스블루종 덩굴	11.08	11.55	29.96	10.55	2.70
올덴왈더블루종 감자알맹이	4.39	50.34	1.14	4.78	6.83
인더스트리블루종 감자알맹이	4.39	50.11	3.64	6.15	7.29
기세비우스블루종 감자알맹이	4.32	52.08	1.39	5.32	9.96

※ 토양·비료·경작법·물공급·수확시기가 같았음

표 24-4. 연작과 커팅이 서구산 자주개자리의 회분 속에 들어 있는 가성칼리·석회·산화마그네슘·인산의 함량에 끼치는 영향 (단위 : %)

연도	커팅시기	회분	가성칼리	미네랄 성분		
				석회	산화마그네슘	인산
1928	처음	10.52	21.10	16.82	3.99	5.42
	두번째	10.28	15.08	21.11	3.89	5.93
	세번째	10.84	16.42	23.71	3.88	4.52
1929	처음	11.43	42.43	15.66	4.46	5.34
	두번째	11.46	28.71	22.51	3.84	5.76
	세번째	9.95	18.19	24.92	4.22	4.32

칙'에서 "토양에 한 가지 영양이 부족하면 식물이 다른 영양의 동화도 늦춘다"고 하는 주장은 최근의 여러 실험으로 맞지 않음이 밝혀졌다.

토양에 대한 현대의 연구에서 가장 흥미로운 사항들 가운데 하나는, 미량원소 즉 구리·마그네슘·코발트·철분·요오드·붕소·아연 등은 100만분의 1단위로 필요한 극히 작은 요소인데, 이들이 부족하면 식물도 동물도 심한 질병에 걸려 고생하게 된다는 사실이다.

이들 미량원소 가운데 요오드는 특히 독특한데 요오드가 부족해도 식물 자체에는 직접적인 영향이 없었다. 실험에 의하면 요오드가 있든 없든 식물의 3~4대까지는 성장과 수확이 똑같았다. 그러나 그 다음 세대부터는 수확이 심하게 떨어졌다.(이 실험은 팔크 교수와 내가 했다) 사람과 가축에서는 유해한 효과가 나타나는 것을 관찰은 했으나 그에 대하여 설명을 할 수 없었다.

표 24-5. 소의 람직테병과 스티프직테병과 관련한 남아프리카공화국의 토양 성분 (단위 : %)

미네랄의 종류	람직테병이 발생한 토양		스티프직테병이 발생한 토양		정상
	백운암이 많은 지역	걸러낸 지역	초창기 좋은 진흙토양	중질의 회색 진흙토양	
석회	12.07	0.16	0.08	0.05	0.9
산화마그네슘	21.34	0.12	0.43	0.05	
총 가성칼리	0.11	0.42	0.73	0.03	
총 인산	0.12	0.03	0.09	0.06	0.7
이용가능한 가성칼리	0.016	0.011	0.02	0.004	
이용가능한 인산	0.001	0.005	0.001	0.001	

인체의 토양에 대한 의존도는 다음에 보이는 두 개의 요오드 관련 표에서 잘 나타난다. 이 표에 따르면 신선한 과일과 채소가 많을 때, 즉 살아 있는 조직에 효소가 풍부할 때인 여름에는 갑상선에 요오드가 많으나, 겨울과 그 이후에는 요오드의 손실이 크게 일어나는 것을 볼 수 있다.

표 24-6. 갑상선종 환자의 오줌에서 배출되는 요오드

월	1월	2월	3월	4월	5월	6월	7월	8월	9월	10월	11월	12월
밀리그램	45.74	50.25	52.88	53.12	44.69	29.83	27.61	28.19	34.46	32.18	35.50	37.49
퍼센트	78.2	85.0	90.4	90.8	76.4	51.0	47.2	48.2	58.9	55.0	60.7	64.1

↙ 적게 배출됨

표 24-7. 쥐의 갑상선에 있는 요오드의 일년치 비교

월	1월	2월	3월	4월	5월	6월	7월	8월	9월	10월	11월	12월
신선한 물질중 요오드 함량	203.6	181.2	215.8	230.7	304.2	342.9	498.2	426.8	400.2	375.0	280.3	230.7

↙ 더 많이 잔류됨

표 24-8. 다음의 식물에는 자연적으로 요오드가 풍부하다

식물명과 부위	요오드 함량(10억 단위)			비고
	최고치	최저치	평균	
아스파라거스(먹을 수 있는 부위)	3,780	12	1,168	
당근(뿌리)	2,400	2	309	
상치	6,740	71	1,137	
시금치	48,650	19	9,382	
시금치(독일산)	48,650	15,600	26,417	요오드 비료사용
순무,(전체 ; 펜실베니아산)	2,080	740	1,434	비료사용 안함
순무,(전체 ; 펜실베니아산)	94,960	19,540	42,304	칼륨 비료사용

※ 농산부 발. 잡책 369호

다음의 표 24-9를 첨가하는 이유는 과일과 채소에 플르오르가 들어 있음을 보여줌으로써 물에 플르오르를 타는 것은 위험하다는 것을 보이기 위해서다. 과일 채소 등의 표피에는 자연적으로 플르오르가 내포되어 있어서 과일의 육질을 보호한다. 체리·복숭아·사과·살구·감자·비트 등이 그러하며 사람의 경우 치아의 에나멜에도 들어 있다.

털이 없는 돼지들이 태어난 원인을 실험을 통하여 조사해보았더니 암퇘지들에게 요오드가 낮은 먹이를 준 것이 원인이었다. 이들에게 요오드복합제를 먹였더니 다음 세대에서는 바로 회복

표 24-9. 플르오르를 넣은 상태에서의 중요작물의 미량원소 함량표.

식물 전체 또는 부위	지역	Mg./Kg.	식물 전체 또는 부위	지역	Mg./Kg.
앨팰퍼(지상 부위)	프랑스	56.5	양갓냉이	프랑스	12.0
사과(섬유질)	〃	2.1	무화과	〃	19.8
사과(껍질)	〃	27.8	포도(먹을 수 있는 부위)	〃	8.1
살구(먹을 수 있는 부위)	〃	25.0	강낭콩(익은 것)	〃	21.0
아스파라거스(막 싹튼 것)	〃	79.4	강낭콩(익지 않은 것)	〃	2.1
바나나(먹을 수 있는 부위)	〃	3.8	렌즈콩	〃	18.0
콩(밭에서 재배, 꼬투리, 알)	오스트리아	0.6	상추	오스트리아	1.2
비트(잎)	프랑스	134	겨자(씨)	프랑스	15.8
메밀	〃	25.3	겨자(검은색의 잎)	〃	68.0
양배추(머리)	〃	10.8	양파(속)	오스트리아	3.0
당근(뿌리)	〃	3.4	복숭아(섬유질)	프랑스	39.3
양상추(먹을 수 있는 부위)	〃	25.7	배(섬유질)	〃	1.7
체리(섬유질과 껍질)	〃	37.0	감자(결절)	〃	3.0
무(뿌리)	프랑스	20.0	딸기	프랑스	14.0
쌀(껍질 벗긴)	〃	9.4	토마토(육질)	〃	40.6
시금치(잎)	〃	30.0	토마토(먹을 수 있는 부위)	오스트리아	없음
시금치(잎)	오스트리아	1.7	순무	프랑스	20.2
시금치(잎)	〃	1.3	호도(먹을 수 있는 부위)	〃	7.8

되었다. 그러나 생쥐의 경우 철분의 효과는 5세대나 6세대째에야 나타났다. 이것은 동시에 어떤 물질의 부족이 자연적으로 다음 세대로 이어내려가는 것을 보여준다. 그것은 수정기관을 통해 이루어지며 알이나 정충에서도 피할 수가 없다. 미량원소의 부족으로 일어난 보기들은 다음과 같다.

(1) 담배잎이 적황색으로 말려 드는 것
 토양에 산화마그네슘 함량이 0.2퍼센트 이하일 때 일어난다.
(2) 플로리다 지역의 위황(萎黃)병에 걸린 토마토
 토양에 마그네슘을 더하면 고칠 수 있다.
(3) 담배잎이 시드는 것
 구리의 부족으로 일어난다.
(4) 가축이 정상적으로 잘 성장하지 않는 것
 먹이에 철분, 구리나 코발트가 없으면 발생한다.

철분은 간접적으로 엽록소 형성에 관계가 있다.
(5) 갑상선종
  요오드 부족으로 일어난다.
  (스위스·위스콘신·미네소타·워싱턴 지역의 사람과 동물에 많이 발생)
(6) 가축의 절름발이
  칼슘·칼륨·인의 부족으로 일어난다.
  (남아프리카공화국에서 토지를 물로 걸른 곳의 가축에서 많이 발생)
(7) 관목병
  뉴질랜드산 양들에게 일어난 질병으로 코발트 부족으로 발생했다.
(8) 털이 없는 돼지
  요오드 부족으로 발생했다.
(9) 미량원소 부족으로 인간에게 일어나는 급성이나 만성질병
  이빨이 나쁜 것 : 칼륨·칼슘의 부족
  곱사병(구루병) : 칼슘·인의 부족
  빈혈증 : 구리·철분의 부족
  뼈 부종과 갑상선종 : 요오드 부족
  기아성부종, 신장염부종, 심장병부종, 심신증후, 노인성 갑상선부실
    등 : 몇 가지 미네랄 부족

 석회가 많으면 철분에 약해져서 식물에 위황이 발생하게 되므로 석회를 많이 쓰면 안 된다.
 수확할 때나 부식시킬 때 토양에 손실이 생기며 특히 질소·인·칼륨이 많이 없어지고, 칼슘과 마그네슘도 일부 손실된다. (표 24-1) 뉴욕주 이타카 지역의 침적옥토에 옥수수·귀리·밀·클로바·큰조아재비를 번갈아 경작하여 다음과 같이 미량원소가 손실되었다. 위에서 말한 결과로 발생한 대표적인 본보기다.

표 24-10.

종류	질소	인	포타슘(칼륨)	칼슘	마그네슘
에이커당 파운드	60	25	50	30	20

 토양에서 손실되는 모든 미네랄과 미량원소는 인간이 거름을

계속 줌으로써 회복될 수 있으나, 인의 경우는 예외다. 원래 있던 인이 소실되어 버리면 인이 많이 함유되어 있는 구아노 조분석으로 거름을 주더라도 화학비료를 12퍼센트 내지 20퍼센트 혹은 25퍼센트까지 첨가시켜주어야 한다. 그래서 어떤 전문가들은 미국 동부에서 일어나고 있는 현상들을 막지 않으면 150~200년이 지나면, 그 지역이 사막화될 것이라고 했다.

우리가 잘 알고 있는 바와 같이 부식은 두 가지가 있는데, 물에 의한 부식과 바람에 의한 부식이다. 누구든지 땅에 들어가서 그 땅을 경작하려면 부식이 최상으로 잘 되도록 땅의 상태를 바꾼다. 그러나 그 행위는 토양에는 가장 치명적인 해이다. 수풀이 부식을 막아주는 가장 좋은 방패막이가 되며 가파른 언덕은 어떤 보호막이가 있어야 된다.

C. A. 브라우네[2]는 수확물의 미네랄 함량에 영향을 주는 요소들을 다음과 같이 열거했다.

(1) 토양의 차이(유기질-박테리아의 ; 무기질-pH)
(2) 수확 시기의 차이
(3) 경작의 변화 — 교대 경작
(4) 작물 성장의 기간 — 충분히 가지치기를 할 것
(5) 날씨-햇빛-산소
(6) 물의 공급
(7) 비료의 종류 — 꼬투리 콩을 심으면 거름이 주어지는 셈이 된다.(여기에다 다음의 조건들을 부가해야 된다고 우리들은 믿고 있다. 즉 실제적인 영농법과 환경상태. 그리고 중개적인 신진대사를 자연상태로 도와주는 지렁이의 유무)

천연의 거름이 수확에 최선의 영향을 미친다. 구아노 조분석 비료를 쓰는 페루 농부는 목화를 에이커당 1,760파운드 수확하

---

2) *Ibid.*

제24장 인간의 질병과 토양의 내용물   211

는데, 루이지애나에서는 평균 300파운드 미만을, 그리고 이집트에서는 390파운드밖에 생산하지 못한다. 그래서 페루에서는 구아노 수출을 못 하게 하고 있다. 1930년 즈음에 나는 독일 프루시아보건성의 자문으로 있었는데, 그때 몇몇 광대한 지역들이, 특히 에센과 도르트문트, 뒤셀도르프 지방의 토양이 통탄할 정도로 피폐해 있어서 주 보건담당관인 히르트시퍼 박사에게 토양에 대하여 자문을 해주게 되었다. 화학비료로 골이 파져 황폐한 지역에 거름을 주라고 했다. 그래서 거대도시 주변에 채소를 심게 했다. 배합토를 만들게 했는데 인분과 동물의 배설물을 말려서 짚과 잎사귀를 섞어 10월과 11월에 밭에다 뿌리고 겨울을 나게 했다. 봄에 쟁기질을 했으며 그 후 4주에서 6주 사이에 씨앗을 뿌렸다. 이러한 방법으로 토양이 몇 년 안에 매우 우수한 비옥토로 바뀌었다. 히르트시퍼 박사의 지휘 아래 거두어진 채소는 전에 화학비료를 사용하여 수확했을 때보다 질과 수량에서 월등히 뛰어났다. 이러한 식으로 비료를 하면 첫째, 배합토가 태양과 공기에 많이 노출되고 겨울에 눈을 맞아 얼리고, 둘째, 항생물질이 많이 포함된 건강한 토양에서는 대부분의 병원균이 오래 살지 못하여 비료에 있는 질병이 인간에게 전염이 되지 않는다는 것은 흥미로운 일이다.

이와 같은 자연순환법은 지금의 서유럽 지역인 옛날의 튜톤 왕국이나 알레만 왕국의 지배를 받던 지역의 농민들이 1천여 년 동안 이용해왔다.

프라하의 차페크 교수는 30여 년 동안 감자의 미네랄 함량에 대한 정보를 아주 많이 수집했다. 그는 화학비료를 사용하면 감자의 수확량은 대단히 늘어나나 감자에 소디움염화물과 수분이 많고 전분과 칼륨, 인 등은 적다는 사실을 알아냈다. 그리하여 염화나트륨과 수분의 초과함유량이 질병을 적극적으로 일으키는 위험한 요인이 되어 여러 질병이 발생한다. 예를 들면 여러 가지 퇴행성 질병을 앓는 사람은 몸의 여기저기에 부종이 과도

하게 있는데 그것은 염화나트륨과 수분의 지나친 섭취와 밀접한 연관을 갖고 있다. 인간에게 나타나는 이러한 경향은 병든 토양에서 자란 감자나 과일을 보면 크든 작든 더 잘 나타나 있다. 여러 가지 많은 만성질병은 부종으로 시작한다. 급성질병에는 부종의 경향이 더 많이 나타나는데 질병의 정도는 부종의 정도와 관계가 있다.

토마스 바레트 박사는 《리더스다이제스트》에 지렁이와 토양에 대한 글을 발표했다.[3] 프랑스 농부가 바레트 박사에게 이렇게 말했다고 한다. "창조자는 자기가 알고 있는 좋은 토양을 만드는 비밀을 지렁이에게 주었습니다." 바레트 박사는 지렁이가 표토를 부드럽게 만들어 그 구조를 변경시켜서 비옥한 토질을 만들어내는 데 커다란 공헌을 하고 있다고 믿고 있다. 나는 지렁이의 신진대사 작용이 채소와 동물의 폐기물을 비옥한 부식토로 바꾸는 작업도 하며 그 부식토가 토양에 들어 있는 미네랄을 식물이 흡수할 수 있는 양식으로 바꾸어준다고 믿는다. 지렁이는 끊임없이 조그마한 터널들을 만들어 빗물과 산소가 토양 속으로 스며들게 한다. 지렁이 자체는 발효성이며 혐기성 생물이 할 수 있는 신진대사를 하기 때문에 산소가 많이 필요하지 않다. 지렁이가 24시간 토양을 바꾸는 작업을 하면, 그 토양에는 질소가 10배, 인이 7배, 가성칼리가 11배 더 많아진다.(커넥티카트 실험연구소의 보고)

이렇게 하여 만들어진 비옥한 땅에서는 다음과 같은 수확을 얻게 된다. "포도 넝쿨에서는 최상으로 질 좋은 포도가 열린다. 당근 한 개를 썰어 조리하면 세 개의 보통 크기 통조림을 만들 수 있다. 복숭아 한 개의 무게가 한 파운드가 되는 것도 있다."

할즈산 속에서 여우를 키우던 어느 목장주가 아주 놀라운 동물실험을 했다. 그는 어느 잡지에서 폐결핵을 고치는 내 치료법에 대한 글을 읽고서 폐결핵에 걸린 여우를 치료하기 위하여

---

3) *Readers Digest*, May 1948, p. 129.

유기농법으로 키운 채소와 과일을 먹였다. 그는 7마리의 병든 여우에게 칼륨과 살아 있는 조직효소가 특별히 많이 들어 있는 채소와 과일을 먹여 6마리를 살려냈다. 여우의 털이 대단히 좋아졌다. 그 후 그는 병든 여우를 싼 값으로 구입하겠다는 광고를 내고, 폐결핵에 걸린 여우들을 싸게 사들여 건강하게 만들어 질 좋은 여우 털가죽을 대량 생산하게 되었다.

위의 여러 관찰들에서 우리는 토양을 적절히 가꾸지 않으면 피폐한 토양이 정상적으로 외부 신진대사를 하지 못하며, 그것이 내부 신진대사에까지 비정상적인 상태를 몰고 와 동물과 인간에게 심각한 퇴행성 질병을 일으킨다는 결론을 얻을 수 있다. 토양은 활동, 즉 성장의 자연순환을 해야 한다. 토양은 휴식이 필요하며 부식에 대한 방어가 필요하다. 그리고 토양은 궁극적으로 인조비료는 아주 적게 필요하며 올바른 방법에 의한 유기 폐기물을 많이 이용하여 자신의 생산성과 생명을 유지해야 한다. 우리들 인간은 그러한 방법에서 생산된 식품, 즉 살아 있는 식품을, 일부는 신선한 그대로, 그리고 일부는 신선하게 저장했다가 먹어야 한다. 결국 생명이 생명을 낳는다. 유기농법에서 얻는 식품이 암 문제를 해결하는 답이 된다.

제25장
암식사요법과
그 준비*

　암환자의 식사는 보통의 식사와 완전히 다르다. 암환자의 식사는 신선한 과일즙, 잎사귀를 주로 한 야채즙, 대량의 신선한 과일이 중심이 된다. 생야채를 그대로 먹거나 강판에 곱게 갈아서 먹거나 신선한 잎사귀로 만든 샐러드, 과일과 채소, 껍질째 구운 야채, 설탕절임 한 과일, 구운 과일, 구운 감자와 오트밀, 히포크라테스 수프, 그리고 소금이 가해지지 않은 귀리빵 등이 구체적인 예다. 모든 식단은 신선한 재료로 만들어야 하며 소금을 넣어서는 안 된다. 이러한 식사를 6주에서 12주간 한 뒤에라야 동물성 단백질을 취할 수 있는데, 소금과 크림이 들어가지 않은 묽은 치즈, 탈지유로 만든 요구르트, 버터만 취해야 한다.
　이 식사법은 치료의 기초가 된다. 이 식사법은 소디움이 가능한 제외되고 포타슘을 최대한 첨가해야 한다는 원리에 기초하고 있다. 이와 같은 식사를 하면 보통 식사를 할 때보다 소화가 쉽고 빨리 된다. 이 식사는 신진대사에 부담을 적게 주고 체내

---

　* 이에 대하여 소책자에 일부 소개되어 있음.

의 중독성 물질과 신진대사의 비정상적인 중개물질 배설에 자극을 준다. 칼로리량이 적으며 식사 때마다 소화가 빨라 많은 양을 자주 주어야 한다. 환자들은 가능한 많이 먹고 많이 마셔야 한다. 어떤 환자들은 밤참을 원하기도 한다.

금지식품

담배·소금, 강한 양념들(신선하거나 말린 약초에서 얻는 양념은 가능), 홍차·커피·코코아·캔디·아이스크림·초콜릿·술·흰설탕·흰 밀가루·크림·과자·견과·버섯·콩·콩제품·피클·오이·파인애플, 모든 딸기류(붉은 큐란트는 제외), 물(녹즙*을 마셔야 하므로).

모든 통조림, 저장식품, 유황으로 그슬린 콩, 렌즈콩과 보통의 콩, 얼린 음식, 훈제한 채소나 소금에 절인 채소, 탈수시켰거나 가루로 만든 식품, 병에 든 주스.

모든 지방, 기름, 소금 대용물(특히 중탄산염은 불가. 음식에 들어가거나 치약이나 목젖을 축이는 물질에 들어가도 안 된다), 염색제(치료되어 가는 동안에 많은 요인들이 치료 속도를 늦출 뿐 아니라 심지어 새로운 종양이 자라게 하는 것을 보았으며, 이들로부터 우리들이 평소에 인체에 해를 주지 않는 것으로 믿고 있던 물질이 현대문명에 얼마나 많이 있는가를 알게 되었다).

한시적인 금지식품

특히 치료 초기 몇 달 동안 지켜야 한다.
우유·치즈·버터·생선·육류·달걀.

조리기구

사용할 수 없는 것 : 압력솥이나 냄비, 증기솥이나 냄비, 알루

---

* 녹즙에는 자연증류수가 있다. 녹즙을 마시지 않을 때는 생수(증류수)를 하루 8잔은 마셔야 한다.

미늄으로 만든 조리기구 일체.
　사용할 수 있는 것 : 스텐레스제품, 유리제품, 에나멜제품, 질그릇, 주물에 의해 만든 철제, 주석제품.

녹즙기

　두 개의 기구가 필요하다. 분쇄기와 압력착즙기가 분리되어 있어야 하며 반드시 완전 스텐레스제품이어야 한다. 블렌더, 원심분리기, 주스믹서기나 주스마스터기는 사용하지 않아야 한다.

필요식품

　과일(캔에 든 것은 아님), 사과·포도·체리·망고·복숭아·오렌지·살구·그레이프푸르트·바나나·탕헤르귤·배·자두·멜론·파파야·감 등.
　배와 자두는 구우면 소화가 더 잘 된다. 구운 과일도 이용할 수 있다. 유황처리하여 말린 것이 아니면 말린 과일도 이용할 수 있다. 예를 들어 말린 살구, 말린 복숭아, 건포도, 말린 자두. 또는 여러 가지 말린 과일을 섞어서 이용할 수도 있으며 이때는 물에 적셔 씻은 후 익히면 된다.

녹 즙

　항상 신선하게 준비(하루에 먹을 양을 아침에 다 만들지 말 것).
　처음에는 적은 양을 마시다가 점점 양을 늘여나가야 한다. 매일 의사의 처방에 따라 그 내용을 정하되 8온스들이 잔으로 마신다.
　오렌지즙, 사과와 당근즙, 푸른 잎사귀즙, 그레이프푸르트즙, 토마토즙, 사과즙. 이외에도 추가 가능함.
　주의 : 물은 마시지 말 것. 위에는 녹즙과 수프만 공급해야 한다.

채소 준비

채소를 익혀서 먹으려면 물을 붓지 않고 낮은 불에 아주 천천히 익혀야 하는데, 그래야 채소가 가진 자연향을 유지시켜 소화가 잘 된다. 높은 열로 채소를 빨리 익히면 채소의 중요한 요소들을 잃게 되는데, 열을 받아 세포의 교질에 들어 있던 미네랄이 달아나 재흡수되지 않기 때문이다. 열이 오르는 것을 막기 위하여 아스베스토스 매트를 열기구 위에 올려놓는 것도 바람직하다. 채소에 물기를 보태려면 앞에서 말한 채소수프를 조금 붓든가 토마토나 사과 조각 몇 개를 밑에 까는 것이 좋다. 이렇게 하면 향을 돋구어 줄 수도 있다. 시금치물은 너무 쓰고 무기수산이 많이 들어 있으므로 버려야 한다. 토마토・부추・양파는 자체에 물기가 많으므로 다른 것을 넣지 말고 껍질째 그대로 데워야 한다. 붉은 비트 역시 감자처럼 껍질째 물에 담아 조리해야 한다. 모든 채소는 깨끗하게, 조심스럽게 씻어야 한다. 껍질을 벗기거나 찢어서는 안 된다. 중요한 미네랄과 비타민들이 껍질 아래 저장되어 있기 때문이다. 증기가 새지 않게 냄비(알미늄은 제외) 뚜껑은 단단히 닫아야 한다. 뚜껑은 무거운 것이어야 하며 이가 맞아야 한다.

생과일이나 채소는 신선한 것이어야 하며 만일 곱게 조각을 내거나 찢어서 쓰려면 가능한 빠른 동작으로 처리해야 한다. 채소를 이용하려고 손을 대면 신선도와 생체조직이 오래 유지되지 않는다. 녹즙을 만들 때도 이러한 특별 조작법이 적용되어야 한다. 조리하여 만든 음식 즉 수프나 구운 과일은 냉장고에서 48시간까지는 보관할 수 있다.

질대 필요한 조건

환자가 과일즙, 채소즙, 신선한 간즙 등 생으로 된 식품을 먹을 때 이상한 반응이나 어떤 어려움이 나타나더라도 의사가 지시하는 양은 다 마셔야 한다. 이와 같은 반응이 나타나는 시기에도 환자들이 스스로 조리하지 않은 음식, 사과즙이나, 껍질을 벗긴 생사과를 간 것이나, 즙에다 곱게 짓이긴 바나나를 탄 것을 잘 먹기도 하는데 그때 덜 진한 수프를 찍어 먹기도 한다. 환자 자신이 매우 민감하거나 장관이 과민성을 나타내면 생녹즙에 부드럽게 여과시킨 오트밀을 섞어 주기도 한다. 환자의 상태가 심해지면 녹즙과 묽게 만든 오트밀을 반반씩 섞을 수도 있다. 그리고 물에 탄 오트밀을 두 숟가락 분만 더 먹여서 반응을 극복할 수가 있다. 두 숟가락 이상 먹여서는 안 된다. 신선한 사과를 잘게 썰어서 많이 먹어야 한다. 사과를 통째로 먹어야 할 때는 껍질을 벗기고 먹어야 소화가 잘 되고 가스의 발생을 막을 수 있다. 사과를 먹을 때는 여러 가지 형태로 먹어야 한다. 통째로, 곱게 썰어서, 구워서, 소스를 만들어, 그리고 건포도와 함께 설탕절임을 만들어서 먹기도 한다. 당근은 생으로 먹어야 하는데, 곱고 잘게 썰어서 먹을 수도 있다. 그렇게 썬 것을 잘게 썬 사과 조각과 반반씩 섞어서 먹는 것이 가장 좋으며 또한 약한 불에 구워서 먹을 수도 있고, 꿀이나 빵가루를 뿌려서 먹을 수도 있다. 감자는 구워서 먹어야 하며 아니면 껍질째 오븐에 넣어 부드럽게 익혀서 먹거나 짓이겨서 먹을 수도 있다. 또 셀러리와 섞어서 식초나 레몬즙을 뿌려 샐러드를 만들어 먹어도 된다.

박하차 준비

두 컵의 끓는 물에 말린 박하 잎사귀를 찻숟갈로 하나 넣는다. 그리고 5분쯤 더 끓인 후에 잎사귀를 덜어낸다. 맛을 내기 위해 황설탕이나 꿀 또는 레몬즙을 약간 넣는다.

관 장

몸 안의 노폐물들을 배설시키는 제독은 가장 중요한 것이며 특히 초기에는 더욱 그러한데 밤낮으로 자주 해야 한다.(대개 밤낮으로 4시간마다 커피관장을 시키는데 심한 두통·메스꺼움·신경과민이나 우울증을 없애기 위해서 그보다 자주 시키기도 한다) 경련, 심장에서 일어나는 통증, 중독진정제를 먹어서 갑자기 일어나는 움츠러드는 증상도 관장으로 진정시킬 수 있다. 우리 병원에서는 환자에게 대개 하루 걸러서 피마자기름을 두 숟가락 먹이고 진한 커피를 한 잔 먹인 후 5시간 뒤에 커피관장을 시키고 다시 피마자기름 관장을 시키는데, 환자들이 관장이 과하지 않다고 느끼게 한다. 환자들에게 이를 인식시키기는 대단히 어려우나 관장을 자주 해주어야 진통제를 완전히 끊을 수 있다는 것을 경험을 통해 알게 된다. 치료를 시작하면 어떤 환자들은 처음 며칠 동안은 두 시간마다 관장을 하기도 하는데 더 자주 하는 환자들도 있다. 가장 말기의 환자들은 더욱 심하게 중독되어 종양이 가득찬 샘들이……대단히 중독되어 있다. 과거에는 이러한 상황들을 잘 몰랐기 때문에 등한시하여 환자들이 간성혼수에 빠져 죽어버렸다. 녹즙을 먹이고 여러 가지 관장을 하여 중독된 노폐물을 규칙적으로 자주 배설시켜주는 것이 매우 중요하다. 관장 효과를 높이기 위해 관장 액체가 최대한으로 많이 창자 속으로 들어가야 하는데, 환자가 오른쪽으로 누워 두 다리를 배쪽으로 끌어모으고 깊이 숨을 쉬어야 한다.

그 액체는 창자 속에서 10분에서 15분쯤 머물러 있어야 한다. 경험에 의하면 10분에서 12분이 지나면 액체 속의 카페인이 흡수된다. 카페인은 하지정맥(下肢靜脈)을 통해 바로 문맥정맥으로 가서 간으로 간다. 환자들은 커피관장의 목적이 장 기능을 회복시키기 위해서가 아니라 간에 자극을 주기 위함임을 알아야 한다.

독일 괴팅겐 대학의 O. E. 마이어와 호이브너 교수가 이에 대한 실험을 했는데 카페인이 직접 간세포를 자극하는지 내장신경계를 통하여 간접적으로 자극하는지는 알아내지 못했다. 커피관장을 하면 환자들은 담즙 생산이 증가하는데, 담관이 열려서 담즙이 많이 나오게 된다. 치료가 시작되었을 때와 '발적'이 일어나는 동안에 담즙에는 독이 들어 있어서 십이지장과 소장에 경련을 일으킨다. 그 때문에 담즙이 위로 들어가서 메스꺼움을 일으켜 담즙을 토해내기도 한다. 이런 때는 박하차를 많이 먹어서 위의 담즙을 씻어내야 한다. 그렇게 하고 나면 치료가 훨씬 쉬워지고 편안해진다.

입으로 마시는 커피는 완전히 다른 효과를 나타낸다. 커피 한 잔에는 카페인이 0.1그램에서 1.5그램 정도 들어 있다. 카페인은 반사작용을 높여주어(슈머데버그의 이론) 혈압을 낮추고 심장의 힘을 높이며 발한시키고 불면증을 일으키며, 심장 박동도 늘여주고, 부분적으로 자극을 주어 연동운동(장의 활동)을 잘하게 한다. 그 때문에 위에 들어 있는 피마자기름이 빨리 배설될 수 있다. 그러므로 피마자기름을 마신 후에는 커피를 꼭 한 잔만 마셔야 한다.

제26장
치료의 실제

과학계에 새로운 치료법을 소개하려면 두 가지 문제점에 대하여 스스로 자문해보아야 한다. 첫째는 과학계와 고통받고 있는 인류에게 제안하는 행동 그 자체에 정당성이 있는가이다. 둘째는 그 내용이 토의와 격심한 반대를 이겨낼 만큼 성숙되어 있는가이다. 그 치료법이 가치가 있다는 것을 확인시켜줄 객관적인 사실들이 충분히 있으며 실용적인 방안을 제시할 수 있어서 향후 계속적인 진보를 약속하는 연구에 대한 방향을 제시하고 있는가도 또한 중요하다.

실제로 치료하는 데는 다음의 사항들이 중요한 요소가 된다.

(1) 몸 전체에 대한 제독이 신속하고 깊숙히 이루어져야 한다.
(2) 소화관 내외의 여러 가지 신진대사 기능의 회복을 도와야 한다.(장관과 비장관의 소화기능)
(3) 암덩어리와 암세포가 정화된 혈관을 통하여 흡수되어 마침내는 배설되게 한다.
(4) 암으로 파괴된 부위를 회복시키고 중요한 기관들, 특히 간

을 회복시킨다.
(5) 만일 간과 소화관이 완전히 회복되지 않으면 식사요법을 부분적으로 또는 철저히 실천하여 가능한 한 재발이 일어나지 않게 한다.

초기에는 몸 전체에 대한 제독이 제일 중요하다. 치료하려면 커피관장을 자주 해야 하는데 밤낮으로 4~6시간마다 해야 한다. 말기암의 경우에는 4시간마다 해야 하는데 처음 두 주는 그보다 더 자주 해야 한다.(이때 고위관장*을 하면 결장에 모여 있는 점액에서 소디움이 너무 많이 쏟아져 나오기 때문에 피해야 한다) 동시에 피마자기름요법도 하루 걸러 해야 하는데, 피마자기름 두 순가락을 먹은 다음 황설탕을 탄 커피 한 잔을 마시고 다섯 시간이 지난 다음 피마자기름 관장을 하는 것이다.

관 장 법

우리 병원에서는 4가지 관장법을 정규화하고 있다.

1) 카밀레차 관장

카페인을 10퍼센트 녹인 물을 30방울 이용한다. 체온과 같은 온도의 물 4분의 1 쿼터**에 카밀레액을 반 잔 붓고 앞에서 말한 카페인 물방울을 떨어뜨린다. 카밀레액을 만드는 방법은 말린 카밀레꽃이나 잎을 따로 혹은 섞어서 4순가락을 1쿼터의 물에 넣는다. 그 물을 5분 동안 데웠다가 불을 낮추어 10분 동안 끓게 한다. 그것을 1쿼터들이 병에 부어 잘 봉한 후에 냉장고에 보관한다. 카밀레관장은 초기 환자들과 회복기에만 해야 한다.

2) 커피관장

1쿼터의 물에 세 숟가락의 커피가루를 탄다. 그것을 5분 동안

---

* 고위관장은 액체의 병을 1m 가까이 높이 다는 것이며 저위관장은 60~70cm 높이로 다는 것이다.
** 1쿼터는 약 1.14리터. 1리터는 약 ½되

끓인 후 다시 20분 동안 얕은 불에 끓인다. 그 커피를 체온으로 낮추어 관장액으로 이용한다. 하루분을 동시에 만들어도 된다.

3) 피마자기름 요법

피마자기름 요법을 하기 위해서는 다음 사항이 필요하다. 아침 10시에 피마자기름을 큰 숟가락으로 두 숟가락 먹은 후 황설탕을 탄 진한 커피 한 잔을 마신다. 4시간이 지난 뒤에 다음 요령으로 피마자기름 관장을 한다. 1쿼터의 물에 화장용 비누를 푼다(비누 조각이 들어가서는 안 된다). 거기에 피마자기름을 서너 숟가락 넣고 저어서 유상액(乳狀液)으로 만든다. 카페인 물방울을 30방울 떨어뜨리고 기름을 뺀 소담즙가루를 반 숟가락 탄다. 카페인 30방울을 탄 물 대신에 커피관장액 1쿼터를 섞어서 관장액으로 이용한다.

4) 이것은 사실 관장이 아니라 치료과정의 하나이다

결장암 환자에게는 마시기 위하여 마련한 푸른 잎사귀즙 0.5 쿼터를 체온으로 데워서 이용한다. 이것을 가능한 한 아주 천천히 결장에 흡수시킨다. 결장수술을 한 환자는 도뇨관(導尿管)을 이용하여 녹즙을 아주 천천히 병든 쪽으로 들어가게 한다. 질(膣)의 몸체나 경부(頸部), 그리고 방광환자들은 적은 양의 녹즙을 아픈 부위에 천천히 들어가게 하여 인체에서 냄새나는 괴사조직이 떨어져 나오는 것을 막아준다. 이때 피가 조금 나와도 관계 없다. 실제로 환자들이 이러한 요법을 자청하게 되는데 이 요법이 고통과 불안, 그리고 불쾌한 냄새를 없애주기 때문이다.

그리고 시간마다 환자들은 신선한 녹즙을 한 잔씩 마셔야 한다. 사과와 당근을 반반씩 섞은 사과 당근즙 4잔과 푸른 잎사귀만으로 만든 녹즙 4잔이 하루에 마실 양이다. 이들 모든 녹즙에는 10퍼센트의 포타슘그룹(포타슘글루콘산염, 포타슘아세테이트, 인산칼륨의 형태로, 또는 단일 염기로 되어 있는 것)이 들어 있는 활성산화효소가 풍부하게 포함되어 있다. 녹즙에 들어 있는 이들 산화효소는 일단 세포에서 나와 활성화되면 공기 속의 산소나 빛과 온도의 변화에 따라 쉽게 파괴된다. 반 시간이나 한 시간이 지나면 산화효소의 60퍼센트가 손실된다.

어떤 의사들은 가능한 오래도록 종양의 성장을 막는 것만으로 만족했는데 나는 처음부터 종양을 죽여야 한다고 생각했다. 나는 다른 논문에서 정상적인 세포와 종양세포의 사이에는 열한 가지 차이점이 있다고 열거했다. 가장 중요한 요점은 다음과 같다. 암세포는 나트륨(이온화 된)을 많이 갖고 있으며, 발효로 생존하고(정상적인 산화가 아님), 전기적으로 음성전위되고 혈액이나 혈장과 정상적인 교환을 하지 않으며, 성장과 확장에서 통제를 받지 않는다는 점이다. 이에 대한 연구를 하면서 발효를 막는 방법이 있어야겠다고 느꼈는데, 그것은 발효가 이루어져서 활동하게 되는 기초 요건을 없애버리는 것이다. 암세포가 살아가기 위해서는 발효가 절대로 필요하다. 그것이 우리들이 더 실험하고 탐구해야 할 대상이다. 어떻게 할 수 있을까? 나트륨이 전혀 없는 음식을 먹어야 암세포의 나트륨을 혈액과 임파액을 통하여 축출시킬 수 있다. 알레르기 감염의 도움을 받아 나트륨 대신에 포타슘과 산화효소를 거기에 불러들여야 한다. 암세포들은 발효에 의한 음성전하로 자신들의 생활에 대항하는 것이라면 무엇이든 강력하게 쫓아버릴 수 있기 때문에 그에 대항하려면 인체를 제독시켜서 재활성화되는 힘을 최대한 키워야 한다.

이로써 자세한 설명은 다 했다고 본다. 이제부터는 암치료에서 가장 중요한 부분인 비경구적인 소화에 대하여 말하겠다.

지난 6년 동안 과일과 채소의 파괴가 더욱 심해져서 환자들에게 송아지의 간즙을 두 잔이나 석 잔씩 먹였다. 신선한 송아지 간즙에는 대량의 산화효소와 포타슘그룹에 속하는 대부분의 미네랄이 들어 있는데 특히 대량의 철분과 구리와 코발트가 들어 있으며, 여러 가지 호르몬과 비타민도 최대로 활성화된 상태에서 구성되어 있다. 간즙은 어린 송아지의 간(얼린 것은 안 됨)과

당근을 반반씩 섞어서 만든다. 간즙에 다른 물질을 넣으면 pH 가 바뀌므로 아무 것도 보태지 않아야 한다.

음식과 녹즙에 대한 환자의 반응이 다르고 복잡한데, 말기암 환자들의 경우에는 정도가 심하므로 좀더 자세히 설명하겠다.

말기암 환자들의 경우 간을 거의 정상에 가깝도록 회복시키려면 장시간, 1년이나 1년 반 정도가 소요된다. 처음 몇 주 동안이나 몇 달은 간이 매우 약해서 정상적인 기능회복이 불가능하며 특히 제독과 산화효소의 재활성화가 이루어지지 않는다.(R. 쉰하이머의 이론) 그렇기 때문에 커피관장과 피마자기름요법으로 간장을 도와줄 필요가 있으며 질병의 상태에 따라 그 요법의 처방 횟수를 차차 줄여나가야 한다. 큰 종양덩어리들이 흡수되어 진찰했을 때 바깥으로 더 이상 뚜렷이 나타나거나 잡히지 않더라도 성숙하지 않은 암조직이 체내에 있을 수 있으며, 샘이나 임파관 또는 괴사조직에 숨어 있을 수도 있음을 항상 마음 속에 새겨두어야 한다. 관찰에 의하면 이들 미성숙된 세포들은 쉽게 암세포가 되지 않는데 거기에는 다음과 같은 일반적인 규칙이 있다. 즉 그것은 세포의 병적 상태가(정상의 세포보다 다른 정도가 크면) 크면 클수록 빨리 변한다는 것이다. 미성숙된 세포들은 아직 비정상적인 방향으로 충분히 발달하지 않았기 때문에 빨리 반응을 나타내지 않는 것으로 보인다. 이것이 바로 양성종양, 반흔(瘢痕), 유착(癒着) 등이 빨리 성숙하여 충분히 암세포로 발달되지 않는 이유다.

파괴된 부위의 회복은 만성궤양이나 폐결핵의 강(腔)에서 새살이 돋아나는 것과 비슷한 과정으로 나타난다. 새로 나온 조직은 마침내 줄어들고 한동안 반흔으로 보이다가 나중에는 점점 흡수된다. 폰 버그만[1]은 암환자는 치유염증을 일으킬 수가 없다고 믿었다. 그는 치유염증을 일으키기 위해서 필요한 신진대사 반응을 할 수 없으며 인체의 어느 부위에 바로 암신진대사가

---

1) G. von Bergmann, op. cit.

자리잡기 때문에 암은 치료되지 않고 그 상태대로 유지된다고 보았다. 그러나 그와는 반대로 일정 기간 제독을 지독히 하면, (말기암 환자의 경우에는 좀더 오래) 활동적인 충혈과 약간의 열을 동반한 가벼운 붉은 물집이 암환자에게 발생한다. 암환자에게는 암이 발생하기 전에 지독한 부종이 나타나고 사이아노시스(청색증·자색증) 현상과 여러 가지 다른 형태, 또는 여러 형태들이 겹쳐진 경화현상이 발생하는데 제독을 하여 순환이 회복되면 이러한 사이아노시스와 부종도 없어진다. 피셔-셀스는 암문제의 배후에는 일반적인 중독이 숨겨진 사슬고리로 존재한다는 것을 최초로 주장한 전문가들 가운데 한 사람이다. 그러나 그의 조수는 중독은 어떤 특수한 물질 때문에 일어나는 것이라고 추정했는데 그는 훨씬 뒤에 그 물질을 발견했다고 생각했다. 그러나 다른 연구가들은 그 물질을 확인할 수 없었다. 그렇게 하여 바른 방향에서 시작된 첫 시도가 약간 옆으로 빠져나가서 엉뚱한 쪽으로 바뀌었다. 불행하게도 의사들은 "질병의 원인과 치료는 특수한 것"이라고 교육을 받아왔기 때문이다.

우리는 암의 사전진행이 피부암 초기단계를 의미하는 것이 아니라는 것을 인정해야 하며, 중요한 기관들의 조직에서 포타슘 그룹과 요오드의 정상적인 함량이 손실되면서 점차 중독이 쌓이면 암의 사전진행이 이루어진다는 것을 잊지 말아야 한다. 그러한 물질들을 만성적으로 잃는다는 것은 소디움·염화물질·수분이 세포 안으로 침입할 수 있게 문을 열어주는 것이며 부종이 발생하게 한다. 내 의견으로는 소디움과 요오드의 친화는 분화되지 않는 것이 하나의 규칙이며 그래서 태아와 암에서는 성장이 빠르다는 것이다. 그리고 포타슘과 요오드는 정상적으로 세포분열을 시켜서 성장을 더욱 늦춰준다. 소디움과 포타슘은 두 개의 미네랄그룹의 대표로서 각각 반대의 전위를 갖고 있으면서 인체를 평형으로 유지시키는데, 물론 내장신경계·호르몬·비타민·효소 등의 도움을 받아야 한다. 이러한 모든 요소들은 계속 일어나는 부종과 만성적인 중독 때문에 대단히 느린 속도이긴 하지만 장애를 받는다.

구덴나트는 올챙이 실험으로 요오드는 고분화작용에 필요하며 산화를 증가시키므로 암발생을 막을 수 있으나 요오드 단독으로는 불가능하다는 결론을 얻었다.

내가 초기에 암환자를 치료할 때는 제독방법이 충분하지 않았는데 종양을 말살시킨 후에 환자가 암 때문에 사망하는 것이 아니라 괴사암조직의 흡수로 일어난 '간성혼수'와 심한 중독 때문에 사망한다는 것을 부검으로 알게 되었다. 이에 대한 해결책으로 포타슘과 요오드를 주면서 장기간 충분한 제독을 시켜주었더니 그 같은 실패는 다시 일어나지 않았다. 끝으로 인체의 모든 기능을 재활성화시켜주는 것이 치료의 목표이며 그것이 또한 치료의 요인이 되는 것이라고 말하고 싶다. 배설과 회복을 위해서는 내장신경계·세망계·세망내피계, 그리고 간이 가장 중요한 기관이다. 오직 제독된 인체만이 저항과 치유, 두 능력을 회복할 수 있다.

내가 얻었던 좋은 결과들을 증명하기 위하여 위와 같이 말했거니와 현재 아래와 같은 세 가지의 실험이 진행되고 있다.

(1) 조직에 포타슘함량을 회복시켜주면 치료가 점차 이루어질 것이라고 믿기 때문에 혈장과 조직 입자에 포타슘을 넣는 실험.
(2) 간이 미세하게 손상을 입는 오랜 동안에는 간에 천자(穿刺) 실험을 해도 손상이 나타나지 않으나 미네랄과 효소 함량에는 생화학적인 변화가 나타난다는 실험.
(3) 암에 걸린 쥐를 건강한 쥐와 외과적으로 연결하여 정상적인 쥐의 건강한 신진대사로 동료의 암성장이 치료된다는 것을 증명하는 실험.

요 약

식사에 대한 이 간단한 안내는(필요한 투여에까지는 들어가지 않았으나) 치료에 대한 지침이 될 수 있을 것이다. 의사들은 이들 '식사도구들'을 다룰 수 있는 완벽한 지식을 갖추어야 한다. 이 치료법을 실천하려는 의사는 이 새로운 치료법에 대한 지식을 완전히 갖추어야 하며 특수한 분야는 멀리 해야 한다. 초기에는 암치료의 임상적인 현상이 안개가 낀 것처럼 뚜렷하지 않다. 핵심은 숨겨져 있어서 초점을 맞추기 어렵다. 오직 간만이 모든 저장물을 다 소비하고 거의 파멸될 단계에 이르렀을 때, 정확하고 결정적인 증후를 나타낸다. 여러 유능한 전문가들이 여러 기관에서 발생하는 암의 결정적인 증후들을 알아내려고 노력하고 있지만[2] 나는 암을 조기발견할 수 있는 방법은 앞으로도 오랫동안 어려운 문제로 남게 되리라고 생각한다.

나는 25년 이상 암환자들을 치료해온 경험으로 다음과 같은 결론을 내릴 수 있다.

(1) 암은 부분적인 질병이 아니라 전체적인 질병이며 그 주 원인은 현대의 영농과 식품산업에서 생산되는 음식의 독이다.
(2) 암 치료법은 인체의 독을 제거함으로써 종양덩어리를 죽이고, 흡수 배설시키는 것이다(치유력을 회복시키는 것임).
(3) 간이 심하게 파괴되어 있지 않은 한, 간을 회복시키고 종양으로 파괴된 부위를 개선시켜줄 길이 있다.
(4) 알레르기 반응(치유력)의 회복 여부를 알아보기 위해 일주일 간격 또는 그보다 약간 더 긴 간격으로 피부에 칸타리딘 고약을 바른다.

---

2) Abstract of New York Academy of Medicine and reprint of the New York City Cancer Committee in the book, *Cancer Alerts*, 1957.

제27장
호전 반응들
— 발적(發赤)

　많은 환자들이 처음 두 주쯤 치료를 받으면 '암식사'를 견딜 수 없어서 중단하고 싶다고 한다. 그들은 다음과 같은 사태가 일어나기 때문에 그렇다고 한다. 메스꺼움·두통, 어떤 경우엔 토하기도 하고, 내장경련, 보통 때보다 더 심한 가스, 식욕상실, 녹즙을 마시는 어려움, 커피관장 등을 견뎌내기가 쉽지 않다고 들 한다. 이러한 모든 것들을 우리들은 '반응시기'에 나타나는 증후들이라고 부른다. 이러한 반응들은 치료를 시작한 지 3~6일 사이에 일어나는데 중환자의 경우엔 8~10일 사이에 나오기도 한다. 그러한 반응은 10~14일의 간격으로 되풀이 나타나다가 뒤에는 중단되었던 월경이 한 달에 한 번씩 나타난다. 여자의 경우 월경과는 상관이 없다. 그러나 어떤 환자들은 몇 년 동안 중단되었던 월경이 다시 시작되기도 했다. 치료를 받은 지 3, 4개월 만에 아랫배 양쪽에 격심한 경련과 통증을 동반하면서 되살아났다. '반응시기'에 환자들은 고약한 냄새가 나는 담즙을 토해낸다. 짐작건대 보통의 담관에서 흘러나오는 이 담즙이 십이지장이나 소장의 상부에 경련을 일으키고 위로 흘러들어가 메스껍게 하며, 구취(口臭)를 내고 혓바닥을 더럽히고 음식을, 심지어는 녹즙까지 싫어하게 하는 것 같다. 이런 때는 황설탕과 레몬을 좀 넣은 많은 양의 박하차를 환자에게 준다. 환자들은 이 차를 하루에 한 쿼터나 두 쿼터쯤 마셔야 하며, 어떤 환자는 24시간 4쿼터를 마시기도 한다. 그렇게 많은 양의 차를 마시면 위 속에 쌓인 담즙이 씻겨나오고 경련이 멈추어 환자들이 녹즙을 마시고 커피관장을 하게 된다. 녹즙은 묽은 오트밀죽과 섞어야 한다. 환자들은 조리한 음식은 거부하나 잘게 썬 싱싱한 사과, 짓이긴 바나나, 사과소스 같은 것은 받아들인다. 이때 일어나는 '발적'은 대개 1~3일간 지속된다. 발적이 사라지면 환자들은 크게 회복된 것을 느끼는데, 순환이 정상화되고, 황달로 일어나는 누른 기미가 나타나기도 하며, 가끔 눈의 공막에 그것이 비치기도 한다. 이러한 것들이 모두 사라지면 환자들은 다시 먹고 마실 수가 있게 된다. 계속 치료를 하고 관장을 더욱 자주 하면, 발적이 발생하는 기간이 보통 24시간으로 줄어드는데 드문 경우에는 2일간 지속되기도 한다. 발적이 처음 일어날 때는 대단히 격렬하여 대개 심한 두통, 정신쇠약·불쾌감·우울증 등을 동반한다. 환자들은 침대에서 쉬어야 한다.

  그 다음으로 일어나는 '발적'들은 정도가 약해지고 기간도 짧아지는데 관장을 더 많이 하면 환자들은 더욱 견딜 만하다. 어떤 환자들은 스스로 커피관장의 횟수를 늘리는데 24시간 동안 8번, 10번, 12번까지 하기도 한다. 커피관장을 할 때마다 크게 나아지는 것을 느끼기 때문이다. 어떤 환자들은 이 시기에 발한 발작이 일어나고 나쁜 냄새가 나기도 하는데, 그것들을 참아내야 한다. 이러한 현상들은 다른 증후보다 더 오래 가기도 한다. 이러한 반응이 있을 때 속에서 쏟아지는 방향산(芳香酸)이 아주 강하여 병실의 벽이나 천정에 칠한 페인트와 어울려 칠갑이 되는데 비누나 물로 지워지지 않으며 다른 물질을 써봐도 마찬가지다. 환자가 퇴원하면 그 병실에 칠을 새로 해야 하기도 한다.

어떤 환자들은 치료의 초기에 나타나는 이러한 증상들이 알레르기 반응임을 알고서 의사에게 보내는 보고서에 상세히 써넣기도 한다. 어떤 환자들은 오렌지즙을 못 마시겠다고 투덜거린다. 치료를 받기 전에 사과를 한 조각도 못 먹겠다고 하고, 토마토나 복숭아도 못 먹겠다고 하는 사람들도 있다. 어느 여환자는 신진대사력이 언제나 -20이나 그보다 더 낮아서 지난 20여 년 동안 연골을 반그레인*도 먹을 수가 없었다. 모든 의사들이 그에게 연골과 약하게 탄 루골액을 최소단위로 시작하여 먹이려고 애썼다. 그리하여 얼마 지나지 않아 하루에 연골 다섯 그레인과 묽게 탄 루골액 18방울을 먹을 수 있게 되었다.

실험실의 분석에 따르면 환자들의 반응시기에 요에 알부민이 조금 섞여 있고 소디움이 대량 함유되어 있다. 혈액검사를 해보면 백혈구가 많이(12,000~18,000) 들어 있고 치료를 받기 전 림프구의 수가 비정상적으로 적었던 환자가 올라가고, 그 수가 비정상적으로 많았던 환자는 약간 내려간다.

반응 시기에 제독을 시켜주면 환자들이 정신적으로 크게 나아진다. 치료를 시작한 후 며칠이 지나면 대개의 환자들이 공포와 우울증에서 벗어나 침대에서 나오고 싶어진다. 다른 환자들과 애기를 나누다가 '발적' 이후에 비슷하게 좋아지는 효과를 보았다고 설명하면 아주 평온해진다. 임상적으로 이들 '발적'은 좋은 반응이며 치료과정의 하나라고 보아야 한다.

---

* 1그레인 : 0.0648그램

제28장
투약에 대한
간단한 설명

 투약에서 환자의 인체내에 두 가지 미네랄 즉 요오드와 포타슘을 넣어주어야 한다. 요오드(I)는 양성미네랄에 속하는데 음극이나 음조직으로 이동하고, 포타슘(K)은 음성그룹의 선두인데 양극이나 양성조직으로 이동한다. 세포의 기능을 돕기 위해 미네랄은 활성화되고 이온화되며, 일부는 '영구적인 유동'을 한다.
 요오드는 두 가지 형태로 주어야 하는데 유기질의 연골과 무기질제제인 루골액이다. 연골은 비교적 많이 투여하는데 처음 3~4주 동안은 하루에 1그램씩 다섯 번, 그 후엔 하루에 1.5그램씩 다섯 번, 그리고는 하루 1.5그램씩 세 번 주어야 한다. 3~4개월 동안 B.M.R.(기초대사율)과 P.B.I.(단백결합요오드)가 정상으로 유지되면, 그때는 갑상선제제를 끊어야 한다. 루골액(언제나 강도를 반으로 줄여서 쓴다)을 첫 몇 주 동안 많이, 즉 하루에 3방울씩 여섯 번 주면 치료에 필요한 요오드 결합이 좋게 이루어진다. 루골액에는 요오드가 5퍼센트, 요오드화칼륨이 10퍼센트 들어 있다. 홀러와 싱어[1]에 의하면 염증이 일어나면 요오드가 암종양에 침입한다고 하며, 염증이 일어나지 않으면 침입하지 못한다고 한다. 그러므로 폰 버그만은 '알레르기 염증용액'이 암세포를 용해할 수 있다는 대단히 중요한 말을 했다.

나의 관찰에 의하면 피부암 환자와 흑색육종암 환자의 경우에 치료가 되기 전 유익한 염증반응이 발생했으며 '발적'이 있는 동안에 그것이 재발하여 격렬한 태세를 보이다가 점차 사라지더니 한참 뒤에 다시 발생했다(그래서 두 분의 저서에서 언급된 내용이 나의 임상실험에서 확인이 된 셈이다). 정상세포의 분화를 억제하기 위해서는 요오드가 필요한 것으로 추정된다. 암에 대한 여러 실험에서 요오드가 적으면 암세포가 더욱 빨리 성장한다는 것을 알게 되었다. 많은 양의 요오드가 성장을 중단시켜주기 때문에 초기에 대량 투여해야 한다. 환자들 가운데 20퍼센트 정도는 치료 후에도 연골을 더 섭취할 필요가 있다. 주로 림프구의 수가 많은 사람이나 기초대사율이 낮은 지방과다증을 보이는 분들이 그러한 사람들이다.

델 콘테와 마리아 스툭스는 최근의 논문에서 "결정적으로 요오드가 뇌하수체를 통해 갑상선 자극 호르몬이 생산되는 것을 억제한다"고 했다.(*Acta Endocrinol*, November 1955, 20, 246~256) 그러므로 "갑상선에서 요오드에 의해서 이루어지는 억제작용은 주로 뇌하수체의 억제 때문임"[2]이 명백하다.

방사선 요오드를 이용하여 새로운 연구를 한 많은 분들이 요오드가 갑상선 세포에서 직접 작용하며 갑상선 자극 호르몬의 활동에 방해를 받지 않는다는 결론을 얻었다.[3]

연골이 나트륨·염소·수분 등을 배설시키는 데 도움을 준다는 것은 오래된 이론이나, 임상에서 얻은 결론으로 말한다면 암 치료에서는 연골이 칼륨미네랄을 채우기 위한 길을 닦는 한편,

---

1) Sollmann, *op. cit.*, p. 958.
2) *Year Book of Medicine*, 1956~1957, p. 643.
3) Sidney C. Werner and others, *J. Clin. Endocrinol*, 15, 715, June 1955.

다른 조직과 세포에서는 나트륨·염소·수분이 세포내 이동을 하게 된다는 것을 알아두는 것이 중요하다.(나의 책 폐결핵 참조)

부종을 흡수하면 순환에 대량의 추가 찌꺼기와 독이 들어간다. 이 시기와 뒤에 '발적'이 발생하는 시기에는 환자가 메스꺼움, 팽창된 위장, 경련 등으로 고통받게 된다. 제독과 배설은 동시에 빨리 이루어져야 하며 그리고 충분히 해야 한다.

포타슘은 조직 단백을 합성하는 데 절대적으로 필요한 독특한 역할을 하는 것으로 보이나, 현재로서는 포타슘을 활용하는 메카니즘이 알려져 있지 않다. 어떤 효소의 반응에는 포타슘이온이 절대로 필요하며, 그래서 치료 처방에서 포타슘을 빨리 투여해야 하는 이유의 하나가 된다. 암과 종양을 지닌 동물의 조직에는 무거운 동위원소 K^{41} 함량이 절대적으로 낮은 것으로 나타난다.[4](라스니츠키의 이론)

근육·뇌, 그리고 간에는 대개 포타슘 함량이 소디움 함량보다 훨씬 더 많다. 포타슘이 줄어들지 않으면(그게 정상이다), 소디움이 줄어드는 것이 일반적인 규칙이라고 할 수가 있다. 마그네슘과 칼슘 사이에도 이와 비슷한 관계가 있는데, 마그네슘이 늘어나면 칼슘이 줄어들고, 반대는 역시 역으로 나타난다.

포타슘제(10%가 든)를 즉시 투여해야 한다. 질병 정도에 따라 3~4주 동안 모든 녹즙에 찻숟가락으로 4숟가락을 넣어야 한다. 단, 간즙에는 넣지 않는다. 그런 뒤에는 포타슘 양을 반으로 줄인다. 어떤 환자들에게는 처음 처방을 되풀이할 필요가 있는데 일정 기간이 지난 후 식사법 때문에 그런 처방을 다시 하게 된다.

처음에는 칼륨 복용을 처방하지 않았으나 6년 만에 임상실험을 거쳐 적당한 칼륨제를 대량 복용하라는 결정을 내리게 되었는데, 그동안에도 환자는 임상적으로는 좋아져가고 있었던 것으로 보였다. 실험실의 보고에 의하면 칼륨은 변동을 하여 임상사진과 일치하지 않는다고 한다. 전문가들의 견해도 다 다르다. 모

---

4) Lasnitzki and L. K. Brewer, *Cancer Research* 2.494, 1942.

라베크[5]의 논문을 제외하고 모든 도표에서 암조직의 칼륨이 줄어들지 않는 것으로 나타나 있다. 그는 암 초기에는 칼륨이 줄어들고 그 뒤에는 일정하지 않으며, 늘어나기도 하고 줄어들기도 한다는 것을 알아냈다. 이러한 사실은 라스니츠키가 "암에서는 이온화된 K^{41}이 줄어든다"는 것을 발견해냄으로써 명백해졌다. 암전문가들은 아직도 실험 작업에 따라 결정을 내린다. 예를 들어서 그들은 이렇게 말한다. "어쨌든 종양에서 유기물질이 정규적으로 일탈해가는 것은 발견되지 않는다"고.[6]

LA의료센터의 조셉 로스 박사는 방사선 포타슘원자를 추적자로 썼다. 로스 박사와 보스톤의 벨톤 뷔로우스 박사는 만성질병 환자들에게서 포타슘이 현저하게 감소되며 그 가운데 한 물질은 근육이 수축하고 힘을 쓰는데 중요한 역할을 하는 것임을 발견했다. 그들은 방사선 원소와 정상적인 인체의 포타슘을 희석시킬 수 있는 정도가 인체의 총 포타슘 함량을 나타낼 수 있다는 결론에 도달했다. 이러한 검증에 의하여 의사들은 환자는 포타슘이 부족하다는 것과 부족함을 메꾸기 위해 포타슘을 얼마나 투여해야 하는가를 배우게 된다.

나의 임상경험에 따르면 인체에서 부족한 포타슘을 투여하여 정상이나 정상에 가까운 상태로 만든다는 것이 대단히 어렵다.

비교적 건강한 인체에서도 포타슘을 투여하여 정량의 상태로 만들기 어렵다. 중병에 걸리면 수 개월 동안, 때에 따라서는 1년이나 2년 동안 포타슘을 투여하여 여러 중요한 기관들이 정상적인 포타슘 함량을 유지할 수 있게 해주어야 한다. 사실 우리는 모든 기관들에 대하여 분리시험을 해보지도 않았고, 혈액의 포타슘 함량이 모든 기관에 대한 정보를 제공해주지도 않기 때문에, 각 기관들에 어느 정도로 포타슘을 보충해주어야 하는지 충분히 알고 있지 않다. 여러 번 시행해보았으나 이 점에 대한 확

---

5) V. Moravek Acta Radiol. et cane, boh. slov. 2.70, 1939, Zeitschr. f. Krebsforschung, 1952, 35.492.509.
6) K. H. Bauer, op. cit., p. 114.

실한 지침을 내릴 수 있을 만큼 충분하지 않다.

바넬과 스리베너[7]는 최근 논문에서 혈장의 포타슘 함량이 인체의 포타슘 필요치를 나타내주는 훌륭한 지침으로 이용될 수 있다는 결론을 얻고 있다. 말기암 환자와 만성질병 환자들에게서 얻은 내 경험에 따르면 그 견해는 옳지 않다. 혈장은 지지하고 교환해주는 통로일 뿐이다. 혈장에서 보이는 낮은 수치는 최선의 치유를 나타내고 있는 것인지도 모른다. 왜냐하면 고장난 조직에서 높은 수치를 보이는 것은 포타슘을 잃었기 때문에 파괴된 조직들이 포타슘을 재흡수할 수도 있기 때문이다.

실제적인 목적을 달성하기 위해서는 혈장의 수준이 정상치가 될 때까지 포타슘을 투여하라고 충고하고 싶다. 치료 초기에는 포타슘의 변동이 잦다. 치료 후기에도 가벼운 변동이 계속되기도 한다. 정상적인 사람들에게도 그러한 사태가 일어나는 것을 우리는 관찰했으며 월경 때나 임신중에도 그러한 사태가 자주 일어난다. 감기가 들어도 일시적으로 포타슘이 일탈된다. 혈액의 포타슘 수치를 읽는다는 것은 잘못된 지침이다. 치료 초기에 우리는 종종 포타슘 수치가 정상보다 높은 것을 보아왔는데 그것은 결코 인체에 포타슘이 비정상치로 있음을 나타내는 것은 아니다. 반대로 그것은 인체가 대량의 포타슘을 계속 상실하고 있음을 나타낸다. 회복기에서는 그 반대 현상이 나타나기도 하는데 포타슘 수치가 정상치보다 낮다면 인체가 혈장으로부터 대량의 포타슘을 재흡수하여 정상치보다 낮게 가도록 평형에 영향을 주고 있을 것이다.

혈액의 포타슘 수준과 임상 관찰을 함께 받아들이면 기관의 포타슘 함량 회복이 어려우며 시간을 오래 끄는 것임을 알게 된다.

나이아신[니코틴산, 펠라그라(피부병의 일종)병에 투약한다]은 비타민 B_2의 하나인데 치료 초기부터 충분하게 투여해야 한다. 나이

---

7) "About Serum Potassium Concentration as a Guide to Potassium Need" *J.A.M.A.*, Vol, 164, No, 9, Jun 29, 1957, p. 959.

아신의 투여를 중단하거나 너무 빨리 줄여도 안 된다. 나이아신은 간세포에 충분한 당원을 가져다주게 한다. 그리고 나이아신은 단백질 신진대사를 도와 소동맥과 모세혈관을 열게 한다. 그러므로 피가 나면 나이아신 투여를 중단해야 한다. 나이아신은 또한 세포에서 전위를 높여준다. 특히 특수한 펠라그라질병 현상*을 고쳐주고 설염·구내염·질염·요도염·직장염·피부홍반·성신장애·포르피린뇨증 등을 낫게 한다.

나이아신은 장기간 투여해야 한다. 한 회에 50밀리그램씩, 하루에 여섯 번 투여한다. 드물기는 하지만 더 많이 투여할 때도 있다. 그런 식으로 4개월 내지 6개월 투여하다가 줄여나간다.

초기에 나이아신을 투여하면 온몸에 붉은 반점이 퍼지고 열이 나는데, 머리와 팔에 더 심하게 일어나 환자들이 쉽게 놀란다. 이러한 반응은 해가 없으며 겨우 몇 분 동안이다. 이러한 반응을 없애기 위해 식사나 녹즙을 든 뒤에 알약을 혀로 녹여 먹으라고 충고하고 싶다.

대체로 비타민이나 미네랄 결핍을 보충하기 위해 한 가지 비타민이나 한 가지 미네랄을 투여하지 않는 것이 좋다고 말하고 싶다. 워너 콜라드를 비롯한 전문가들에 따르면 하나의 비타민이나 하나의 미네랄을 투여하면 장관이나 신경계에 좋지 않은 기능 변화를 초래할 수 있다. 암의 경우에는 나이아신이 예외이다. 나이아신은 펠라그라를 고쳐주는 대신에 티아민 부족현상을 일으킨다. 콜라드는 비타민이나 미네랄이 부족하여 발생한 만성질병에 하나의 비타민이나 미네랄을 투여하면 오히려 만성질병을 초래할 수가 있다고 했다.

가벼운 급성질병에는 인조 비타민이 도움을 줄 수도 있으나 암은 다르다는 사실을 간과해서는 안 된다. 의사들은 대단히 병들고 독에 쌓인 인체를 대할 수밖에 없다. 그러한 상태에서는

---

* 나이아신 결핍으로 일어나는 피부병. 피부염, 구강점막의 염증, 설사, 정신장애 등이 일어난다.

암세포가 마음대로 자라고 간섭받지 않는다. 나의 관찰에 의하면 암환자의 암이 걸리지 않은 조직(정상조직)은 다른 건강한 인체의 조직처럼 반응하지 않는다.

8년 전에 알라바마의 버밍햄에 있는 톰 스피스 박사가 영양부족에 대한 연구를 하다가 비타민 B_{12}을 발견했다. 그는 비타민이 특히 영양결핍에서 발생하는 몇 가지 빈혈증을 막는 역할을 함을 알아냈다. 척수에 발생하는 퇴행성 변화도 B_{12}을 많이 투여하면 거의 정상으로 회복될 수 있다. 그 비타민의 핵심은 코발트 물질이며 그 물질은 모든 과일과 채소에 극소량 들어 있다. 하루에 섭취해야 할 함량은 알려져 있지 않다. B_{12}는 아미노산을 결합하여 단백질 물질을 형성시키는 것으로 추정된다. 병든 인체 특히 암을 가진 인체는 아미노산을 결합하여 단백질을 적절히 만들지 못하고 대신에 그 물질을 태워 찌꺼기를 만든다. 동물실험에 따르면 비타민 B_{12}는 잘못된 조직들을 거의 모두 회복시킬 수 있는데, 노쇠했거나, 만성질병에 걸렸거나, 수술을 받았거나, 퇴행성 질환에 걸렸거나, 중독 등 다른 원인으로 잘못되어 있거나 관계 없이 가능했다. 이것이 시장에서 파는 모든 비타민 복합제에 비타민 B_{12}가 포함되어 있는 이유가 될 것이다.

미네랄이 들어 있는 비타민 복합제든 미네랄이 없는 복합제든, 그 비타민을 먹으면 며칠 내에 암이 재성장하거나 새로운 암이 퍼지는 것을 여러 번 관찰했다. 환자는 단기간, 혹은 약간 더 오랫동안 전 신진대사가 자극을 받아 약간 좋아진 듯한 느낌을 받는다. 그러나 전문가들의 설명에 따르면 암조직이 가진 큰 흡인력 때문에 암이 다시 성장하게 된다고 한다.

골수암으로 고생하던 어린 소년 소녀들도 이런 경우를 당하는 것을 여러 번 보았는데 칼슘복합제를 먹은 후 10~14일에는 아주 좋아지는데, 실은 암이 급속히 재성장하여 결국엔 치료가 불가능했다. 나는 암이 있는 몸 안에서는 칼슘복합제가 나트륨과 같은 역할을 한다는 인상을 받았다. 루돌프 켈러에 의하면 칼슘은 나트륨그룹에 속하며 경계선에 머물러 있다고 한다. 그에 대하여 나는 확실한 설명을 할 수 없다.

암치료법을 개발해내면서 나는 15년 전에 여러 번 좌절을 맛보았다. 가장 비참했던 때가 31명의 환자 가운데 25명을 잃었을 때였다. 그들은 여러 달 동안 통증을 앓다가 막 벗어난 환자들이었다. 나는 그들에게 찰즈 후킨스 박사가 처음으로 알아낸 방법에 따라 반대 성호르몬요법을 실시했다. 기운을 돋우어주기 위해서였다. 처음으로 그 요법을 받은 5명의 환자가 몇 주 내에 아주 좋아졌는데 나는 그것을 오인했다. 이 불행한 사태가 나를 깊은 우울증에 빠뜨렸다. 암에 대한 작업을 계속할 기운을 거의 상실했는데 무엇보다도 큰 타격은 희망에 차 있던 젊은 친구 존 군더 2세[8]를 잃은 것이었다. 그는 15명이 더 되는 전문의의 치료를 받았는데 몇 주 동안 계속되는 예후 때문에 포기 상태였다. 그러나 8개월 동안 내 치료를 받아 회복되었고, 그에게 성호르몬을 투여하는 데 동의해주었다. 6주일 후에 뇌종양이 재발했는데 그것은 조직학적으로 성세포종(星細胞種)이었다. 그는 옛날 방식대로 치료받았으나 죽고 말았다.

간의 회복을 위한 치료작업이 가장 어렵고 재생시키는 데 긴 시간이 소요되었다. 오늘날에도 간을 치료해내는 것이 가장 어려운 문제다. 우리들은 다음과 같이 처방한다.

(1) 간즙, (2) 간 주사, (3) 루바일(Lubile)—어린 동물의 지방을 제거한 담즙에서 생산, (4) 췌액소정제

(1) 간즙 준비와 그 중요성에 대해서는 다른 장에서 서술했으며 도표가 따른다. 암에 대한 우리들의 무기 가운데 가장 강력한 것으로 병든 간을 제독시킨 뒤에 마시면 간과 인체에 필수적인 미네랄・효소 등의 물질을 가져다주어 한동안 그들 물질을

---

8) John Gunther, *Death Be Not Proud*, Vol. 2.(부록 2에서 상세한 설명을 읽을 수 있음)

만들고 활성화시켜준다(세균 치료법이다).

(2) 간 주사는 인체에 비타민들을 회복시켜주고, 간을 재생하는데 가치가 있는 효소와 미네랄을 공급해주며 호르몬 물질, 부신피질과 성호르몬은 물론이고, 천연의 많은 다른 물질들을 공급해 준다. 양은 매우 적으나 모두가 해롭지 않은 것으로 알려졌다.

(3) 강력한 제독을 자주 시킴으로써 루바일은 덜 필요하게 되었다. 오늘날에는 피마자기름 관장을 할 때만 사용하며, 간이 오랫동안 딱딱한 상태로 있는 환자와 전 담관기관이 크게 손상되어 유착이나 반흔을 보이는 환자에게만 사용한다.

(4) 피하 트립신 주사(췌장에서 만든)는 1905년 J. 베어드, 1906년 쇼-막켄지가 주장했는데 막상 그들은 실망했다. 소화불량에 소화효소를 투여한다는 것이 옛날에는 기대에 미치지 못했다.

이 사실을 알면서도 실천을 해본 결과 췌액소가 환자들의 치료에 많은 도움을 준다는 것을 알게 되었다. 몇몇 환자들은 췌액소를 견디지 못했다. 그러나 대부분의 환자들은 이것으로 개스경련이 일어나는 소화불량이 줄어들고 체중과 힘을 얻어 만족했다. 제독을 시킨 후에 정제를 먹게 했다. 정제에는 5그레인이 들어 있으며 껍질을 벗기지 않고 사용하게 했다. 식사 후 하루 두세 번, 한 번에 2~3알씩 먹게 했다.

나는 항상 암이 퇴행성 질병임을 믿고 있다. 재생은 오직 신진대사를 통하여 이루어진다. 신진대사를 회복하는 것은 어려운 일이나, 필수적이며 중환자들에게는 마지막 피난처가 된다.

회고해보면 나 자신, 많은 전문가의 주장과 실험실의 결과만을 좇는 전통적인 방식을 탈피해서 여기에 이르게 되었는데, 사실 그들의 주장은 임상과 일치하지 않는다. 쿠스마울 교수가 이런 말을 했다. "병상의 결과가 결정한다"고. 나는 윈스턴 처칠이 다음과 같이 표현한 그런 실수를 저지르고 싶지 않다. "사람들이 때로는 실족하여 진실 위에 넘어지지만, 대부분의 사람들은 일어나서 아무일도 없었던 것처럼 얼른 피해버린다."

제29장

암환자의 회복

 치료의 목표는 암의 증후와 그에 수반되던 위험이 나타나기 전의 생활로 환자를 회복시키는 데 있다. 초기나 중간 정도의 증상을 가졌던 환자들만이 이러한 회복을 얻을 수 있다. 더 깊이 진행된 환자는 부분적인 회복만 가능하고 말기암 환자의 경우에는 회복(실제적인 활동을 할 수 있을 정도)이 어려울 수도 있다. 환자가 어느 정도 증후에서 벗어나면 집으로 돌아가게 되는데 다음과 같은 문제들에 직면하게 된다.

1) 치료의 문제
① 집에는 치료기구가 없다.
② 도움을 받을 수 없다.
③ 암식사를 만들 수 없고 경험도 없다.
④ 병원에 있는 동안 식사와 녹즙을 제공받아 아주 편안했으나, 집에서는 도와주는 사람이나 의사의 충고가 없다.
⑤ 장보기가 어렵고 필요한 신선한 식품을 사기 어렵다.
⑥ 일반 약국에서는 적절한 약을 구하기가 어렵다.(약사들이 맞

지 않는 약이나 대용물을 자주 권한다. 예를 들어 포타슘글루콘산
염 대신에 칼슘글루콘산염을 권하는데, 그것은 암을 재성장시킨다)
⑦ 의사의 재검사와 관찰이 이루어지지 않는다.

2) 경제적인 문제

① 치료와 수술로 많은 비용을 썼기 때문에 돈이 부족하다.
② 치료기간이 길다.
③ 치료에 철저히 응하려면 필요한 일을 장기간 할 수 없다.
④ 보통 가정에 비해 식품비가 더 소요된다.
⑤ 다른 가족의 생활이 파괴되는 것을 막고 비용을 줄이기 위해 환자를 보험에 가입시켜 병원이나 치료소로 보내 상주시키려는 경향이 있다.

3) 정신적인 부담

① 주변으로부터 받는 좋지 않은 영향.
② 친구들과 다른 의사들로부터 듣는 반대 의견.
③ 몸 전체를 회복시키기 위해서 장기간이 소요된다.
④ 현재와 미래의 생활방법에서 일어나는 변화.

주된 관건은 환자가 살아야 하며 병을 고치겠다는 의지다.
환자들 가운데 소수이기는 하지만 약 10~12퍼센트는 병의 심각성을 실감하지 못하고 있다. 환자가 엄격한 식사요법을 따르려면 병의 심각성을 깨달아야 한다. 이들 환자들은 다른 환자들이 좋은 결과를 얻은 것을 알면 만족해 하며 며칠 동안의 치료를 받으면서 자기도 고통에서 구제되고 있음을 느낀다. 환자들 가운데 일부는 치료를 거부한다. 어떤 이들은 옛날의 식사습관을 버리지 못하고 무염식을 하지 않으려 한다. 또 어떤 이들은 다른 어려움을 안고 있다. 전에 치료를 받고 있는 동안 희망을 잃고 염세적이 되었던 사람들 가운데 어떤 이들은 미래의 생에 대한 충분한 희망을 되찾지 못한다. 어떤 여인은 어머니와 함께

왔는데 치료를 시작한 첫주에 최상의 결과를 얻었다. 그리고 남편이 왔는데, 그들 부부는 밤새도록 싸웠다. 환자는 떠났다. 그의 어머니가 딸을 데리고 집으로 갔지만 아무것도 할 수 없었다. 말할 필요가 없이 퇴행성 병을 오래 앓아왔던 환자들 가운데 이런 사태가 일어나는 것을 볼 수 있다.

환자의 정신적인 상태와 가족과 주변의 심리적인 협력이 회복에 중요한 역할을 한다. 모든 환자는 신념·사랑·희망·격려가 필요하다. 이 어려운 목표를 달성하려면 환자가 자신에게 일어나는 상황과 다른 환자들이 얻는 좋은 결과를 직시해야 한다.

제30장
치료중 환자가
저지르는 실수들

　대개 4주에서 6주 정도 치료를 받으면 대부분의 환자들이 건강해지는 것을 느끼면서 원래 갖고 있던 불안과 우울증을 떨어버리게 된다. 그러면 환자들은 여러 가지 규정과 계획을 철저히 지키려고 한다. 그러나 그들은 자주 녹즙·식사·관장 등을 하는 과정에서 자신을 충분히 도와주는 사람이 없음을 알게 된다.
　일반적으로 사람들은 수술을 받기 위하여 또는 심한 질병 때문에 병원으로 간다. 가족들이 그들이 회복된 것으로 생각한다. 암의 경우에서는 다르다. 암은 퇴행성 질병이지 급성 질병이 아니다. 그리고 1년 반이나 2년 동안 규칙을 엄격히 지키면서 치료를 받아야 효과를 볼 수 있다. 다시 되풀이하지만 증후나 특수한 질병을 치료하는 것이 아니라 몸 전체의 반응과 기능을 치료하여 변형시키고 회복시켜주는 것이다. 내가 겪었던 어려움을 설명하기 위해 어느 환자로부터 받은 편지를 인용하겠다. "저는 집에 도착한 후로 1주일 동안 혹독한 일거리로 내리막길을 치달아간 것처럼 느껴집니다. 이 일들을 어떻게 피할 방법이 없어요. 식사법은 계속 지켜왔지만 지난 이틀을 빼고는 그 많은 녹즙을 만들어낼 재간이 없었어요." 앞에서 말한 바와 같이 그 환자는 우리 병원에 오기 전 8년 동안 열 번이나 수술을 받았다. 자연히 그 여자는 대단히 쇠약해져 있었으며 우리 병원에 머물렀던 4주 동안 기운을 얻었다.

그것으로 그가 남의 도움 없이 장을 보러 다니고 모든 것을 준비하여 스스로 치료할 수 있을 것으로 믿었던 것이다.

환자들이 집을 떠나 병원으로 갈 때는 친척, 의사, 친구들이 그를 포기해버렸기 때문에 아무도 그에게 충고를 할 수가 없었다. 그러다가 환자들이 집으로 되돌아가면 모든 이들이 반대의 견들을 제시하는데, 그들은 약품과 식사법을 비판하면서 "좀더 쉽게 하라"고 충고한다. 어느 환자는 친구들과 친척들이 비판적인 충고와 제안들을 하자 그것들이 이미 포기했던 환자에게 어떤 도움을 준 적이 있었느냐고 하면서 그들의 입을 막아버렸다. 의사들도 종종 이렇게 말한다. "암에는 식사요법이 듣지 않습니다." 그들은 이미 그 환자를 전에 포기했으며 이제는 좋아졌다는 것을 보면서도 그렇게 말한다.

환자들이 자주 저지르는 다른 실수는 금지된 식품을 '조금' 먹는 것은 큰 해를 보지 않을 거라는 생각이다. 이것은 완전히 잘못된 인식이다. '조금'만 먹어본다는 것이 커지고 아주 자주 먹게 되는 것이다. 결국 나쁜 결과를 맞이할 뿐이다.

그리고 환자를 돌봐주는 사람들이 일을 가기 위해 일정 시간 집을 비우기 때문에 하루에 필요한 녹즙을 오전에 한꺼번에 마련하게 되고 저녁거리만 그들이 집으로 돌아와서 만들어주는 경우도 많다. 이렇게 하면 녹즙의 효과가 대단히 없어져버리는데 그 이유는 다음과 같다.

(1) 녹즙은 활성의 발효를 하는 생물질로 구성되어 있어서 산화효소를 바로 중성화시켜버린다. 그 생물질이 병든 인체에 절대로 필요한 물질이다.

(2) 인체에는 활성화된 산화효소를 평행되게 공급해야 하며 하루 종일 공급해주어야 한다. 시간마다 신선하게 짠 녹즙을 먹어야 이러한 것을 얻는다.

시장에서 팔고 있는 상품 가운데 식사용으로 이용할 수 없는 것이 많은데 특히 화학약품을 이용하여 장기간 보관한 것으로 플라스틱 백에 넣어서 파는 것들이다(당근·시금치·상추·비트·체리 등). 착색한 과일이나 채소—붉게 물들인 감자·얌·고구마·오렌지, 그리고 인이나 다른 물질로 말린 과일은 쓰지 못한다.
알루미늄으로 만든 주방 용구, 압력솥, 오렌지를 반으로 쪼개어 껍질째 넣어 짜는 오렌지압착기 등은 사용하지 않아야 한다. 오렌지를 껍질째 짜면 표면에 있는 유해한 지방산과 방향물질이 즙에 들어가게 된다.
녹즙 짜는 데 필요한 준비물로, 특히 간즙을 짜기 위해서는 두 가지 기계, 분리된 분쇄기와 압착기가 필요하다. 분쇄과정에서 산소가 충분히 들어갈 수 없는 원심분리기를 사용할 수 있다. 분쇄기 바퀴가 돌아갈 때 충분한 공기의 저항을 받으면 양전기가 발생하면서 주위 벽에 음전기의 발생을 촉진시킨다. 양전기와 음전기의 교환이 산화효소를 죽여서 녹즙에 해를 입힌다. 이러한 사실은 몇 년에 걸친 오랜 경험에서 얻었으며 하나로 이루어진 녹즙기를 이용하는 환자는 효과를 거두지 못했다.
채소를 조리할 때는 맛있게 만들어야 한다. 습관화된 맛을 완전히 바꾸려는 시도가 내포되어 있음을 마음 속에 새겨두어야 한다. 그러므로 채소를 고를 때 많은 주의와 상상을 해야 한다. 수분·염분·지방·양념 등을 즉시 제외시키기가 어렵다. 채소에 신선한 약초와 말린 약초, 그리고 여러 가지 과일을 섞어 맛있게 할 수 있다.
회복기에 있는 환자는 충분한 도움을 받지 않고는 치료법을 엄격하게 지키기가 쉽지 않다. 모든 경우에 생명은 항상 위험하다. 놀라울 정도로 회복이 되고 새로운 신념과 희망에 차 있던 환자들이 잘못된 충고와, 치료법에 대한 가족들의 혐오 때문에 치료법을 중단하는 수도 있다. 그래서 이 치료법이 초기에만 효과가 있다는 관념이 퍼진다. 어찌 되었든 많은 환자들이 처방법을 준수하여 병을 고치고 5년이나 혹은 그 이상의 기간이 지났는데도 정상적인 생활을 누리고 있다.

암환자에 대한 24가지 조사표
— 3판에 즈음하여 1977년 노먼 프리츠*가 작성

아래의 각 물음에 대한 답은 "예"로 나타나야 한다. 거기에서 벗어나면 치유가 늦어지거나 중단된다. "어떠한 이유에서든지 이 치료법에 엄격하게 매달리지 못할 것 같으면 시작을 하지 말아야 한다."

@ 분쇄기와 압착기가 따로 되어 있는 녹즙기를 사용하는가?
@ 간즙으로 이용하는 송아지간은 신선하고 얼리지 않은 것으로 4파운드 이하 짜리인가?
@ 요리와 관장에 쓰는 물은 플루오르 물질, 염소, 연수제, 기타 화학약품을 타지 않은 것인가?(플루오르 물질이 든 생수를 판매하고 있다)
@ 소금·담배·알코올·홍차 등은 완전히 끊었는가?
@ 허용되는 것은 제외하고, 모든 양념은 끊었는가?
@ 모든 약은 끊었는가?(아스피린은 예외)
@ 플로오르가 들어 있는 치약이나 플루오르 물질요법, 중탄산소다, 소금 등은 끊었는가? 몇몇 건강상품 가게에서는 좋은 치약을 팔고 있다.
@ 스프레이·공기청정기·살충제, 페인트 연무, 혹은 이들과 비슷한 것들은 모두 가정에서 없애버렸는가?
@ 방취용 화장품, 염색제, 퍼마넨트 기구, 립스틱은 없애버렸는가?
@ 금지된 단백질·지방질·기름, 그 외의 금지된 식품을 식단에서 제외했는가?

---

* 거슨연구소의 초대 상무이사, 현재 미국제암협회(Cancer Control Society) 회장.

@ 종합식사요법에서 소개된 그 외의 금지된 식품도 제외시켰는가?
@ 식사법, 약의 투여, 관장에 사용되는 양들은 이 책에서 지시한 대로 지켜지고 있는가?
@ 알루미늄으로 만든 주방 용구는 치웠는가?
@ 햇빛과 TV에 노출되는 시간을 극소화시키고 있는가?
@ 식사용과 녹즙용의 채소와 과일은 유기농법으로 재배된 것인가? 유기농법으로 재배한 작물의 영양가는 비유기농법으로 재배한 작물의 몇 배가 된다. 살충제는 치료를 중단시킬 수 있다.
@ 환자와 보호자들은 반응·발적·제독의 중요성을 이해하고 있는가? 이들 모두는 반응·발적·고통과 불쾌함이 발생할 때는 커피 관장을 더 자주 해야 된다고 이해하고 있는가? 그리고 피마자기름 요법을 계속하는 것이 중요하다는 것도 이해하고 있는가?
@ 환자를 도와주는 사람이 반응과 발적이 일어나는 동안에는 식사를 바꾸어야 한다는 것은 알고 있는가?
@ 환자를 충분히 도와주고 있는가? 환자는 쉬어야 하며 치유력을 증진시키기 위해 기운을 보전해야 한다.
@ 식사에 여러 가지로 변형을 주어, 맛을 돋구어 주는가?
@ 녹즙을 짜는 천을 잘 씻어서 끓이는가?
@ 때때로 처음의 3~4주 동안 치료를 받던 식으로 엄격하게 집중적으로 해야 한다는 것을 알고 있는가?
@ 의사의 처방전에서 설명한 대로 환자의 상태에 따라 치료에 변화를 주는가?
@ 수프를 만들기 위하여 멧돌을 사용하는가?(2쿼터들이. 주방용구 가게에서 구입할 수 있는 폴리사제 멧돌임*)
@ 녹즙용 사과는 단 것보다 시큼한 것을 이용해야 하는데 그렇게 하고 있는가?

---

* 실제의 것은 강철로 만든 것임.

제31장
실패한 처방
― 결코 특수하지 않다

　내가 맡았던 대부분의 환자들은 말기여서 식욕이 거의 없거나 아주 없어 녹즙을 필요한 만큼 먹을 수도 소화시킬 수도 없었다. 위에 녹즙을 넣기 위해 아시돌펩신 형태로 만들어서 먹였다. 매일 식전 2알씩 세 번 먹였다. 거기에 더하여 중독된 기관들이 트립신·리파제·디아스타제 등을 분비하지 못하거나 분비량이 줄어들어 있으므로 환자들은 췌장 소화효소가 필요했다. 이 모든 효소들은 췌장이 분비하는 것들이다. 그래서 어떤 환자들에게는 췌장액소를 주어야 했다. 하루에 세 번에서 다섯 번까지 세 알씩 주었는데 처음 두 주 동안은 주지 않았으며, 그 뒤에는 필요할 때에 한하여 그보다 적게 주었다. 이들 효소는 종양이나 암이 하는 소위 비장관성의 소화에도 필요한 물질이다. 물론 자연적인 활성의 효소가 더 낫다. 치료의 후반부에서 보이는 암 치유는 장관외소화라고 생각된다. 암의 치유가 장관외소화임을 안 후로 나는 모든 치료노력을 이 목적을 위해 쏟았다. 이 말은 암덩어리가 죽고 나면 그 덩어리가 용해되어야 한다는 뜻이다.

나는 이렇게 배설된 죽은 덩어리들을 직장·경부·방광·질·식도·편도선·내장, 그리고 인체의 어느 부위에서든 채취하여 모아두었다.

찰스 후긴스 박사가 워낙 강하게 추천했기 때문에 반대의 성호르몬요법을 더하게 되었는데, 그 때문에 나는 무서운 좌절을 맛보았다. 회복이 잘 되지 않는 다섯 명의 환자에게 처음으로 이들 호르몬을 처방했다. 한 달에서 네 달이 지나는 동안에 대단한 개선이 일어났다. 그래서 이 호르몬요법을 다른 25명에게도 했다. 이 환자들은 이미 암의 증후는 없었으며 약간 허약한 상태였고 예전에 오랫동안 X-레이요법을 받았었다.

호르몬요법의 결과는 비극적이었다. 나는 잘 되어 가던 환자 25명을 모두 잃어버렸다. 3개월에서 5개월 동안 치료를 받아오면서 모두 대단한 개선을 보였는데, 3주에서 5주 사이에 다 죽어버렸다. 그들 가운데 5명만이 생존했다.

그 특별한 성호르몬은 비록 조금만 투여해도 간을 자극시켜 아주 힘들어서 재축적해놓은 저장물을 소비시켜버리는 것이라고 생각된다.

위험한 물질인 성호르몬을 투여하는 대신에 로열젤리 50밀리그램짜리 두 알을 아침식사의 30분 전에 먹이는 것이 대단히 도움을 주었다.

다른 실패는 루골과 연골 제품으로 소위 카리딘을 주어서였으며, 다른 호르몬제, 비타민류, 난소물질, 비타민 E, A,……, D 등을 투여하여 실패를 보기도 했다. 그리고 적당한 포타슘복합제를 찾지 못하여 실패하기도 했는데 300여 회나 실험을 해보기도 했다. 마침내 나는 X-레이 검사로 석회질이 아주 많이 망가진 여러 환자들과 골육종을 합병한 세 사람의 혈우병 환자들에게 칼슘과 인복합제를 투여했다. 이 투여로 출혈은 멈추었지만, 종양이 엄청나게 성장하기 시작했다. 이 환자들 가운데 몇은 사망했다.

위에서 말한 물질들을 이용하여 치료한 결과를 간단히 설명하자면 호르몬제, 일부 비타민제, 칼슘과 인복합제[미네랄로겐(Mineralogen)이라고 불리는], 카리딘 같은 물질들은 종양을 키우는 효소를 갖고 있다는 것이다. 그리고 시험을 해본 결과 대구 간유 등 간유와 지방, 달걀의 노른자와 크림 등도 암을 성장시키고, 특히 말기암의 경우에서는 더하며, 전체적으로 보아 치료의 효과가 특수하지 않았다.

1948년과 1949년에 관찰을 통해 물질들의 치료효과가 기대했던 바에 미치지 못함을 알았다. 나는 오랫동안 여러 가지 과일과 채소에 들어 있는 미네랄 함량을 알고 싶어했는데 드디어 사과·살구·감자·토마토의 함량을 조사해보았다. 이들 모두에서 포타슘 함량이 많든 적든 감소되어 갔으며 대신에 소디움의 함량이 늘어나고 있다는 것을 알고 놀랐다.

이들 물질에 대하여 더욱 세밀히 연구한 결과 나는 토양이 인류의 건강에 중요하다는 것을 알게 되어 제24장 〈인간의 질병과 토양의 내용물〉을 쓰게 되었다. 이 장에서 나는 토양과 토양이 생산해내는 식품을 외부신진대사라고 불러야 하며, 이것이 인체 신진대사의 기초를 이루어 소화기관의 기능을 이끌고 유지시켜주며, 그들의 활동을 통하여 장외성의 소화와 그 장외성 소화에 기대는 모든 다른 기능들도 유지된다는 결론을 내렸다.

나는 암종양과 세포는 삭여야 한다는 사실을 인식하고 있기 때문에 소화관과 장외성 소화 기능이 정상으로, (가능하면 치료기간중에는 그 기능이 과도할 정도로) 회복시켜주는 것을 원칙으로 해서 암치료에 대한 모든 노력이 전개되어야 함을 다시 한번 강조하고 싶다. 비르효의 전임자인 로키탄스키는 이런 증상이 인체가 정상적인 치유조건에서 하는 일인 것 같다고 했다.

클리브랜드 치료소의 의사 조지 그라일이 그의 논문[1]에서 서

---

1) *Surgery, Gynaecology and Obstetrics*, September 1956, Vol. 103, 342~352 ; *Yearbook of Pathology and Clinical Pathology*, 1956 ; 1957, p. 69.

술한 바와 같이, 의료계에서 공인된 치료법을 우선적으로 조치해도 지난 28년 동안 암환자의 사망률은 줄어들지 않았다. "만일 처음 병의 신호나 증후가 나타나는 시기와 치료를 실시하는 사이 기간이 질병을 출현시키는 주된 원인이 된다면 현재 실시하고 있는 폭넓은 조기 절제가 사망률을 제어할 수 있어야 할 것이다. 불행하게도 1930년 이후의 통계자료에 의하면 사망률은 줄어들지 않고 있다.……암제어 프로그램에 따라도 사망률을 줄이는 데 실패하고 있다는 것은 수술, 라듐치료 등 아무리 기술적으로 조치를 해도 악성의 침습성(侵襲性) 암에서의 전이를 예방하지 못할 뿐 아니라 제어하지도 못하는 일이 잦다는 것을 나타내준다. 최근에 실시된 유방암 연구에 따르면 치료가 사망자수를 줄여주지 못하고 있다고 한다."

끝으로 이 책은 50명의 암환자들(그들 대부분은 암이 아주 많이 진행이 된 소위 말기암 환자들이었는데)에 대한 치료 결과를 보고할 목적으로 씌어졌음을 강조하고 싶다. 2부에는 이들에 대한 설명들이 있으며, 이 외에도 내가 치료를 해준 환자들이 많이 있다. 이들 모두는 암전문가들이 포기했는데 이 치료법으로 어떠한 결과에 도달하는가를 보여줄 것이다. 이들에게 일어난 사실들이 어떤 통계를 따로 필요하지는 않음을 보여줄 것이다.

치료의 핵심은 전체에 대한 문제점을 마음에 새겨두고 환자에게서 일어나는 병리학적인 반응들을 자세히 관찰하는 것이다.

제32장

도 표 들

음식 도표[1]

* 비율 : 포타슘그룹의 비율을 나타낸다

이 름	단백질	지 방	탄수화물	비 율	
				K, Mg, Ca, P, NaCl	$\frac{K}{NaCl}$
사과	0.3	0.4	14.9	50-1	40-1
살구(싱싱한 것)	1.0	1.0	12.9	10-1	9-1
아티쵸크(싱싱한 것)	2.9	0.4	11.9	1.8-1	0-7
아스파라거스	2.2	0.2	3.9	6.5-1	4.5-1
바나나	1.2	0.2	23.0	2.6-1	2.3-1
푸른 줄기콩	2.4	0.2	7.7	7.4-1	5-1
비트	1.6	0.1	9.6	3-1	2.5-1
비트 잎	2.0	0.3	5.6	9-1	5-1
브로콜리	3.3	0.2	5.5	4.4-1	2.75-1
브라셀 스프라우트	4.4	0.5	8.9	4-1	3-1
흰 양배추	1.4	0.2	5.3	5.7-1	3-1
당근	1.2	0.3	9.3	4-1	3-1

1) 미국 식사 협회지(*J.A.D.A.* vol 25, No. 4. April 1949).

꽃상추	2.4	0.2	4.9	6-1	4.4-1
샐러리 줄기	1.3	0.2	3.7	1.6-1	1.1-1
근대	2.6	0.4	4.8	5-1	3-1
체리	1.1	0.5	17.8	140-1	120-1
옥수수	10.0	4.0	74.0	10.5-1	5-1
오이	0.7	0.1	2.7	4.2-1	4-1
산딸기, 싱싱한	1.6	0.4	12.7	33-1	26-1
대추야자	2.2	0.6	75.4	2.3-1	2-1
가지	1.1	0.2	5.5	5-1	4.4-1
엔디브	1.6	0.2	4.0	3.8-1	3-1
말린 무화과	4.6	1.2	68.4	7.5-1	6-1
신선한 무화과	1.4	0.4	19.6	39-1	29-1
그레이프푸르트	0.5	0.2	10.1	100-1	90-1
포도	1.4	1.4	14.9	150-1	125-1
케일	3.9	0.6	7.2	4-1	2-1
콜라비 양배추	2.1	3.0		5-1	3.7-1
부추	1.5		8.5	9.5-1	7-1
레몬즙	0.9	0.6	8.7	17-1	14-1
상추	1.2	0.2	2.9	4-1	3-1
오렌지즙	0.9	0.2	11.2	22-1	16-1
당밀			60.0	3-1	2.3-1
우유	3.5	3.9	4.9	2.3-1	1-1
오트 플레이크	14.2	4.0	68.2	9-1	4-1
양파	1.4	0.2	10.3	9-1	6-1
파셀리 뿌리	1.5	0.5	18.2	19-1	14-1
복숭아	0.5		12.0	27-1	25-1
배	0.7	0.4	16.0	51-1	43-1
말린 콩	23.0	1.5	60.0	13-1	8-1
신선한 자두	0.7	0.2	13.0	110-1	99-1
말린 자두	2.3	0.5	71.0	15-1	12-1
감자	2.0		20.0	8-1	7-1
무	1.2	0.1	4.2	3.1-1	2.4-1
건포도	2.3	0.5	72.0	7.4-1	6-1
루바브	0.5	0.1	4.0	7-1	6-1
시금치	2.5	0.5	3.4	4.6-1	4-1
스쿼시	1.2	0.3	7.5	17-1	15-1

고구마	1.8	0.7	28.0	4.7-1	3.7-1
토마토	1.0	0.25	4.0	6.3-1	6-1
순무	1.1	0.2	7.0	3.8-1	3-1
순무 잎	2.9	0.4	5.4	4.7-1	2.3-1
양 갓냉이	1.1	0.3	3.7	2.9-1	2-1
수박	0.5	0.2	7.0	7-1	6-1

과일과 채소

	칼륨	유황	칼슘	마그네슘	인	비고
사과전체						
글라스터, 석회질 옥토, 뉴헴프셔.	0.83	0.09	0.04	0.04	0.68	
사과전체						
최 고 치	1.41	0.09	0.11	0.059	0.142	
최 저 치	0.49	0.034	0.023	0.018	0.020	
중 간 치	0.78	0.06	0.04	0.029	0.067	
사과(먹을 수 있는 부분)						
최 고 치	0.90		0.177		0.113	
최 저 치	0.62		0.021		0.055	
중 간 치	0.74		0.077		0.071	
당근(뿌리)						
글라스터, 석회질 옥토, 뉴헴프셔.	5.92	0.15	0.376	0.187	0.35	질소, 인, 가성칼리 이용. 인 조비료는 사용하지 않았음.
브릿지햄튼, 모래흙 옥토, 뉴저지.	3.37		0.32	0.17	0.32	
최 고 치	5.95	0.18	0.56	0.25	0.65	
최 저 치	0.48	0.13	0.24	0.12	0.14	
중 간 치	2.10	0.16	0.40	0.17	0.33	
꽃상추(먹을 수 있는 부위)						
최 고 치	3.71	1.13	0.71	0.29	0.88	
최 저 치	3.45	1.01	0.13	0.24	0.51	
중 간 치	3.58	1.07	0.35	0.26	0.76	
상추						
최 고 치	7.91	0.31	1.38	0.44	1.05	
최 저 치	2.69	0.25	0.33	0.04	0.19	

중 간 치	5.98	0.28	0.77	0.24	0.56
귀리(익은 알갱이)					
최 고 치	1.71	0.09	0.51	0.41	0.40
최 저 치	0.78	0.07	0.21	0.13	0.16
중 간 치	1.15	0.08	0.35	0.25	0.23
신선한 콩, 먹을 수 있는 부위					
최 고 치	1.89	0.15	0.43	0.22	0.78
최 저 치	0.79	0.09	0.10	0.15	0.23
중 간 치	1.41	0.13	0.19	0.18	0.57

수도물의 소디움과 포타슘함량

장 소	소디움(mg./100cc)	포타슘(mg./100cc)
보스톤	0.3	0.2
시카고	0.3	0.1
코르프스 크리니티, 텍사스주	15	0.6
LA, 캘리포니아주		
어퀴덕스 수원	6	0.6
메트로폴리탄 수원	17	0.5
강물 수원	5	0.5
뉴욕시	0.3	0.2
필라델피아, 펜실베니아주	2	0.4
피츠버그, 펜실베니아주	6	0.5
포트랜드, 오레곤주	0.1	0.1
리치몬드, 버지니아주	0.7	0.2
로체스터, 미네소타주	0.7	0.2
로체스터, 뉴욕주	0.3	0.2
산 안토니오, 텍사스주	1	0.1
샌프란시스코, 캘리포니아주	1	0.3
산타바바라, 캘리포니아주	10	0.3
탐파, 플로리다주	0.5	0.1
툴사, 오클라호마주	0.3	0.4

※ 제공처 : Journal of the American Dietetic Association, Volume 25, April 1949. Sodium and Potassium in Foods and Waters. Determination by the Flame Photometer. Charles E. Bills, Francis G. McDonald, William Niedermeier, and Melvin C. Schwartz. Research Laboratory, Mead Johnson and Company, Evansville, Indiana. (From Table 2)

음식의 소디움과 포타슘함량.

따로 표시가 없는 한 가공하지 않은 음식의 먹을 수 있는 부분 분석

식 품	소디움($\frac{mg.}{100gm}$)	포타슘($\frac{mg.}{100gm}$)	비 고
밀기울이 있는 곡류	1,400	1,200	
아몬드(소금에 절여 튀긴 것)	160	710	지방 과다
서양식 멸치절임	9,800	200	
통조림한 사과소스	0.3	55	칼륨 상실
말린 살구	11	1,700	
생살구	0.6	440	
신선한 아스파라거스 끝부분	2	240	
아보카도	3	340	
빵가루 : 명반형	10,000	150	일반적으로 많이 상용되고 있음
인형	9,000	170	
주석산형	7,300	5,000	
바나나	0.5	420	
보리(진주색)	3	160	
하인즈콩(감색, 구워서) :			
돼지고기 토마토소스 통조림 한 것	480	210	
토마토소스만 넣어 통조림 한 것	400	140	
말린것, 감색	1	1,300	
녹색, 꼬투리 통조림	410	120	
녹색, 신선한	0.9	300	
얼린 것	2	110	
리마콩 : 통조림 한 것	310	210	
신선한 것	1	680	
얼린 것	310	580	
쇠고기 : 콘비프	1,300	60	
말린 것	4,300	200	
살코기 : 생으로 코오셔한 것	1,600	290	코오서 : 유태교 의식에 맞도록 만든 육류
생 것	51	360	
비트(생 것)	110	350	
빵(저염 14호를 쓴 무염빵) :			
최고치	76	200	
최하치	4	72	
평균치	28	120	

258 제 1부 현대문명과 암, 그리고 식사요법

브로콜리 : 신선한 것	16	400	
얼린 것	13	250	
브라셀 스프라우트 : 신선한 것	11	450	
얼린 것	9	300	
버터밀크 : 배양된 것	130	140	
양배추	5	230	
캔디바(a)	170	300	
(b)	220	150	
마쉬 멜로우	41	6	
밀크 초콜릿	86	420	크림 사용
캔터루프 멜런	12	230	
케러웨이 씨	17	1,400	
당근	280	110	차이를 참
통조림, 조각낸 것	31	410	조할 것
토마토 케찹	1,300	800	
메기 : 오하이오강 산	60	330	
꽃상추 :			
싹, 신선한 것	24	400	
싹, 얼린 것	22	290	
셀러리 :			
절인 것	28,000	380	
씨	140	1,400	
줄기, 잎은 제외	110	300	
곡류 : 말린 것			
기울이 있는 것	1,400	1,200	사용 불가
콘 플레이크	660	160	
옥수수가루, 밀의 크림, 빨리 진하게 조린	90	84	
팔비움	620	380	
멧돌로 간 귀리	2	340	각각 다른
귀리, 크리스프	1,500	600	것을 이용
밀 플레이크	1,300	320	할 것
근대 :			
큰 잎사귀	210	720	
작은 잎사귀	84	380	이것을 이
치즈 :			용할 것
아메리칸 스위스 치즈	710	100	

제32장 도표들 259

체다 치즈	700	92	
카티지 치즈	290	72	소금기가 있음. 소금기 없는 포트치즈 이용할 것
체리 :			
신맛이 나고 시럽형의 얼린 것	2	78	
짙은 색깔, 생 것	1	260	최고로 좋다
닭고기 : 생 가슴살	78	320	
생의 다리살	110	250	요리하면 칼륨이 줄어든다.
대구 : 생 것	60	360	
얼린 필레트	400	400	
간유	0.1	0	
간하여 말린 것	8,100	160	
커피 : 보통의 말린 것	2	1,600	
옥수수 : 플레이크	660	160	
팝콘(기름 소금쳐 튀긴 것)	2,000	240	
크랙커 : 그래햄	710	330	
귀리(크리스 수프)	1,500	600	
크리스코(야채 쇼트닝)	4	0	
잔테 건포도	22	730	
민들레(생 것)	76	430	
대추야자(약간 말린 캘리포니아산)	1	790	
시라(씨)	13	1,000	
가지(껍질을 벗긴 것)	0.9	190	
녹색 꽃상추	18	400	
무화과(말린 것)	34	780	
무화과(생 것)	2	190	
메밀가루	1	680	
마늘(껍질 벗긴 것)	6	510	
겔라틴(디저트용, 향내나는 것)	330	210	
포도 : 콘코드 알맹이	3	84	
앰퍼러 알맹이	4	180	
그레이프푸르트(싱싱한 것)	0.5	200	
헐리벗 넙치 : 생 것	56	540	
스테이크, 얼린 것	460	500	사용하지 말 것
꿀	7	10	
양고추냉이 양념한 것	96	290	
아이스크림	100	90	

케일(잎과 주맥)	110	410	
금귤(과육, 외피, 씨 없이)	7	230	
레몬 : 설탕 절임의	50	12	
싱싱한	9	360	
렌즈콩(말린)	3	1,200	
상추 : 머리부분	12	140	
잎사귀	7	230	
라임(과육과 즙)	1	100	
송아지간(생 것)	110	380	산화요소가 많으므로 중요함
거위	140	230	
단풍나무시럽	14	130	
오렌지 마말레이드	13	19	
마트조트 : 소금친 것, 미국식	470	120	
이스트 없이 구운 빵	1	140	
마요네즈	590	25	
육액(향기 넣은)	11,000	6,000	금지식품
우유 :			
버터밀크(균을 배양한)	130	140	
말린 것	410	1,100	
액체	50	140	
모유(4개월 후부터) :			자연은 아기를 대량의 칼륨과 나트륨으로 키우게 한다
이유전 49~77일	11	51	
모유(10명의) :			
이유전 3~10일	37	68	
버섯 : 통조림	400	150	사용불가
생의	5	520	사용불가
겨자 : 푸른 것	48	450	
파스테로 만든 것	1,300	130	
승도복숭아(껍질 없이)	2	320	
오트밀(말린)	2	340	
오크라(싱싱한)	1	220	
동물성 마아가린	1,100	58	비교용일 뿐임
올리브(녹색, 절인 것)	2,400	55	
양파(껍질까서 말린 것)	1	130	
오렌지(과육, 즙)	3	220	
파슬리 : 싱싱한	28	880	

조각낸, 싱싱한	7	740	
복숭아 : 말린	12	1,100	
시럽으로 얼린	3	120	
껍질 벗긴 생 것	0.5	160	
배 : 시럽으로 통조림	8	52	
생 것, 과육만	2	100	
콩 : 쪼개서 말린	42	880	
신선한	1	370	
얼린	100	160	
후추(푸른, 빈꼬투리)	0.6	170	
감(야생)	0.6	310	
피클(시라)	1,400	200	
파인애플 : 시럽으로 통조림한 것	1	120	
생 것	0.3	210	방향산이 너무 많음
자두(생)	0.6	170	
감자 : 칩	340	880	
달게하여 통조림한 것	48	200	
껍질 벗긴 생 것	4	530	
흰색, 통조림한 것	350	240	
껍질 없는 것, 생	0.8	410	최고로 좋다
프레젤 비스켓	1,700	130	
자두 : 말린	6	600	
생, 껍질째	0.7	210	
호박(생, 외피를 벗긴, 씨 없앤)	0.6	480	
마르멜르의 열매(생, 속이 없는)	0.7	290	
씨 없는 건포도	21	720	
잔테 건포도	22	730	
루바브 : 시럽	2	160	
생	1	70	
쌀 : 현미	9	150	
플레이크	720	180	
야생	7	220	
세이지(샐비어의 일종)	20	670	
소금-순수 NaCl에 대한 이론적 가치	39,342	0	
쇼트닝(채소로 만든)	4	0	
소다(빵 만드는)-순수 $NaHCO_3$에 대한			

이론적 가치	27,373	0
음료수	18	0.6
수프(쇠고기 통조림)	410	100
토마토 통조림	380	110
채소 통조림	380	120
시금치 : 통조림	320	260
얼린	60	380
생의	82	780
스쿼시 : 생, 아콘브랜드, 외피·씨가 없는	0.4	260
후바드브랜드, 외피·씨가 없는	0.3	240
와이트섬머브랜드, 외피·씨가 없는	0.2	150
옐로섬머브랜드, 외피·씨가 없는	0.6	200
요리한, 얼린	6	120
설탕 : 옅은 황색	24	230
백설탕	0.3	0.5
탕헤린(과육과 주스)	2	110
타피오카(말린)	5	19
토마토 : 캔에 든	18	130
케첩	1,300	800
즙, 캔에 든	230	230
생, 껍질째	3	230
순무 : 생 잎사귀	10	440
흰색, 껍질과 머리없이	37	230
노랑색,루타바가 큰, 껍질·머리 없이	5	260
수박(속)	0.3	110
밀기울 : 가공하지 않은	15	980
플레이크 시리얼	1,300	320
야생쌀(말린 것)	7	220
이스트(압축한 것)	4	360
쯔비백 비스켓	250	150

근대를 분석해보았더니 덜 자란 잎사귀에는 100그램당 84밀리그램의 소디움이 들어 있었으며 완전히 자란 잎사귀에는 210밀리그램의 소디움이 있었는데, 이것이 가공하지 않은 식물에서

발견할 수 있는 가장 높은 수치다.

　검사를 통하여 소디움 함량의 변화가 포타슘 함량의 변화에 비해 그 폭이 매우 큼을 알 수 있었다. 생산물에 따른 변화가 크기도 하지만 같은 생산물에서 채취한 견본에 따라서도 변화가 크다는 것이 발견되었다. 이러한 결과는 어느 정도는 인간의 간섭에 의하여 일어나는 것이기도 하지만 순수한 자연의 생산물 안에도 있다는 것이 분명하다. 함유량 그 자체만을 본다면 식물의 소디움 함량은 낮다. 예를 들면 바나나에는 100그램당 0.2, 0.6, 0.8밀리그램이 들어 있으며 다른 식물에도 이와 비슷한 수치로 차이를 보이고 있음이 여러 차례의 조사에 의하여 밝혀졌다.

　소디움 염화물은 조미료로, 보관제로, 절임이나 정갈하게 씻어낼 때 쓰이는 등 용도가 다양하다. 짠물을 만들어 (1) 콩을 물에 띄워 딱딱한 콩과 이물질에서 푸른 콩을 가려낼 때 쓰이며, (2) 통조림을 만들 때 신선한 상태에서 조각을 낸 사과와 배가 효소 때문에 변색하는 것을 막는 데도 사용되며, (3) 음식을 얼릴 때 열이전제와 표백제로 쓰이며, (4) 재생 염기교환 연수제로 사용되기도 한다(연수한 물에서 소디움은 중탄산염으로 나타나는데 이러한 물은 통조림에서 채소가 굳어지는 것을 막기 위하여 쓰인다).

　염화프로피오네이트 물질은 빵·과자·치즈를 만들 때 곰팡이가 발생하는 것을 예방하기 위하여 쓰인다. 산성 인산나트륨은 신맛을 내게 하는 데 쓰인다. 부산물로 나오는 인은 치즈유화제로 쓰이는데 우유를 탈수시켜 굳혀주며, 전분을 빨리 조리할 때 속성제로 쓰이기도 한다. 아황산나트륨으로 과일을 말리기 전에 그슬린다. 위에서 몇 가지 예를 들어 보인 바와 같이 식품을 가공하는 과정 곳곳들은 식물의 소디움 함량을 그 자체에 있는 자연적인 소디움 양보다 훨씬 더 높여주는 역할을 하고 있다.

미국 육류검사소 뉴욕사무실에서 제공 (재료단위 100그램)

	송아지 생간	어린 양 생간
수분	70.8퍼센트	70.8퍼센트
칼로리	141	136
단백질	19그램	21그램
지방	4.9그램	3.9그램
탄수화물 총량	4그램	2.9그램
회분	1.3그램	1.4그램
칼슘	6밀리그램	8밀리그램
인	343밀리그램	364밀리그램
철분	10.6밀리그램	12.6밀리그램
비타민 A(I.U)	22,500	50,500
티아민	0.21밀리그램	0.40밀리그램
리보플라민(비타민 B_2)	3.12밀리그램	3.28밀리그램
나이아신	16.1밀리그램	16.9밀리그램
아스코르빈산(비타민 C)	36밀리그램	33밀리그램

리차드사의 간가루 분석표

포유동물의 간은 동물의 종류와 계절 등에 따라 약간의 변화가 있다. 리차드사의 간가루 내용은 대체로 다음과 같다.

단백질	탄수화물	지방	회분	수분
70%	12~15%	0.5%	4.4%	5~6%

1) 비타민 (단위그램당 마이크로그램)

티아민	7.1	엽산	40
리보플라민(B_2)	120	비오틴	4,040
피리독신(B_2)	5.1	아스코르빈산	1.9
칼슘, 판토텐산	255	콜린(종합비타민)	10
니코틴산	305	B_{12}	약 1.5
이노시톨(종합비타민)	935		

2) 간 단백질의 아미노산 구성물질 (16퍼센트의 질소가 되게 계산)

아르기닌	6.6	트레오닌	4.8
히스티딘	3.1	아이소류신	5.6
리진	6.7	류신	8.4
티로신	4.6	발린	6.2
트립토판	1.8	글라이신	8.5
페닐알라닌	6.1	세린	7.3
시스틴	1.3	글루타민산	12.2
메타이오닌	3.2	아스파르트산	6.9

3) 미네랄 함량 (원턴의 저서 《음식의 구성과 분석》 3권에서 채록, 단위 %)

포타슘	1.3~1.4	철분	0.010~0.022
소디움	0.37~0.40	구리	0.008~0.016
칼슘	0.022~0.036	인	1.6~1.7
마그네슘	0.085~0.094		

생간즙의 분광 분석 보고

1) 아무르사(社)제 생간추출액 (단위 %)

붕소	0.00019	0.0000015	없음	0.00017	없음
실리콘	0.00089	0.000085	0.00010	0.00046	0.000022
철분	0.00080	0.0000055	0.00027	0.00086	0.000030
소디움	0.033	없음	없음	0.22	없음
마그네슘	0.0068	0.000030	0.0020	0.0063	0.00024
망간	0.00014	없음	없음	0.000060	없음
납	0.00089	없음	없음	0.000077	없음
알루미늄	0.00084	0.111134	없음	0.000042	없음
칼슘	0.0086	0.000096	0.00019	0.011	0.000055
구리	0.00028	0.0000067	0.00010	0.000087	0.000023
아연	0.00079	없음	0.0023	없음	0.0011
니켈	0.00037	없음	없음	없음	없음
코발트	0.000024	없음	없음	0.00019	없음
포타슘	0.024	없음	없음	0.06	없음
크롬	0.000056	없음	없음	0.000022	없음
인	없음	없음	없음	없음	없음

2) 레델레사(社)제 생간추출액

(단위 %)

붕 소	0.0017	없음	0.00047
실리콘	0.0082	0.0063	0.0039
철 분	0.00025	0.029	0.000033
소디움	0.29	1.1	0.44
마그네슘	0.013	0.00073	0.0048
망 간	0.00021	0.00024	0.000021
납	없음	0.0015	없음
알루미늄	0.00027	0.00022	0.000055
칼 슘	0.036	0.017	0.19
구 리	0.00025	0.00011	0.000030
주 석	없음	0.012	없음
니 켈	0.0011	없음	없음
코발트	0.00025	없음	없음
포타슘	0.025	0.022	0.066
인	0.083	없음	없음

간 100그램의 구성물질

종 류	단 위	송아지의 생간	양이나 새끼양의 생간
수분	퍼센트	70.8	70.8
열량	칼로리	141	136
단백질	그램	19.0	21.0
지방	그램	4.9	3.9
탄수화물 : 총량	그램	4.0	2.9
섬유질	그램	0	0
회분	그램	1.3	1.4
칼슘	밀리그램	6	8
인	밀리그램	343	364
철	밀리그램	10.6	12.6
비타민 A	I.U.	22,500	50,500
티아민	밀리그램	0.21	0.40
리보플라빈	밀리그램	3.12	3.28
나이아신	밀리그램	16.1	16.9
아스코르빈산	밀리그램	36	33

위스타 알비노 쥐의 정상적인 소디움·포타슘·칼슘의 변화
— 《사이언스》 125권 3253에서 제공(1957년 5월 31일자), 생의학공학을 위한 방편

"지난 10년 동안 생리학 연구에서 조직체액의 전해질 변화를 알아보기 위해 화염분광광도법을 이용하는 회수가 많이 늘어났다. 혈액의 전해질이 보통 아주 협소한 경계에 고정되어 존재할 것이라고 생각해 연구에서 다루기 쉬운 조그마한 동물을 이용하는 것이 하나의 규칙으로 되어 왔다. 한동안 주간에는 많은 기관들의 기능에 변화가 있으리라고 믿어왔는데, 최근 들어서는 혈장성분에서도 그러한 변화가 일어난다는 사실이 집중적으로 주목을 받아왔다."

1) 아침—저녁 그리고 낮의 혈장이온 수준 비교표

번호	날짜	시간	N	체중 g ±δ	소디움 X	δ	CV	칼슘 X	δ	CV	포타슘 X	δ	CV
1	5/6	11a.m.	11	281±31	153.3	1.8	1.2	5.43	0.30	5.5	6.50	0.50	7.7
2	5/6	11p.m.	11	294±28	156.4	1.4	0.9	5.23	0.18	3.4	5.83	0.50	8.5
3	5/17	11a.m.	12	195±12	157.3	1.9	1.2	5.14	0.17	3.3	6.02	0.44	7.3
4	5/17	11p.m.	10	189±14	159.6	2.2	1.4	5.21	0.18	3.4	5.48	0.26	4.7
5(합계)		11a.m.	23	236±10	155.4	2.7	1.7	5.28	0.28	5.3	6.32	0.58	9.2
6(합계)		11p.m.	21	239±12	157.9	2.4	1.5	5.22	0.18	3.4	5.66	0.43	7.6

※위스터쥐(남성)의 혈액 1리터당 1/1000백분율임. 1955년. CV(심장혈관)는 변화에 공동 협력하는 것을 보이고 있음.

2) 혈장이온의 분석수치

비교	소디움			칼슘			포타슘		
	t.	df.	p	t.	df.	p	t.	df.	p
실험 1과 2	4.32	20	<0.01※	1.80	19	≒0.10	3.06	20	<0.01※
실험 3과 4	2.51	20	≒0.02※	0.89	20	≒0.40	3.31	19	<0.01※
실험 5와 6	3.14	42	<0.01※	0.83	41	≒0.40	4.20	41	<0.01※
실험 1과 3	5.03	21	<0.01※	2.74	21	<0.01※	2.61	21	≒0.02※
실험 2와 4	3.77	19	<0.01※	0.24	18	>0.40	2.00	18	≒0.05※

※P: 확률, d.f: 자유도, t: 피셔의 실험, '비교'는 표 1에서 시험한 차례를 나타내는 수치.

"이 검사는 동물에 전해질 변화를 일으키면 주간과 낮과 낮 사이에는 혈장이온에 많은 변화가 일어난다는 것을 보여준다. 그리고 실험용 동물의 수를 줄여서 여러 번 실험하여 정상적인 이온 수치를 얻으려고 하거나 전해질 변위가 불변임을 가정하여 실험하려면 실험하는 시간을 엄격히 정해야 함을 보여주고 있다."

아래는 다음 쪽에 제시된 환자 치료계획표 안의 번호들에 대한 설명이다.

① 환자의 상태에 따라 처음의 처방법을 3~4주 더 늘릴 수도 있다. 어떤 환자의 경우에는 처음의 처방법을 늦게 취해야 한다.
② 어떤 환자들은 간즙을 3잔 또는 그 이상 늘려야 효과를 볼 수가 있다.
③ 묽은 치즈 대신에 지방이 없고 소금이 들어가지 않은 카티지 치즈를 쓸 수도 있다.
④ 레몬즙 $6\frac{1}{2}$잔을 다른 녹즙에 타서 먹게 하는 것은 바이러스 감염을 예방하기 위해서다.
⑤ 로열젤리는 시험용이지 꼭 필요한 물질은 아니다.
⑥ 경우에 따라 커피관장을 2시간마다 해야 할 수도 있다. 관장을 자주해야 할 경우에는 의사가 반드시 전해질의 불균형 여부에 대해 관찰해야 한다.

환자 치료 계획표의 예(2부 증례편 다섯 번째 환자의 경우)   이름 : 목사 R. C.

날짜	기간	각 8온스		간즙	매일의 식사	매일의 처방							간즙3cc와 B₁₂ 50mg주사	로얄젤리⑤	커피 관장⑥	파마자 기름요법	검사
		야채	과일즙			아시돌 펩신	포타슘 복합체	연근	푸른액 1/2용액	나이아신 30mg	혜액소						
1956 3/8	2주①	오렌지전 사과, 당근 5전, 푸른잎사귀 4전		2②	규칙적	3×2알	10×4찻 숟가락	5×1그 레인	6×3방울	6×1알	4×3알	매일1회		매일4시 간마다⑦	격일	cbc
3/23	3주	"		2	규칙적	3×2알	10×2	3×1/2	6×1방울	6×1알	4×3알	매일1회		"	"	K in serum BMR
4/14	1주	"		2	규칙적	3×2알	10×2	3×1/2	3×1방울	6×1알	4×2알	매일1회		매일3회	주2회	Urea N, uric acid in serum
4/21	4주	"		2	추가, 묽은치즈 1/2파운드, 버터밀크나 요구르트 1잔	3×2알	8×2	2×1/2	6×1방울	6×1알	3×1알	매일1회		"	"	K in serum BMR
5/22	4주	"		2	"	3×2알	8×2	3×1/2	6×1방울	6×1알	4×3알	매일1회		"	"	K in serum cbc
6/22	5주	"		2	버터밀크, 요구르트, 묽은치즈	3×2알	10×2	3×1/2	6×1방울	6×1알	4×3알	매일1회		"	"	Urea N, uric acid in serum
7/23	3주	"		2	묽은치즈, 탈지유1잔	3×2알	10×2	3×1/2	4×1방울	6×1알	4×3알	격일		매일2회	주1회	Uric N, uric acid in serum
8/13	6주	"		2	위와 같음, 푸른체소 많이	3×2알	8×2		6×1방울	4×1알	3×3알	매주2알		매일3회		Uric acid K in serum
9/24	6주	"		2	"	3×2알	8×2		6×1방울	4×1알		매주2알		매일2회		
11/2	6주	"		3	위와 같음. 레몬즙 6.5전을 오렌지즙④과 사과당근즙에 탄 것	3×2알	6×2		4×1방울	3×1알		매주2알		매일2회		Urine cbc
12/14	6주	"		3	위와 같음. 레몬즙은 제외④	3×2알	8×2	3×1/2	6×1방울	5×1알		매주2알	매일2알	매일2회		K in serum
1957 1/25	9주	오렌지 1전, 사과,당근 4전 푸른잎사귀 4전		3	"	3×2알	6×2	2×1/2	3×1방울	6×1알		매주2알	매일2알	매일2회		K in serum cbc
3/29	7주	"		3	"	3×2알	7×2		3×1방울	6×1알	3×3알	매주1회	매일2알	매일1회		BMR cbc
5/20		"		3	추가, 단베티 1/2온스, 매주 생선 살코기 1회	3×2알	6×2		5×1방울	4×1알	3×3알	매주1회	매일2알	매일1회		Urea N, uric acid in serum

270 제1부 현대문명과 암, 그리고 식사요법

매일의 시간표 (이 책 3판을 내면서 노만 프리츠 씨가 작성)

	8	9	10	11	12	1	2	3	4	5	5:30	6	7
①⑨ 녹즙 8온스씩 ① 식사	오렌지 아침	푸른잎	사과당근	간	푸른잎 점심	사과당근	푸른잎	간	간	사과당근	사과당근	푸른잎	사과당근 저녁
아마인유					1								1
② 아시돌펩신(알)	2					2							2
③ 포타슘복합제 차순가락으로 즙에 탐	4	4	4	투약없음	4	4	4	투약없음	투약없음	4	4	4	4
④ 루골액(1/2용액)을 녹즙에 탐	3		3	투약없음		3		투약없음	투약없음	3	3		3
⑤ 연골 1그레인(정제)	1		1	투약없음		1		투약없음	투약없음	1			
⑥ 나이아신(정제)	1		1			1				1		1	1
⑦ 췌액소(정제)	3				3					3			3
⑧ 로얄젤(알)													
⑨ 간즙 3cc에 B₁₂ 100 mcg 타서 주사					하루 1회								
⑩ 커피관장					시간마다 또는 더 자주								
⑩ 피마자기름요법					하루 건너 1회								
⑪ 검사					혈구수, 혈장, 전해질. 요검사 T3, T4.								

※환자와 보호자는 반드시 종합식사요법과 치료법 그리고 부록 2를 읽으시고 이해하신 후에 치료에 들어가야 한다.

※주의 : 위 계획표는 치료에 들어가는 첫 몇 주 동안의 정상적인 식사와 투약에 대한 것이다. 아래의 조항에서 밝히는 바와 같이 식사와 투약은 거슨치료법에 훈련법을 쌓은 의사로부터 정규적으로 조정을 받아야 한다.

① 식사와 녹즙

이에 대한 안내는 25장에 나와 있다. 식사의 내용은 반응과 발적이 나타나는 동안에는 변형시켜야 한다. 의사의 판단에 따라 요구르트와 포트치즈 같은 배양균이 든 낙농 단백질을 치료 첫 6주에서 8주 사이에 먹어야 한다.

예외 : 묽은 버터를 먹어야 한다. 균배양 버터밀크는 안 된다. 영양이 낮고 상업적으로 살충제를 넣은 것은 치유를 늦춘다. 유기농법으로 재배한 농산물이 절대로 중요하다.

② 아시돌펩신

세인트 루이스시에 있는 키상사에서 구할 수 있다. 식사 전에 두 알씩 먹는다.

③ 포타슘(10퍼센트 용해제)

첫 3~4주간은 녹즙에 4알씩 탄다. 오렌지즙, 당근사과즙, 푸른 잎사귀즙에 탄다. 매일 4알씩 탄 녹즙 10잔을 먹어야 하며, 그 후 의사가 20주 동안에 매일 2알씩 녹즙에 타게 할 것이다. 그 후 12주는 2알씩 8잔, 다음에는 2알씩 6잔이다. 그러나 대체로 의사가 조정하게 되어 있다.

④ 루골액(1/2용액 즉, 강도를 반으로 줄인 것)

첫 3~4주에만 먹는다. 6잔의 오렌지즙, 당근사과즙에 3방울씩 넣는다. 그 후 8주 동안 6잔에 한 방울씩 다음에는 3잔에 한 방울씩 탄다. 절대로 간즙과 푸른 잎사귀즙에 타서는 안 된다.

⑤ 연골(갑상선제제)

처음 3~4주에만 먹는다. 매일 1그레인씩 5차례 먹는다. 그 뒤 8주 동안 2분의 1그레인씩 하루에 두 번 먹고, 그 다음 14주 동안 2분의 1그레인씩 하루에 세 번 먹기로 한다. 그러나 의사가 양을 더 늘이는 것이 일반적이다. 심빈박의 경우(맥박 120이상) 양을 늘인다. 월경이 있는 날에는 일시 중단한다.

⑥ 나이아신

6개월 동안 하루 여섯 번 50밀리그램씩 먹는다. 말기암의 경우 거슨 박사는 밤낮으로 시간마다 투여했다. 일시적으로 열이 나고 피부가 붉어지나 해가 되지 않는다. 피가 조금 흐르는 것은 염려할 필요가 없으나 월경을 할 때와 치질인 경우는 중단하는 것이 좋다.

⑦ 췌장소액

매일 정제 3알을 네 번 먹거나 환자의 상태에 따라 증감한다.

많은 환자들은 췌장소액을 먹기 거북스러워하나 효과가 크다.

⑧ 로열젤리(꼭 필요한 것은 아니다)
아침 먹기 30분 전에 100밀리그램 단위의 알을 그냥 먹거나 꿀에 타서 먹는다. 더운 음식과 함께 먹으면 안 된다.

⑨ 생간 추출액과 B_{12}
4~6개월 동안 또는 그 이상 매일 3cc의 간즙과 1밀리그램의 B_{12}를 혼용하여 중간 둔근에 주사한다. 치료 기간 동안 의사가 점차 주사의 회수를 줄여간다.
주의 : 간즙은 간치료에 대단히 중요하다. 최소 매일 3잔씩 치료 기간 내내 마셔야 한다.

⑩ 커피관장
처음 6주 동안에는 최소한 4시간마다 해야 하며 오른쪽으로 누워서 12~15분 동안 액이 몸 안에 머물게 한다. 심한 통증을 줄이기 위해 한동안 두 시간마다 할 수도 있다. 이때는 환자의 혈장전해질에 대하여 검사해야 한다.
피마자기름 요법을 병행한다. 피마자기름을 두 숟가락 먹은 후 5시간 뒤에 피마자기름과 비누관장을 한다. 2일에 한 번씩 한다. 그 뒤에는 필요할 때 하거나 위의 방법대로 하거나 한다.

⑪ 혈액화학반응, 완전한 혈구, T3, T4 요분석검사
모든 검사는 치료가 시작되기 전에 해야 하며 처음 6개월 동안에는 4~6주마다 한 번씩 해야 한다. 치유반응과 발적에 의해 검사 결과가 달라질 수 있다.

⑫ 기타의 투약
거슨치료법을 시작하기 전에 먹던 약을 즉시 중단하지 말아야 한다. 거슨치료법에 익숙한 의사들이 점진적으로 중단시켜나갈 것이다.

제33장
종합식사요법

치료는 반드시 의사의 안내를 받아야 한다. 발적과 만성적인 감염, 체력의 허약 등이 자주 일어나는데, 그때는 꼭 의사의 지도를 받아야 한다. 여기에서 안내하는 내용은 완전히 알아야 하므로 되풀이 읽어야 한다.

필요한 음식

이 식사법은 보통의 식사와는 매우 다르다. 아래의 식단으로만 이루어진다.

과일, 과일이나 채소, 채소 잎사귀로 만드는 즙, 특별한 수프, 감자, 오트밀, 빵 등

모든 음식은 신선한 재료로 만들어야 하며 소금을 가하지 않아야 한다.

식사요법이 치료의 기본이 된다. 치료의 기본 목표는 몸 전체

를 제독시켜 간과 신진대사 기능을 회복하는 것이다. 그렇게 하려면 음식의 섭취와 배설에 대한 소화 기능에 변화를 일으켜야 한다.

식사용법이나 투약, 어느 쪽이든 그 하나만으로는 효과를 볼 수가 없다. 성공을 얻기 위해서는 이 둘의 결합이 필수적이다.

음식은 쉽게 그리고 빠르게 소화되어야 한다. 몸은 많은 양의 음식을 요구하며 때로는 여러 차례 먹고 싶어진다. 환자가 할 수 있는 만큼 먹고 마셔야 한다. 밤에 자다가 눈이 뜨이면 먹고 싶어지기도 한다.

금 지

담배, 소금과 그 대용품

금지식품

병에 든 식품, 정제 식품, 통조림, 소금이 들어간 식품, 얼린 식품, 훈제 식품, 보존 식품, 그슬린 식품.

알코올류·지방·아보카도, 흰 밀가루 제품, 딸기류, 염화물이 든 치약이나 가글용액,[1] 상업용 음료수, 염색제와 퍼머용제, 중탄산염소가 들어간 음식, 아이스크림·버섯류.

캔디·견과류·과자·기름·초콜릿·파인애플·코코아·양념(후추, 단맛 나는 고춧가루), 커피(인스턴트 커피 포함), 콩류와 콩제품, 크림·백설탕·오이·홍차, 엡섬소금(황산마그네슘에 결정체가 붙은 쓴맛을 내는 결정체. 의약품이나 음료수에 쓴다 — 역자), 마시는 물.*

---

1) 염화처리된 물을 마셔서는 안 된다.
* 녹즙에는 증류수가 들어 있기 때문에 녹즙을 마시면 물도 마시게 된다.

별도의 지시가 있을 때까지 금지되는 식품

버터 · 생선 · 치즈 · 육류 · 달걀 · 우유

주방기구

사용불가 : 압력밥솥, 알루미늄 제품
사 용 가 : 스텐레스스틸 제품, 유리 제품, 에나멜 제품, 도자
기 제품, 주물이나 주석 제품.

녹 즙 기

사 용 가 : 분쇄기와 압착기가 따로된 것
사용불가 : 회전속도가 빠른 주서기류.

먹어야 하는 식품

많은 양의 과일*을 취해야 한다(통조림은 제외).
사과 · 망고 · 살구 · 멜론 · 바나나 · 오렌지 · 체리 · 복숭아 · 큐란트(맛이 신) · 배 · 포도 · 자두 · 그레이프푸르트 · 탕헤린 등.
배와 자두는 구워서 먹으면 소화가 더 잘 된다.
과일은 구워서 먹어도 좋다.
유황으로 그슬리지 않은 말린 과일은 취해도 된다. 건포도 · 복숭아 · 대추야자 · 무화과 · 살구 · 자두, 또한 이러한 과일들을 섞어서 이용할 수가 있는데 물에 담아 씻은 후 스튜한다.

금 지(명세서 참조)

모든 딸기류와 파인애플[2] : 이들에 들어 있는 방향산이 좋지않

---

* 한국인은 가능한 한국에서 생산되는 과일을 먹어야 한다. 책을 자세히 읽으면 그 이유를 알게 된다. (역자)

은 반응을 일으킨다.
아보카드·견과류 : 지방산이 많이 들어 있다.
오이류.

녹 즙(매일 마셔야 한다)

항상 신선한 것이어야 한다.
8온스*들이 잔을 이용한다. 매일 마셔야 할 양(통조림은 제외).

a. 오렌지즙 　　　　　　—잔
b. 사과당근즙 　　　　　—잔
c. 푸른 잎사귀즙 　　　　—잔
d. 포도즙 　　　　　　　—잔
e. 그레이프푸르트즙 　　—잔
f. 사과즙 　　　　　　　—잔
각 잔에 넣어야 할 첨가물 　——

물을 마시지 말아야 한다(녹즙과 수프를 먹어야 하므로 위에 물이 들어갈 공간이 없다). 푸른 잎사귀즙에는 루골액을 넣지 않는다.

신선한 송아지 간즙 한 잔씩

얼리지 않은 어린 소의 간 2분의 1파운드를 약 1인치 크기로 조각낸다(소간 전체의 무게가 2.5~4파운드짜리를 이용한다). 거기에 싱싱한 당근 4분의 3파운드와 작은 사과 1개를 더한다(플라스틱 백에 포장된 당근은 이용하지 말 것).[3]
간과 당근을 차례로 두 번씩 갈아서 혼합한다.[4]

---

2) 최근의 임상관찰과 동물실험에 의하면 앨팰퍼와 그 씨에 있는 아미노산이 류마티즈 환자에게 발적을 일으키게 한다고 한다. 그래서 금지해야 한다.
* 맥주 잔에 들어가는 정도의 양이다.
3) 오직 유기농법으로 생산한 것만 이용해야 한다. 식품의 등급을 높여주는 플라스틱제가 개발되었는데 백에 작은 물량을 미리 넣어두는 것으로 보관제를 사용하여 신선하게 보이게 한다.
4) 분쇄기에 격자모양의 날카로운 기구가 달려 있어서 아주 미세하게 갈아져 액

짜 기

흰 종이 냅킨을[5] 반으로 접어서 물에 젖은 천에 가로 걸친다. 혼탕을 시키기 위해 2개의 찻숟가락을 냅킨의 가운데에 둔다. 냅킨을 사방에서 말아올리고 천으로 둘러싸서 누른다. 계속하여 눌러서 즙을 짜낸다. 짤 때마다 새 냅킨을 사용해야 한다. 즉시 마신 후에 오렌지즙을 마신다. 천은 나일론 천 12″×12″을 사용하는 것이 좋다.

매일 신선한 간을 구입하기가 어려우면[6] 이틀 분을 함께 구입해도 된다. 반은 즉시 사용하고 나머지는 씻지 말고 유리그릇에 담아 완전히 봉해서 냉장고에 넣어 38°F 이상에서 얼려 보관했다가 이튿날 사용한다.

간즙에는 일체의 약을 넣어서는 안 된다.

◆ 녹즙 준비

오렌지즙

유리 플라스틱, 자기제의 확공기를 이용하거나 전기기계로 짠다. 오렌지를 껍질째 반으로 짤라서 즙을 짜는 기계를 이용해서는 안 된다(껍질째 눌러서 짜면 껍질에 있는 지방산과 방향물질이 나오게 된다). 알루미늄제 주서기는 사용하지 않는다.

체에 가깝게 만들 수 있다면 두 번씩 갈 필요가 없다.(현재는 사용하지 않음-역자)

5) 식품용으로 '마이크로파'검사를 받은 것을 사용할 것.
6) 도살 후 간은 즉시 공기가 들어가지 않게 싸서 얼음물에 넣어야 한다. 30~60분 동안 채워두었다가 얼음접시에 담아 냉장고에 넣어둔다(냉동실에 넣어서는 안된다. 즉 얼려서는 안 된다). 이렇게 하면 간을 96시간 보관할 수가 있다. (현재는 사용하지 않음-역자)

사과와 당근즙

사과와 당근을 반반씩 이용한다.

사과를 씻되 껍질을 벗기지 않고 씨가 있는 속은 버린다. 당근을 씻기만 하고 벗기지는 않는다.

분쇄기와 압착기를 별도로 이용해야 한다. 주서기나 원심분리기 등은 사용하지 않아야 한다. 환자가 일을 하러 출근을 하는 경우에는 사과당근즙은 반드시 보온병에 담아 가져가야 하며 2~3시간 이상 두어서는 안 된다(냉장고에 보관해서도 안 된다).

푸른잎사귀 녹즙[7]

아래의 채소 가운데 가능하면 여러 가지를 구입하는 것이 좋다(다른 것은 구입할 필요가 없다).

상추, 엔디브 꽃상추, 붉은 양배추(2~3개), 로마인 상추, 비트 잎사귀(어린 속잎), 피망(작은 것의 4분의 1), 근대, 꽃상추, 양갓냉이(4분의 1다발).

분쇄할 때 잔마다 중간 크기 사과 1개가 들어가게 한다. 두 번씩 분쇄하고, 짜자말자 즉시 마셔야 한다.

즙짜기 : 평방 12인치의 거친 나일론 천을 한 두장 준비한다. 녹즙 한 잔 분량의 분쇄한 채소를 물에 축인 천 가운데 넣고 양쪽에서 세 번씩 접은 후 눌러서 즙을 짠다.*

녹즙을 마신 후 천을 매일 깨끗이 씻고 비눗물에 끓인다. 기계도 깨끗이 청소해야 한다. 녹즙에 천 냄새가 묻어나오면 새 천으로 바꾸어야 한다. 녹즙을 짜고 난 찌꺼기는 배합토용으로 쓰거나 동물의 먹이로 이용한다(닭·고양이·개 등).

---

7) 푸른 잎사귀 녹즙에는 루골액을 타지 않는다.

* 현재 한국산 녹즙기도 분쇄기가 따로 되어 있지 않으나 믿을 수 있는 것으로 자연의학 관계자들이 추천하고 있다. (역자)

채소 준비

　모든 채소는 신선한 것이어야 하며 염분은 사용하지 않는다. 버섯류, 당근 잎, 무와 겨자 잎을 제외한 모든 채소를 다 이용할 수 있다.
　채소에 물을 붓지 않고 얕은 불로 천천히 익힌다. 불기가 높아지지 않게 아스베스토스매트[8] 한 두장을 냄비 밑에 깐다. 채소에 다른 수프의 물을 부을 수도 있다. 시금치 국물은 매우 써서 이용하지 않는 것이 좋다. 양파·부추·토마토는 자체에 물기가 충분히 있어서 다른 국물을 붓지 않아도 된다(비트는 감자처럼 껍질째 물에 담아 익힌다). 채소는 잘 씻어야 하나 껍질을 벗기거나 상처를 내서는 안 된다. 냄비 뚜껑은 단단히 닫아서 김이 새어나가지 않게 해야 한다. 뚜껑은 무거운 것이 좋으며, 아니면 이를 단단히 맞추어야 한다(뚜껑 밑에 왁스 종이를 끼우는 것도 한 방법이다). 환자는 신선하게 마련한 음식만을 먹어야 한다.
　플라스틱백에 들어 있는 채소는 사지 않아야 한다. 착색을 한 감자나 귤도 사지 않아야 한다.
　살충제는 식물 속에 스며들어 있기 때문에 씻는다고 없어지지 않으며 뿌리를 통하여 토양에만 스며들 수 있다.
　여러 가지 향을 내기 위하여 아래의 것들을 아주 조금 이용할 수가 있다(다른 것은 사용하지 않아야 한다).
　올스파이스(서인도산 나무열매), 아니스 열매, 고수풀, 시라 열매, 회향, 육두구의 껍질, 마조람, 로즈메리, 세이지(셀비어의 일종), 타라곤, 백리향, 소렐(괭이밥의 일종), 삼마사보리(차조기과의 식물) 등. 실파·양파·마늘·파셀리 등을 이용하면 맛을 돋구어 준다. 양념은 치유 반응을 줄이기 때문에 아주 적게 써야 한다.

---

8) 아스베스토스에는 독이 있는 것으로 알려졌다. 쇠같은 다른 물질로 만든 판을 써야 한다.

샐러드

아래의 채소들은 대단히 중요한 것이며 이 채소들을 이용하여 샐러드를 만들어야 한다(필요에 따라 곱게 분쇄하거나, 조각을 내여러 가지를 섞거나 단독으로 샐러드를 만든다).

사과와 당근·토마토·무·실파·상추, 에스카롤 꽃상추, 골파, 피망, 치커리, 꽃상추, 엔디브 꽃상추, 양갓냉이, 로마인 상추, 놉셀러리.

드레싱 : 레몬즙 두 숟가락이나 포도주로 만든 식초 두 숟가락, 물 두 숟가락, 황설탕 한 숟가락, 네모나게 썬 양파, 분쇄한 양파(병에 든 것이 아님) 등을 혼합 시킨 것, 혹은 이 가운데 몇 가지만 취할 것.*

재강조, 기름과 지방은 제외 !

특별수프

하루에 몇 잔씩.

한 사람 분으로 2쿼터들이 냄비를 이용하여 다음 채소들을[9] 섞어 물을 부어 끓인다.

중간 크기의 놉셀러리, 브랜치 셀러리, 또는 파스칼 셀러리 1개, 중간 크기의 파셀리 뿌리 1개, 부추 두 뿌리나 작은 양파 2개, 중간 크기 양파 2개, 작은 파셀리 1개, 토마토 1.5파운드, 감자 1파운드. 이들 채소의 껍질을 벗겨서는 안 된다. 문질러 씻고는 대충 쓴다. 천천히 3시간 동안 끓인 후 멧돌을 통하여 나누어 붓는다. 섬유질이 없어지도록 만든다. 맛과 양에 따라 물의 양을 조절한다. 수프를 식혀서 저장한다. 냉장고에 넣어서 이틀

---

* 이 책을 발간한 이후부터 아마씨기름을 사용하고 있다.
9) 조리할 때 마늘은 마음대로 쓸 수 있다. 으깨서 수프에 넣어도 된다.

이상 경과해서는 안 된다. 먹을 때마다 데워 먹어야 한다.

감 자

하루에 구운 감자를 몇 개씩 먹는다. 수프와 사과소스를 곁들여서 먹되 의사의 처방에 따라 요구르트와 함께 먹을 수도 있다. 변화를 갖기 위해서 감자를 껍질째 쪄서 먹을 수도 있으며 저며서 국에 넣어 먹을 수도 있다.

착색을 하지 않은 고구마를 1주일에 한 번씩 먹을 수도 있다.

감자 샐러드 : 찐 감자의 껍질을 벗겨서 조각을 내고 드레싱을 한다(드레싱은 앞의 내용 참조).

오 트 밀

아침에 식사로 먹는다. 하루에 오트밀을 많이 먹을 수가 있다. 오트밀의 종류로 옛스러운 것이 좋다. 오트밀 반 컵에 물 한 컵을 붓는다. 천천히 5분 정도 데운다.

다음의 것을 함께 먹을 수 있다(우유는 제외).

생사과 분쇄한 것, 바나나, 황설탕이나 꿀, 사과소스, 블랙스트랩(당밀과 럼주를 섞은 음료), 건포도, 구운 자두, 살구, 복숭아 등.

빵과 가루음식

소금이 들어가지 않은 귀리 빵을 하루에 몇 파운드, 혹은 몇 조각 먹을 것. 다음의 것들을 때때로 먹을 수 있다.

현미와 자연쌀, 감자가루와 타피오카(카사바 뿌리에서 뽑은 녹말), 옥수수, 보리, 콩, 빵가루(소금을 치지 않고 말린 호밀 빵가루).

설탕과 당분

자연설탕, 황설탕,[10] 단풍나무설탕이나 시럽, 가벼운 꿀, 유황을 뿌리지 않은 당밀을 하루에 몇 숟가락씩 먹을 것.

박하차

음식이 잘 받아들여지지 않는다거나, 소화가 안 되거나 또는 발적 등 반응이 일어나면서 메스꺼움과 가스가 나올 때 박하차를 마셔야 한다.

준비 : 말린 박하차 잎을 끓는 물 2컵에 부어 5분 끓인 후 쏟아낸다. 원한다면 황설탕이나 레몬즙을 넣는다.

식사의 본보기

의사가 자신에게 내린 처방에 따라 정한다.

- ▶ 아침식사 : 녹즙 1잔
  오트밀을 약간 많이
  귀리빵, 구울 수도 있다. 꿀이나 구운 과일을 바를 수 있다.
  보관용 과일은 사용하지 말 것.

- ▶ 점심식사 : 샐러드(생)
  묽은 치즈나 버터밀크(의사의 처방에 따라)
  따뜻한 수프 한 잔
  녹즙 한 잔
  구운 감자 1개(큰 것)
  조리한 채소 한 가지
  구운 과일이나 생과일 디저트

- ▶ 저녁식사 : 샐러드(생)
  묽은 치즈나 버터밀크(의사의 처방에 따라)
  따뜻한 수프 한 잔
  녹즙 한 잔

---

10) 황설탕은 가능한 덜 정제된 것이어야 한다. 흰설탕에 당밀을 입혀 황설탕으로 만든 것은 쓰지 않아야 한다.

구운 감자 1개(큰 것)
조리한 채소 두 가지
디저트로 생과일이나 구운 과일

녹즙과 투약

다음 차트에 스스로 써넣어야 하며 뒤에 변경사항이 있으면 보완시켜 나가야 한다. 어떤 환자들은 초기에는 처방에 따른 식사와 녹즙을 먹기가 매우 어렵다. 그러나 한두 주에 걸쳐서 충분히 제독을 하면 신진대사가 증가되어 식욕이 늘어난다.

치료를 계속 받게 되면 질병과 발적 등 방해를 이겨내가면서 식사를 하게 된다.

매일의 투약차트[11]

녹즙시간	포타슘	루골	나이아신	연골	
8:30 아침식사					
9:00					
10:00					
11:00					
11:30 간즙*	투 약 없 음				
12:30 점심식사					
3:00 간즙*	투 약 없 음				
4:30 간즙*	투 약 없 음				
5:00					
5:30					
6:00					
6:30 저녁식사					

---

11) 위 계획표는 거슨 박사가 나뉴에트 병원에서 했던 대로다. 집에서 치료하는 환자들도 시간별 계획표에 맞추라고 했다. 멕시코의 거슨치료소에서 의사들에 의하여 더 세밀한 계획표가 만들어졌다.

식사요법이 치료의 기본이다. 이 식사법에서는 소디움은 일체 배제되는데, 중요한 포타슘을 소디움이 쫓아내기 때문이다.

이 식사법에 의한 식사는 쉽고 빨리 소화가 되기 때문에 환자는 많은 양을 먹어야 하며 또한 자주 먹고 싶어진다. 환자가 먹고 싶은 대로 먹고 마실 수 있으며 밤참을 먹어도 된다.

식사요법과 투약 가운데 한 가지를 빠뜨리면 효과가 없어진다. 반드시 함께 해야 한다.

치방집

▶ 연골 :
___ 그레인 짜리, 1알씩, 하루 ___ 회.

▶ 루골액(묽게 만든 것) :
___ 방울, 하루 ___ 회,
녹즙에 타서 먹을 것. 단 푸른 잎사귀즙에는 타지 말 것.

▶ 포타슘 10퍼센트용액[12]
포타슘-글루콘산염인산, 인산염(단염기를 혼합) :
찻숟가락으로 ___ 숟가락, 하루 ___ 회.
즙에 타서 먹을 것. 포타슘과 루골액을 같은 녹즙에 타서 먹어도 된다.

▶ 간주사[13] : 근육에 놓는다.

▶ 생간추출액(릴리사 제품 #352) :
___ cc, 하루 ___ 회, 비타민 B_{12} ___ cc(1cc = 50mcgr)를 함께 탄다.

▶ 신선한 송아지간즙[14] :
하루 ___ 회, 1회에 한 잔씩

▶ 나이아신 ___ mgm짜리 :

---

12) 1쿼터의 물에 100그램의 소금이 녹는다.
13) Lilly사 제품 #352는 생산되지 않는다. Rugby사 제품도 쓸 수 있다.
14) 간즙에는 약을 넣지 않는다. 푸줏간에 부탁하여 송아지간을 구할 것. (현재는 사용하지 않는다 — 역자)

하루 ＿＿ 회, 한 회에 한 알씩.
녹즙이나 음식을 먹은 후에 혀로 녹여서 먹어야 한다.
▶ 아시돌펩신[15] :
＿＿ 알, 하루 ＿＿ 회, 식사 전에 먹을 것.
▶ 루바일[16] :
하루 ＿＿ 회, ＿＿ 알씩.
수프를 반 잔 마신 후 먹는다. 관장을 하기 전에 먹기도 한다.
▶ 구연산칼륨카페인 10퍼센트용액 :
안식향산 카페인 5.0
구연산 칼륨 5.0
증류수 100.0
▶ 찬 아마씨기름[17](음식용) :
매일 아침, 저녁으로 한 숟가락씩 먹는다.
4주 후부터는 하루 한 숟가락씩으로 줄인다.
▶ 췌액소(릴리사 제품 NO.1001) :
5그레인짜리, 하루 ＿＿ 회, ＿＿ 알씩

의사의 서명

주의사항(대단히 중요하다)

의사의 처방없이 다른 약을 먹어서는 안 된다(단, 아스피린은 제외).[18] 제독을 하면 인체가 과민성이 되는데 이 때 마취제를 쓰면 위험해진다. 그러므로 이 때 치과에 가면 일반적으로 하듯이 노보케인을 2cc를 쓰지 말고 0.7cc 정도만 사용하게 하거나 아예 아드레날린을 사용하지 못하게 해야 한다.

---

15) 현재도 구할 수 있다.
16) 현재는 구할 수 없다.
17) 제2판부터 추가했다.
18) 제26장과 부록 1 참조.

치과의사와 사전에 의논하여 노보케인을 비롯한 마취제나 알약을 일체 사용하지 못하게 한다. 아니면 심한 반응이나 쇽이 일어날 수 있다.

간의 회복

이 치료법은 병원에서 할 때는 물론이고 가정에서 할 때도 철저히 지켜 18개월 동안 실천해야 하며 간과 다른 기관들의 회복에 따라 치료에 변화를 주어야 한다.

간은 인체의 신진대사를 재생시키는 데 필요한 중심 기관이다. 신진대사란 음식을 섭취하여 소화 동화시킨 후 배설시키는 것이다. 어떠한 이유에서든 만일 이 치료법에 철저히 적응할 수 없으면 이 치료법에 응하지 말아야 한다.

관장(고위관장이 아니다)

1) 커피관장

물 1쿼터에 커피가루(드립 커피.* 인스턴트 커피가 아님) 3숟가락을 탄다. 3분 동안 끓인 후 다시 15분 동안 불길을 낮추어 끓여야 한다. 체온 정도로 식힌다. 하루 분을 한꺼번에 마련해도 된다(커피농축물을 만들어두었다가 강도를 맞추어 물에 타도 된다).

2) 피마자기름 요법[19]

피마자기름 요법을 다음과 같은 순서로 한다. 아침 10시에 피마자기름을 두 숟가락 먹는다. 그리고 황설탕을 탄 진한 커피한 잔을 마신다. 5시간 후인 오후 3시에 피마자기름 관장을 한다. 1쿼터의 따뜻한 비눗물을 만들어(비눗조각이 들어가면 안된다), 피마자기름을 서너 숟가락 탄 후에 루바일[20](지방을 제거하여 말

---

* Drip coffee : 곱게 탄 커피콩에 열탕을 씌워 만든 커피. Dripolator로 만든 커피.

19) 녹즙을 마시고 15분 후인 10시 15분에 피마자기름을 먹는다.

20) 이 관장을 할 때는 루바일 대신에 황소담즙가루를 반 숟가락 정도 이용해도

린 담즙가루) 알약을 4개에서 6개 넣은 다음, 흔들어 유상액(乳狀液)을 만든 후에 카페인을 30방울 탄다.

피마자기름 관장을 할 때 병을 흔들어야 된다. 그렇게 하지 않으면 기름이 떠서 용기에 남게 된다.

3) 카밀레차 관장

말린 카밀레꽃 한 컵을 한 파인트의 물에 타서 뚜껑을 덮고 30분 동안 끓인다. 유리병에 넣어서 뚜껑을 닫아 보관하는데, 3일 이상 두어서는 안 된다. 체온 정도로 따뜻한 물 한 쿼터에 카밀레 용액 반 잔을 탄 후, 카페인을 30방울을 탄다.

무슨 관장이든, 관장을 할 때는 오른쪽으로 누워서 두 무릎을 턱 쪽으로 끌어올려야 한다.

이 치료법을 하려면 다음의 것들을 구매해야 한다.

처방전에 적혀 있는 약, 관장기구(관장항을 참조), 녹즙기(녹즙준비항 참조), 멧돌(특수수프항 참조).

치료법의 내용을 완전히 이해하기 위하여 처방 안내서를 여러 번 읽어야 한다.

주의 : 어떤 환자들은 아침을 먹은 후에 피마자기름 먹기를 어려워한다. 그러한 환자들에겐 다음과 같이 변경시켜준다. 아침 7시에 피마자기름 두 숟가락을 먹는다. 그리고 황설탕을 탄 커피 한 잔을 마신다. 7시 5분에 커피관장을 한다. 7시 30분에 부드러운 과일을 몇 조각 먹는다. 8시에 아침과 녹즙을 먹는다. 12시에 피마자기름과 비누관장을 할 때까지 30분마다 과일 조각을 먹어야 경련이 일어나지 않는다. 시간마다 즙을 마셔야 하며, 11시에 커피관장을 한다. 오후와 저녁에 커피관장을 더 해야 할 필요가 있다. 가능하면 피마자기름관장을 해야 한다.

된다. 황소담즙가루를 먹어서는 안 된다.

의사들에 대한 특별 주의사항

거슨치료법은 소금과 물을 피하는 영양요법·제독, 그리고 신진대사를 정상화시키는 요법들에 의하여 면역을 증진시켜주는 치료법이다. 거슨치료법을 하려면 조직·기관·골수·혈관·위장관들이 정상적이어야 하므로 다음과 같은 상태의 환자일 때는 치료 효과가 줄어든다.

(1) 화학치료를 지나치게 많이 받은 환자
(2) 스테로이드와 프레드니손을 오랫동안 복용한 환자
(3) 뇌하수체·부신·췌장들을 들어냈거나, 위를 3분의 2 이상 절제했거나, 회장 절개수술로 결장을 절제한 환자
(4) 폐나 위에 잦은 천자검사를 받은 환자
(5) 간이 많이 손상된 환자
(6) 기관을 이식하여 면역억제용 사이클로포스파마이드를 써야 하는 환자

제 2 부
환자 50명에 대한 실제 치료 결과

편집자의 말

　거슨연구소가 설립된 것은 1978년 6월 27일인데 이 저서가 발행된 지 20년 후였다.
　거슨연구소가 설립된 이래 연구소의 직원들은 가능한 이 책에 소개된 50인의 증례에 따라 치료하려고 했다. 이들에 대한 치료가 이루어진 것이 벌써 30년 전의 일이어서 생존자들이 있다고 해도 많은 이들을 만나기가 어려웠다. 34명 가운데 살아 있는 이가 있다면 그는 평균수명을 훨씬 능가한 분이 될 것이다. 그러나 많은 환자들과 그들 가족들의 주소를 확인할 수 있었다. 오십 명 가운데 열 명은 이 순간에도 건강하게 생존하고 있는 것으로 확인되었다. 위의 책의 환자 증례 1·5·7·11·12·13·14·18·35, 그리고 38번에 해당하는 분들이다. 나머지 증례 23·28·41, 그리고 42번에 해당하는 분들은 노년까지 건강하게 살다가 자연사했다. 사실 다른 분들도 건강하게 생존해 있을 수 있으나 추적할 수가 없다.
　거슨 박사가 이 책에서는 기술하지 않았으나 그의 치료가 성공했던 많은 기록들을 우리들은 얻었다. 거슨 박사에게서 직접

치료받지는 않았으나 다른 의사로부터 거슨식 치료를 받아서 치유된 분들의 주소도 가지고 있다.

우리 거슨연구소의 목적이 암을 비롯한 성인병에 대한 거슨치료법을 현대 정규치료법에 편입시키려고 노력하는 데 있기 때문에 이 치료법으로 환자를 돌보는 의사들로부터 연락이 있기를 기대한다.

1986년에 들어서 식사와 영양이 암에 관계가 있다는 사실이 더 이상 의심의 여지가 없게 되었다. 그러나 현재의 대다수 암전문가들은 암치료에 대한 영양의 역할을 실천해보려고 하지 않는다. 거슨연구소의 헌신만으로는 연구 공동체들의 이에 대한 흥미를 이끌어내기에 충분하지가 않다.

위의 책를 읽은 분 가운데 암을 비롯한 성인병의 치료에 거슨치료법을 적용하는 의사가 있으면 연락주시기 바란다. 거슨치료법을 적용하는 의사들에게는 본 연구소에서 무료로 자문에 응하고 있다. 치료 증례에 대하여 적절히 표현된 문서는 회의적이지만 호기심이 많은 의료인들을 설득하려는 우리에게 절대적으로 필요한 자료가 된다.

1986년 2월 3일
막스 거슨 연구소

증례 1
- 뇌하수체의 거대 종양

❂ D. S. B 씨. 여성. 44세. 기혼. 자녀 2명.
　임상진단 : 뇌하수체(腦下垂體)의 거대종양. 주위의 뼈도 부분적으로 파괴되어 있었음.

❂ 1943년 6월 마운트사이나이 병원 보고.
　환자는 1941~1942년 사이에 두 눈의 시야가 차츰 어두워져 가는 것을 느꼈음. 복시현상도 2개월간 계속됨. 오른쪽 눈의 측두(側頭)에 하강이 진행되어 1943년 3월에는 완전한 반맹이 됨. 1943년 4월 오른쪽 눈에 반쯤 남아 있던 시야도 줄어드는 것을 느낌. 6월에 검사한 결과 왼쪽 눈의 측두에 맹증이 와 있었음. 1942년 11월부터 생리가 없음. 1942년과 1943년 사이에 체중이 15파운드나 감소.
　입원시에는 두 눈의 망막이 창백하고 분명히 볼 수 없었으며 양쪽이 안 보이는 반맹에, 오른쪽 눈은 코의 4분의 1부를 보지 못하는 시야결손 상태. X-레이 검사결과 터어키안(鞍)이 크게 비대하여 상상(床狀)돌기의 벽 침식. X-레이 치료로 시각의 명료도는 조금 나아졌으나 시야는 개선되지 않음. 퇴원하여 다른 의사에게 감. 의사가 뇌하수체 절제를 권했는데 환자가 거절.

❂ 초진과 치료
　초기진단 : 뇌하수체의 색소혐성선종(色素嫌性腺腫).

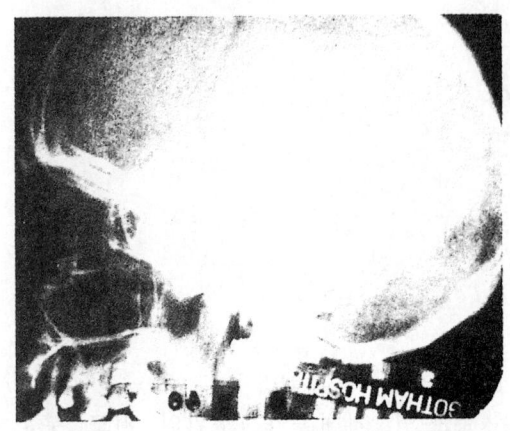

그림 1-1. 1946. 3. 7.

1944년 3월 고담 병원의 내 부서에 보내졌을 때 환자의 상태는 다음과 같았다. 뇌하수체샘에 엄청나게 큰 종양. 터어키안이 대단히 비대해져 있었고 주위의 뼈들이 부분적으로 파손된 상태였다. 오른쪽 눈은 보이지 않았다. 왼쪽 눈은 시신경이 거의 파괴되어 있었다.

환자는 의식이 없이 앰블런스에 실려 왔다. 즉시 치료를 시작했다. 환자의 친척 가운데 한 분이 많은 양의 과일과 야채즙을 공급할 수 있었다. 찻 숟가락으로 한 숟가락씩, 밤낮으로 환자에게 녹즙을 먹게 했다. 동시에 관장을 최대한 많이 시켰더니 일주일 뒤에 의식을 회복했다. 두 달 후 환자는 건강해졌으며 집안일을 할 수 있게 되었다. 8개월 후에 남편의 비서 일을 다시 할 수 있었다. 지금도 그 일을 충분히 해내고 있으며 왼쪽 눈의 망막이 절반밖에 작용하지 않지만, 불편 없이 읽고 쓸 수 있다.

부기 : 환자의 터어키안이 너무나 비대하여 우리 병원의 뻬어난 방사선의사가 말하기를 자기는 물론 다른 이들도 그렇게 비대한 것을 일찍이 보지 못했다고 했다.

✤ 1957년 6월 15일. 안과의사의 보고서

시력 : 오른쪽—도움이 되는 시야 없음. 코의 상부 4분의 1부위에 빛을 느낄 수 있을 정도. 왼쪽—20/20. 각막감응 정상.

공동가동역이 충분함. 근육의 기형변칙이 없음.

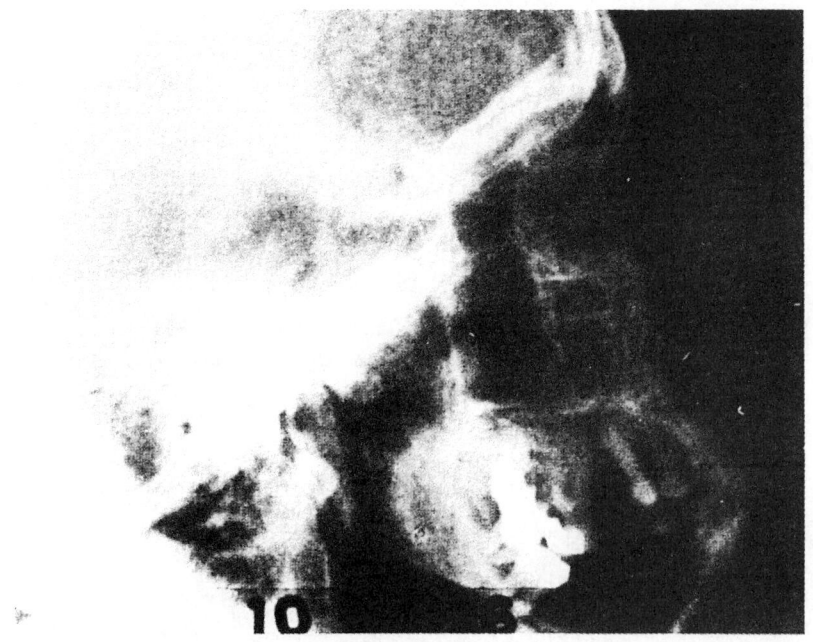

그림 1-2. 1946. 10. 1

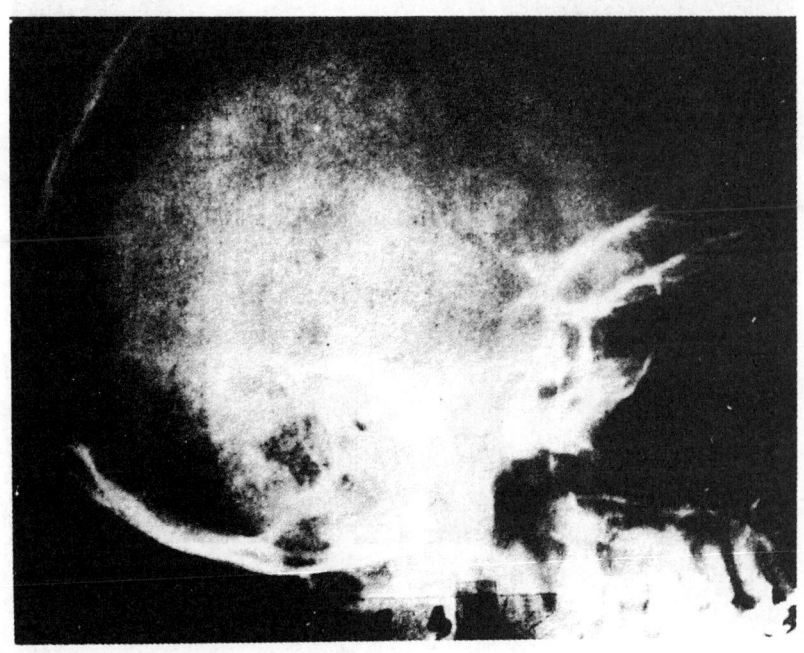

그림 1-3. 1947. 6. 1

오른쪽-빛에 대한 반응이 없음(직접광). 오른쪽에서 왼쪽에로의 동감성 반응이 있음. 왼쪽에서 오른쪽에로의 동감성 반응은 이끌어내지 못했음. 직접광에 대한 반응은 빠름.

안압 : 두 눈 모두 18.

슬릿트램프 검사 : 정상. 다만 오른쪽 눈에 그물모양의 조직이 있으며 흔적일 뿐 의미는 없음.

내부 : 오른쪽 시신경유두에 시신경 위축 현상이 보이며 모든 눈의 혈관이 좁아져 있음. 왼쪽 시신경유두에 일과성의 가벼운 창백(뇌하수체선종엔 다 있음).

시야 : 오른쪽-코 상부 4분의 1부위에 빛감응이 있을까 말까 한 정도. 왼쪽-일시적 시야 협착(이 정도는 8~10년 전에 내가 경험했던 것보 다 작은 편임).

환자는 건강하며 일도 잘 하고 있음.

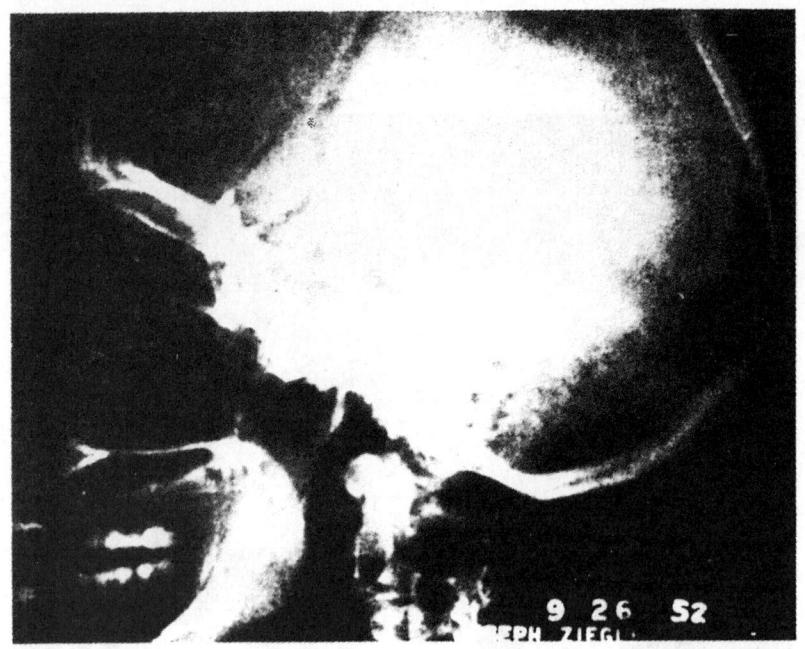

그림 1-4. 1952. 9. 26.

증례 1. 뇌하수체의 거대 종양 297

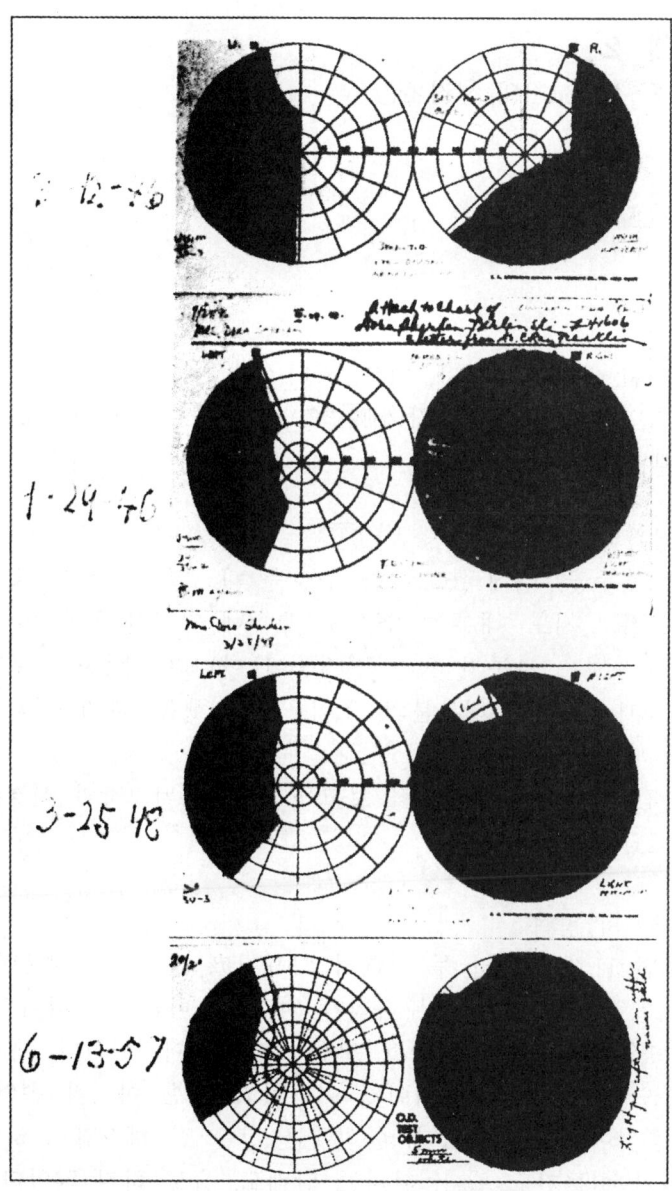

그림 1-5. 1946. 3. 12 / 1946. 9. 29 / 1948. 3. 25 / 1957. 6. 13

증례 2
- 왼쪽 소뇌교각의 신경초종

❋ C. H 씨. 남성. 48세. 기혼. 자녀 2명.
임상진단 : 왼쪽 소뇌교각(小腦橋角)의 신경초종(神經鞘腫). 뉴욕의 프렌치 병원에서 진단.

❋ 생검과 수술보고
왼쪽 후두골부위에 조그마한 구멍을 내, 그곳을 통해 소뇌교각으로 접근 시도. 내부 청각공(孔) 부위에 딱딱한 종양덩어리가 있었음. 그것은 보통의 청각 신경종이 아니라 방추형(紡錘形)세포 육종과 흡사함. 대부분의 조직을 절제했음. 뼈가 파괴되어 있음을 알게 되었음.
표본검사에 의한 병리학적 보고는 왼쪽 소뇌교각의 신경초종으로 진단되었음.

❋ 과거의 병력
1948년 11월 말부터 두 다리가 약해지고 걷기에 어려움이 있었다. 그 뒤 수 개월 동안 다리가 점점 더 나빠지고 혀에도 영향을 주었다. 혀를 움직이고 말을 하기가 어려워졌다. 왼손도 약해졌으며 손가락을 움직이기 어려웠고, 손뿐 아니라 손의 관절도 움직이기 어려워졌다. 아침에는 말을 잘 하다가도 낮에는 말하기가 힘들기도 했다. 환자는 담배도, 술도 하지 않았다. 신경검사로 두 눈에 안진(眼振)이 있고, 혀가 오른쪽으로 처져 있음이 발견되었다. 힘줄과 피부반사가 불규칙적이었다. 1949년 초에 여러 증후들이 더 심해져갔다. 1949년 5월 23일 수술을 했다.

❋ 초진과 치료

나는 그를 1949년 3월 23일에 한번 본 적이 있었으나, 내 치료는 그가 수술을 받은 이후 1949년 5월 23일부터 시작되었다. 그때 환자의 뇌신경 5·7·8번과 소뇌 기능에 장애가 있었다. 왼팔과 다리에 경련이 있고 실조되어 조절이 되지 않았으며 입의 왼쪽 끝이 밑으로 처져 있었다. 종양이 완전히 제거되지 않아서 환자의 부인에게 수술 후의 예후가 절망적이라고 알려주었다.

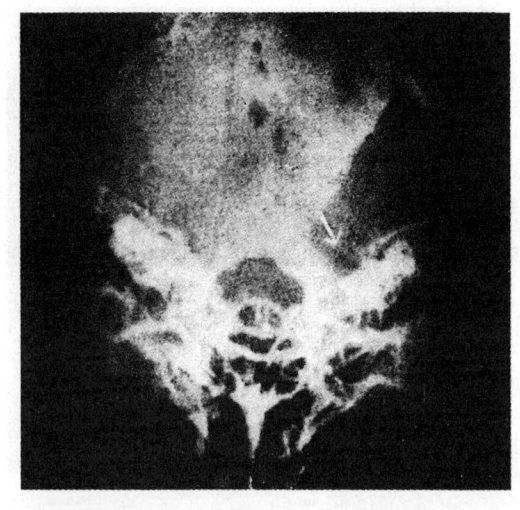

그림 2-1. 1949. 10. 18

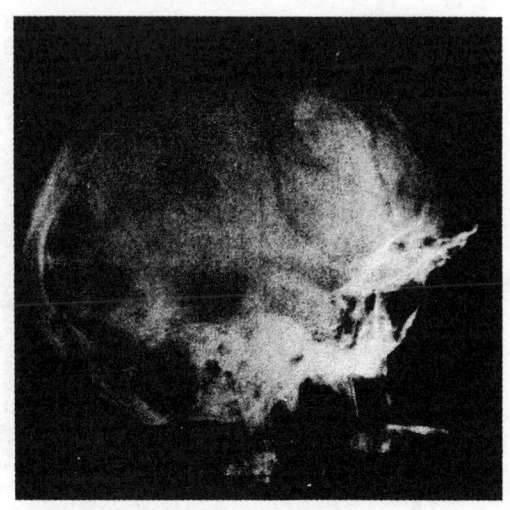

그림 2-2. 1949. 10. 18

6월말에 환자가 균형이 완전하지 못한 상태지만 지팡이에 의

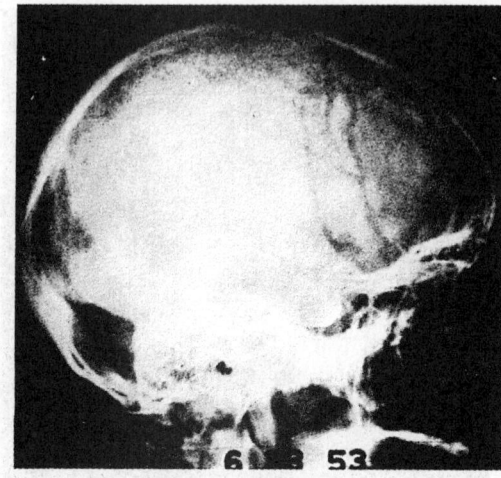

그림 2-3. 1953. 6. 23

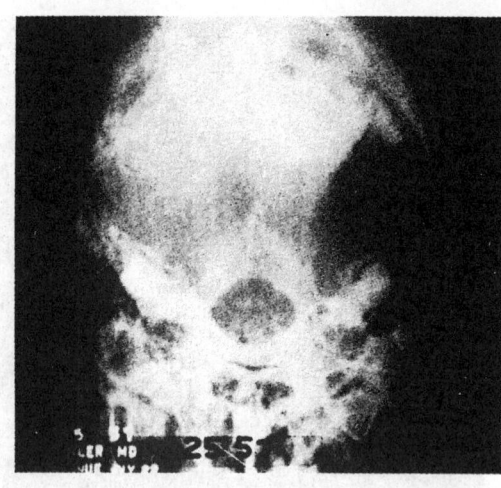

그림 2-4. 1957. 5. 25

지하여 걷기 시작했다. 1949년 7월 말, 왼팔이 움직였다. 부분적으로 감각이 회복되었으나, 통제가 잘 되지 않았다. 얼굴 왼쪽 부위의 감각이 서서히 회복되었다. 1949년 10월 말에 왼쪽 다리와 팔이 움직여졌으며 더 튼튼해졌다. 혀와 왼쪽 얼굴의 움직임도 크게 회복되었다. 1950년 11월에 환자는 자동차 공장에서 일을 하기 시작했다. 오른쪽 눈의 시력이 정상이었다. 정상적으로 읽고 쓸 수 있게 되었다. 왼쪽 눈은 안쪽으로 쏠려 있었다. 복시(複視)를 피하기 위해 검은 안경을 썼다. 1950년 말경에는 수술자리에 있던 튀어나온 부위가 만져지지 않았다. 그 후 반 년 뒤에 그 부위가 평평하게 가라앉았다.

그 뒤 수 년 동안 환자는 시계수리인·자동차수리인·라디오

증례 2. 왼쪽 소뇌교각의 신경초종 301

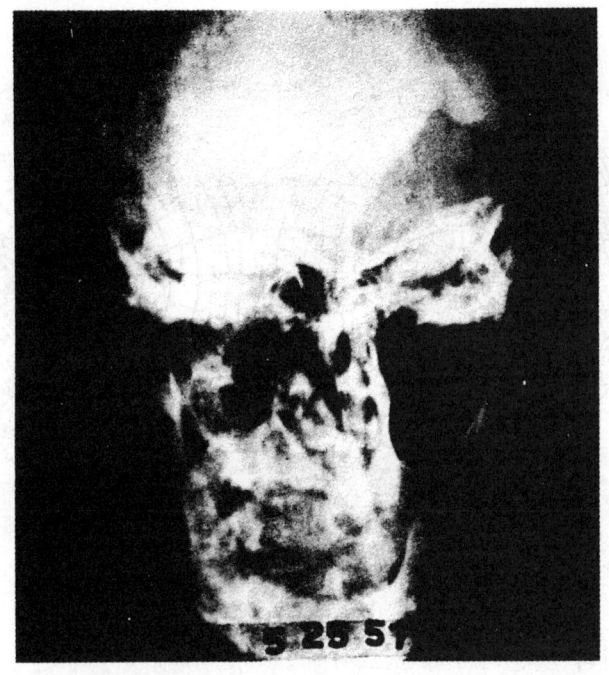

그림 2-5. 1957. 5. 25

수리인 등의 직업을 가졌다.

왼쪽 팔과 다리는 여전히 약했으며, 왼쪽 다리에 경련이 있었고 실조되어 있었다. 마지막 본 것이 1957년 7월이었다.

❀ X-레이 검사

왼쪽 추체골의 전상부가 부분적으로 파괴됨. 터키안이 완전 비대. 전후의 벽이 얇아졌으며, 뒤쪽 벽은 부분적으로 파괴되어 있음. 현재 앞쪽 벽과 아래쪽 벽이 다 뚜렷해졌으며, 뒤쪽 벽에는 변화가 없음. 추체(錐體)돌기에는 근본적인 변화가 일어나지 않았음. X-레이 검사로 왼쪽 추체골의 전상부가 거의 회복되었음을 알게 됨.

부비동에는 공기가 차 있음.

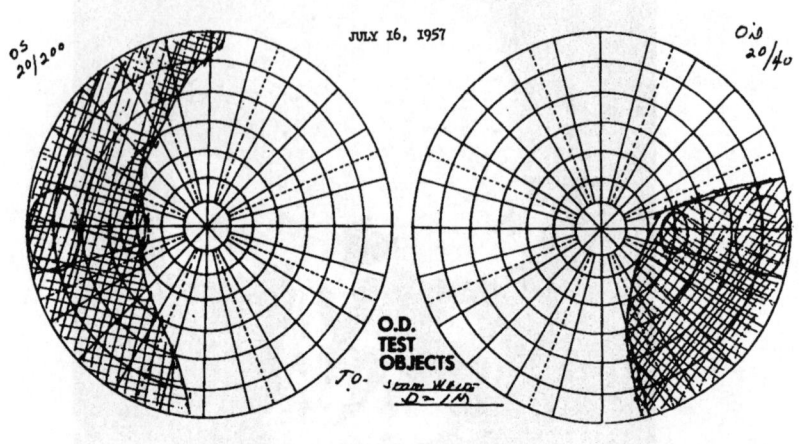

그림 2-6. 1957. 7. 16

● 안과 전문의사의 보고서
1957년 7월 5일.
왼쪽 눈의 외직근은 완전마비. 7번도…….
왼쪽 각막에 궤양 있음. 눈을 감을 수 있게 수술 권유.
시력 : 오른쪽 - 20/40. 왼쪽 - 20/200
　동공반응은 가능함. 유두는 건강해 보이나 좌측 유두는 약간 몽롱한 상태임.

증례 3
- 신경섬유종

☸ M. K 씨. 여성. $17\frac{1}{2}$세. 미혼.

임상진단 : 신경섬유종(神經纖維腫). 급성장. 육종의 형태로 전이가 심함. 뇌에도 종양이 있으며 왼쪽 마비.

☸ 생검 및 수술
(1) 1941년 2월 : 코의 밑부위에 자란 종양제거 수술.
(2) 1943년 3월 : 재발한 종양제거 수술.
(3) 1945년 : 다시 재발한 종양제거 수술.
(4) 1949년 6월 : 두 개의 종양제거 수술. 한 개는 이마에서 한 개는 머리의 꼭지 부분에서 제거.
(5) 1950년 2월 : 오른쪽 폐와 함께 감자만 한 크기의 종양제거. 심막(心膜) 주변에 새로운 결절들이 많이 생겨나 예후가 비관적이라고 환자의 어머니에게 통고.

☸ 인디애나 대학 의료센터의 보고서
1943년 3월에 제임스 휘트콤 릴리 병원에 처음 입원했는데, 환자가 두 살 때부터 윗 입술이 점점 크게 부어올랐다고 했음. 그 전의 병력과 다른 가족들의 병력은 전혀 없었음. 검사 결과 윗 입술에 부드러운 종양덩어리가 한 개 있는 것으로 판단. 그 전에 종양을 드러낸 자리에 반흔이 생겨 있음. 지능검사로 아이큐가 112인 것으로 판명. 1943년 3월 9일에 종양제거 수술을 했는데, 수술 도중 뼈가 심하게 압박을 받아 위축되어 있음을 발견. 조직병리학적으로 입술의 신경총종양(神經叢腫瘍)으로 진단. 골질환의 장애는 없는 것으로 판단. 수술 후 경과가 좋아 1943년 3월 18일에 퇴원.

외래환자로 6개월마다 진찰을 받았는데 1945년 2월까지 종양 재발의 증거가 없었음. 종양이 다시 자라나 1945년 6월에 재입원. 1945년 6월 29일에 종양을 가능한 완전히 제거.

조직병리학 보고에 의하면 급성장을 하는 육종으로 발전할 가능성이 있는 신경섬유종이라 했음. 1945년 7월 8일에 퇴원. 한 달 내에 병원에 와서 재검진을 받아야 한다고 했으나 환자가 약속을 지키지 않았음.

❂ 인디애나주 에반스빌의 보에느 결핵병원 폐수술 보고서

흉강(胸腔)에 볏짚 색깔의 맑은 액이 약간 있음을 발견. 종양이 쉽게 찾아졌는데 흉막 아래 있었으며 종양덩어리의 중간과 뒤에 있는 척추와 결부되어 있었음. 크기가 대개 10×6cm였으며 22호 주사기침으로 천자를 한 결과 표면이 부드럽고 장액혈액상(奬液血液狀)의 액체가 있는 것으로 판명.

끝이 날카롭고 둔한 칼을 이용하여 흉막을 절개, 종양의 뒷부분을 절제. 노란색의 약간 딱딱한 종양의 표면에 가로 질러져 있는 흉막을 완전히 절개했더니, 엷은 층의 가용종(假茸腫) 같은 종양이 종양덩어리 속으로 사라진 것처럼 보이고 맨 끝 부위에서는 퇴화되어 색깔이 누렇게 되어 있었음. 종양의 아래 끝은 종양 건너편에 있는 흉막척추 아래 있어서 보이지 않았음. 신경종의 나머지 부분은 흉막 아래 뚜렷이 부착한 후에, 척추에서 뻗어나온 두꺼운 신경총 형태로 밖으로 나와 원래의 뿌리 쪽으로 향해 있는데 끝이 부식되어 있었음. 신경총은 대단히 딱딱한데 신경종이 처음 시작된 쪽은 부드러워져 있으며 그것이 자라면서 종양 속으로 끝을 들이밀었음.

현미경상 병리학 : 어떤 부위는 느슨하게 유리질화된 모습을 보였음. 다른 부위는 길다란 방추상 모양이나 방추형 세포로 보였으며 어떤 것은 원(原)섬유기질을 갖고 있었음. 이들 세포는 크기·형태·수에서 차이를 보였으며 염색에 대한 반응도 달랐음. 세포의 핵들이 거대해져 있으며 검은 색을 나타냈음. 어떤 특정 부위에는 신경절세포가 많이 있었음.

병리학적 진단 : 표본 A. 흉곽신경총에서 나오는 혈액 색소를 식작용(食作用)하는 낭종성의 신경절(節) 신경종양으로 조기 만성화되었음.

우리들이 발견해낸 상황과 종양에 대한 환자의 과거사를 듣고서 미래에 종양이 다른 곳에 재발할 것이라고 생각했음.

12명의 암전문가들이 각각 환자의 어머니에게 충분히 알 수가 없으며, 자신들이 할 수 있는 일이 없다고 했음.

❖ 초진과 치료

내가 처음 본것은 1950년 6월 20일이었는데 그 때의 상황은 다음과 같았다.

몸의 여기저기에 12개의 작은 종양 : 턱뼈의 위 중앙에 한 개. 뒤쪽 눈뼈의 오른쪽 상부안와(眼窩)에 한 개(눈뚜껑을 누르고 있었다). 머리 오른쪽 측두에 한 개. 왼쪽 팔 상부에 한 개. 오른쪽 팔 하부에 두 개. 왼쪽 엉덩이뼈에 두 개. 복부벽 등.

오른쪽 귀의 청력 감퇴. 오른쪽 눈이 백내장 때문에 부분적으로 감겨져 있다.

치료를 시작한 지 한 달이 지나자 거의 모든 종양이 만져지지 않았다. 두 달이 지나자 모든 종양이 사라졌다. 그 후 여러 달 동안 크게 나타났던 반흔들이 대단히 작아져갔다. 간을 검사해보니 정상이 아니어서 환자에게 식사요법을 최대한 하라고 일렀다. 결혼한 뒤에 식사요법을 중단했다. 한 2년 동안은 잘 지냈는데 1955년 12월에 오른쪽 팔이 흔들려 글을 쓸 수 없었다.

306 제2부 환자 50명에 대한 실제 치료 결과

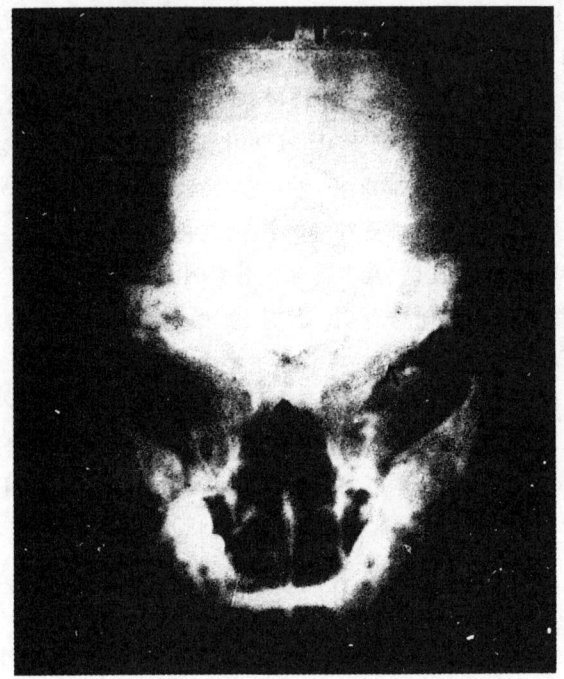

그림 3-1. 1956. 5. 21

뒤이어 현기증이 일어나서 아래층으로 가기가 어려워졌다. 집에서나 거리에서 걷다가 몇 번씩 쓰러졌다. 그 뒤 몇 달이 지나자 시력이 저하되었으며 특히 오른쪽이 더 심했다. 두개골이 뻣뻣해지고 눌리는 것을 느꼈다. 안과전문의가 뇌종양 증상이 심하다고 했으며 1956년 5월 15일에 소경이 되지 않으려면 즉시 수술을 받아 감압조치를 해야 한다고 권했다.

1956년 5월 19일 환자가 어머니와 함께 나의 암치료소에 왔다. 1956년 5월 22일 안과전문의가 증상이 심하며 즉시 감압조치를 해야 실명이 되지 않는다고 했다. 어머니와 의논하여 수술을 받는 대신 식사요법에 적극적으로 응하기로 했다. 1956년 6월 22일 같은 안과전문의가 "좋아지고 있다"고 했다. 동시에 몸 전체가 좋아졌으며 걷기, 쓰기 등의 행동이 나아졌다. 환자와 어머니의 편지에 따르면 환자는 계속 식사요법을 지키고 있다고 했다.

1957년 5월말에 환자의 어머니가 전화를 했는데, 환자가 갑자기 의식을 잃고 크게 발작을 한다고 했다. 두 명의 현지 의사들이 종양이 재발했다고 진단을 내렸다. 나는 환자가 중독 상태이거나 감염되었을 것이라고 했다. 환자의 어머니에게 밤낮으로 두 시간마다 커피관장을 시켜주고 녹즙을 많이 먹이고, 박하차를 먹이라고 했다. 이틀 뒤에 환자가 완전히 회복되었다. 그 사고로 환자의 어머니가 알아낸 사실인데, 가정부가 주말에 간즙을 짠 뒤 기계 청소를 하지 않아서 소간 찌꺼기가 이틀 반 동안 기계 안에 있다가 발효하여 월요일에 무서운 중독을 일으켰던 것이다.

7월말에 마지막 보고를 해왔는데 환자의 상태가 매우 좋아졌다고 했다.

✿ 1956년 5월 22일 안과전문의 보고서

시력 : 오른쪽 - 20/100. 왼쪽 - 20/40 ~ 1.

동공부동 : 오른쪽 눈의 동공이 왼쪽 눈의 동공보다 큼. 오른쪽 눈의 각막 마비. 왼쪽 눈의 각막반사 정상.

검안검사(檢眼檢査) : 응시를 할 때 회선안진(眼振)이 있으며, 최초의 위치에서도 여러 가지 안진이 있는 것으로 판단됨.

응시를 하려고 노력해도 때때로 잘 되지 않음. 이는 뇌간(腦幹)과 관계 있음을 뜻하는 것임. 오른쪽을 향할 때 보다 왼쪽을 향할 때 안진이 더 빠름. 오른쪽으로 향하면 오른쪽에 대한 회선이 더 많음.

내부 : 오른쪽 - 미성숙 백내장, 1.5~2D의 유두부종. 왼쪽 - 3D의 유두부종. 내 견해로는 유두부종의 발생은 두개강 안의 뇌압력이 증가해서임.

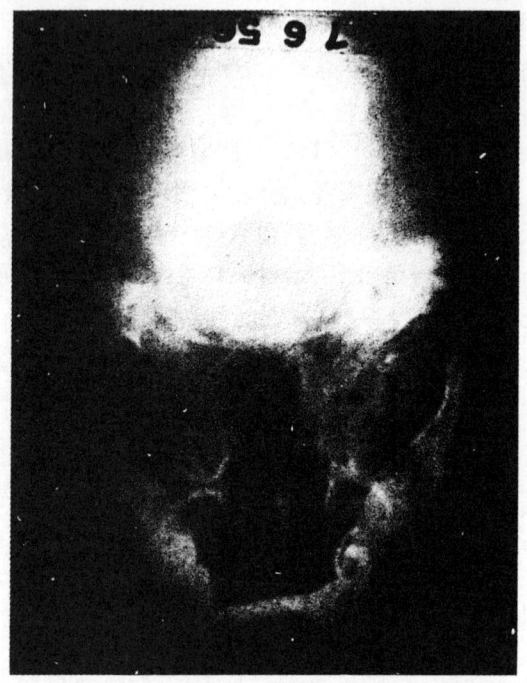

그림 3-2. 1956. 7. 6

시야와 기능검사를 하려고 주의 있게 시도했으나 환자의 협조가 충분하지 않아서 믿을 만한 결과를 얻지 못했음.

발견한 것들 :
(1) 유두부종(두강 내의 뇌압력 상승에 의함).
(2) 동공부동
(3) 간헐적인 복시
(4) 간헐성 해리성인 운동
(5) 오른쪽 눈의 각막지각 마비

진단 : 뇌의 병이 뇌와 뇌간에 전이. 심각한 상황이어서 최대한의 조치를 즉각 취해야 함.

❋ 1956년 6월 22일의 안과전문의 보고
시력 : 오른쪽 – 20/100(백내장). 왼쪽 – 20/25.
안진이 있으나 심하지 않음. 오늘은 불균형적인 운동이 감지되지 않음.
동공부동이 있음. 그러나 왼쪽 눈의 각막감각은 정상임. 오른쪽 눈의 각막반응은 훨씬 더 양호함.
유두부종이 사라졌다는 확실한 증거가 있음.
오른쪽 눈의 굴절도 1로 상승. 왼쪽 눈의 굴절도 2로 상승. 왼쪽 눈에서 전에 보이던 출혈이 없는 것이 가장 분명한 변화임.
때때로 이중시가 있는데, 눈의 굴절성 차이 때문에 일어나는 것으로 판단됨. 왼쪽 눈의 시력이 20/40-1에서 20/25-1로 증가되었음. 전체적으로 많이 호전되었음.

❋ 1956년 10월 26일 안과의 보고서
1956년 10월 19일에 진찰.
시력 : 오른쪽 – 20/200. 왼쪽 – 20/20-2
각막반사 : 정상. 오른쪽 눈의 왼쪽 각막이 오른쪽 보다 민감.
동공부동 : 오른쪽 – 3mm. 왼쪽 – 4mm
내부 : 검안경으로 검사. 오른쪽 – 유두부종 굴절도 3. 왼쪽 – 유두부종 굴절도 3. 출혈은 발견되지 않음. 간헐적인 이중시.
토의결과 : 왼쪽 눈의 시력은 현저히 증가. 그러나 지난 번 검사 때보다 유두부종이 증가.

유두부종의 증가에 대하여 :
이러한 상황은 다른 증례에서도 일시적으로 일어났는데, 반흔에 있는 충혈로 종양 끝에 나타나는 것이며, 발적(發赤)이 계속되는데, 소위 알레르기성 치유감염증이다.

❋ X-레이 전문의 보고
1950년 6월 21일

등척추 검사에서 뼈나 관절의 병리학은 나타나지 않고 있음.

1950년 12월 20일
두개골 검사에서 뼈의 병리학은 나타나지 않음.

1955년 12월 7일
흉부와 측면 검사. 횡경막 위에 조그마한 줄같은 그림자가 있음. 이것은 전에 흉막의 비대가 있었음을 나타내는 것임. 왼쪽 상부 폐엽에 조그마한 석회질화가 있는 것이 보임. 오른쪽 6번 갈비뼈에 수술 자국이 있음. 다른 병리학적인 상태는 없음.

1956년 5월 22일
두개골, 척추측면과 기저 검사. 두개골 전체에 있는 지상돌기가 비교적 깊음. 접형골(蝶形骨)의 큰 날개 부분을 포함한 암상의 골첨단부에 전이되어 있는 결함이 있음.

증례 4
- 해면아종

◈ P. V. 군. 남성. 16세.
임상진단(수술후) : 시상(視床) 왼쪽에 해면아종(海綿芽腫).

◈ 생검과 수술결과
처음에는 두통과 간헐적인 복시가 2년 반 동안 있었음. 지난 3개월 반 동안 얼굴 왼쪽에 감각이 없었음. 검사에 의한 객관적인 판단은 다음과 같았음.
(1) 오른쪽 전두골에 치유반흔이 있고 양후두엽에도 치유반흔이 있음.
(2) 두 눈이 동일하게 반맹.
(3) 창백한 시신경유두.
(4) 아래와 위를 볼 때 복시.
(5) 왼쪽 얼굴, 몸의 왼쪽 앞부분, 왼쪽 다리와 발에 지각과민 증세와 이상 감각이 있음.
(6) 오른쪽 눈이 황반(黃班)이 없이 반맹임.

◈ 시험실 검사 보고
요분석 음성. 척수액-맑고 무색이며 단백질 30mg%. 판디시험반응 0. 와세르만 반응 음성. 혈액 칸 시험 음성.

◈ 진단의 경과

312 제 2 부 환자 50명에 대한 실제 치료 결과

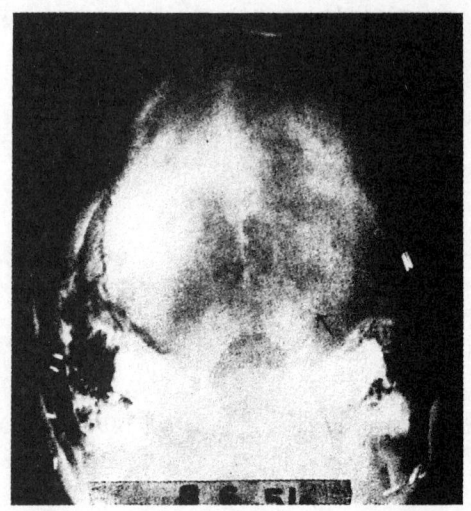

그림 4-1. 1951. 8. 6

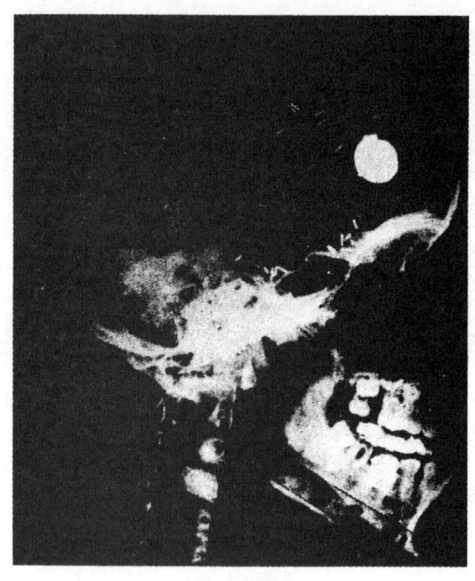

그림 4-2. 1951. 8. 6

(1) 1950년 2월 20일. 시상부 병변에 관계가 있을 수 있는 뇌파검사는 심각한 변화가 없었으며 노스트라졸로 행한 광성(光性) 자극에도 변화가 없었음.
(2) 1950년 3월 20일. 시상부에 일어난 장애의 내용과 위치를 고려하면 뇌파는 지극히 작은 이상을 보이고 있음.
(3) 두개골의 X-레이 검사.
1950년 3월 17일 실시. 왼쪽 앞 두부에 절개 흔적과 뼈조각이 아무렇게나 있는데, 치워지지 않았음. 그 뼈조각 밑에 소량의 액이 고여 있음. 왼쪽 두부엽의 안쪽 부분이 많이 제거되어 있음. 뒤쪽에 의학적인 석회질화가 아직도 보이고 있는데 종양의 잔류를 나타내는 것임.
(4) 뇌종영 촬영도
1950년 2월 2일 실시. 왼쪽 시상부의 중앙과

증례 4. 해면아종　313

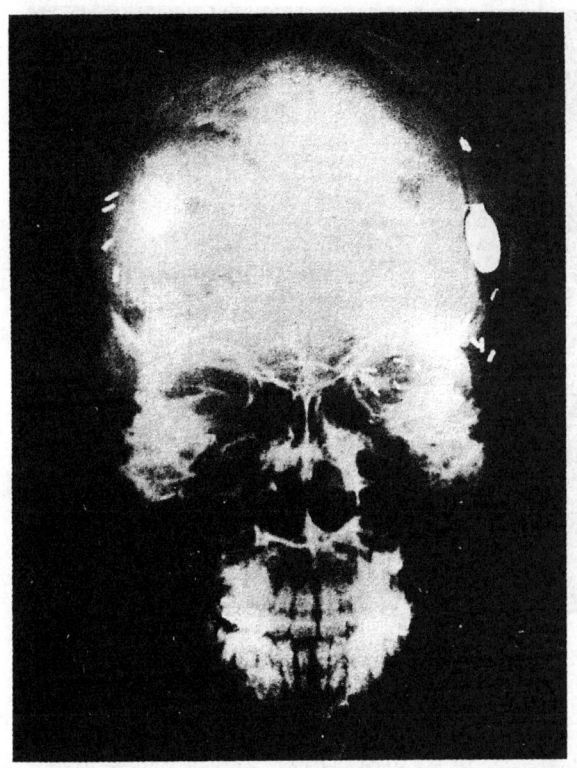

그림 4-3.　1951. 11. 23

뒤에 병소가 커지고 있음. 현재 찍은 기체조영법 사진과 1947년 쥬리히에서 찍은 사진을 비교해보아도 크게 차이가 없음.

1950년 2월 28일에 수술. 왼쪽의 골성형 절개수술을 하여 종양을 들어냈음.

요약

이 신생물은 고도의 세포상임. 신경교종(膠腫)으로 보임. 중앙부에 석회질화가 되어 있음. 그 물질은 뇌다리의 앞쪽, 막상골(膜床骨)의 위, 시상부 안에도 있음. X-레이 치료를 계속하라고

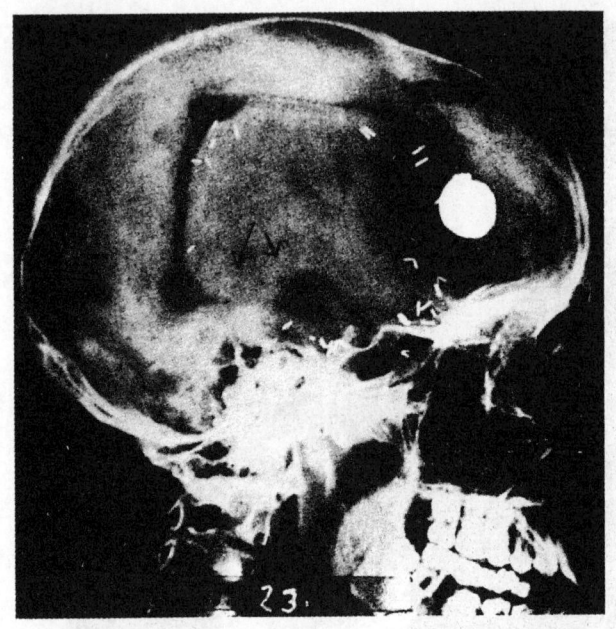

그림 4-4. 1951. 11. 23

권하고 싶음. 수술 후 삼일째 환자에게 실어증이 일어났는데, 정신적으로 명료하고 말을 알아들어서 지도에 잘 응했음. 같은 날, 왼쪽 3번째 뇌신경의 마비가 보였으며, 수술 후 마지막 날부터 왼쪽 5번 신경이 활동을 했는데, 이 신경이 운동기능을 포함하고 있음. 퇴원할 때까지 점진적으로 말이 회복되어 갔음. 처음에는 프랑스어·독일어·헝가리어, 고전 라틴어 등이 뒤섞였음. 제일 먼저 프랑스어를 할 수 있었으며, 그 다음에 헝가리어, 그 다음에 영어를 할 수 있었음. 상처는 합병증 없이 나아갔음. 퇴원할 때 환자의 5번째 신경 왼쪽을 비롯하여 양쪽 지각력, 운동력 등 모든 기능이 회복되었음. 왼쪽 3번째의 허약함도 개선되었으며 왼쪽 동공이 오른쪽보다 약간 컸는데 간단한 반응은 엉성했으며 눈의 움직임도 그와 같았음. 왼쪽의 앞 몸통, 왼쪽 다리와 발에 일어났던 지각과민과 이상감각 증세도 완전히 사라졌음. 잘 읽지 못하던 환자가 읽을 수도 쓸 수도 있게 되었음. 기억력이 약하고 집중력이 제한적임.

❂ 초진과 치료

1951년 6월 17일에 내가 처음 보았을 때 환자의 상태는 다음과 같았다.

지난 두 주 동안 오른쪽 눈의 윗 부분과 아래 눈두덩이 마비되었다. 3, 4주 전부터 걸음걸이가 더 나빠지고, 균형을 잡기가 대단히 어려웠으며, 쓸 수 없고 손으로 연필을 쥘 수 있는 감각이 없어졌다. 지난 번 수술을 받은 후부터 왼쪽 눈이 감겨졌다. 눈을 뜰 수는 있었으나 이중시 때문에 감고 있으려고 했다. 전보다 훨씬 허약해진 기분이었는데도 체중은 1951년 1월 이래 10파운드나 늘었다. 수술 후 왼쪽에서 침이 흐르고 오른쪽 눈두덩이에 무감각증이 오면서 침이 오른쪽에서도 흐르기 시작했다. 그것을 억제할 수 없었다. 오른쪽 팔과 다리를 움직이기가 대단히 어려웠다. 처음 수술 후에 후각을 잃었다. 후각은 두번째 수술 뒤에 되찾게 되었는데 왼쪽에서만 조금 살아났다. 환자가 자신의 내부에서 나쁜 냄새를 느꼈으나 남들은 느끼지 못했다.

환자는 창백해 보였으며 의기소침해 있었다. 말을 퉁명스럽게 했고 발음이 명확하지 않았다. 치료를 시작해 몇 주가 지나자 오른쪽 다리와 팔에 경련이 일어나고 힘줄이 느슨해졌다.

❂ X-레이 검사 결과

두개골 양쪽에 커다란 수술자국이 있다. 두정부(頭頂部)엽과 시상부 아래 중앙 부분에 미세한 석회질화가 넓게 이루어져 있다. 처음 수술과 두번째 수술 후 두 명의 신경과의사가 예후가 좋지 않아 생명이 비교적 짧을 것이라고 부모들에게 말했다. 1955년 4월 21일에 환자는 몬트리올에서 재검 받았다. 그 때 그의 상태는 좋았으며 음악에 흥미가 깊어서 많은 레코드를 소유했는

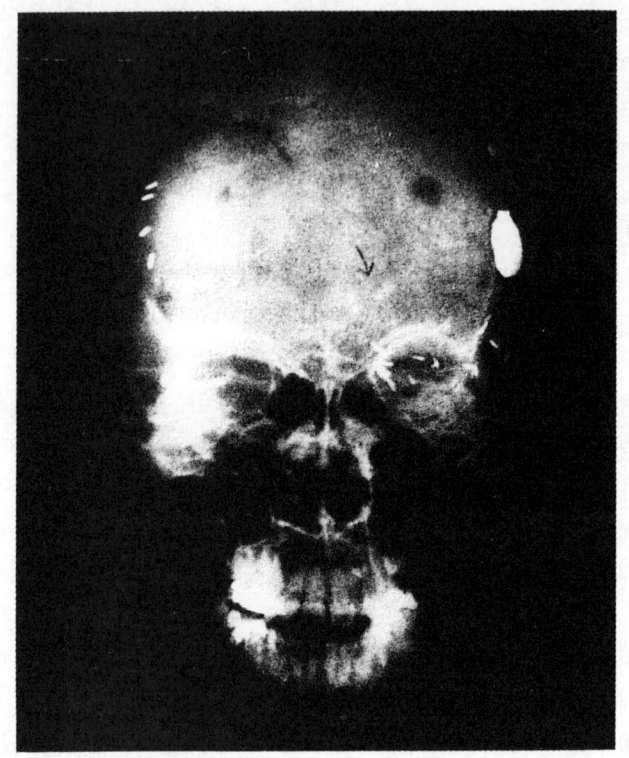

그림 4-5. 1952. 9. 25

데 그 대부분이 클래식이었다. 환자는 아래 위 입술을 절반만 사용하면서도 말을 썩 잘 했다. 그의 혀는 약간 오른쪽으로 쳐져 있었으며, 모든 신체에 대한 감각이 거의 다 회복이 되었으나, 오른쪽 팔 다리는 부분적으로만 회복되었다. 그는 옛날보다 훨씬 더 잘 볼 수 있다고 했다.

※ X-레이 보고

"귀하가 지시한 대로(1951년 11월 23일자의) 환자 두개골을 재검했습니다. 저는 현재 사진들을 수술을 받은 직후 몬트리올 신경과에서 찍은 사진들과 비교해보았습니다. 제가 관찰할 수 있는 한 1950년 3월 이래 커다란 변화가 없습니다.

석회질화를 제거한 흔적이 전혀 없다는 것은 종양의 재발을 막지 못한다는 뜻입니다. 환자는 실제적인 생활을 영위하기가 어려워 가족에게 짐이 될 뿐입니다. 어머니가 앓고 있어서 남의 도움이 없이는 식사를 마련할 수 없습니다. 이러한 이유 때문에 식사요법이 계속되지 못하고 있습니다."

이 환자처럼 간이 만성적으로 상한 사람들은 식사요법을 계속해야 살 수 있는데, 식사요법으로도 어느 정도만 경감할 뿐이다. 이와 비슷한 환자들, 뇌수술을 받고 X-레이 치료를 받은 많은 사람들은 모두 절망적인 상태를 보일 뿐이다. 교감신경의 본부인 세번째 뇌실(腦室) 기저에 상처를 입은 증례들은 모두 이같은 예에 속한다.

❋ 1957년 7월 27일의 마지막 보고

이 증례를 출판사에 건네준 후, 나는 그 소년이 1957년 6월 8일 갑자기 사망했으며, 나의 충고에도 불구하고 2년 동안이나 식사요법을 하지 않았음을 알았다.

증례 5
- 소뇌교각종양

※ R. W. C 씨. 목사. 35세. 기혼. 자녀 2명.
임상진단 : 소뇌교각종양(小腦橋角腫瘍)

※ 과거 병력
1955년 3월 전화 소리를 잘 들을 수 없게 되었음. 그 몇 달 전에 입안 왼쪽이 욱신거리고 산이 많이 고이는 것을 느꼈음.
환자는 소년시절부터 정맥동(洞)에 이상이 있었음. 1940년부터는 전두동(前頭洞)에도 이상이 악화되었다는 진단을 받았음.
1940년 8월에 편도선 절제수술. 그 전 7월에 맹장염 수술을 받았음. 환자는 몇몇 병원에서 신경분석 치료를 받았으며 목의 측두가 뻣뻣하고 아래 척추가 아파서 정골요법 치료를 받았는데, 그 두 병은 긴장 상태에서 더 심했음. 일 년 전에 왼쪽 아래 눈두덩이에 경련이 일어나고 혀 왼쪽 절반이 따끔거리는 증상 발생. 말은 쉽게 할 수 있었으나, 몇 달 전부터 입 왼쪽 아래 부위까지 무감각해짐. 때때로 현기증이 일어나면서 평형감각을 잃어 걸을 때 자연적으로 오른쪽으로 기울어짐. 왼쪽 귀에 이명이 생기고 청력을 잃었음.

※ 펜실베니아 대학병원 신경외과부장의 보고서
1956년 2월 17일 귀하의 환자인 목사 R. W. C 씨를 보았음. 환자는 35세 백인이며, 기혼자로 침례교 목사임. 얼굴 왼쪽에 이

증례 5. 소뇌교각종양   319

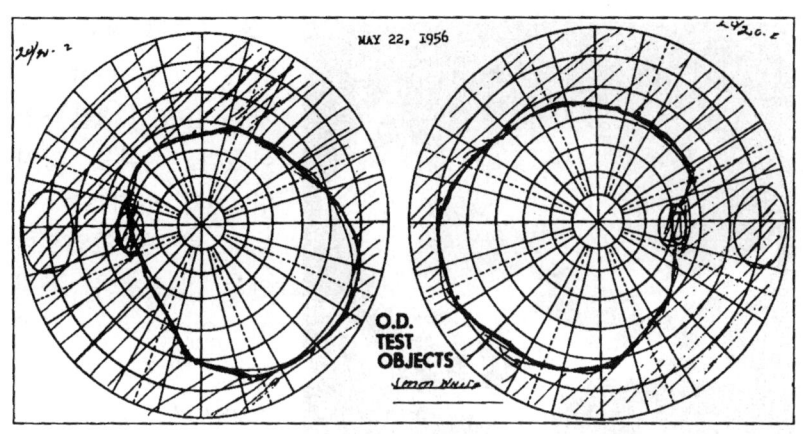

그림 5-1. 1956. 5. 22

상감각이 일어나고, 때때로 걸음걸이가 안정치 못한데 이러한 증상들이 약 1년 전부터 일어났다고 함. 그에 더하여 대학시절에 심한 신경쇠약증에 빠진 적이 있으며 대단히 신경질적이고 긴장에 싸인 성격임.

검사 결과 왼쪽 안면신경이 조금 허약하고 왼쪽 각막과 얼굴 왼쪽의 감각이 약간 상실되었음을 알게 됨. 왼쪽 청력이 상실된 증거가 분명함. 신경검사 결과 균형감각은 정상이었음.

이 환자의 경우 왼쪽의 신경 5·7·8번의 장애를 치료했음. 물론 감염으로 발생한 장애와 소뇌교각종양에 대한 다른 진단도 필요함. X-레이 사진을 검사하여 만일 청각신경종의 의심이 있으면 다음 달에 입원시켜 전기뇌조영과 전정(前庭)검사를 한 후 후두하부를 수술하려 했음.

이 증례는 대단히 흥미가 감.

추신 : 위와 같이 기록한 뒤에, X-레이를 검토한 결과 청각신경종으로 보여서 환자에게 3~4주 안에 입원하라고 했음. 그러자 그는 박사님께 가보겠다고 했으며 추후의 결정을 나에게 알려주겠다고 했음.

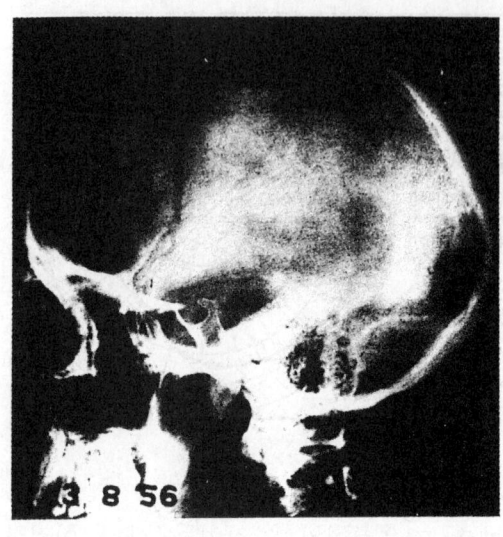

그림 5-2. 1956. 3. 8

❋ 초진과 치료

내가 그를 처음 본 것은 1956년 3월 8일이었다. 환자는 당시 입 왼쪽 언저리를 위로 올릴 수 없었으며 왼쪽 입천정과 목젖이 오른쪽으로 처져 있고, 걸음걸이가 비틀거리며, 눈을 감고 있을 때는 왼쪽으로 돌 수 없었다. 피부와 힘줄은 정상으로 반사했으며, 두 무릎의 반사력은 약했다. 얼굴·목·아랫배의 왼쪽 감각이 약했으며 운동실조나 경련은 일어나지 않았다.

청력시험 : 오른쪽-정상. 왼쪽-음성.

1956년 9월말, 의기소침도 많이 줄어들었으며, 눈을 감고도 많이 걸을 수 있게 되었다. 피로할 때만 불안정해졌다. 입의 왼쪽 언저리와 입천장도 정상이 되었다.

1957년 5월에 파트타임으로 여섯 달간 일을 하게 되었으며 그 뒤에는 남의 집을 방문하는 것 외에는 모든 일을 할 수 있었다. 정신적으로 많이 자유로워졌으며 자신감이 더 커졌다.

❋ X-레이 전문의의 보고서

1956년 3월 9일

두개골·척추·측면·기저 검사. 뼈가 변한 것으로 보이지는 않음. 그러나 블루멘 바하 사태(斜台) 부위가 얇어졌음은 분명함.

1956년 7월 23일

증례 5. 소뇌교각종양 321

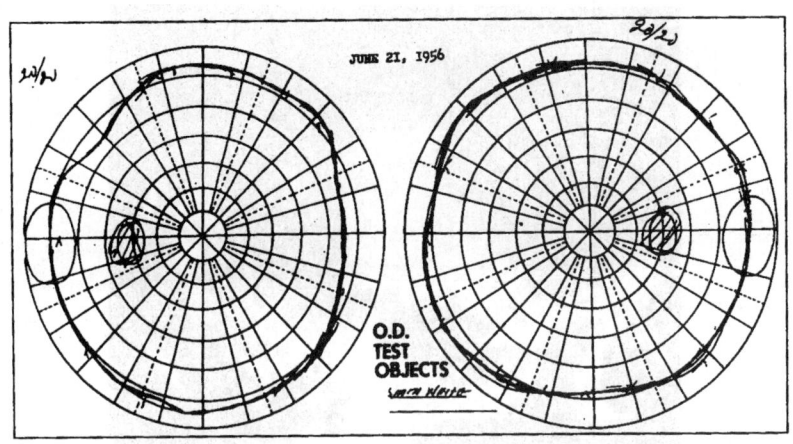

그림 5-3. 1956. 6. 21

두개골 측면 검사. 1956년 3월에 본 것과 같은 상태임.

❊ 안과전문의 보고
1956년 5월 22일
시력 : 오른쪽-20/20-2. 왼쪽-20/20-2
동공부동 : 오른쪽 눈 동공이 왼쪽 눈의 동공보다 큼.
각막반사 : 오른쪽 눈은 정상으로 보임. 왼쪽 눈의 반사는 알아낼 수 없었음. 완전히 마비된 것으로 보임.
위를 응시할 때를 제외하고 움직임은 모두 정상. 모든 방향의 동명성 운동에서 미세한 안구진탕. 오른쪽 측면을 응시할 때 여러 가지 안구진탕을 증가시킨다는 것이 흥미로움(이 사실은 소뇌교각종양이 있다는 뜻임).
내부의 정밀검사를 위해 동공확대 : 오른쪽 눈-정상으로 뚜렷함. 세정맥(細靜脈)에 약간 충혈. 왼쪽 눈-시신경유두부와 코와의 경계 부분이 약간 흐림. 세정맥 충혈.

1956년 6월 21일
시력 : 오른쪽-20/20. 왼쪽-20/20.

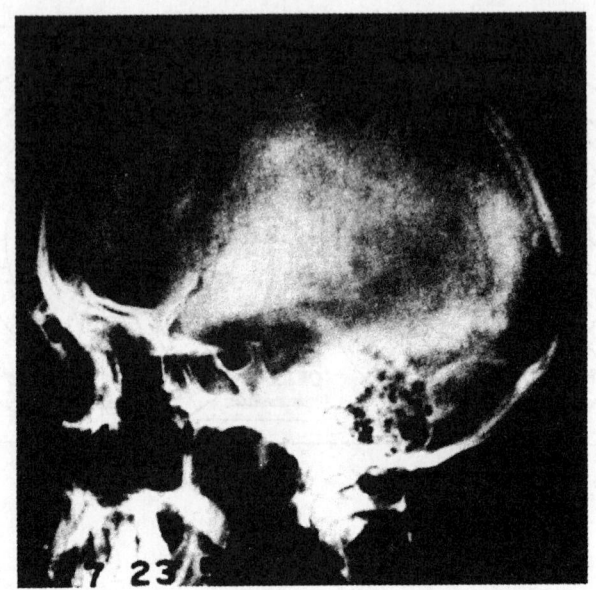

그림 5-4. 1956. 7. 23

동공 : 좌우동일. 오늘은 동공부동증 없음.
각막반사 : 오른쪽-정상. 왼쪽-감퇴. 그러나 반사력이 많이 개선됨.
오늘은 상부 응시에 장애가 일어나지 않음. 왼쪽 끝 응시에는 안진이 있음. 안진에서 객관적인 변화를 발견할 수 없음.
안저가 정상이며, 맥관구조(脈管構造)도 정상으로 보임.
시야 검사지 동봉.

1956년 11월 2일
가벼운 결막염. 세균 염증으로 일어난 일시적인 증세로 보임.
동공 : 동일함.
각막반사 : 오른쪽-정상. 왼쪽-반사력이 약간 감퇴.
공역가동력 충분함.
근육 정상.

내부 : 정상. 증상이 가벼워짐.

1957년 1월 25일
이중시 없음.
동공부동증 없음.
왼쪽 눈 각막반사가 약간 감퇴.
내부 정상.
근육 정상. 이상수반이나 마비성 없음.
공역가동력 충분함.
시야검사(지면법 검사에서 변화 없음).

1957년 3월 29일
시야 : 오른쪽-20/20. 왼쪽-20/20
동공 : 동일함. 윤곽이 뚜렷하고 반응이 교감성(交感性)으로 그리고 직접적으로 일어남.
각막반사 : 오른쪽-정상. 왼쪽-반사력이 약간 감퇴되어 있는 것으로 보임.
공역가동력은 충분함. 측면 끝을 응시할 때 가벼운 안진이 간헐적으로 일어남.
유두・맥관구조・기저가 대체로 정상.
시야검사를 했는데 정상범위 안에 있는 것으로 보임.

1957년 5월 17일
시야 정상.
증상이 가벼워져 있음.

추신 : 환자를 처음 대했을 때 유두는 뚜렷했으나 세정맥은 비정상적으로 넓어져 있다고 생각했음. 그러나 오늘은 이것을 발견할 수 없으며 모든 맥관구조도 객관적으로 정상으로 보임.

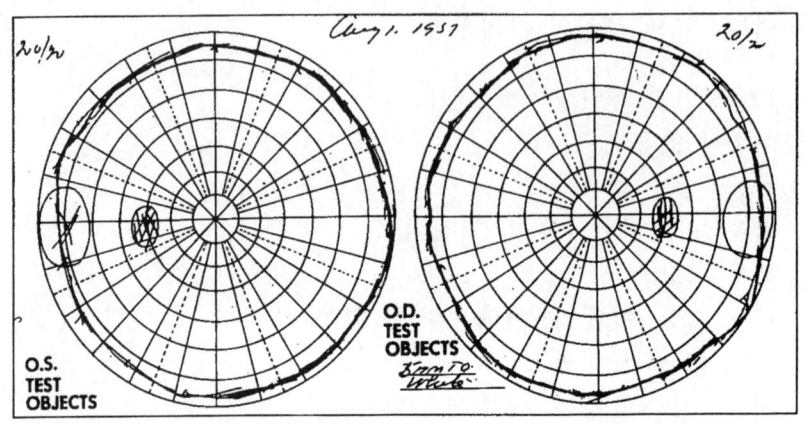

그림 5-5. 1957. 8. 1

1957년 8월 1일
시력 : 오른쪽-20/20. 왼쪽-20/20.
지난 번 5월 17일에 검사한 내용과 동일함.
혈관구조 정상.
시야 완전함. 복사본 동봉함.
지난 검사 이후 시야에 어떤 변화가 있다고 하더라도 약간 회복된 것으로 보임.

✼ 1957년 12월의 보고
환자가 정상 상태에 있으며 1년 이상 일을 해왔음.

증례 6
― 뇌하수체종양

❀ G. C. S 씨. 남성. 47세.
임상진단 : 뇌하수체종양(腦下垂體腫瘍)

❀ 과거 병력
퀸즈 제너럴 병원의 보고서 내용이다.
환자가 1953년 7월 6일 입원했는데, 한 달 반 동안 주로 두통이 심하고 시력이 크게 감퇴되었다고 했음. 4~5년 동안 시력이 점진적으로 나빠졌는데, 21살 때 매독에 걸렸으며, 치료했으나 아직 보균하고 있음. 진단결과 키아스마로 판명.
눈 시력이 크게 감퇴되었는데 특히 왼쪽이 심했음. 뇌혈관조영검사로 두부의 앞쪽에나 두정(頭頂) 앞 부위에 종양이 있으며, 수막종(髓膜腫)인 것으로 보임. 그 때문에 시력이 감퇴되고 심리적으로 과거 일에 매달리게 되는 것으로 보였음. 7월 20일에 퇴원하면서 후에 수술을 받으러 오겠다고 했음.
와세르만 검사―+4, 혈당―78mg%
두개골의 X-레이 검사 : 왼쪽 앞 부분에 곡선의 방사선 통과 흔적이 있는데 전에 수술받은 자리로 보임. 안공은 대칭성으로 되어 있으며 양쪽의 크기가 정상임. 양쪽 안공(眼孔)에 병든 흔적이 없음. 터어키안이 비대해 있거나 파여 있지 않음. 상상(床狀)의 앞쪽도 정상으로 보임. 앞쪽 상상과 등의 안장형함요가 조금 얇아져 있고 미네랄이 감소된 것으로 보임. 분명한 파괴가

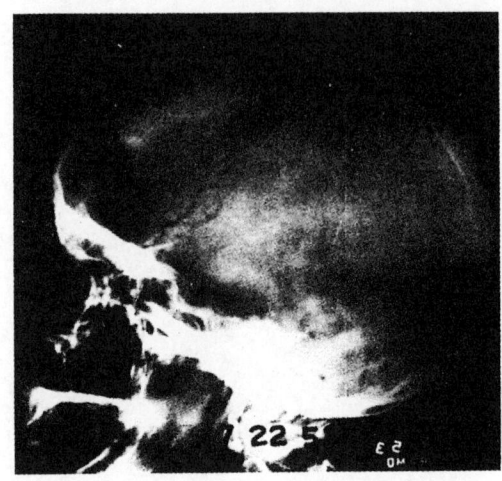

그림 6-1. 1953. 7. 22

있다고 할 수는 없으나 치료받을 필요가 있는 것으로 보임. 안장형함요의 기저는 정상인 것으로 보임. 혈관조영검사 : 대뇌의 앞 동맥이 위로, 옆으로 그리고 뒤로, 쏠려 있었으며 왼쪽보다 오른쪽이 더한 것으로 보이는데, 그것은 앞쪽에 계속하여 자리잡고 있는 질병이 있음을 나타냄.

전기 뇌조영은 정상상태를 나타냈음.
흉곽 X-레이 검사 : 음성.
최종진단 : 뇌종양. 환자는 자신의 형인 의사와 의논한 후 수술 거부.

◉ 초진과 치료

내가 그를 처음 본 것은 1953년 7월 22일이다. 당시 환자는 거의 실명 상태였다. 자신의 방에서도 방향을 잡지 못해 이리저리 헤매야 했다. 심한 두통과 현기증이 계속된다고 했다. 일어나서 걸어가려면 균형을 잡지 못해 불안한 자세로 비틀거렸다. 두개골의 앞뒤에 무겁고 둔한 통증이 있는 데다가 오른쪽 눈 위에 찌르는 듯한 통증이 일어나 몇 분이나 계속되었다. 힘줄이나 피부의 반사에는 별다른 특징이 없었다.

1953년 7월 23일에 전문가로부터 X-레이 검사를 받았는데 그 결과는 다음과 같았다. 안배(鞍背)의 윗부분이 대단히 얇고 탈석

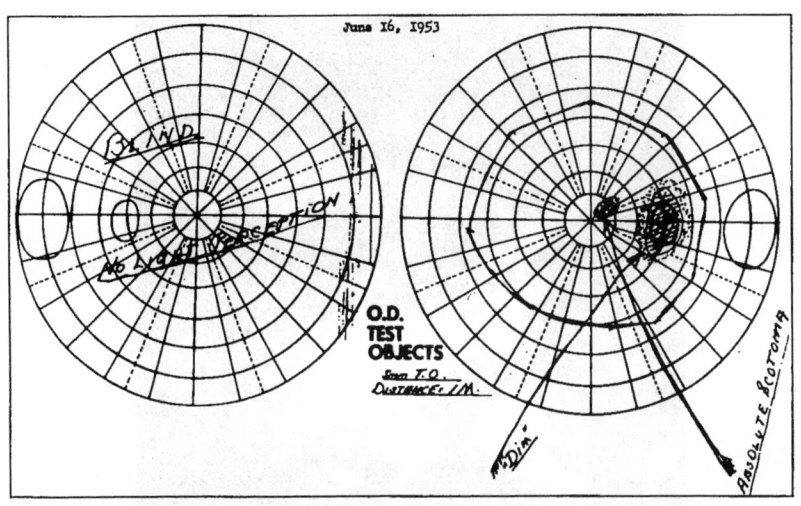

그림 6-2. 1953. 6. 16

회질화되어 있었다. 뒤 상상부위가 작고 불규칙했다. 앞 상상부위는 정상이다. 안배 부위에 종양이 있는 것으로 의심이 갔다. 오른쪽 안와(眼窩) 위의 중앙 경계가 왼쪽과 비교하여 더 얇다. 시신경공에는 병리학적인 상태가 있지 않았다.

치료를 시작한 지 며칠이 지나자 두통 등의 통증은 줄어들었으나 오른쪽 얼굴에서 실룩거리는 경련이 일어났으며, 때로는 경련이 매우 강하고 아팠다.

1953년 9월말이 되자 환자는 통증·두통·현기증 등에서 벗어났다. 걸음걸이도 자유롭고 확실해졌으며, 두 주 후부터는 오른쪽 얼굴이 정상화되어 지속되었다.

1953년 12월에 일터로 복귀했는데, 왼쪽 눈으로 더 잘 볼 수 있었으며, 옛날보다 훨씬 나았다. 그러나 그는 가운데 있는 것을 잘 볼 수 없었다. 오른쪽 눈은 읽고 쓰는 데 관한 한 정상이었다. 1954년 5월 26일에 와세르만 검사를 했더니, 매독에 대한 치료를 하지 않았는데도, 음성으로 나타났다.

328 제 2 부 환자 50명에 대한 실제 치료 결과

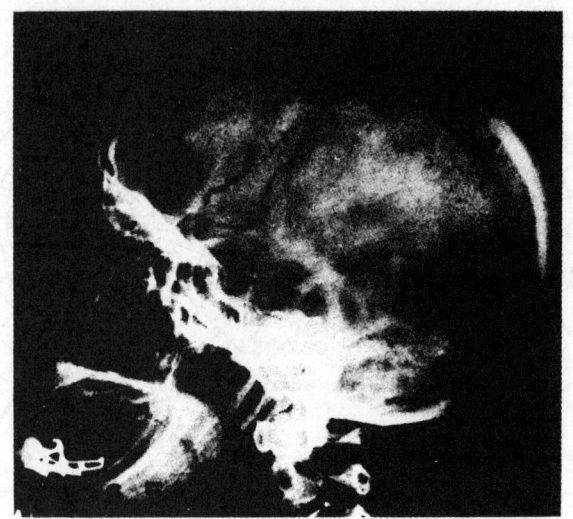

그림 6-3. 1954. 2. 6

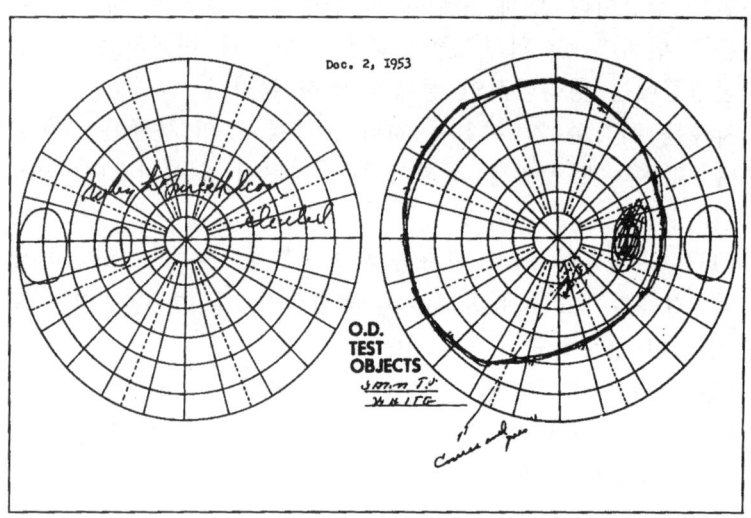

그림 6-4. 1953. 12. 2

● 안과의사와 X-레이 전문의의 보고
1954년 2월 6일
두개골의 전후와 측면에 X-레이 검사 실시. 안배와 뒤쪽 상상부에 석회질화가 약간 증가되어 있음. 다른 쪽은 전과 같음.

(1954년 말에 환자가 보험대리인 시험에 합격했으며 변호사 시험공부를 시작함. 공부 때문에 점점 식사요법과 치료를 포기하게 됨. 1955년 3월 왼쪽 눈에 옛날의 상태가 재발하여 손가락을 구별하기도 어렵게 됨. 오른쪽 눈의 시력은 괜찮았음. 1955년 5월에는 오른쪽 눈도 나빠져 새로운 증상을 나타냄. 1955년 6월 16일에 재검한 결과 아래의 상태가 나타남.)

1955년 6월 16일
시력 : 오른쪽-20/30. 왼쪽-현재 안경으로는 빛 감지가 안 됨.
동공 : 오른쪽-빛에 대한 직접 반응과 집중에 한계가 있음. 오른쪽 눈에서 왼쪽 눈에로의 동감성이 없음. 왼쪽-직접적이거나 동감적인 반응이 없음. 왼쪽 눈에서 오른쪽 눈에로의 동감성이 없음.
각막반사 : 정상. 안진 없음. 마비가 수반되는 근육이상 없음.
안압 : 정상.
검안경 검사 : 오른쪽-앞쪽 유리체에 부유물이 조금 있으나 안구는 맑음. 맥관구조 검사를 했더니 망막의 전 세동맥이 좁아져 있음. 측두 부위의 유두가 뚜렷이 창백해 보였음. 시신경 위축은 객관적으로 초기. 전형적인 뇌하수체선종임. 왼쪽-앞쪽 유리체에 약간의 부유물이 있으며 안구는 맑음. 망막의 세동맥이 뚜렷이 좁아져 있음.
시신경위축 : 성격상 초기임.
시야검사 : 왼쪽 눈에서 빛 감지 결여로 시야검사가 어려웠음. 오른쪽 눈의 시야는 다음과 같은 특징을 나타냄.

(1) 시야가 좁혀져가고 있음.
(2) 위쪽 측두 4분의 1부위 바깥 측면의 안점에 있는 박명(薄明) 때문에 맹점이 커지고 있음.

해석 : 시야로 봐서는 전형적인 뇌하수체선종이 아님. 그러나 내 20년 이상의 경험에서 이와 같은 환자의 경우에 이러한 기이한 시야가 나타나는 것을 보아왔음.

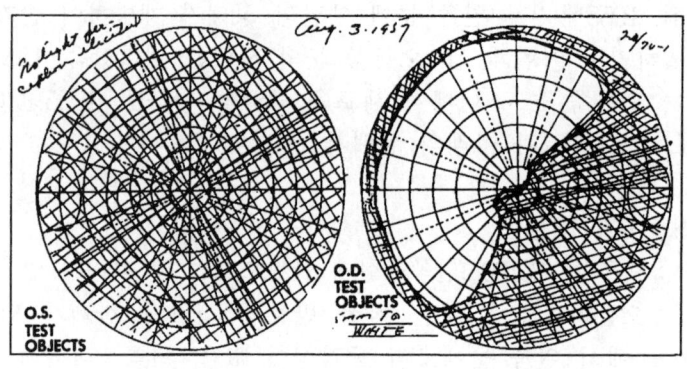

그림 6-5. 1957. 8. 3

(1955년 7월 말에 환자는 다시 회복되어 느낌이 좋아졌는데 왼쪽의 시력은 회복되지 않음.)

1955년 12월 2일

시력 : 오른쪽-20/25. 왼쪽-지난 번 검사 때와 동일함.

현재의 안경으로는 빛의 감지가 되지 않음. 오른쪽-빛과 집중자극에 대한 반응은 한계가 있음. 오른쪽 눈에서 왼쪽 눈에로의 동감성 없음. 왼쪽-동감성 없음. 집중과 빛의 자극에 대한 반응이 없음.

각막반사 : 정상. 안진 없음.

수반성이나 마비성 근육이상 없음.

안압 : 정상.

증례 6. 뇌하수체종양 331

내부검사 : 오른쪽-앞 유리체에 부유물질이 있고, 시신경의 측두가 약간 창백함. 왼쪽-유리체가 약간 혼탁하며 시신경 위축이 진행되었음.

맥관구조가 대단히 좁아져 있음.

오른쪽 눈의 시야도 좁아졌음.

1955년 11월

환자는 육체적으로나 정신적으로 만족한 상태가 되었으며 특별한 호소도 하지 않게 되었다.

1957년 8월 3일

시력 : 오른쪽-20/70-1. 왼쪽-빛의 감지 안됨.

결막은 정상이고 전방(前房)도 정상.

동공부동증 : 오른쪽 눈이 왼쪽 눈보다 큼.

동공 : 불규칙적임. 오른쪽 눈에 빛과 집중에 대한 반응이 있음. 왼쪽 눈에 직접적 또는 동감성의 반응이 없음. 오른쪽 눈에서 왼쪽 눈에로의 동감성 반응을 나타내지 못하고 있음.

내부검사 : 오른쪽 눈-창백하고 혈관이 좁아져 있음. 위축이 진행되고 있음. 왼쪽 눈-왁스 같은 창백성 있음. 혈관이 좁아지고 있음.

내부안구 긴장도 : 오른쪽-18. 왼쪽-18

(공부와 일 때문에 환자가 1956년 크리스마스 때부터 식사요법을 중단했다).

증례 7
- 경부와 상흉부척수내 신경교종

❋ A. H 양. 여성. 15세.
임상진단 : 경부(頸部)와 상흉부척수내(上胸部脊髓內) 신경교종(神經膠腫)

❋ 병력
1945년 9월 뉴왁시에 있는 베스 이스라엘 병원에 입원. 걷기가 어렵고 오른쪽 손의 4번째와 5번째 손가락에 이상 감각증이 있고, 오른쪽 팔 아래 부분이 차고 무감각하며 온 몸에서 땀이 흐른다고 했다. 냉증과 무감각증은 점차 두 손과 팔에도 퍼졌다. 생리가 끊어졌으며 심한 허약증세가 일어났다. 심한 통증이 등에서 목으로, 머리와 이마로 퍼졌다. 열은 없었다.
척수종양 진단을 받고 1945년 10월 15일에 흉추 1번에서 흉추 3번의 추궁(椎弓)을 드러내는 대수술을 했다. 추궁 절제는 두 번에 걸쳐서, 상부까지 확대하여 척주와 경추 4에서 경추 7번까지 했다. 병원의 보고서는 이러했다.
"경막(硬膜)이 비대하여 그것을 절개했더니 척수에 반짝이는 적회색의 물질이 있었는데 마치 신경교종조직에 침윤된 듯했음. 삭(索)이 경막의 절개 부위를 통하여 부풀어 나왔음. 측면과 전면을 조사했는데 앞에 위치한 수질외의 종양이 아님을 확인하기 위해서였음. 가느다란 침을 삭의 중앙에 넣었으나 낭종의 액은 나오지 않았음. 환자의 하지 운동력이 비교적 괜찮다고 판단되어 생검을 하기 위해 삭을 절개하는 것은 않기로 했음. 감압을 위해 경막은 열어놓은 채 단절된 1번의 장선을 써서 근육과 근막의 층을 덮었음. X-레이 치료를 한 번 했더니 환자가 거의 허탈해져, 그 치료법을 중단했음.

❉ 초진과 치료

내가 환자를 처음 본 1945년 10월 27일이었다. 당시 환자는 매우 허약했으며 수술을 받은 뒤에 팔 아래와 어깨에 근육 경련이 일어나고 심한 발작이 서너 번 있었다고 했다. 이러한 증상들이 이미 설명한 증상에 추가하여 일어났다. 신체에 대한 검사로 아래 사항들을 알아냈다. 오른쪽 팔과 손 전체가 허약하고, 오른쪽 작은 손가락이 약간의 청색증을 가졌으며 무감각했다. 오른쪽에 바빈스키 징후가 있으며, 오른쪽 상복부의 반사력이 상실되었고, 양쪽 힘줄 반사력이 증가되어 있었다. 동공은 확대되어 있고, 손가락에서 손가락으로 그리고 손가락에서 코로 이어지는 운동의 실조증, 불균형과 불확실성을 띄고 있었다.

위 수술보고서에도 관계했던 신경전문의로부터 다시 신경검사를 받게 했다.

즉시 치료에 들어갔다. 상태가 점점 좋아졌으며 다음 해에 세 차례의 심한 발적상태를 일으켰다. 1946년 10월 발적이 일어나고 있는 동안에 신경검사를 했더니, 오른쪽 손의 감각이 약하고, 양쪽 슬개골 반사가 증가되었다. 또 두 복숭아뼈에 간대성(間代性) 경련(클로누스)이 일어나고, 양측에 바빈스키 징후가 발생했다. 원래의 감압으로 얻을 수 있는 좋은 효과를 기대했는데 환자가 더욱 나쁜 쪽으로 나가고 있다고 결론지었다.

그 후부터 환자가 계속 좋아졌다. 1948년 5월에 같은 의사로부터 신경조사를 받았는데, "확실히 좋아졌음"이라는 결론을 얻었다. 남아 있는 증상으로는 무릎 경련이 약간 심하고, 오른쪽에 바빈스키 징후가 있다는 것이었다. 4년 동안 식사요법을 한 후 환자는 타자를 치고, 춤도 추었으며 스케이트도 했는데 심했던 신경질병이 전혀 나타나지 않았다.

표 7-1. 혈액검사보고 및 기초신진대사율

혈액검사	46년 4월 2일	47년 1월 27일	47년 4월 25일	47년 6월 16일	48년 2월 9일
헤모글로빈	90%	92%	70%	70%	80%
적혈구수	4,320,000	4,550,000	5,720,000	4,010,000	4,140,000
백혈구수	9,750	5,700	9,350	6,200	9,450
폴리	52%	71%	60%	55%	58%
림프구	28%	25%	36%	39%	36%
단구	10%		1%	4%	3%
호산구		1%			
호염기성		1%		2%	
간상핵세포		2%	3%		3%
대상핵세포	10%				
기초신진대사율		+16	-4	-4	+1

환자는 1949년 중반까지 3년 동안 식사요법을 실천하여 모든 것이 좋아졌다. 1952년 7월에 머리 가운데 통증이 있고 현기증이 일어나서 갑자기 의식을 잃었다고 했다. 이러한 의식상실증은 1~2초 지속되며 하루에 서너 번 일어난다고 했다. 오른쪽 다리가 더 약해지기 시작했다. 길을 걸으면 다리가 뻣뻣해지고, 오른쪽 팔에 경련이 일어났다. 뒤에는 오른쪽 손가락들이 힘을 잃어서 오른손으로 책이나 종이도 들 수 없었다. 음식도 왼손으로 먹어야 했다. 7월 말에 뇌종양이라는 진단을 받았는데, 그 종양이 왼쪽 기저 중심부의 중앙에 있다고 했다. 즉시 치료하여 몇 달 후에 통증과 허약에서 벗어났다. 1952년 12월 초 환자는 통증이 없어지고, 현기증도 사라졌으며, 오른쪽 다리가 더 튼튼해져서 층계도 오르내릴 수 있게 되었으나 오른쪽 팔은 여전히 뻣뻣하고 운동력이 약했다. 1956년 6월 28일에 환자를 마지막으로 보았다. 지난 2년 동안 식사요법을 잘 지키지 않았다고 했다. 오른쪽 팔과 손가락의 뻣뻣함이 증가되어, 사용빈도가 훨씬 줄

어들었다. 그는 재활치료를 받게 되었으며 카이로프락틱사의 도움을 받았다. 통증도 없어졌으며 불편함도 사라졌다. 현기증도 혼란스러움도 없어졌다. 시력이 정상이었으며, 자신의 느낌에 의하면, 왼쪽의 청력이 정상 이상으로 뛰어나다고 했다.

1957년 7월 27일에 받은 보고에 따르면 오른쪽 팔다리의 뻣뻣함을 줄이려고 계속 기계치료를 받고 있다고 했다. 그에 대한 나의 견해를 물어서 내 경험으로는 카이로프락틱이나 기계치료로 큰 도움을 받을 수 없으며, 그보다 나은 결과는 식사요법을 꾸준히 지키는 데서 온다고 했다.

이 환자도 다른 환자들처럼(전체의 15퍼센트 정도), 어떤 특수한 경우에서는 식사요법을 계속 지키지 못했다. 몸 전체의 기능 회복이, 특히 간의 회복이 중요하며, 그 후에는 그 회복상태를 지속시키는 것이 중요하다. 그렇게 하지 않으면 최상의 효과로 부분적인 결과를 낳거나 일시적인 치료를 가져다 줄 뿐이다. 이러한 관찰을 통해 알게 되는 것은 환자들이 신진대사의 계속적인 검사를 해야 한다는 것이다.

증례 8
- 경부삭혈관종

❋ C. H. CH 씨. 남성. 50세. 기혼. 자녀 4명.
임상진단(수술후) : 경부삭혈관종(頸部索血管腫).

❋ 생검과 수술보고 그리고 병력
　47세의 중국인으로 왼쪽 하지에 감각이 없고 온도에 대한 감각이 둔해졌다. 두 달 동안 어깨 부위가 아팠는데 왼쪽보다 오른쪽이 더 심했다. 한 달 반 동안 고치기 어려운 변비로 고생을 했는데 일 주일씩이나 변을 볼 수 없었다. 한 달 전부터는 왼쪽 하지가 약해졌으며 입원하기 며칠 전부터는 오른쪽 하지도 약해지기 시작했다.
　검사 결과 걸음걸이가 일정치 못했으며 오른쪽 하지가 허약하고, 오른쪽 다리의 심도반사도 더 컸다. 경추 7번에서 왼쪽과 아래쪽의 온도감각이 상실되었으며 감각층이 있는 것으로 보이는 흉추 3번 아랫쪽에서도 온도감각이 약해졌다. 흉추 1번에서는 감각이 민감했다. 척수가 황백색이며 부분적으로 뭉쳐 있고 총 단백질은 50mg%였다.
　수술중 기형화된 맥관이 경추 5번에서 흉추 1번으로 뻗어 있음이 발견되었다. 판토파크를 이용하여 척수조영을 했다. 관찰자들 가운데 한 사람이 맥관이 변형된 것으로 판단했다.
　1947년 12월 4일에 수술을 했다.
　맥관 변형(혈관장)으로 경추 절제수술을 했다. 부분마취를 하여 경추 4번에서 흉추 2번으로 이어지는 부위를 절개, 경추 6·7번과 흉추 1번을 절제하여 박편(薄片)을 들어냈다. 경막을 열었다가 봉합하는 사이에 비정상적인 동맥이 삭의 표면에 이리저리 나타났다. 경막을 닫고 상처를 보통의 방법대로 봉합했다.

1947년 11월 25일에 위 환자가 마운트 사이나이 병원에 입원했는데 온도감각이 둔하고 왼쪽 하지에 약간의 마비가 있다고 했다. 두 달 동안에 어깨 사이에 통증이 있음을 감지했다.

수술 후에 그는 19번의 X-레이 치료를 받았다. X-레이 치료를 받은 후 양쪽 팔과 다리가 마비되더니, 목 아래 모든 몸에 마비가 일어났다. 내가 없는 사이 1949년 5월부터 의사 M씨가 환자에게 내 치료법을 적용시켜 치료했다. 양손과 양팔의 부기는 고쳐졌다. 양손에서 차고 더운 것을 느끼게 되었으며 점점 온몸도 그것을 느끼게 되었다. 배고픔을 느끼게 되었고 식욕이 좋아져 더 먹게 되었다. 그의 정신상태는 항상 좋았다.

❀ 초진과 치료

1949년 9월 8일 내가 처음 보았을 때 환자는 목과 머리를 제외한 전신에 마비가 있다고 했다. 두 팔과 두 손은 물론이고 몸의 근육들이 움직여지지 않았다. 두 다리가 뻣뻣했으며 약간의 비자의적인 불수의 운동이 일어날 뿐이었다. 양쪽 상완의 이두근, 그리고 손목과 손가락 관절에, 특히 왼쪽 손에 경련이 가끔 일어났다. 체온이 서서히 100°F로 올랐다가 그보다 더 올랐다. 휠체어를 타게 되었다. 오줌과 대변을 가릴 수 없었고, 변의를 느끼지도 못했다. 1949년 10월이 되자 환자는 기운이 나고 덜 피로해졌다. 체온이 거의 정상으로 회복되었다. 오른손을 어느 정도 움직일 수 있게 되었으며 오른손의 손가락 1과 3도 움직일 수 있었다. 왼쪽 팔을 더 낫게 움직일 수 있었으나 다리는 좋아지지 않았다. 그러나 전신에서 부기가 사라졌다. 1950년 1월에는 환자의 상태가 더 좋아졌다. 두 다리에서 일어나던 경련과

원하지 않는 움직임이 현저히 줄어들었다. 환자가 침대에서 일어나 바로 앉고 왼쪽으로 몸을 돌리고, 수술 후 중단되었던 땀도 흘리게 되었다. 왼팔을 등 뒤로 돌리고 앞으로 뻗기도 했다. 다리는 아직 움직여지지 않았다.

1951년 6월에 소변이 나오려는 것을 느낄 수 있었으며 밤새 한 번 정도 침대를 오줌으로 젖게 했다. 아직도 대변의 통제는 되지 않고 있으나 24시간에 2~3회 변을 보고 있었다.

1952년 12월에 어느 정도 활동을 할 수 있었다. 왼손으로 잔과 전화송수화기를 들 수 있었다. 오줌은 비교적 잘 통제하나 대변의 통제는 하지 못했다. 그러나 대변을 규칙적으로 제 시간에, 즉 아침과 밤에 보게 되었다.

수술 후 그의 기초신진대사율이 -20 혹은 -23까지도 내려갔는데 오랜 시간이 걸려 다시 오르게 되었다.

마지막 보고는 나의 1957년 7월 23일자 요청서에 따라 이루어졌다. 환자의 현 상태를 아주 잘 묘사하고 있는데 이 환자의 경우 끝까지 회복이 진전되어 갔으며 아주 예외적인 사례였다.

"7월 23일에 박사님께서 보내신 청에 따라 저는 항상 박사님의 치료에 감사하고 또한 저의 건강에 대한 심려에 고마와 한다고 진실되게 말할 수 있습니다.

박사님의 치료법은 저의 내장기관 기능을 거의 정상으로 효과 있게 회복시켰습니다. 소화기관은 제가 보통의 사람들과 같이 먹어도 탈이 없는 정도로까지 회복되었습니다. 물론 운동이 부족하기 때문에 장의 운동은 기계적으로 도움을 받고 있습니다. 더운 날씨와 습기가 있는 날에만 숨이 짧아집니다. 빈혈이 사라지고 두통도 없습니다. 저는 정상인과 같아 보이며 친구들이 저의 빠른 회복에 놀라와 합니다. 오직 하나 기를 죽이는 것은 신경조직이 좋아지지 않는다는 것입니다. 몸 아랫쪽에 감각이 없습니다. 음식을 먹기 위해 왼손으로 숟가락이나 포크를 쥘 수도 없습니다. 오른손은 약하고 경련 증상이 있습니다."

증례 9
- 융모막상피종

※ A. B 씨. 여성. 30세. 기혼. 자녀 2명.
임상진단 : 융모막상피종(絨毛膜象皮腫). 복부와 폐에 전이.

※ 생검보고 : 뉴욕의 브루클린, 마이모니데스 병원
"자궁내막(子宮內膜)의 파편은 합포체(合胞體)의 요소를 보이고 있음. 소파수술을 받은 후의 상태가 융모막상피종에서 영양세포 요소가 있는 것으로 나타남."

※ 병력
1952년 12월 6일 마지막 생리가 있었음. 6주 후 출혈이 일어났음. 그 날 오후에 유산. 1953년 1월 25일 의사가 집에서 태아의 잔류물을 제거. 일 주일 동안 침대생활을 한 후 출혈은 중지. 태아의 찌꺼기가 나오지도 않음. 3일 후 다시 출혈. 의사로부터 다시 10일간 요양하라는 지시를 받음. 요양중에는 출혈이 없었으나, 활동을 시작하자 즉시 출혈이 일어났음. 1953년 2월 17일에 브루클린에 있는 마이모니데스 병원에 입원. 포도당을 맞고 1953년 2월 23일 소파수술을 받음. 이틀 후 퇴원. 집에 있는 동안에 다시 출혈. 아쉬하임-존덱 호르몬 시험을 했더니 양성. 융모막상피종으로 진단. 1953년 3월 4일에 벨레부에 병원에 입원. 아쉬하임-존덱 호르몬 시험검사 결과 ++로 나타났음. 1953년 4월 9일 완전한 자궁 절제수술을 받음. 4월 20일 퇴원하여 귀가.

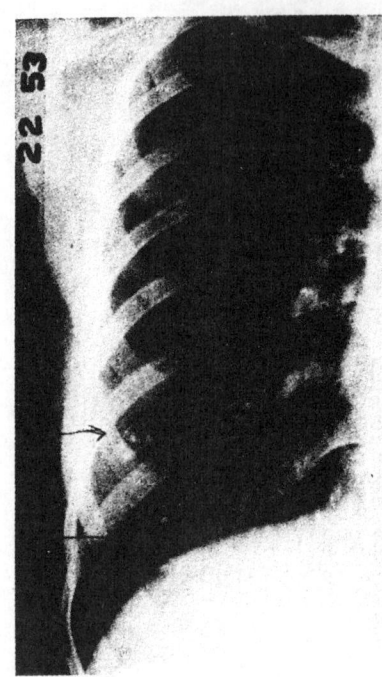
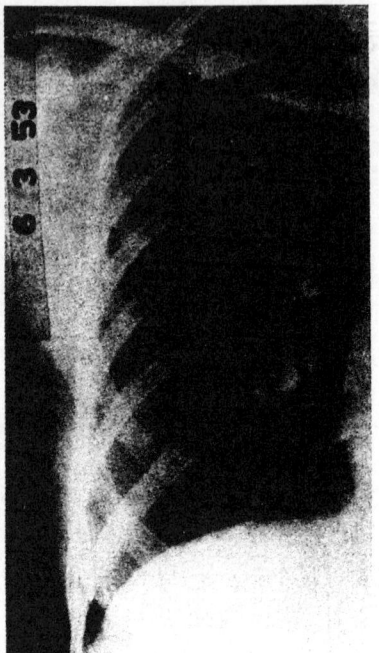

그림 9-1. 1953. 5. 22   그림 9-2. 1953. 6. 3

4월 25일에 소변검사. 양성으로 판단. 오른쪽 아래 복부 4분의 1부위에 통증. 변비가 심함. 빈혈이 일어남. 간주사를 맞고 철분을 먹음. 혈압은 낮았음. 소변을 볼 때 방광에 통증이 일어났으며 때때로 등에 둔통이 일어남. 4월 19일에 폐에 대한 X-레이 촬영을 했더니 음성으로 판정. 심전도 검사는 정상이었으며 기초대사는 +6. 질에서 크림백색의 분비물이 나옴. 유명하다는 부인과의사들을 여러 명 만나보았음. 모든 의사들이 희망이 없다고 했음. 한 의사가 40번의 X-레이 치료법을 권했음. 그러나 그는 한 번의 X-레이 치료만 견딜 수 있었음.

❁ 초진과 치료

내가 이 환자를 본 것은 1953년 3월 4일이었다. 당시 환자는

증례 9. 융모막상피종 341

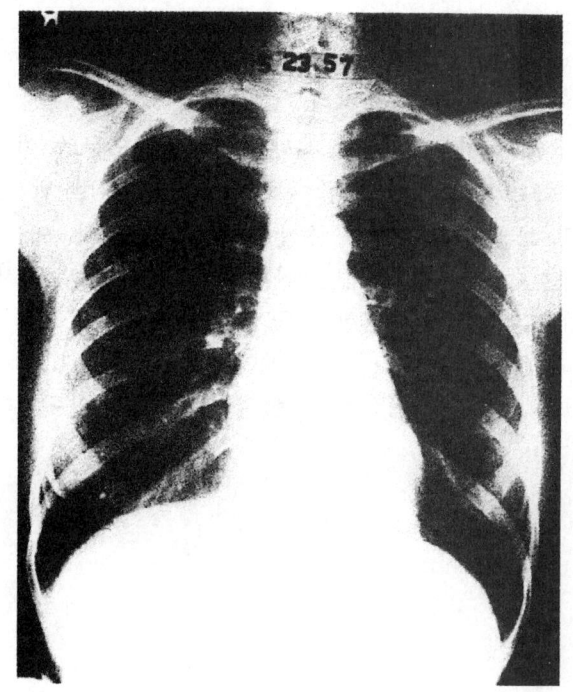

그림 9-3. 1957. 5. 23

통증에 시달렸는데, 주로 복부와 등 아랫쪽에 일어났다. 다리를 배쪽으로 끌어당기고 구부린 자세로 침대에 누워서 지냈다. 약간 만지기만 해도 통증을 느껴서 진찰을 하기가 거의 불가능했다. 아랫배 오른쪽 4분의 1부위에 길고, 작은 덩어리가 만져졌는데, 크기가 4×1인치 정도였으며 그보다 작은 것이 두 개 더 있었다. 만지면 몹시 아파했다. 간은 비대해 있고, 만져보는 검사로는 별탈이 없는 것으로 보였다. 비장은 비대해 있지 않았다. 폐에도 이상한 증상이 없었다.

    5월 19일. 아쉬하임-존덱검사. 요는 음성으로 판단. 그러나 혈액검사에서는 1/20. 5월 말이 되자 환자가 통증에서 벗어나 일어서서 다니기 시작했다. 6월 초에 종양이나 멍울이 만져지지 않았다. 1953년 7월말 환자는 정상임을 느꼈고, 체중이 늘어 107파운드에서 110파운드가 되었다. 1953년 6월 12일의 아쉬하임-존덱검사는 양성이었다.

1953년 6월 3일의 X-레이 검사에서는 폐 오른쪽 아래 있었던 불규칙한 탁점들이 대단히 줄어들었다. 그 후 몇 달 안에 환자가 완전히 회복되어 이상한 증상들에서 벗어났다. 이 환자에 대해 마지막으로 들은 것은 1957년 5월 23일이었다. 마지막 X-레이 검사내용은 "흉부에 대한 1953년 5·6·8월의 검사에서는 오른쪽 5번과 6번 공간에 전이 결절이 발견되었는데, 이제는 전혀 없음"이었다. 환자는 건강한 상태에 있으며 정상적으로 활동하고 있다.

증례 10
- 오른쪽 유방경성암

❈ R. L 씨. 여성. 49세. 미혼.

가족병력 : 양친이 암으로 사망. 아버지는 췌장암. 어머니는 유방암이 뼈에 전이.

임상진단 : 왼쪽 난소에 초콜릿 색깔 낭종. 오른쪽 유방에 경성(硬性)암. 임파절도 있음. 갑상선기능항진증. 고혈압과 협심증. 1947년 2월 18일에 입원.

❈ 생검과 수술보고

오랫동안 하복부에 통증이 있었는데 경련이 따르는 자연적인 급성복통으로 주로 생리후에 일어났음. 자궁출혈이나 월경통은 아니었음.

입원한 날의 통증은 과거의 것과 비교하면 훨씬 더 심했음. 경련·메스꺼움·구토가 일어났음. 체온은 오르지 않았음. 통증이 아주 격하게 일어났음. 오랫동안 변비가 심하여 관장을 해야 했음. 통증은 치골(恥骨)에까지 이어졌으며 주로 하복부 4분의 1 부위에 심하게 일어났음.

1947년 2월 10일에 수술한 결과.

왼쪽 난소에 초콜릿 색깔의 낭종이 있었는데 크기는 그레이프푸르트 정도였으며 자궁을 오른쪽에서 누르고 있었음. 자궁은 정상이었으나 장막하조직의 섬유종이 있는데 그 크기가 호두만 하고 뒤쪽 벽에 붙어 있었음. 오른쪽 난소는 정상이었으며 한

344 제 2 부 환자 50명에 대한 실제 치료 결과

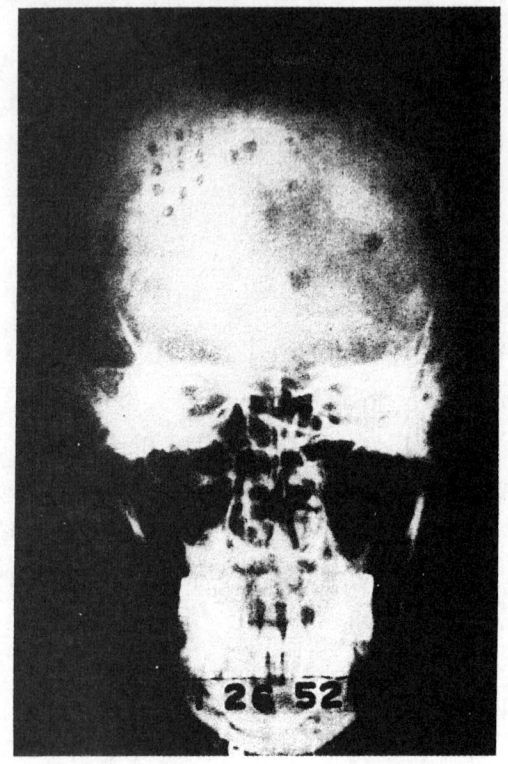

그림 10-1. 1952. 1. 26

쪽 극(極)에 출혈성 낭종이 있었음. 복강(腹腔)에는 냄새가 나지 않는 녹색의 액체가 꽤 있었는데 갈색이 도는 녹색 조각들도 있었음. 자궁의 표면과 S상결장의 골반부공막에 핀 머리 크기의 붉은 점들이 보였는데 자궁내막증의 가능성을 나타내는 것으로 추정됨.

병리학적 보고.

왼쪽 난소에 자궁내막증종양. 왼쪽 팔로피오수도 난관에 자궁내막증. 복막액이 말랐음. 앤더슨의 저서 《병리학》(1948년) 1143쪽에는 다음과 같은 설명이 있다. "난관에 발생하는 자궁내막증은 비정상적인 성격을 띤 난관 점막에서 아래로 성장하여 난관

의 점막벽에 자리한 자궁내막성의 섬[島]을 의미하거나, 아니면 난관에 있는 선근증(腺筋症)의 섬들이 부분적으로 자궁내막증의 성격으로 변화된 것을 말한다."

❂ 1952년 4월 11일에 입원한 병원의 보고서
입원 3주 전에 스트랭 병원에서 덩어리를 발견하여 생검했으나 결과는 없었다. 그 후 일 주일 뒤에 환자가 의사에게 오른쪽 유방 위 바깥 4분의

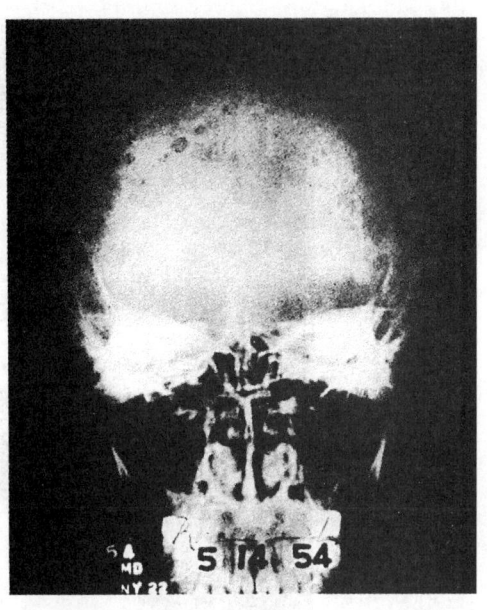

그림 10-2. 1954. 5. 14

1부위에 생검을 시도한 바늘 자국과 함께 딱딱한 종창이 있는 것을 보였다. 그 당시에 천자를 위한 바늘 자국이 종창에 어느 정도 책임이 있는지를 가늠할 수 없었으며 생검결과가 음성이었으므로 변화를 보기 위해 일 주일 더 기다려보기로 했다. 그래도 변화가 없었으므로, 입원하여 생검을 받아보라고 권했다.

입원한 다음날 수술을 했는데 그 덩어리가 동결한 세편(細片)으로 암임이 확인되었다. 따라서 즉시 유방 절제수술을 했다.

병리학적 진단 : 주변에 임파절을 가진 오른쪽 유방의 경성암.

❂ 과거의 병력
1934년 X-레이로 두개골에 칼슘이 고여 있거나 병이 있는 것으로 판단되었는데, 그것은 부갑상선의 비대에서 발생한 것으로 보였음. 32회의 심도 X-레이 치료로 일시적인 효과를 보았음.

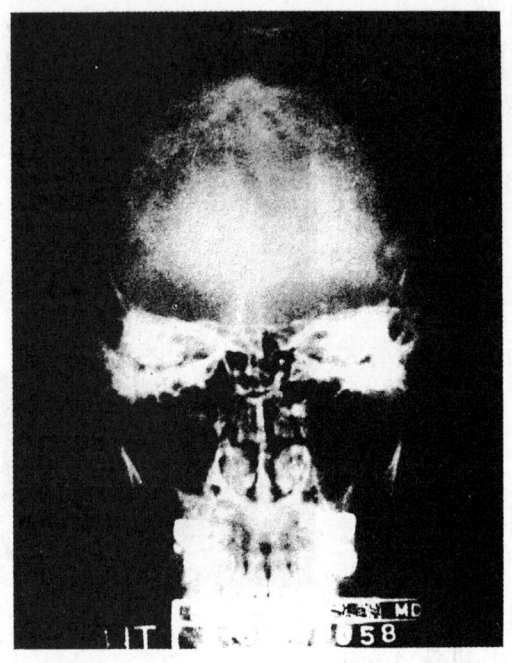

그림 10-3. 1957. 8. 5

1947년에 초콜릿 낭종이 터졌음. 환자는 브루클린 병원에 입원하여 왼쪽 난소와 왼쪽 난관 절제수술을 받았음. 1952년 11월 5일 주변선들을 포함하여 오른쪽 유방을 절제. 1951년 생리가 중단되어 환자에게 에스트로젠 호르몬을 투여. 생리가 되살아난 일 년 뒤 종양이 다시 재발.

❀ 초진과 치료

내가 처음 본 1953년 5월 13일에 환자는 너무 비대해 있었으며 앞가슴에 통증이 일어나면서 숨이 막힌다고 호소했다. 오래 서 있을 수도 없었다. 오줌이 자주 나오고 고혈압증세. 쉽게 피로해지고 지쳐버린다고 했다. 신경질적이고, 안정성이 없으며 쉽게 흥분했다. 혈압은 178/102였으며 맥박은 78로 규칙적. 심장은 비대해 있지 않으며, 소리는 약했다. 폐도 정상. 오른쪽 쇄골 윗부분에 멍울들이 몇 개 있었다. 복부는 정상이며 간은 비대하지는 않으나 약간 딱딱했다.

1953년 7월 28일부터 즉시 치료시작. 혈압이 138/94, 맥박은 66으로 정상. 두통이 줄어들었으며, 앞가슴의 통증도 줄어들고, 생리가 없어졌다. 1953년 11월 말에도 두 다리에 힘이 없다고 호소. 모세혈관의 출혈이 있었음. 비타민 C를 정맥주사하여 효과를 보았다. 생리중단으로 일어나는 문제를 극복하기 위해 환자가 5그레인짜리 난소제를 매일 두 알씩 먹기 시작하여, 현재까지도 먹고 있는데, 현기증·발한·의기소침 등을 해결했다.

이 환자의 경우는 몇 가지의 병리학적 조직 증상이 혼합된 것이다. 비정상적인 신진대사가 한편에서는 여러 가지 병을 일으키고 다른 한편에서는 여러 가지 다른 결함을 일으켰다. 신진대사 결함이 먼저 발생한 것으로 보인다. 다른 부조현상(不調現狀, 즉 질병 전단계－역자)은 거기에서 유발된 것이다.

혈장의 칼슘대사는 8.8에서 9.9mg%였으나 인은 3.8에서 4.2mg%였는데, 내 치료 기간 중에는 이런 특징이 일어나지 않았다. 알칼리와 인에 대해서는 검사하지 않았다. 대동맥에 석회질화가 일어나지 않았다는 것은 놀라운 사실이다(1956년 6월 19일자, 1957년 5월 1일자 X-레이 참조). 그보다 더 놀라운 사실은 두개골이 정상이라는 것이다(1956년 7월 17일자 X-레이 참조).

앤더슨 저서《병리학》(1948년)의 1081쪽에는 다음과 같은 설명이 있다. "부갑상선에 호르몬이 증가되면 뼈에서 칼슘을 과도하게 작용시켜 섬유암종성의 골염이라고 말하는 두개골뼈의 변화를 일으킨다. 혈액에는 칼슘과 알칼리인이 증가되어 있으며 인의 함량은 낮다. 혈장의 과도한 칼슘은 부드러운 조직에 침전하는 경향이 있어서 혈관 벽조직이나 신장에 심한 해를 일으킨다. 칼슘의 과도한 양은 요로 배설되기도 하며 대부분의 환자에게서 신장결석으로 나타난다."

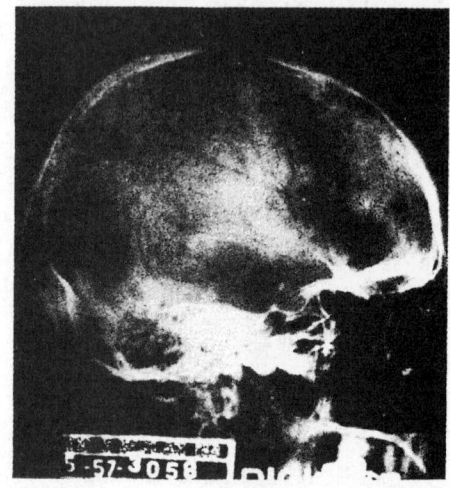
그림 10-4. 1957. 8. 5

부갑상선 종양조직은 "초기 갑상선 기능항진증을 가진 대부분의 환자들의 부갑상선 조직 종양물질의 과도한 증가로 발생한다"고 설명할 수 있다.

✿ X-레이 보고
1953년 5월 24일. 두개골에 대하여 두 방향에서 X-레이 촬영. 흉부의 뼈 양쪽과 외벽 앞쪽에 작고 불규칙적인 흠이 여러 개 있음(복사에서는 잘 보이지 않음). 이러한 것들의 발견은 갑상선기능항진증이라는 진단이 옳음을 증명함. 폐에서는 병리학적인 상태가 보이지 않음.

✿ 병원의 외래환자담당 보고서
1956년 7월 17일 실시.
혈액 : 혈당 112.
혈청의 시험관내 항원항체반응 : 음성.
전혈구수 : 정상.
요검사 : 정상.
흉부촬영 : 대동맥이 있는 심장 부위 커지지 않았음. 폐가 깨끗하며 병소가 없음.
1957년 5월 1일 흉부 X-레이. 대동맥이 있는 심장 부위와 척추인접 대동맥의 크기가 비대해 있지 않음. 폐는 아주 깨끗하며 공기소통이 잘 되고 있음. 주엽간구(溝) 우측이 두꺼워져 있음.
전이된 병소가 없음.

증례 11
- 오른쪽 고환의 기형종양

※ E. B 씨. 남성. 31세. 기혼. 자녀 3명.

임상진단 : 오른쪽 고환의 기형종양(奇形腫瘍 ; 胚세포종양임). 서혜부에 재발된 덩어리가 있으며 대동맥의 여러 샘과 양폐에 전이가 많이 되어 있음.

※ 생검검사 : 불알의 배세포종양.

※ 과거의 병력(환자를 치료했던 의사의 보고서)

1955년 8월 오른쪽 고환 절제. 그리고 고환의 배세포종양 때문에 대동맥 주위의 결절도 절제했음. 대동맥사슬에 따라 있는 모든 결절들에 암이 전이되어 있음. 수술을 받은 뒤 환자는 등, 흉부 그리고 종격(縱隔) 등에 심도 X-레이 치료를 받았음.

1956년 3월 X-레이 검사로 흉부에 전이 결절이 있음을 발견. 이 병원에서 떠날 때까지 환자는 폐에 있는 전이 결절에 추가로 X-레이 치료를 받았음.

이 환자는 희망이 없으며 증상이 발전하고 있기 때문에 대증요법 외의 조치는 필요하지 않다는 것이 우리들의 의견임.

1955년 4월. 오른쪽 샅에 있는 선들이 비대해져 갔음. 환자가 오른쪽 고환에 커다란 덩어리가 있음을 발견. 두 달 후에 고환에 통증이 일어나고 정액관이 부었으며 서혜부의 선들이 급히 커졌는데, 특히 오른쪽이 심했음.

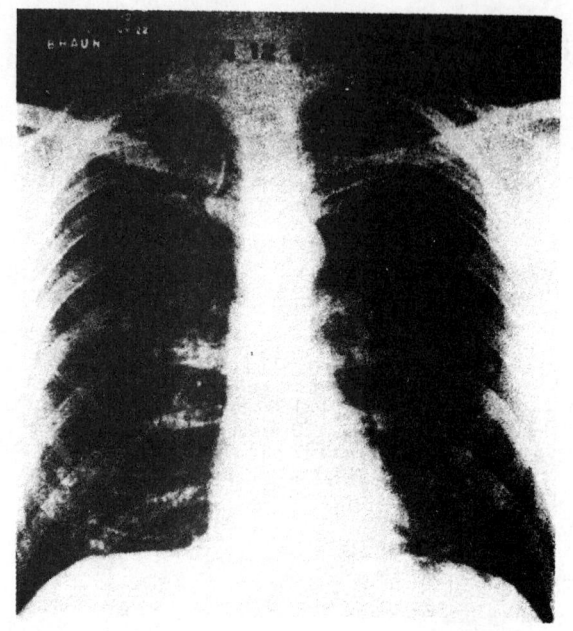

그림 11-1. 1956. 4. 12

1955년 8월 11일. 위에서 말한 바와 같이 수술을 받았으며 심도 X-레이 치료를 82회나 받았음.

1955년 12월 중순경 음경(陰莖)의 뒤쪽에 길이 8cm 넓이 2cm 정도되는 덩어리가 생겨났음을 알게 됨.

1956년 3월에 찍은 X-레이에서는 두 폐에도 전이되어 있는 것이 발견.

✿ 초진과 치료

1956년 4월 13일 초진이 있었다. 오른쪽 서혜부에 커다란 종양이 한 개 있었으며 복부 오른쪽 부위에서는 치골의 털이 전혀 없었는데 X-레이 치료 때문인 것으로 보였다. 복부는 팽창해 있었으며 누르면 저항했다. 그래서 장막간의 멍울이나 비장

증례 11. 오른쪽 고환의 기형종양 351

과 간을 조사해보기가 어려웠다. 흉부에서는 탁한 소리가 나지 않았으며 숨쉬기에서도 특별한 변화가 없었다. 심장은 비대해 있지 않으며 심장의 소리가 약하기는 했으나 정상이었다. 혈압은 100/70, 맥박은 84로 규칙적, 체중은 184파운드. 환자는 창백하고 신경질적이었다. 헤모글로빈 75퍼센트, 적혈구 45만, 백혈구는 4,200인데, 어떤 세포들은 독성의 과립상태를 나타냈다. 생화학시험에서 기초대사율이 -17로 낮았으며, 오랫동안 대사율이 오르내렸는데, 낮은 쪽에 치우쳐서 연골과 루골액을 대량 섭취했는데도 1956년 9월 18일엔 -21, 1957년 1월 24일엔 -16, 1957년 7월 9일엔 -4였다.

4주의 치료로 오른

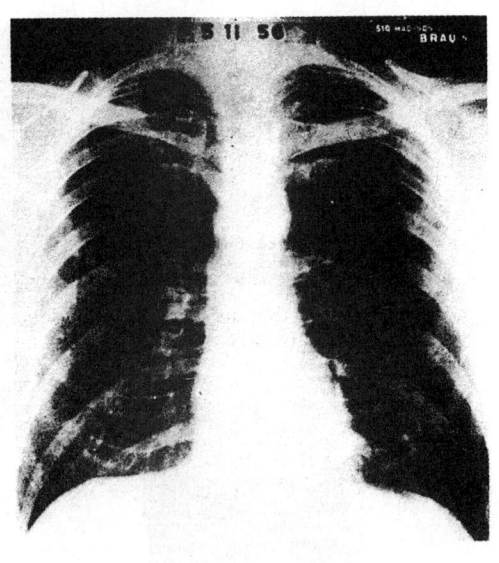

그림 11-2. 1956. 5. 11

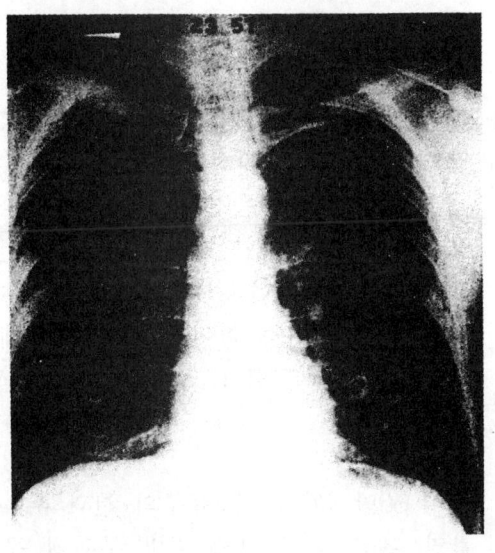

그림 11-3. 1957. 1. 23

352 제2부 환자 50명에 대한 실제 치료 결과

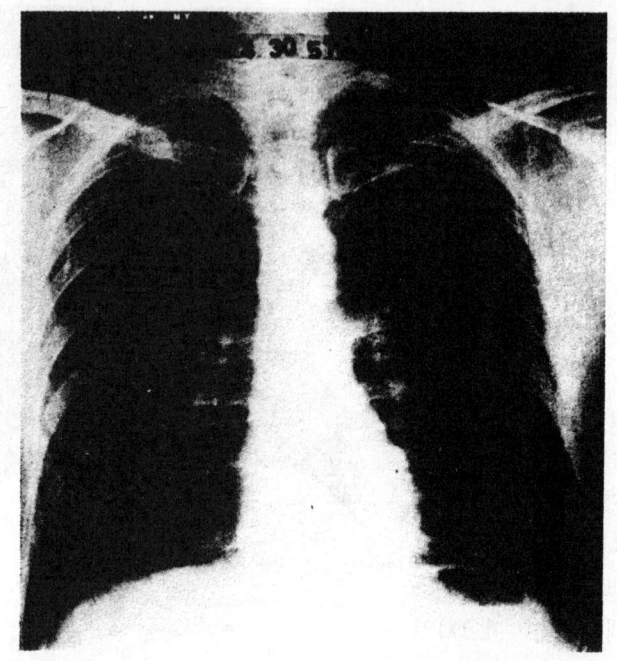

그림 11-4. 1957. 4. 30

쪽 살에 있던 종양덩어리들이 사라졌다. 그와 동시에 음경의 종양도 작아지기 시작하더니 5일 후에는 완전히 없어졌다.

내 판단으로는 음경의 종양은 전이된 것이 아니라 종양의 성장과 전이가 일어난 훨씬 후에 취했던 치료에서 발생한 것으로 보였다. 폐에 있던 전이는 비교적 빨리 반응했다. 그러나 새로이 발생된 전이가 없어진 후에도 오래된 것은 흡수되기까지 시간이 훨씬 더 걸렸다. X-레이 검사에서 얻은 설명은 다음과 같았다.

1956년 4월 13일. 흉부의 전과 후, 그리고 측면을 X-레이 촬영. 왼쪽 폐의 아래 절반 부위에 콩만한 크기의 둥근 혼탁점들이 많이 있었으며 오른쪽 폐 가운데는 한 개만 있었다.

증례 11. 오른쪽 고환의 기형종양 353

이러한 것들은 전이에 의하여 발생한 것이다. 왼쪽 아래쪽 폐엽쪽을 향하여 문리(紋理)가 많이 증가되어 있었다. 두 폐문에 석회질화가 이루어지고 있었다. 7번 척추 뒤 아래의 앞쪽에 반투명성이 보였다.

1956년 5월 12일. 흉부 전후면과 측면을 대조 촬영. 왼쪽 폐에서 먼저 보였던 혼탁점들의 수가 많이 줄어져 있음. 오른쪽 폐에 있던 혼탁은 거의 사라진 상태.

1956년 5월 26일. 흉부의 전후면과 측면을 대조 촬영. 왼쪽 폐에 있던 혼탁점들이 작아졌으며 많이 없어짐. 오른쪽 폐에 있던 것은 완전히 찾아볼 수 없음.

1957년 4월 30일. 흉부의 전후와 측면을 촬영. 약간의 폐문선병증(腺病症)과 몇 개의 결절이 있음. 두 폐의 폐문리가 조금 보임. 심장이 비대해 있지 않음. 기관(氣管)과 두 횡격막이 정상임. 늑골횡격막동(洞)은 깨끗함.

결론 : 기관지 주위가 약간 비대해 있음.

1957년 10월 5일의 마지막 보고 : 환자는 기분이 좋다고 했다. 일도 하게 되었으며 더욱 나아져가고 있다고 했다.

증례 12
- 악성 흑육종

☼ V. G 씨. 여. 28세. 기혼. 자녀 1명.
임상진단 : 악성 흑육종(黑肉腫)이 퍼졌음.

☼ 병력과 생검

위 환자는 의사 M씨의 개인 환자로 1946년 6월 30일 우리 병원에 입원. 환자는 지난 두 주 동안 왼쪽 샅에 덩어리 한 개가 자라고 있다고 했음. 약 1년 전에 왼쪽 복숭아뼈에 유색의 모반(母班) 한 개가 생겨서 절제했다고 했음. 몇 달 뒤에 원래의 자리에서 가까운 곳에 다른 모반이 발생했다고 함.

진단을 받았더니 왼쪽 복숭아뼈에 흑종양이 재발했으며 서혜부샘에 전이되었다 했음. 1946년 7월 1일에 흑종양과 왼쪽 서혜부의 결절을 수술, 제거했음. 병리학적인 검사에서 흑종양이 발생했으며 서혜부 결절이 관련되어 있다고 했음. 피부결절의 절편에서 피부의 섬유성의 층과 융기한 표피에 조그마한 악성종양결절이 있었음. 세포들이 모반의 특징 가운데 일부를 갖고 있어서 넓은 판에서 성장하는 경향이 있고, 때로는 핵이 둥글지 않고 다각형이었으며, 전체가 얇은 막에 쌓여 있어 신경처럼 보이게 하고 있음. 이러한 종양은 악성임. 유사분열이 심함. 그러나 근원이 신경 말단에 있는 것처럼 보이게 하는 형태학적인 특징을 지니고 있는 것들도 있음. 여러 종류의 결절들이 종양에 말려들어 있는데, 가장 작은 것 하나가 전이되지 않았음. 세포조

증례 12. 악성 흑육종   355

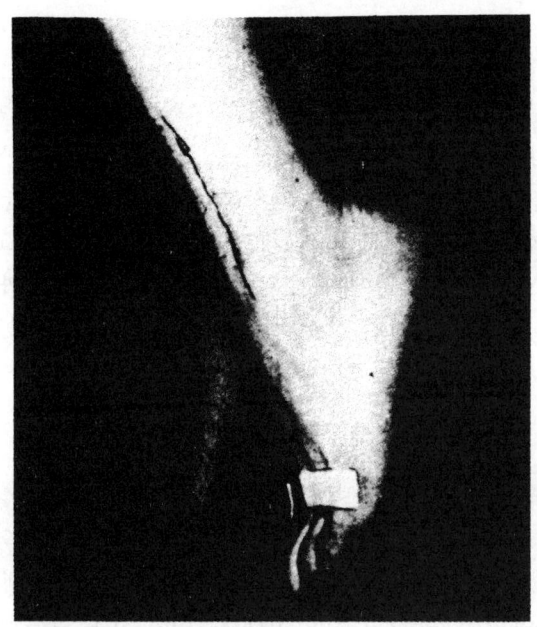

그림 12-1.

직과 지방은 전이가 되지 않았음.

☼ 수술 보고

"환자는 9월에 뉴욕에 있는 다른 외과의로부터 수술을 받아 왼쪽 복숭아뼈에 있는 조그마한 종양을 제거했다. 원래의 병리학적인 진단은 양성이라고 했다. 뒤에 절편을 검사한 결과는 흑종양이었다.

약 3개월 전에 환자가 대퇴부 안쪽 상부에 무엇이 부풀어오르고 있는 것을 알았다. 1946년 6월 27일에 나에게로 왔다. 그때 복숭아뼈에 종양이 재발했으며 대퇴부의 부풀음은 원래의 종양에서 전이된 것으로 보였다. 7월 1일경 환자에게 수술을 했는데, 복숭아뼈의 종양을 제거하면서 서혜부와 서혜부 하부를 절제했다. 이 두 조직에 대한 병리학적인 보고는 흑종양이었다.

환자는 서혜부 아래 부위에 아물지 않은 조그마한 상처를 가진 채, 알라바마의 집으로 돌아갔다. 전에 비대해졌던 샘 쪽에 심한 경화 부종이 일어났다. 그것이 그 부위의 림파배설물을 제거시킨 데 대한 순수한 순환반응인지, 그 부위에서 즉시 일어난 재발인지, 판단이 가지 않았다. 환자는 상태의 심각성을 알고 있었다. 병을 회복시키는 데 국부 제거도 충분한가를 알고 싶어서 찾아왔다. 조심스럽게 절제하고서 서혜부의 치골 가까이 있는, 상단들을 검사해보았더니 장골척추까지 암이 퍼졌다는 증거는 없었다. 주 종양덩어리는 그 아래, 대퇴관 바로 아래에 있었다."

※ 과거의 병력

환자는 1941년부터 1945년까지 왼쪽 복숭아뼈 피부상처가 있었는데 낫지 않음을 알게 되었다. 1945년 9월에 뉴욕의 성비크만 병원에서 낫지 않는 피부의 절제수술을 받고서 생검검사를 했더니 흑종양임이 발견되었다. 1946년 6월 왼쪽 복숭아뼈의 수술 자리에 종양이 재발했으며 왼쪽 서혜부에도 몇 개의 검은 결절들이 나타나 있었다. 1946년 7월 1일에 뉴욕의 성루가 병원에서 두번째 수술을 받았다. 그때 서혜부에 있는 종양을 제거하고 왼쪽 서혜부 림프결절들도 많이 제거했다. 생검을 했더니 양쪽 모두 흑종양이었으며 왼쪽 서혜부에도 명백히 전이되어 있었다. 수술로 상처는 낫게 되었다. 1946년 8월 말에 두 개가 새로 재발했는데, 하나는 토마토 크기만 하며 대퇴부절단 반흔에 생겼는데 피하의 커다란 흑색덩어리였으며, 다른 한 개는 지난 수술에서 생긴 반흔 아래의 왼쪽 삼각내전근(三角內轉筋)에 딱딱한 결절이 되어 있었다. 왼쪽 복숭아뼈에 수종이 발생한 것이 보였다. 남편에게 예후가 희망이 없음을 알려주었다.

※ 초진과 치료

내가 뉴욕의 고담 병원에서 환자를 처음 본 것은 1946년 9월

6일이었다. 수술 반흔 위에 커다란 흑색 피하종양이 있었으며 삼각내전근에 조그마한 결절이 하나 있었다.

3개월의 치료로 종양이 거의 만져지지 않았으며 작은 결절은 사라졌다. 병원치료를 할 동안에 종양덩어리가 두 번 붉게 부풀고, 뜨겁고 비대해졌는데, 각각 이틀씩 계속되었다. 1947년 1월에 종양이 보이지 않게 되었다. 때때로 통증과 함께 복숭아뼈에 수종이 나타났다. 1947년에 둘 다 서서히 사라졌다.

1948년 환자가 정상적인 임신을 했으며 10월에 건강한 여자아이를 낳았다. 그는 건강하여 다른 병에 걸리지 않았으며 1956년 11월 29일에 최종검사를 받았다. 그때 때때로 왼쪽 다리 아랫 부위, 특히 복숭아뼈 관절과 다리가 부풀거나 뜨끔거린다고 했다. 그때에는 약간 절뚝거리게 되었는데 대개 5~10일쯤 지속된다고 했다. 고통은 그 부위에만 일어나며, 그런 일이 일어나지 않을 때는 자신의 일을 모두 한다고 했다. 그는 노래연습을 해서 상도 탔다. 그는 전 기간 동안 기초대사율이 낮았는데 -25에서 -11이었다. 연골과 루골액을 많이 투여했는데도 그랬다. 지난 몇 년 동안에는 그것도 정상이 되었다. 백혈구수는 상황에 따라 18%에서 49% 범위에 있었다. 이 증례는 사진들을 더 첨부하여 실험의학외과지 1949년판 1권 7에 발표했다.

1956년 11월 29일의 최종검사. 환자는 건강해 보였으며 느낌도 좋다고 했다. 유일한 문제는 때때로 왼쪽 다리의 아래 부분, 복숭아뼈 관절과 발이 따끔거리고 붓는다는 것이었다. 그것은 그 다리에 있는 수술의 반흔과 종양 반흔에서 나타나는 것이다. 다른 특이사항은 없었다. 1957년 6월 29일 환자의 친구로부터 들은 바는 그가 건강하게 지내고 있다는 것이었다.

증례 13
- 진행성 흑종양

❂ J. A 씨. 남. 34세. 기혼. 자녀 1명.
임상진단 : 진행성 흑종양.

❂ 생검과 수술보고
 1950년 3월 환자가 시트에 모반에서 나온 것으로 보이는 피가 묻어 있음을 발견. 피가 나온 쪽이 쑤시고 아파서 앨라스카의 쥬노에 있는 쥬노 외과병원 주치의에게 찾아갔음. 국부 수술을 받아 모반을 절제했으며 조직의 한 조각을 버지니아 매이슨 병원으로 보냈음. 거기에서 악성 흑종양임을 진단받음. 별다른 치료를 더 받지 않았으며 1950년 10월 24일 오른쪽 팔 아래 덩어리가 하나 생겨 있는 것을 알 때까지 신경을 쓰지 않음. 다시 주치의를 만났는데, 주치의가 즉시 환자를 본 병원으로 보내 본격적인 치료를 받게 했음.
 오른쪽 견갑골(肩甲骨) 아래 각(角) 부위에 2×3cm 크기의 반흔이 있고 오른쪽 겨드랑이에 두 개의 결절이 만져졌음. 결절들은 딱딱하고 움직일 수 있었으며 지름이 약 1.5cm 정도였음. 왼쪽 겨드랑이에도 만져지는 결절들이 몇 개 있었는데, 그것들은 부드러운 것들로 본질적으로 정상적으로 보였음.
 암담당과에서 원래 병이 발생한 부위의 절편을 검사한 결과 흑종양이라는 원래의 진단이 옳았다고 판단. 환자에게 오른쪽 흉곽견갑골의 절단수술과, 외상의 침입을 받아 점점 증대해가는

증례 13. 진행성 흑종양 359

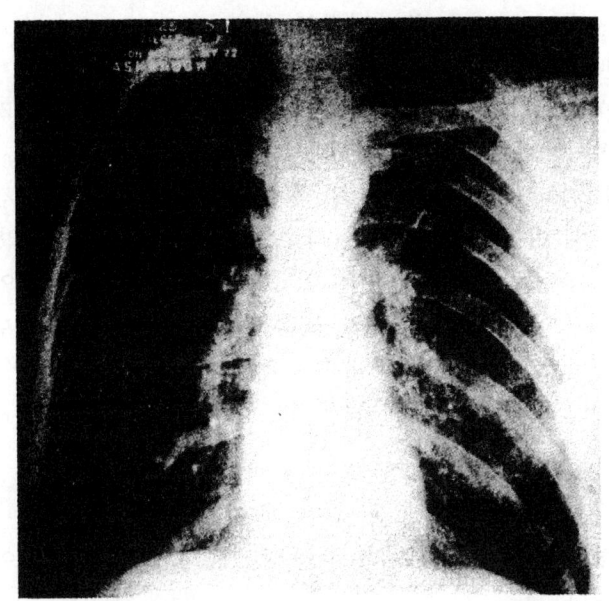

그림 13-1. 1951. 10. 25. 오른쪽 팔과 어깨 부위는 보이지 않음

피부 병소를 절제할 것을 권했음. 환자에게 질병의 성질에 대하여 설명하자 기꺼이 외과수술을 받기로 동의. 11월 17일 환자는 외과에서 오른쪽 흉곽견갑골의 절단수술을 받음. 수술 후의 경과는 대단히 만족스러웠음. 수술중에 환자는 4파인트의 수혈을 받았는데, 아주 잘 견디어냈음.

1951년 1월 18일. 오른쪽 옆구리에 생겨난 새로운 모반을 국부 마취로 절제했음.

다음번인 1951년 7월 5일에 네번째 결절을 절제. 악성이었음.

🔅 초진과 치료

1951년 10월 25일에 이 환자에 대한 초진이 있었다. 지난 3주 동안 새로운 결절 한 개가 왼쪽 귀 아래 생겨났다. 몇 달 동안 환자가 심한 기침을 했는데 2~3시간이나 지속되었으며, 기침

후에는 흰색의 점액을 쏟아냈다고 했다.

검사결과 : 혈압 144/90, 맥박은 72로 규칙적임. 심장이 비대하지 않으며 소리도 정상. 두 폐에서는 수포음(水泡音) 소리가 났으며 왼쪽 아래 부위 폐엽에서는 숨소리가 약했다.

흉골쇄골(胸骨鎖骨) 근육의 왼쪽 위 부위에 커다랗고 검은 종양이 한 개 있었으며 그보다 작은 세 개의 멍울도 있었다. 그 가운데 2개는 큰 덩어리 뒤에 있었으며 한 개는 큰 덩어리 훨씬 아래에 있었다. 1951년 11월 3일에 흉골쇄골 근육에 있던 덩어리가 사라졌으며 멍울도 만져지지 않았다. 그 후 환자가 건강한 상태였으며, 다시 재발하지 않아 3개월 뒤에 일터로 복귀했다.

1957년 10월의 최종보고

오레곤주 포틀랜드에서 온 다른 환자가 그가 건강하게 지내고 있다고 했다. 1954년 독일의 의학지 5권 175~179쪽에 이 사례를 발표했다.

증례 14
- 재발성 악성 흑종양

❈ E. L. D 씨. 남. 목사. 30세. 기혼. 자녀 2명.
임상진단 :
1954년 4월 15일. 전신에 퍼지는 재발성 악성 흑종양임. 몇 년 동안 환자의 목 뒤 왼쪽에 딱딱하고 작은 결절이 하나 있었음. 종양이 자라기 시작했으며 조그마한 모반이 겉으로 나왔음.

1954년 5월 14일 : 외과의사가 두 부위를 절제 제거했음. 폐에 대한 X-레이 검사를 했으며 음성으로 판정.

1954년 5월 25일 : 새로운 검은 결절이 생겨나서 환자가 오레곤주, 포틀랜드에 있는 포틀랜드 병원으로 갔다. 의사가 두 겨드랑이와 목 왼쪽 부위를 수술하여 근육을 떼내고, 살에 있는 멍울도 떼내자고 했다.

1954년 5월 25일의 병리학적 및 임상보고(포틀랜드 병원 작성)
목사 E. L. D 씨를 1954년 5월 25일에 검사했는데 그의 주치의로부터 의뢰받았음. 그는 현미경보고서를 들고 왔었는데, 거기에는 이상이 없었음.

❈ 살렘 메모리얼 병원의 병리학적 보고
피부 절편들은 진피 속의 한 부위를 나타내는 것이었는데 거기에 갈색의 색소가 진하게 모여 있었음. 그 색소들은 대부분이 대체로 커다란 방추상(紡錘狀) 모양을 한 세포 속에 있었음. 같은 부위에 조그맣고 둥근 핵을 지닌 다른 세포들도 있었음. 이들 세포들은 림프세포로 보임. 이 부위의 진피는 정상 부위의 것들보다 더 두꺼워 보임. 색소가 고여 있는 세포는 다형성(多形成)도 아니며 악성세포에 일반적으로 나타나는 특성도 지니고 있지 않음. 그러나 이 병소의 중요한 부분이 이들 절편에 포함되어 있지 않을 가능성이 있음. 그 때문에 피부의 다른 절편들을 검사하였음. 피부의 변화가 병소를 나타내는 것이 아닐 수도 있다고 생각하여 피하지방 아래 있는 낭종과 비슷한 조직을 검사해보았는데, 사실임이 밝혀졌음. 그것은 실제로 색소를 지닌 상피성세포들에 의하여 크게 바뀌어진 림프결절을 나타내고 있었음. 색소가 그리 많지 않은 쪽에서는 이들 세포가 일반적인 형태에 있지 않고 촘촘한 섬유와 건(腱)으로 되어 있었음. 이들 세포들은 비교적 크고 약간 다형성인 핵을 갖고 있었는데, 그 핵들이 대부분 소포성(小泡性) 변화를 갖고 있었음. 이들 대부분의 세포에서는 핵소체(核小體)가 보였으며 또한 유사분열이 이루어지고 있었음. 어떤 부위에서는 색소가 너무 많아서 핵을 자세하게 구별하기 어려웠음. 이러한 변화는 악성 흑종양이 전이되어 퍼지고 있음을 나타내는 것이 분명하고 초기의 병소에 위에서 말한 피부절편이 있는 것으로 보임.

병리학적인 진단 : 피하임파결절의 악성 흑색종양임. 그리고 피부의 악성 흑종양도 있는 것으로 생각됨.

❂ 초진과 치료

1954년 5월 27일 이 환자에 대한 초진이 있었다. 목에 몇 개의 결절이 있었으며 두 겨드랑이와 샅에도 있었다. 즉시 치료를 시작했다. 몇 주가 지나자 모든 멍울과 결절이 사라지고 환자는 최선의 건강을 찾게 되었으며 현재까지 그렇게 지내고 있다.

다음은 그의 최상의 건강상태를 요약해서 설명한 것이다.

1957년 8월 31일자.

"현재의 저의 활력과 건강은 1954년 여름 뉴욕의 박사님 사무실에서 저를 보시기 전 상태와 같은 정도가 아니라 그보다 훨씬 더 좋습니다. 지난 18개월에서 2년여 정도의 오랫동안 박사님의 처방을 지킨 데 대한 보상으로 최고의 건강을 선물받았음이 증명됩니다. 여기에 저의 지난 병력과 회복에 대한 역사를 요약해드립니다."

1954년 5월 14일. 오레곤 살렘 병원에서 흑종양 발견.
1954년 5월 28일. 뉴욕의 나누에트에서 치료 시작.
1954년~1955년. 두 해 겨울 동안 식사요법을 완화.
1955년 4월 10일. 오른쪽 유방 증대.
1955년 5월 10일. 박사님의 지시로 엄격한 식사요법으로 되돌아갔음.
1956년 7월. 완전히 회복되어 일반적인 식사로 복귀.

현재 저의 체중은 187파운드이며, 원기가 왕성하고 건강합니다. 올해는 제 생애에서 가장 일을 많이 했으며, 일반적인 모든 식사를 골고루 먹으면서, 건강식도 합니다.

증례 15
- 진행성 신경성섬유종

❋ R. S 군. 아기. 생후 8개월.
임상진단 : 진행성 신경성섬유종(神經性纖維腫). 멍울이 있음. 왼쪽 팔과 어깨 부위를 크게 수술하거나 절단하라는 판단을 받았음.

❋ 생검검사 : 일리노이주, 엘진의 성조셉 병원에서 했음. 근막(筋膜)섬유육종. 신경성으로 보이며, 1기임.

❋ 과거의 병력(일리노이주, 시카고의 어린이 메모리얼 병원에서 작성)
부모들이 진단과 치료를 받기 위해 환자를 데리고 왔다. 부모들이 병력을 말해주었는데 몇 주 전에 아기의 왼쪽 어깨에 덩어리가 한 개 있는 것이 발견되었다. 일리노이주의 엘진 병원에서 수술을 받고 현미경으로 절편을 검사한 결과 섬유종이라고 알려주었다. 부모들이 종양사진과 가슴을 찍은 X-레이 사진을 갖고 왔다. 가슴을 찍은 X-레이 사진에는 뼈에 전이된 흔적이 없었다. 사진은 나와, 우리병원의 병리학자, 그리고 일리노이 대학의 암치료소 책임자에 의하여 조사되었다. 우리들 셋은 그것은 섬유육종으로 신경에서 발원된 것으로 의견을 모았다. 이에 대하여 의사 S씨와 의논한 결과 X-레이 치료법이 뼈의 끝을 상하게 할 수 있으므로, 효과가 없을 것으로 결론지었다. 팔과 어깨를 절단하는 수술도 권할 수 없었는데, 종양이 벌써 번져서 그 정도의 수술을 해도 효과가 없기 때문이었다.

우리들은 국부적인 부위를 더 넓게 절제하는 것이 최상의 방법이라고 결론을 내렸는데, 왜냐하면 전에 치료를 했던 병원의 의사가 당시에는 종양의 형태를 잘 몰랐던지 수술의 상처 부위가 비교적 작았기 때문이다. 재수술로 피부를 더 넓게 잡아 피하조직과 근막, 그리고 근육을 더 크게 절제하는 것이 바람직하다고 생각했다. 그

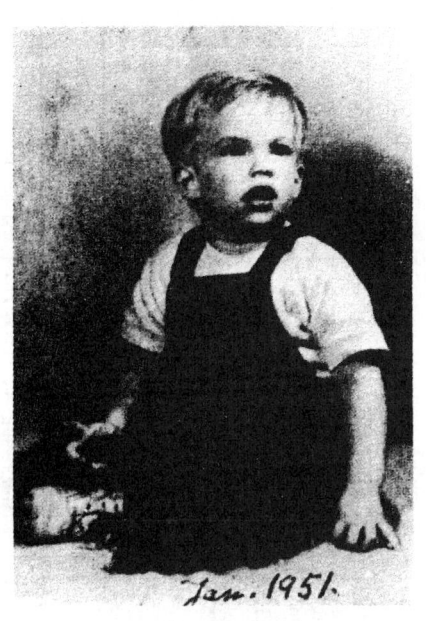

그림 15-1. 1951. 1

렇게 수술하면 원래의 수술 때 남겨진 종양세포를 제거할 수 있을 것이다. 만일 종양이 이미 혈액이나 림프관에 전이되었다면, 이러한 조치도 너무 늦은 것이 되겠지만 이 환자가 그러한 상태에 있다는 증거는 없다.

※ 초진과 치료

내가 환자를 처음 본 것은 1950년 7월 25일이었다.

1950년 6월 20일에 아기의 왼쪽 어깨에 커다란 종양이 있음을 부모들이 알게 되었다고 했다. 1950년 7월 5일에 엘진에 있는 성요셉 병원에서 종양 제거수술을 받았다고 했다. 환자의 어깨가 부풀고 수술 상처에서 분비물이 나오기 시작하자, 의사가 종양이 재발되는 것으로 보고 근치 절단수술을 권했다. 시카고의 의사들은 다르게 결론내렸다. 왼쪽 흉골쇄골근육 뒤 가장자리에

아기 R. S. 군

혈 액	50년7월27일	50년8월11일	50년8월28일	50년10월9일 집에 있을때	50년10월23	50년11월6일	50년11월27	50년12월11	51년1월17일	51년3월10일
헤모글로빈	64.5%	67.7%	87.1%	58%	62%	58%	58%	62%	60.2%	64.7%
적혈구	4,800,000	5,000,000	4,850,000	3,760,000	3,790,000	3,540,000	4,090,000	4,090,000	3,270,000	3,320,000
백혈구	7,750	8,200	15,950	12,800	15,200	9,600	9,700	12,800	7,700	9,500
호중구(好中球)	22	29	12	24	18	6	19	19	27	30
분절백혈구	18	24	10	4	2	1	8	5		
미숙한 백혈구	4	5	2	3	5	1	1		1	1
봉(棒)형 백혈구				2	3	6	5	2	2	1
호산성 백혈구	6	4	2							
호염기구	3	1				1	1	4		1
단구									4	6
임파구	69	66	86	67	72	85	66	70	66	61
	저색소혈증 -정(正)적혈구	정색소적혈구 정색성과립 혈포구가 현저히 증가	마이크로 1+ 정색성과립 백혈구 감소	매크로가 적음. 적색성 2. 열은 변형과 다염증의 염기성 반점이 있음	마이크로 +1 매크로가 적음. 저혈소혈증 2	럼파구 정상 마크로 +1 매크로가 적음. 저혈소혈증	마크로 1+ 매크로 적음 저혈소혈증 2	마크로 1+ 매크로 적음 저혈소혈증 2		
요 요의 비중 산 알칼리 반응 알부민 농세포 적혈구 과립성원주 트리코모나스		1,003 약산성 +2 2-3 드물다 1 1	1,004 알칼리성 1	알칼리성	알칼리성					

증례 15. 진행성 신경성섬유종 367

　더 많은 멍울이 나타나고, 왼쪽 겨드랑이가 붓는 가운데 멍울이 나오고, 왼쪽 목에도 멍울이 두 개나 나오자 다른 의사들이 비관하여 근치 절단수술을 권했다. 부모들이 거절했다.
　내가 처음 봤을 때의 상태는 다음과 같았다. 쇄골 위의 왼쪽 어깨에 수술 상처가 있었는데 매우 깊었으며 길이가 2.5인치나 되고 고름이 차 있는 것이 보였다. 상처 주위의 피부와 피하조직은 딱딱하게 침윤되어 있었으며 왼쪽 어깨와 겨드랑이 부위도 그러했다. 일 개월의 치료로 상처가 아물고 멍울들이 사라졌다. 폐에 X-레이를 찍어보았더니 뼈와 폐는 상하지 않았다. 흥미로운 것은 아기가 처음에는 병에 들어 있는 녹즙을 마시기를 거부했다는 것이다. 아마 우유의 흰색에 익숙했기 때문이리라. 어머니가 흰종이로 녹즙병을 싸주자, 비로소 녹즙을 마시기 시작했는데, 녹즙의 맛들은 다 달랐다. 아주 열심히 마셨다.
　다음 표는 여러 가지 혈액의 상황을 나타내고 있는데 임파구가 86퍼센트까지 올라갈 수 있음도 보게 되며, 요에서 발견되는 것도 볼 수 있다. 얼마 지나지 않아 아기가 완전히 회복되어 건강하고 튼튼한 어린이로 자라고 있다.
　1957년 7월말에 최종보고를 받았다. 나의 치료가 성공한 것으로 보였다.

증례 16
- 복막 뒷부분의 임파육종

❋ R. H 씨. 여. 32세. 기혼. 자녀 1명.
가족 병력 : 어머니가 유방암. 뇌에 전이.
임상진단(수술후) : 복막 뒤의 임파육종.

❋ 생검과 수술보고
"귀하의 R. H 부인에 대한 문의에 대하여 답을 드립니다. 1949년 9월 14일에 그 환자의 수술을 담당했는데, 그는 복막 뒤에 임파육종을 앓고 있었습니다."

❋ 병력
환자는 1949년 6월 복부 왼쪽 배꼽 가까이에 덩어리 한 개가 있음을 알았다. 아무런 통증이 없었다. X-레이 검사로 췌장낭종일 것이라는 모호한 진단을 받았다. 필라델피아 대학병원에서 검사하고 수술을 받았다. 의사들이 복막 뒷쪽에 커다란 혹 한 개가 있음을 발견했으나 큰 혈관 옆에 위치하고 있어서 절제할 수 없었다.

1949년 9월과 10월에 20회의 X-레이 치료를 받았다. 6~7월의 X-레이 치료를 받고 두 개의 종양덩어리는 사라졌다. 그런데 환자가 쇠약해지고, 피곤해졌으며, 신경질적이 되고, 잠을 자지 못했다. 그러다가 배꼽 가까이 복부 아랫쪽에 덩어리가 자라고 있는 것이 만져졌다.

증례 16. 복막 뒷부분의 임파육종 369

❋ 초진과 치료

1950년 9월 17일 환자를 초진했다. 환자가 의기소침해 있었으며, 창백하고, 대단히 신경질적이었다. 병원에 있기를 싫어했다. 검사로 복부 아래 4분의 1부분에 커다란 종양이 있는데 표면이 불규칙적이며 배 속 깊숙히, 척추 앞 부분에서 왼쪽에 치우쳐 있는 것으로 만져졌다.

1950년 9월 23일 부인과의사의 검사로 위에서 말한 장소에 종양덩어리가 한 개 있으며 주위에 멍울은 없다는 것을 알았다. 1950년 9월 24일 입원시킨 후 즉시 치료에 들어갔다. 1개월이 지나자 종양덩어리가 더 이상 만져지지 않았다. X-레이 치료로 인공불임을 일으켜 생리가 되살아나지 않았다. 생리가 없는 대신 코에서 출혈이 있어났는데 일 주일이나 지속되었다. 1951년 10월 24일에 생리가 다시 시작되었으며 그 후부터 정상화되어 규칙적이 되었고 5일간 지속되었다.

1954년 3월 16일의 추적검사에서 종양의 재발이나, 멍울이 없음이 나타났다. 환자는 아주 건강한 상태이며 집안 일도 잘하고 있다.

1957년 8월 13일에 전화로 보고를 했는데, 그는 최고로 건강한 상태에 있다고 했다.

증례 17
- 골섬유종

❂ J. P 양. 여아. 10세.
임상진단 : 골섬유종 재발. 왼쪽 유양돌기(乳樣突起) 거대세포종(巨大細胞腫)

❂ 생검보고 : 뉴욕의 스테이턴 아일랜드, 성빈센트 병원 작성.
골섬유종임(병리학 전문가들이 사진을 검토한 결과, 경계선 형태의 거대세포종일 가능성이 크다고 했음)

❂ 과거의 병력
1939년 9월 환자가 왼쪽 귀를 딱정벌레에게 물렸다. 1946년 4월 학교에서 듣기검사를 받았는데 정상아의 65%로 감소되었음. 1946년 9월 20일 이(耳)과 검사에서 왼쪽 유양돌기를 포함한 뼈에 종양물질이 있음을 발견. 1946년 11월 21일 뉴욕 스테이턴 아일랜드, 성빈센트 병원에서 종양 절제수술을 받음. 1947년 1월 18일에 얼굴 왼쪽에 마비가 일어남. 1947년 1월 20일 왼쪽 이도(耳道)를 긁어냈으나 마비가 사라지지 않았음. 1947년 1월 23일 근치수술을 받았음. 유양돌기와 종양조직을 제거해 얼굴 신경에 대한 압력이 상당히 줄어들었음.
1947년 2월 26일까지 15차례의 심도 X-레이 자료를 받았음. 계속하여 배액법(排液法)을 실시했으나 종양이 다시 자라나서 방사선치료사와 외과의사가 부모들에게 예후가 절망적이라고 알

증례 17. 골섬유종

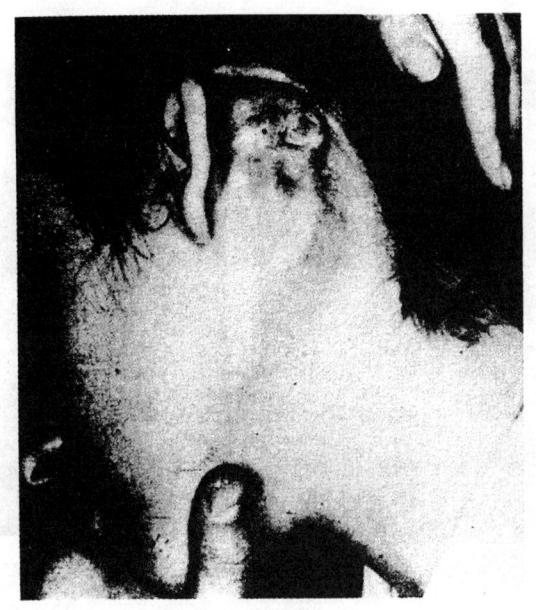

그림 17-1. 1949. 10

려주었음.

❀ 초진과 치료.

내가 환자를 처음 본 것은 1947년 3월 13일이었다. 당시 어린이의 얼굴이 창백했으며, 불안해하고 극도로 신경질적이었다. 왼쪽 유양돌기쪽과 목, 머리 전체에 끊임없는 통증이 일어나 고통받는 것으로 보였다. 통증이 격심해지면 현기증이 나고 균형을 잃었으며 구토가 일어났다. 왼쪽 유양돌기가 11cm 깊이로 곪아서 거즈로 덮었는데 이틀에 한 번씩 갈아주어야 했다.

이 증례는 1949년판 실험의학외과지 7권 4호에 여러 사진을 첨부하여 발표했다.

한 달 반이 지난 1947년 4월 말에 유양돌기가 육아형성(肉芽形成) 조직으로 채워져 화농이 더 이상 나오지 않았다. 그 뒤 몇

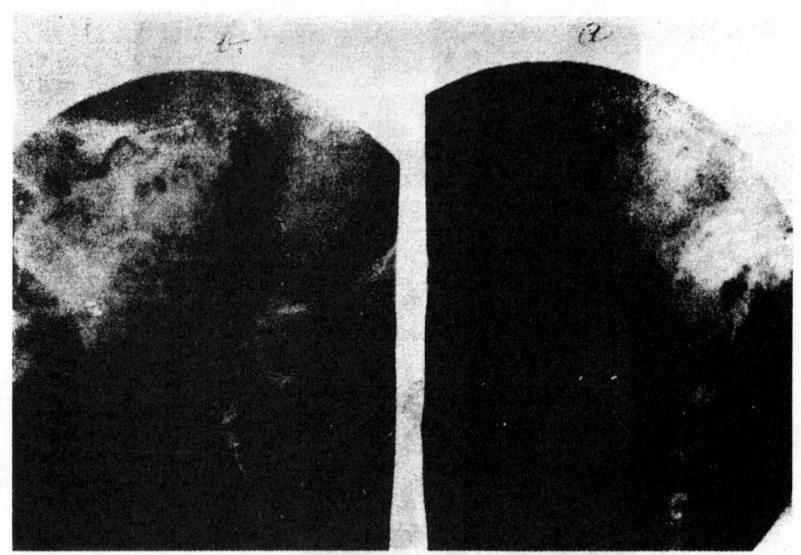

그림 17-2. 1949. 10 오른쪽 유두상(乳頭狀)의 세포들은 정상이나, 왼쪽 유두상은 판상구조에 이르기까지 넓게 희박성이 보인다.

달 동안 유양돌기에 열을 동반한 농양(膿瘍)이 네 번 일어났다. 그 가운데 3개는 가정의가 란세트로 절개했으며 하나는 저절로 열렸다. 1947년 10월에 화농구멍이 마침내 닫혔으며 현재까지 이상이 없다. 메스꺼움, 구토, 평형의 상실, 심한 두통이 몇 달 계속되다가 네번째 농양이 터진 바로 다음에야 줄어들었다. 각 농양이 형성될 때마다 괴사성의 뼈조직이 배설되었다. 최근 몇 년은 종양물질이 활동하는 징후가 전혀 나타나지 않았다. 학교에서 듣기검사를 한 결과 왼쪽 귀에서는 청력이 78%, 오른쪽 귀의 청력은 2% 상실되었다. 환자는 평형감각이 상실되지 않은 채 달릴 수도 있고 뛰어놀 수도 있었다.

 1947년 5월 12일에 두개골 검사를 한 결과는 다음과 같다. 왼쪽 유상돌기와 왼쪽 추체부(錐體部) 뼈의 옆부분이 없어져 있었다. 추체부뼈의 나머지 부분은 불규칙적이며 두터워져 있다. 이러한 상태들은 원 뼈종양의 잔류물임을 말해주고 있다. 두개골에는 아무런 병이 없었다.
1956년 5월의 마지막 보고. 환자는 건강하며 좋은 학생이라고 한다.

혈액수

날 짜	47년 1월 21일	47년 3월 25일	47년 8월 29일	48년 4월 2일
		71%	82%	60%
헤모글로빈	11.5 gms	12.0 gms	13.9 gms	10.2 gms
적혈구	4.140.000	4.040.000	4.830.000	3.960.000
백혈구	19.600	8.850	11.050	15.150
색소지수		0.89	0.85	0.76
날 짜	48년 7월 19일	48년 10월 18일	48년 11월 30일	49년 2월 21일
	72%	70%	72%	72%
헤모글로빈	12.2 gms	11.9 gms	12.2 gms	12.2 gms
적혈구	4.190.000	3.850.000	3.740.000	3.990.000
백혈구	11.900	15.200	14.700	16.950
색소지수	0.87	0.92	0.97	0.92
날 짜	49년 4월 20일	49년 6월 25일	49년 9월 3일	
	76%	72%	71%	
헤모글로빈	12.8 gms	12.2 gms	12.0 gms	
적혈구	3.830.000	4.130.000	3.620.000	
백혈구	12.300	11.200	14.050	
색소지수	1.0	0.88	0.98	

치료에 간즙을 추가한 후부터 혈액의 회복이 훨씬 빨라졌다.

증례 18
- 복막 뒷부분의 임파육종

☀ W. S 씨. 남성. 32세. 기혼. 자녀 2명.
임상진단 : 복막 뒷부분의 임파육종(淋巴肉腫). 진행성으로 주위의 샘과 양쪽 기관지에까지 퍼짐.

☀ 생검과 수술보고
1951년 6월 29일에 복막 뒤의 샘들을 절제. 맹장수술(蟲垂切制)

질병의 발견
오른쪽 장골(腸骨) 부위에 임파선 덩어리가 있었는데 가장 높은 곳에 있는 것들이 가장 크고, 가장 작은 것들은 대퇴골의 동맥 쪽으로 향해 있었다. 가장 큰 샘은 직경이 5cm가 되었다. 샘을 둘러싼 복막 뒤에 약간의 수종이 있으며 샘들은 부드럽고 약했다. 충수는 뚜렷해 보이지 않았다. 복막내 결절이나 대동맥 주변의 결절은 없었다.

조치
척주 아래를 마취, 오른쪽 아래의 직근(直筋)을 뚫고 도구를 들이밀어 복부를 조사했다. 멍울들을 덮어누르고 있는 복막을 열어 짧고 굵으며 날카로운 도구를 써서 거대한 멍울들을 제거했는데, 장골의 혈관과 요관들을 본래대로 보존하기 위해 주의를 기울였다. 지혈한 후 옥시셀 첨두의 작은 부분을 지지구조에 넣어 멍울들을 절제했다. 복막이 그 부위 꼭대기 근처에 있어서

증례 18. 복막 뒷부분의 임파육종 375

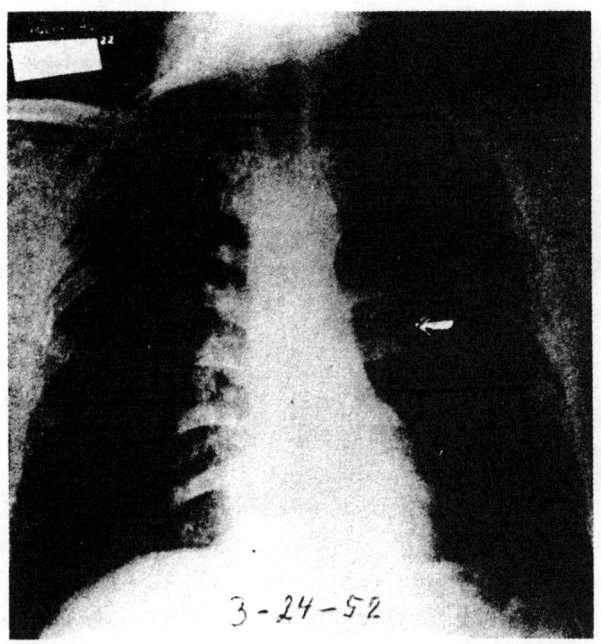

그림 18-1. 1952. 3. 24

우연히 충수절제를 하게 되었는데 석탄산 처리로 역위(逆位)절단을 하여 지갑을 닫는 식으로 봉합했으며 복부도 닫았는데 배액법을 취하지 않았다. 수술 처음부터 끝까지 탈지면을 사용했다. 환자는 수술을 잘 견디어냈으며 건강한 상태에서 병실로 돌아갔는데, 수술대에 있는 동안 수혈을 받았다.

병리학적인 진단 : 맹장의 섬유종. 거대세포임파육종.

❋ 과거의 병력
1951년 5월 1일에 환자가 복부 안 오른쪽에 종양이 한 개 자라고 있음을 알게 됨. 오하이오주 신시네티시에 있는 병원에서 X-레이 치료를 받았음.
1951년 9월에 복부 왼쪽 아래 4분의 1부위에 새로운 덩어리가

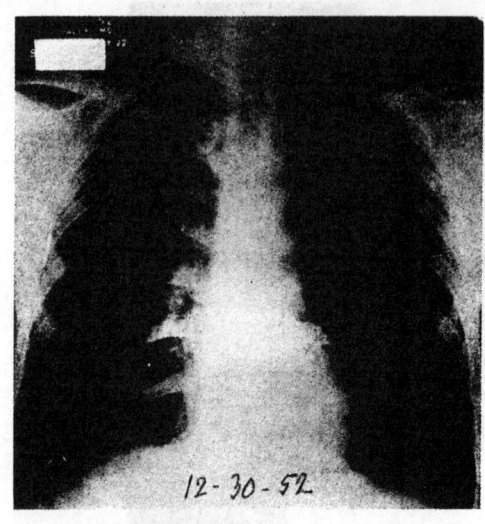

그림 18-2. 1952. 12. 30

나타났는데, X-레이 치료로, 멍울들이 사라졌음. 몇 달 후에 새로운 멍울들이 나타났으며, 의사가 비장에 적출주사를 2cc씩 일주일에 세 번 놓았음. 환자가 소금과 설탕, 그리고 흰밀가루를 제외한 부분적인 식사요법을 취했음. 그러나 개선되지 않았음.

✿ 초진과 치료

내가 초진을 한 것은 1952년 3월 24일이었다. 당시 환자는 천장골관절의 뒤 아래 부위에 통증이 있다고 했으며 때때로 과민증이 심하다고 했다. 환자는 때때로 새로운 멍울들이 나타나는 것을 보았으며 지난 몇 주 동안 계속 기침을 했다고 했다.

검사해보았더니 왼쪽 겨드랑이에 커다란 멍울이 한 개, 왼쪽 아래 4분의 1부에 두 개의 작은 종양이, 오른쪽 샅에 몇 개의 멍울이 그리고 왼쪽 샅에 더 많은 멍울이 있었다. 천장골뼈 가까이에 있었던, 제일 처음에 나타났던 장간막 멍울은 없어진 것으로 보였다. 복부는 부드럽고 팽만해 있지 않으며, 간도 비대하지 않고 표면이 매끈했다. 심장이 비대해 있지 않았다. 심장의 소리도 정상이었다. 혈압은 118/68, 맥박은 66으로 규칙적이었으며, 폐의 하부 폐엽에는 기관지염이 퍼져 있었으나, 탁음은 일어나지 않았다. 환자는 정상인 것으로 보였으며 겉으로는 평온했으나 속으로는 감정적이었으며 쉽게 흥분했다.

몇 달이 지나자 멍울들이 사라졌다. 1953년 9월 23일에 최종검사를 했는데, 왼쪽 겨드랑이에 두 개의 딱딱하고 조그마한 멍울이 남아 있었으며, 오른쪽 겨드랑이에 한 개의 작고 딱딱한 결절이 있었다. 양 샅과 복부에는 없었다. X-레이에 의하면 양쪽 기관지에 반흔이 형성되어 있었다.

환자가 내 식사요법을 시작하여 6~8개월 정도가 지나자 몸이 회복되어 종양의 재발이 일어나지 않게 되었으며 다른 고통에서도 벗어났다. 그 후 환자는 전보다 더 좋아져서 종일 일을 하는 좋은 결과를 얻었다. 환자는 물론 환자의 가족들도, 다른 많은 가족들이 그렇게 하는 것처럼, 식사요법을 지켰다.

❈ X-레이 전문의의 보고

1952년 3월 25일. 흉부, 배복(背腹)과 측면, 골반 전후에 X-레이를 찍음. 양쪽 폐문이 비대, 특히 왼쪽 문이 비대해져 있음. 폐조직 자체에는 병이 없음. 골반과 하부 요추는 병리학적인 상태가 아닌 것으로 보임.

1952년 12월 31일. 흉부, 배복의 측면, 두개골 측면, 양쪽 유양돌기 등에 대한 X-레이 사진 촬영 후 비교. 양쪽 폐문의 비대는 앞서 말한 바와 같음. 따라서 치료진행 과정이 안정되어 가는 것으로 보아도 됨. 두개골과 유양돌기에 병리학적인 상태가 없음이 나타나고 있음.

1953년 9월 24일. 흉부의 대조촬영사진. 폐의 오른쪽 문에서 중간과 아래쪽으로 뻗은 폐의 문리(紋理)가 약간 작아진 것으로 보임. 그렇지 않다면 전과 같은 상태임.

1957년 7월 29일의 최종보고. "제가 치료에 대한 보고를 중단한 이래 계속하여 정말 건강하게 지내고 있으며 맡은 일도 완전히 하고 있습니다."

증례 19
- 임파아세포종

☼ W. H 씨. 남성. 38세. 기혼. 자녀 3명.
 임상진단 : 임파아세포종(淋巴芽細胞腫). 혹은 호즈킨씨병. 진단에서 차이가 있음.
 생검 : 메이오클리닉에서 실시. 임파아세포종.

☼ 과거의 병력
 1943년 4월. 환자가 목 오른쪽 부위가 부어서 메이오클리닉으로 갔음. 임파아세포증으로 진단을 받은 후 X-레이 치료를 받았음. 그 후에 멍울이 양쪽 샅에, 오른쪽 겨드랑이에, 장간막과 기관지샘에 나타났음. 심도 X-레이 치료로 대부분의 멍울들이 사라졌으나 두 달 후에 재발. 다시 6개월 동안 X-레이 치료를 받았으며, 이윽고 8개월이 지나갔음. 최종치료는 1947년 3월에 이루어졌음. 그러나 멍울들이 재발하자 메이오클리닉에서 생검을 하지 않기로 했는데 생검을 해도 종양이 새로이 퍼졌기 때문이었음. 환자는 두 번 더 치료를 받았는데, 한 번은 그 병원에서, 그리고 한 번은 개인 병원 의사로부터였음.

☼ 초진과 치료
 내가 그를 처음 본 것은 1948년 3월 10일이었다. 목의 왼쪽에 커다란 임파선종양이 있었다. 환자는 대단히 쉽게 피로해지며, 오후에는 잠을 자야 하고, 등어리에서 엉덩이까지 심하게 통증이 있는데 낮보다는 아침에 더 심하다고 했다. 몇 달이 지나자 환자가 회복되었으며 멍울들이 상당히 작아졌다. 검사해보았더니 기초대사가 현저하게 낮아져갔는데 -22였으며 뒤에는 -18로, 몇 년 뒤에는 -3, 다시 -2로 내려갔다.

1949년 9월 28일. 앉아서 책을 읽으려는데 근육이 뻣뻣해졌다. 뻣뻣함이 팔과 손가락에서보다 양쪽 허리와 장딴지에 더 심하게 일어났으며 두 눈껍질과 근육들이 뻣뻣해지고 당겼다. 한동안 환자는 날음식과 녹즙을 먹기가 싫어졌다. 그러자, 오른쪽 흉골쇄골의 근저에 새로운 종양덩어리가 나타났는데, 크기는 조그마한 토마토만 했으며 딱딱하고 경화되었다. 자라지는 않았으며, 다른 멍울들이 생겨나지도 않았다. X-레이 검사에서 폐는 음성이었으며, 복부·간장·비장에서 별다른 특징이 없었다.

1950년 1월 30일에 재검을 했는데, 오른쪽 흉골쇄골근육에 더 작고 딱딱한 덩어리가 있었다. 인상적인 것은 그것이 모두 석회질화되어 있었다는 것이다. 1년 뒤에는 그것이 더 작아졌다. 환자의 일반적인 상태는 좋아졌으며 식욕도 좋았다. 환자의 체중이 정상이었으며, 느낌도 좋아졌고, 일도 하게 되었다.

1950년 3월 21일에 재검을 했더니, 상태가 역시 좋았다.

1951년 2월 13일에 X-레이 촬영. 왼쪽 폐문의 하부에 환상(環狀)의 그림자가 보였는데 두께가 2cm 되는 것으로 부분적으로 석회질화가 된 캡슐로 주위가 대단히 희미했다. 그 부위 아래와 위에 석회질화가 된 것들이 보였다. 그러한 것들은 옛날의 종양덩어리가 남긴 매우 희미한 반점 주위에 부분적으로 석회질화가 된 캡슐이 형성되어 있음을 나타낸다.

이 책을 정리하는 중에 재혼한 그의 옛부인으로부터 환자가 1953년 7월 8일에 죽었다고 들었는데, 그것은 내 치료를 받은 후로 만 5년이 지난 때였다. 그는 죽을 때까지 의기소침해 있었으며 두려움에 차 있었다고 한다. 환자는 자가치료를 2년 동안 하다가 중단을 했는데, 간장이 충분히 회복되지 않았다고 믿었기 때문이었다. 환자는 다른 이의 충고를 받아들여 장기단식을 한 후에 죽었다고 했다.

증례 20
- 진행성 임파육종

❋ K. D. N 양. 여성. 11세.
임상진단 : 진행성 임파육종. 퍼지고 있음.

❋ 생검과 그 전의 치료.
"의심의 여지가 없이 환자의 가정의가 귀하에게 1954년 11월 26일 환자의 왼팔 위, 삼각근의 종지근(終止筋) 가까이에서 1×2cm정도의 조그마한 결절을 제거했다고 말할 것입니다. 그에 앞서 두 달 전에 그 결절이 발견되었다고 합니다. 미네소타 의과대학의 의사가 병리학적으로 보고하기를 그것이 임파육종이라고 했습니다. 1954년 12월 10일에 어느 의사가 연속적인 결절 절제수술을 하여 12개의 결절을 제거했고 그 의사 역시 악성의 임파아세포종(淋巴芽細胞腫)의 증거가 있으며 임파육종으로 분류하고 싶다고 했습니다. 환자는 우리 병원에서 간단히 검사를 받았으나 충분히 검사를 할 수가 없었는데, 그 까닭은 형제 자매 가운데 수두(水痘)환자가 있었기 때문입니다. 외래환자로 취급하면서 심도 방사선치료를 해주었습니다. 16일간 9번 치료하여 총 2700뢴트겐을 환자에게 쏘였습니다. 1955년 1월 초 우리가 환자를 마지막 대했을 때 가슴에 X-레이 사진을 찍었으나 악성의 흔적을 발견해내지 못했습니다. 그 후 바로 환자는 뉴욕으로 가서 귀하의 치료를 받았습니다. 방금 저는 가정의와 얘기를 나누었는데 그가 귀하에 대하여 간단히 소개해주었습니다. 저는 귀하가 처치할 조치에 대하여 진심으로 알고자 하며, 그에 대하여 기록으로 보내주시면 감사하겠습니다. 환자가 집으로 돌아오면 저는 그를 꼭 돌보아주고 싶으며, 그때 치료를 하면서 귀하와 계속 관계를 유지하고 싶습니다."

◉ 과거의 병력

1954년 9월 어머니가 환자의 왼쪽 상박골 윗부분에 덩어리가 있음을 알게 되었다. 1954년 11월 26일 미네소타주 릿치휠드의 메모리얼 병원에서 수술을 받았다. 1954년 12월 6일 왼쪽 겨드랑이에 있는 멍울들을 제거했다. 어머니에 따르면 5~6개의 멍울이 있었는데, 모두 합쳐서 주먹만 하다고 했다. 현미경 검사에 의하면 악성 임파아세포종이라고 했다. 환자를 미네아폴리스 대학병원에 가서 치료받게 했다. X-레이 요법으로 종양이 서혜부의 샘과 인체의 다른 부위로 번지는 것을 막을 수 있었다. 절단을 권유받았으나 고려중이었다고 어머니가 말했다.

◉ 초진과 치료

1955년 2월 12일 초진 때의 상태는 다음과 같았다.

왼쪽 상박골의 첫 반흔에서 한 개의 결절이 만져졌고, 크고 작은 멍울들이 양쪽 샅에 있었으며, 커다란 덩어리 하나가 복부 중앙에서 만져졌다(장간막의 멍울들이라고 짐작되었음). 세 개의 멍울이 더 있었는데, 하나는 흉골쇄골 근육의 하부종지근에, 다른 하나는 왼쪽 삼각근에, 그리고 나머지 한 개는 왼쪽 겨드랑이에 있는 반흔에 있었다. 환자는 창백해 보였고, 음식먹기를 어려워했으며, 쉽게 피로해 하고, 약했다. 팔과 다리의 통증을 호소하고, 멍한 상태에 있었다.

3주가 지나자 소녀의 전체적인 상태가 크게 좋아져서, 복부종양이 사라지고, 통증이 없어졌으며, 잘 먹고 마시면서 보통의 아이처럼 뛰어다녔다. 가정의가 이 증례에 대하여 대단히 흥미를 가져 매달 소녀를 검사했다. 처음부터 비장은 만져지지 않았으며, 심장이 정상이었고, 폐가 깨끗했으며, 체온이 정상이었다.

포타슘·요산·요소의 질소화합물 등이 처음부터 정상이었으며, 기초대사는 -2였다. 치료 과정에서 기초대사가 -10까지 내려갔으며 포타슘은 3주 만에 17.6m%에서 16.1mg%가 되었다. 종양환자의 경우 가끔 이러한 현상이 일어나는 것을 관찰하게 되는데, 다른 기관들이 포타슘과 요오드를 대량 흡수하기 때문에 일어나는 현상이 아닌가 싶다. 1955년 10월 3일에 보내온 가정의의 보고는 이러했다. "경부·겨드랑이·서혜부 등에서 임파결절이 만져지지 않음. 폐의 숨소리가 맑고 정상임. 심장은 정상. 심장 소리도 맑고 웅얼거림이 없음. 복부에서 만져지는 것이 없음." 1957년 2월 6일자의 최종의료 보고는 "비정상 없음"이었다.

어머니가 보내온 보고에 따르면 소녀가 보통의 아이들처럼 뛰어다니며, 수영도 다니는 좋은 학생이라고 한다.

적혈구수와 임파구의 비율에서 약간의 증감이 나타나는 경우가 많이 있다. 요는 혈액보다는 드물게 알부민의 흔적에서 변화를 나타내는데 농세포에서 알부민이 조금 증가한다. 특히 '발적'이 일어나는 처음 며칠 동안에 그렇다. 요나 혈액은 2차적인 감염이 일어나서 농양이 발생하거나 다른 복합증상이 발생하지 않는 한 투약이나 다른 조치를 하지 않아도 스스로 정상화된다.

1957년 9월 2일 환자 자신이 보내온 보고서는 다음과 같다.

"저는 정상적으로 학교에 다닙니다. 농구도 하고 스케이트도 하며, 자전거도 타고, 수영도 합니다. 빵도 굽고 바느질도 많이 합니다. 저는 또한 공부도 정상적으로 하는데, 지난 2년 동안 늘 그랬습니다."

✿ 1958년 6월 6일자 의사 보고서
"검사 결과, 근본적으로 음성임."

증례 20. 진행성 임파육종 383

혈액

일 자	55년 2월 15일	55년 2월 22일	55년 3월 1일	55년 3월 15일
헤모글로빈	78%	83%	76%	83%
적혈구	4,000,000	4,510,000	4,080,000	4,040,000
백혈구	10,100	4,400	4,200	5,600
호중구	87%*	57%	64%	52%
임파구	10%	40%	25%	30%
단구	2%	1%	5%	
호산성 백혈구		2%	4%	18%
호염기구			2%	

* 미숙형 중성구가 절대 우위

요분석

일 자	55년 2월 15일	55년 2월 22일	55년 3월 8일
산알칼리반응	약알칼리	산성	알칼리
알부민	양성 3	음성	음성
요의 비중	판정불가	1.018	1.018
요원주	없음	없음	없음
백혈구	많음	1-2	1-2
적혈구	4-5	1-2	없음
상피	적음	적음	때때로 있음

증례 21
- 임파육종의 재발

☀ H. W 씨. 여. 58세. 기혼. 자녀 2명
임상진단 : 임파육종(淋巴肉腫)의 재발

☀ 생검과 수술 보고(3번의 수술에 대한)
(1) 1952년 9월. 롱아일랜드의 플라싱에 있는 파이 병원에서 왼쪽 옆구리의 샘을 절제. 흑종양으로 판명.
(2) 1953년 4월. 헌팅턴 병원에서 다시 왼쪽 옆구리샘을 절제.
(3) 1953년 11월. 같은 병원에서 오른쪽 옆구리 샘 절제.

☀ 헌팅턴 병원의 보고서
입원하기 6개월 전에 왼쪽 옆구리에 통증이 없는 덩어리가 생겼음. 그 덩어리를 절제했으며 임파육종으로 진단내렸음. 다른 치료는 하지 않았음. 그 동안 환자의 상태는 양호했으며 감정적으로 심한 스트레스를 느낌. 2주 전에 같은 곳에 종양이 재발. 이번엔 급속하게 자랐으며 옆구리가 몹시 아팠음. 그러나 통증이 다른 부위로 확대되지 않았으며 특별한 관련증상도 없었음.
수술 : 1953년 4월 21일. 왼쪽 옆구리 임파선 결절을 절제.
병리학상 보고 : 왼쪽 옆구리 현미경 진단 결과 검사 부위에 거대한 소포(小胞)의 임파육종(골수에는 이상이 없는 것으로 추정).

1953년 11월 15일에 재입원하여 1953년 11월 20일에 퇴원.

수술 : 1953년 11월 17일. 오른쪽 옆구리의 결절 제거.
병리학상 보고 : 거대한 소포 임파육종임.
퇴원시 진단 : 오른쪽 옆구리에 거대한 소포의 임파육종임.

❋ 초진과 치료

환자를 처음 본 1954년 4월 16일의 상태는 다음과 같았다.

왼쪽 하악골 아래 두 개의 커다란 덩어리가 있었다. 왼쪽 옆구리에 몇 개의 덩어리가 더 있었다. 3주의 치료로 이 모든 종양들이 사라졌다. 환자는 일터로 돌아갈 수 있을 것으로 믿고 식사요법을 중단했다. 그러나 1954년 10월 21일 환자는 재치료를 받으러 왔다. 양쪽 샅에 몇 개의 작은 덩어리가 나타나 있었다. 두 주의 치료로 왼쪽 샅의 덩어리들은 사라졌으나, 오른쪽 샅 덩어리들은 바이러스 감염으로 더 커졌다.

1955년 6월 2일. 오른쪽 샅에 큰 덩어리 1개와 작은 덩어리 2개가 있었다. 자라지는 않았다.

1955년 9월 6일. 왼쪽에 큰 덩어리가 하나 남아 있었으며, 크기는 오얏만 했고 딱딱했다.

1955년 10월 20일. 퇴원했다. 양쪽 샅과 왼쪽 내전근(內轉筋) 부위에 많은 덩어리가 있었다. 위는 팽만하고 간은 비대해졌으나 겉으로는 평평했다. 환자에게 장기간 치료에 치중하라고 했으며, 그렇지 않으면 책임질 수 없다고 했다.

1956년 1월 24일. 왼쪽 샅에는 이상이 없었으며 오른쪽 샅에 개암열매만 한 덩어리가 한 개 있었다. 그 후 모든 덩어리가 사라졌으며 반혼도 조직에서 흡수되었다. 그 전에는 거기에 덩어리가 발생하고 부풀어오르기도 했다. 환자는 계속하여 식사요법을 더 충실히 지켰으며 모든 종양으로부터 해방되어 현재까지 종양의 재발이 일어나지 않고 있다.

최근의 보고 : 골반·가슴·두개골·척주 등을 여러 번 X-레이로 검사했는데 다음과 같이 나타났다. "폐에 병의 흔적이나

선병증의 증거는 없음. 척주 중앙부에 비대관절염형의 변화가 있다."

환자를 최근에 본 것은 1957년 5월 16일이었다. 만져지는 종양이나 결절은 없었다. 간의 상태는 좋아보였다. 관절염도 많이 치유되었다.

1957년 8월 6일. 환자로부터 온 최종보고 : "생의 마지막 순간까지, 건강을 지키기 위하여 선생님의 치료법을 지키겠습니다."

증례 22
- 복부 임파육종

❂ O. C 씨. 남. 54세. 기혼. 자녀 1명
임상진단 : 복부 임파육종. 부분 폐색증. 수술 불가능.

❂ 생검보고 : 임파육종

❂ 경과
1953년 10월 10일. 환자가 가슴에 심한 통증을 느꼈음. 몬트리올 병원에 가서 진찰받은 결과 대장에 폐색이 일어났음을 알게 됨. 1954년 1월 9일 수술. 종양을 부분적으로 절제. 그 후 40번의 X-레이 치료를 받았음. 진전이 없었으며 복부에 심한 통증이 있었음. 변을 보기가 대단히 어려웠으며 관장해야 해결할 수 있었음. 30번의 심도 X-레이 치료를 추천했으나 환자가 거절.

❂ 1954년 1월 9일의 수술 보고서
오른쪽 부위를 수술했다. 복부 결장의 간장만곡에 결장의 외부에서 발생한 커다란 덩어리가 있었다. 그 아래에 오얏 크기의 종양들로 이루어진 커다란 덩어리들이 있었으며 위의 소만곡 부위에도 있었는데 심장까지 미치고 있었다. 임파육종으로 샘들을 절제해야 하는 육종 수술은 불가능한 것으로 보았다. 그래서 부분적인 폐색이 있기 때문에 장골횡돌기(腸骨橫突起) 수술을 하기로 했다. 맹장이 극도로 확장되어 있었으며 직경이 12cm나

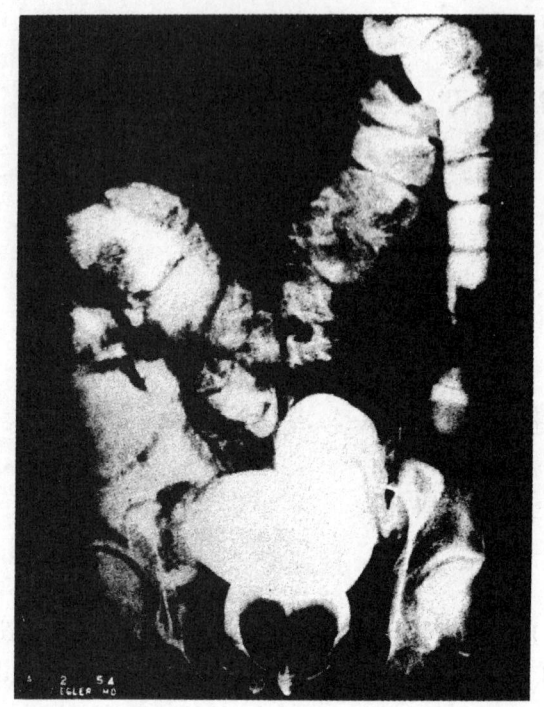

그림 22-1. 1954. 4. 2

되었다.

수술 후 진단 : 복부 임파육종

※ 초진과 치료

1954년 4월 2일에 초진이 있었다. 환자가 오른쪽 아랫배와 등 아래가 아프다고 호소했다. 지난 몇 달 동안 체중이 20파운드나 줄었으며 몬트리올 병원에서 포도당을 20회 주사로 맞았고, 수혈도 2번 받았다고 했다.

배 오른쪽 아래 4분의 1부위에서 조그마한 토마토 크기의 덩어리를 만져볼 수 있었는데, 닿으면 아프다고 했다. 그 덩어리 위에 더 큰 덩어리가 만져졌는데 길이가 3인치, 폭이 2인치였다.

증례 22. 복부 임파육종 389

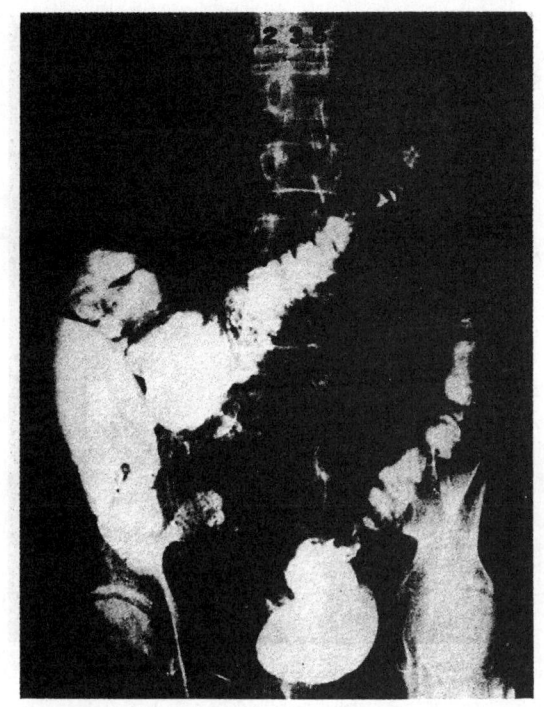

그림 22-2. 1954. 12. 3

환자의 코 위와 아래 격막에 농양이 있었다. 즉시 치료에 들어갔다. 1954년 5월 1일 환자는 크게 회복되었다. 두 종양이 이제는 만져지지 않았다. 변을 보기가 쉬워졌고, 고통도 없어졌다. 환자의 체중도 늘었는데 109.5파운드에서 113파운드가 되었다. 비대해졌던 간이 평평해졌으며, 작아졌다. 1954년 7월까지 환자는 크게 회복되어 통증이 없어지고, 대장이 정상이 되었으며 체중이 125파운드가 되었다. 1954년 12월에 환자는 일터로 복귀했으며, 통증이 없어졌고 식욕이 정상화되었다. 오른쪽 간엽에는 반흔으로 보이는 딱딱한 덩어리가 만져졌다. 환자는 정상을 되찾은 것으로 보였고 모든 일을 할 수 있는 능력도 회복했다.

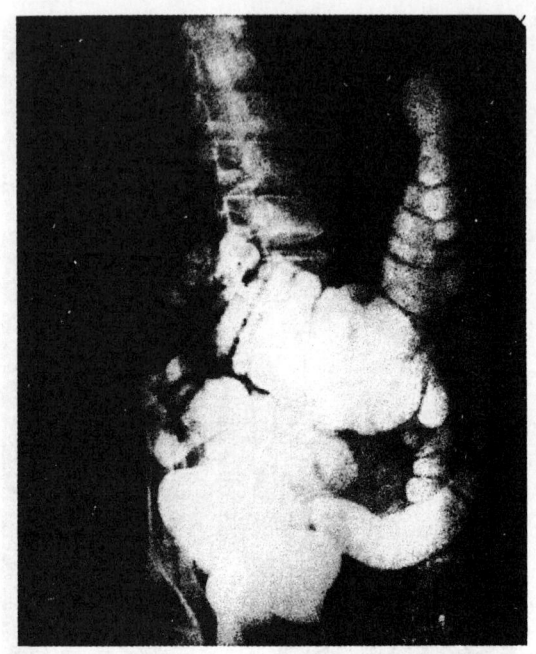

그림 22-3. 1956. 6. 22

1957년 2월 14일에 최종검사 : 통증 없음. 식욕 양호. 대장 정상. 신경질 없음. 두통 없음. 그는 식사에 매우 주의를 기울이는데, 여행을 할 때도 그랬다.

※ X-레이 보고

대장에 바리움을 주입하여 회맹부의 판까지 넣었다. 그리고 회장의 일부에도 주입되게 했다. 간장만곡 아래 있는 상부하행결장에 사과만 하게 바리움 주입이 잘못된 부위가 나타났다. 배변 후의 피막도 보았다. 폐색증은 없었다.

관찰을 더 할 필요가 있었다.

발견된 것이 종양을 나타낼 수 있다.

※ 바리움 관장

1954년 12월 3일. 바리움을 모든 결장, 회맹부의 판까지 그리고 회장 부위까지 채웠다. 근접 횡행결장과 회장 사이에 있는 분합(吻合)도 볼 수 있었다. 상행결장에서 잘못된 것이 더 이상 나타나지 않았다.

1956년 6월 22일. 바리움을 전 결장에 넣어 회맹부판과 회장의 선류까지 채웠다. 상부상행 결장 중간 부위에 조그마한 호두 크기의 덩어리가 보였다. 계속 관찰을 요한다.

증례 23
- 골수염에 의한 근육종

❂ D. H. J 씨. 여. 43세. 기혼.
임상진단 : 왼쪽 전자하(轉子下) 부위에 병리학적인 골절이 일어나고, 골수염에 의한 근육종(筋肉腫). 왼쪽 대퇴에 가한 여러 번의 수술과 연속된 감염에서 생긴 반흔덩어리가 많이 있음.

❂ 생검 보고 : 버지니아주, 리치몬드, 버지니아 의과대학에서 함.
관련이 있는 병력으로 1924년 환자의 왼쪽 엉덩이에서 근육종 제거 수술을 받은 바 있음. 추가 수술이 필요했음. 심도 X-레이 치료를 받았음. 골절 주변에 골절염이 발생. 여러 번의 진찰 결과 골절은 내부고정술로 고정시키기로 했음. 주엣트못을 이용하였음. 수술 후에 그 전에 받은 수술 부위가 악화되어 피부 부육(腐肉)이 심하게 나타났음. 환자는 앞서 몇 년 동안 해왔던 배액법(排液法)을 계속하고 있었음……나는 환자에게 더 이상 수술을 권하고 싶지 않은데……

❂ 과거의 병력
1923년 : 골육종 진단(생검에 의거).
1923년 : 왼쪽 대퇴골 상부종양제거.
1923년 : 같은 부위에 재발이 있어서 제거했음.
1924년 : 같은 곳에 재발이 있어서 절제, X-레이요법 시작.
1925년 : 같은 부위에서 반흔덩어리 전체를 드러냈음. 이후 상

증례 23. 골수염에 의한 근육종 393

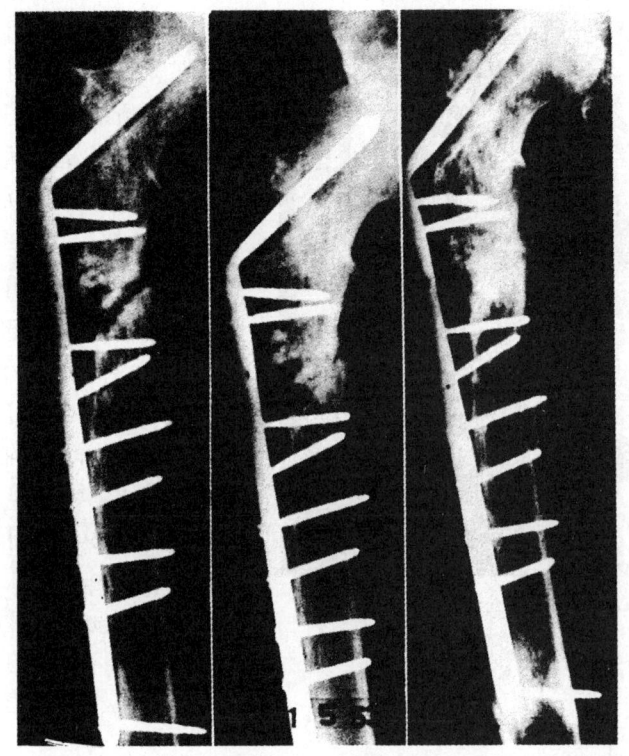

그림 23-1. 1952. 9. 15 그림 23-2. 1953. 1. 5 그림 23-3. 1954. 5. 11

처가 아물지 않았음.
　1928년 : 그 상처 자국에 피부이식 수술을 했음.
　1929년 : 같은 부위에서 뼈조각을 제거했음.
　상처는 나았으며 1940년까지 그대로 유지되었음.
　1940년 : 상처가 다시 궤양화되었음. 뼈에 염증이 생기고 파괴가 시작됨.
　1941년 : 모든 반흔덩어리를 들어내고 피부이식을 함.
　1944년까지 페니시린 등 항생체 치료법을 실시.
　1944년 : 작은 뼈의 쇄편(碎片)을 제거.
　1945년 : 다시 작은 뼈의 쇄편들을 제거.

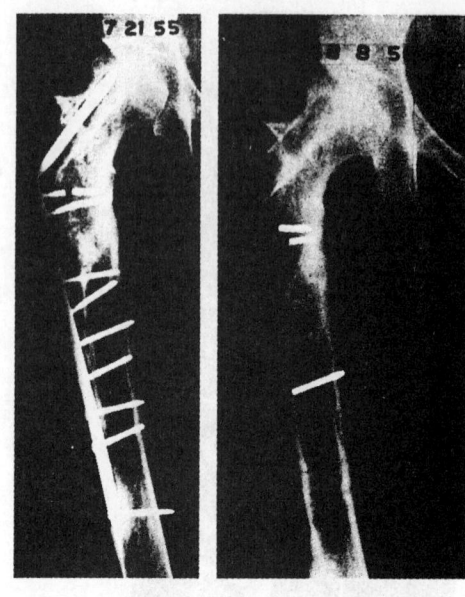

그림 23-4. 1955. 7. 21   그림 23-5. 1956. 8. 8

1946년 : 다시 피부이식을 시도. 상처는 1951년 5월 25일 환자가 다리에 골절을 일으킬 때까지 그대로 지속됨.

1951년 : 버지니아 의과대학에서 대퇴골 전 길이의 3분의 2가 되는 금속판을 삽입하여 은나사못으로 뼈에 접착시키는 수술을 함. 그러나 근육과 피부는 낫지 않았음.

1952년 : 괴사된 덩어리들을 제거함.

※ 초진과 치료

1952년 9월 15일에 처음 환자를 보았다. 환자는 침대에 누운 채로 실려왔다. 왼쪽 대퇴골의 뒷면 전체에 괴양이 퍼져 있었다. 괴양화된 부위 안쪽에 금속판의 대부분이 드러나보였다. 많은 고름이 나와 있었다. 엄청나게 아프다고 했다. 왼쪽 엉덩이에 활액낭염이 생겨 약간 부풀어 있었다. 환자는 협장을 끼고서 겨우 걸을 수 있었다.

1953년 3월. 거의 모든 괴양 부위가 아물었다. 새로운 뼈조직이 자라나 병리적인 골절을 닫아주게 되었다. 새로 자라는 뼈조직의 힘이 매우 강하여 세 개의 은나사못이 부러졌다. 주위의 근육과 조직이 회복되었다. 그 뒤 몇 년 동안 부서진 나사못 조각들이 나오고 금속판이 위로, 밖으로 밀려나와 걸을 때 통증을 느꼈다. 통증이 증가되자, 환자에게 금속판과 나사못들을 다리에서 빼내라고 충고했다.

❋ 버지니아 리치몬드 전문의의 보고

1956년 5월 29일 우리들은 환자에게 수술을 했는데, 그때 전에 수술했던 부위와 금속판에 노출되어 딱딱한 가죽처럼 과립화되어 있는 조직을 수술했으며 금속판과 나사못들도 들어냈다. 거기에는 부서진 나사못이 더 있었는데 X-레이에는 나타나지 않았던 것이

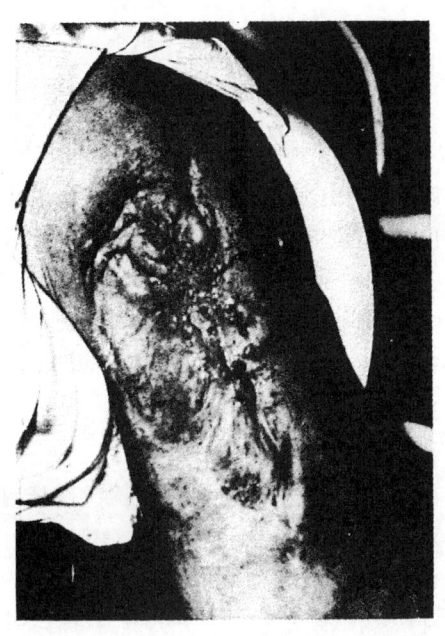

그림 23-6. 1955. 12. 왼쪽 넓적 다리에는 수술 자국과 암의 감염 부위가 대단하다.

었다. 나사못의 일부분은 제거할 수 있었으나 부서져 나간 나사못의 나머지 두 부분을 제거할 수 없었다. 나는 그 부분들을 제거하기를 주저했는데, 아직까지 완벽하지 않은 치유와 골수염이 뼈를 매우 닥딱하게 만들었으며 그것은 부러지기가 쉽기 때문이었다. 잘못하면 고칠 수 없을 정도로 상처를 입히거나, 특히 환자의 대퇴골을 골절시킬 가능성이 있었다. 환자를 관찰하고 있는 사이에 갑자기 환자가 들고 있던 배액도관이 금속판으로 바로 들어가 버렸다. 램프를 통해 구멍 속으로 그것이 보였다. 나는 환자와 그 가족들에게 전에 가졌던 것이나 새로 주문한 것이 있느냐고 물었다. 그가 가진 것을 보고 싶다고 했다. 가족들에게 환자를 돕기 위해 집에 가서 가져오라고 했다. 이 경우 내가 경험한 골수염 환자로서는 가장 나쁜 상태였으며, 특히

X-레이 치료를 여러 번 받고 수술을 받은 환자로서는 가장 지독했다.

❂ 이 증례에서 흥미를 끈 것은 환자의 기초대사율이 처음부터 -33이었다는 사실이다. 혈압이 낮아 104/52였는데 뒤에는 114/82가 되었으며 맥박은 규칙적인 76이었다. 1955년 6월에는 기초대사율을 -7로 만들었으며 그 뒤에는 -3으로 다시 +4로 끌어올렸다. 혈중 포타슘은 더 빨리 회복되어 거의 정상화되었다. 환자를 마지막 본 것은 1955년 7월 20일이었다. 1957년 7월의 보고에 따르면 그는 상태가 좋으며 통증이 없고 정상적인 활동을 할 수 있다고 한다.

이 증례는 몸 안에 놀라울 정도의 치유력이 타고날 때부터 내재해 있음을 보여준다. 그 치유력이 뼈를 성장시키기 위하여 커다란 금속 나사못까지 부셔버린다. 자연치유력에 의한 육아(肉芽)형성 조직은 기생충과 박테리아는 물론 암세포까지 죽여서 배설시키고, 처음에는 비대성 반흔조직을 만들고 뒤에는 정상적이거나 정상에 가까운 여러 가지 조직층을 다시 만들어낸다. 이 일을 달성하기 위해 몸에 신선한 식품 속에 있는 살아 있는 화학 요소를 최대한 공급하고, 그 요소를 모든 생물학적인 가능성을 동원하여, 강력하고 창조적인 과립조직으로 변형시킬 수 있게 해야 한다.

이 증례에서 우리들은 자연이 가진 놀라운 능력이 어떻게 생명을 창조하고 유지하는가를 배웠다. 우리 의사들은 심한 장해 질병이나 암과 같은 퇴행성 질병을 치료하는 데 위와 같은 능력을 이용할 수 있어야 한다.

물리학에서는 이러한 능력들을 이해하고 실용화하기 시작했다. 그러나 생물학에서는 모든 인체의 기능이 매우 복잡하게 꼬여 있기 때문에 그들의 가치를 알아내 자연의 비밀스러운 능력을 이용하기가 어렵다.

증례 24
- 파젯트골염

❋ H. S. H 씨. 여. 54세. 자녀 2명.
　가족 병력 : 남형제 두 명이 같은 병(파젯트 골염)을 앓다가 뒤에 육종으로 전이되어 사망. 여형제 1명도 육종을 앓다가 사망.
　임상진단 : 파젯트 골염.
　생검과 임상결과 : 1949년 1월 3일. 오른쪽 목의 샘이 암이 되어 제거했으나 원인은 알 수 없었음.

❋ 생검 결과
　암이 형성되었으나 원인은 불명. 농양이 형성되고 재성장. 1949년 2월 5일. "1주일 전 다른 의사로부터 목 오른쪽에서 농양제거 수술을 받았는데 나에게 드레싱을 받으러 왔었다. 환자는 건강하게 보였으나 목의 병변은 작아지지 않았으며 편도선에까지 이르고 있었다. 농양은 무균성이었다. 생검을 하지 않는 한 종양이 새로 나올 가능성을 배제할 수 없어 환자에게 그렇게 말해주었다."

❋ 과거의 병력
　두번째 아기를 나은 후 환자의 복숭아뼈 관절이 부풀기 시작. 다리가 아파서 생활하기에 많은 고통을 입다. 10년 전부터 몸이 비만해지기 시작했다. 매일 연골을 9그레인씩 먹었더니 한동안 많이 좋아졌다. "체중이 줄어들면 한결 좋았어요"라고 말했다.

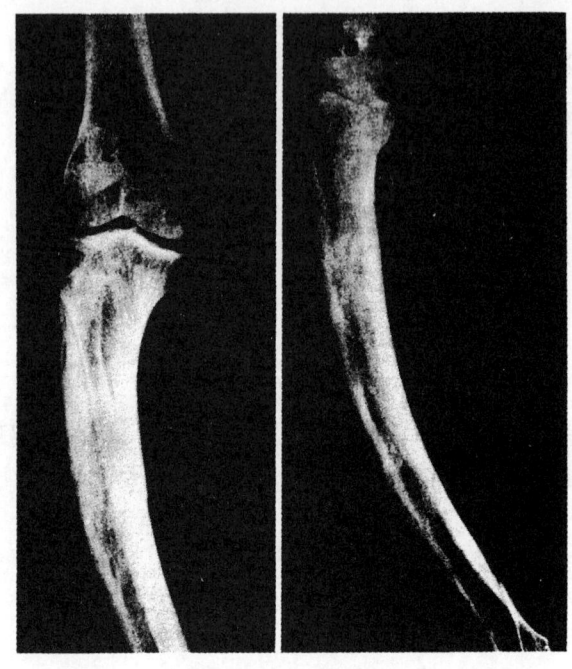

그림 24-1. 1953. 4. 28   그림 24-2. 1953. 4. 28

폐경이 빨리 왔는데 35살 때였다. 때때로 요에 당이 비쳤다.

❂ 초진과 치료

1948년 3월 30일에 초진이 있었다.

환자는 침대에 실려 왔는데, 스스로 설 수도 없었으며, 너무 허약하여 스스로 먹을 수도 없었다. 얼굴이 붉어져 있었으며(갱년기 현상), 발한과 두 손의 근육위축증, 그리고 손발톱 주위에 염증이 있었다. 아래턱뼈의 모든 이빨은 흔들렸다. 윗니는 모두 의치였다. X-레이 검사에 의하면 전형적인 파젯트골염으로 오른쪽 경골이 앞으로 많이 굽어 있었다. 피질이 두꺼웠으며 창끝 모양의 낭포조직이 많이 나 있었다. 수질(髓質)의 강(腔)이 분명하게 보였다.

1948년 5월 10일. 환자가 걸을 수 있게 되었으며, 매우 건강해졌다. 오른쪽 무릎관절을 쉽게 움직일 수 있었으며 몸 전체가 훨씬 더 좋아졌다. 더 가벼운 치료를 시행했는데, 암에 대한 직접적인 증상이 없기 때문이었다. 그러나 죽은 남형제들에게 나타났던 것과 같이 파젯트병이 암으로 진행되는 것을 막기 위해 예방법을 집중적으로 시행했다.

그런데도 1949년 1월 3일. 환자가 3주 전에 오른쪽 목 흉골의 쇄골근육에 멍울이 나타났다고 투덜댔다. 처음에는 환자가 생검을 거부했다가 그 뒤에 다른 병원에서 받았다. 그 멍울들이 사라졌으나 1949년 2월에 다시 자라났다.

그 뒤 몇 달 동안 그것들은 사라졌었는데 이제 다시 나타났다. 몇 년 내에 건강해졌다. 1952년 1월이 되자 그는 대부분의 집안 일을 할 수 있었다.

그 후로 신선한 생간즙을 치료법에 더했더니 몇 달 안에 정상적으로 모든 집안 일을 할 수 있게 되었으며 실험실 검사에 의하면 알칼린포스파타제가 보단스키 단위로 6.7에서 2.32로 낮아졌다. 손과 손가락이 구부러지지 않고 쫙 펴졌다. 그러나 오른쪽 경골은 구부러져 있으며 자세히 관찰해보면 앞으로 약간 굽어 있었다. 그는 보통 사람들처럼 일하고 걸을 수 있었으나 때때로 장시간 일을 하면 무릎에 고통이 일어난다고 했다.

✿ X-레이 검사

1948년 3월 30일에 경골 검사를 하다. 오른쪽 경골이 굽어 있고 피질이 매우 두꺼웠으며 많은 창끝 모양의 낭종이 있었다. 수질의 강이 뚜렷이 나타났다. 경골, 대퇴골 과상돌기, 비골에 석회탈실증이 있는 것으로 보였다. 왼쪽에는 병리학적인 증상이 없었다. 파젯트병이 상당히 진행되었음을 나타냈다. 1953년과 1954년의 X-레이 검사도 거의 같은 상태였다.

❂ 1957년 8월 2일의 최후 보고

"저는 매우 건강하며 집안 일을 다 할 수 있어, 저의 일은 제가 합니다. 그리고 1주일에 2~3일은 아들의 사업을 도와주기도 합니다. 쉽게 피로해지지도 않습니다. 선생님께서 지시하신 식사요법을 계속 지키고 있으며 매일 녹즙도 마십니다. 오랫동안 아픈 날이 전혀 없었습니다."

증례 25
- 대동맥궁의 종양

❋ J. N 씨. 남. 52세. 자녀 1명.
가족 병력 : 없음.
임상진단 : 대동맥궁(弓)의 종양. 1952년 2월.
생검 : 불가능.

❋ 과거의 병력

환자는 1개월 전까지 대단한 흡연가였음. 젊은 시절엔 술도 많이 마셨음. 몇 달 전부터 심장 주위에 통증을 느끼기 시작했는데 흉부 전체에 대한 통증은 아니었으며, 기침을 하고 가래를 뱉는 것도 어려워졌음. 깊은 숨을 쉬려면 통증을 느낌. 땀이 아주 잘 나며 조금만 과식을 해도 깊은 잠에 빠졌음. 위쪽 등이 허약해졌음을 느꼈으며 지난 3달 동안 왼쪽 무릎에 통증을 느낌. 왓세르만 반응 검사에서는 음성이었음.

❋ 초진과 치료

초진은 1947년 7월 8일에 했다. 심장이 비대해져 있었는데 양쪽이 손가락 한 개만큼씩 커졌다. 심음(心音)은 정상이었으며 혈압은 108/76이었다. 맥박은 52에서 54로 규칙적이었다. 폐에는 가벼운 기관지염이 있었다. 잇몸은 부어 있었는데 가라앉고 있는 중이었다. 안공은 정상, 깊으며 표면 반응은 정상. 간장은 조골궁(助骨弓)에서 4번째 손가락 4개 부위가 나이에 비해 약간 딱딱한 편이나 표면은 부드러운 편이었다. 복부는 팽만하지 않고

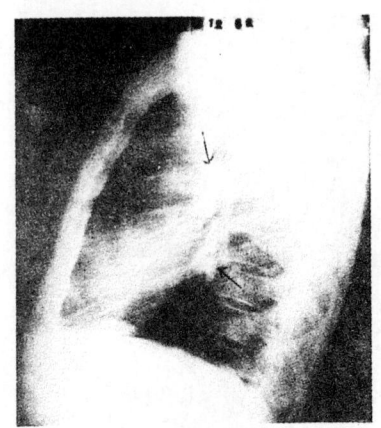

복수도 없었다. 반 년이 지나자 통증이 없어졌으며 다른 질병도 사라졌다. X-레이 사진을 찍었더니 음성이었다.

1952년 2월 22일에 재입원했는데, 전체적으로 쇠약해졌고, 신경질적이었으며, 잠이 잘 오지 않고, 기침을 하면 아프며, 코를 풀기가 어렵고, 등 뒤가 아프다고 했다.

그림 25-1. 1952. 7. 12

❂ X-레이 검사결과

1952년 6월 6일. 양쪽 폐문이 비대해 있으며 특히 오른쪽이 더했다. 폐에 많은 양의 석회질 침전물이 쌓여 있었다. 심장의 양쪽이 비대해져 있었다. 대동맥궁도 조금 길어져 있었다. 폐혈관에도 가벼운 울혈이 있었다.

1952년 6월 19일. 양쪽 폐문이 비대해 있음을 나타냈다. 측면사진에서 비대함을 나타냈는데, 특히 왼쪽 문이 비대했으며 오른쪽보다 약간 더 높은 위치에 있었다.

1952년 7월 12일. 폐혈관에 가벼운 울혈이 있었다. 이 필름과 전의 필름들을 비교해본 결과 수축촬영과 측면촬영에서 모두에서 폐문의 비대가 줄어들고 있었다. 그리고 폐혈관의 울혈도 사라져가고 있었다. 심장의 가로 크기도 전보다 1cm 정도 작아졌다. 기타 상황은 전과 같았다.

1952년 9월 7일. 폐문에 칼슘침전이 늘어나 있었는데 그것은 측면사진을 앞의 사진들과 비교해보았을 때 가장 잘 나타났다. 이 침전물은 수와 크기 모두에서 늘어나 있었다.

1953년 1월 24일. 전과 같음.

1954년 5월 23일. 전과 같음.

1957년 2월 4일. 양 폐문에 반흔덩어리의 수가 줄어들었으며, 칼슘침전도 줄어들었다.

❂ 1957년 8월 2일의 최종보고서
증상이 없어졌으며, 건강해져 정상 업무를 보고 있다.

❂ 이러한 증례는 생검으로는 검사가 어려운 사례인데, 그 이유는 결합조직의 생산과 석회질화로 종양들이 커져 보이기 때문이다. 이 비정상적인 반흔덩어리와 석회질화는 몇 년 안에 매우 줄어들었다. 이 환자의 경우 완치까지 5년이 걸렸다.

이와 같은 현상들을 폐결핵·관절염·만성감염병·양성종양이나 악성종양에서도 볼 수 있다. 이들의 관찰에서 종양의 형태나 근원을 알아내기가 어렵다. 그러나 원인이 어디에 있든 종양은 사라지게 된다(23번 증례에서 보이는 바와 같이 뼈 속에 가죽과 같은 반흔이 형성된 것을 정상으로 되돌리는 데는 수 년이 걸린다).

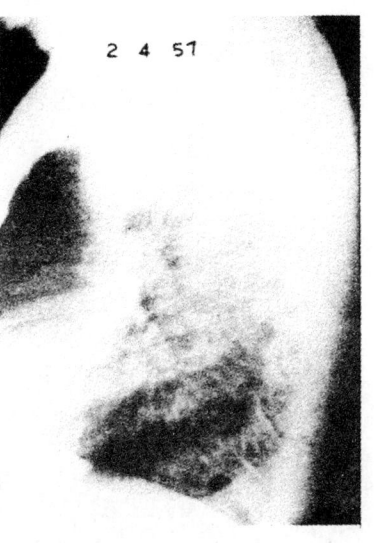

그림 25-2. 1957. 2. 4

증례 26
- 오른쪽 이하선의 악성종양 재발

☀ E. M 씨. 여. 58세. 자녀 1명.
　임상진단 : 오른쪽 이하선(耳下線)의 악성종양 재발. 만성골관절염.

☀ 생검보고(로체스터 제너럴 병원의 병리학적 보고)
　이하선염 부근의 종양. 몇 개의 불규칙적이고 매우 딱딱한 결절의 회백색 조직 근육이 있음. 현미경 검사 결과 뚜렷한 림프 모양의 기질(基質)인 이하선의 악성 혼합종양임.

☀ 과거의 병력
　1946년 초에 오른쪽 이하선 샘에서 덩어리를 발견.
　1946년 3월 13일 로체스터 제너럴 병원으로 갔다. 거기에서 수술을 받아 종양덩어리를 제거했다.
　1948년 3월에 환자는 오른쪽 귀 밑과 다른 이하선샘에 종양덩어리가 있음을 느꼈다. 가정의가 다시 수술할 것을 권했으나 환자는 거절했다.

☀ 초진과 치료
　1949년 9월 19일 초진 당시 환자의 오른쪽 이하선샘에 종양이 있었는데, 크기가 호두만했으며 하악골각(角) 아래 부풀은 샘덩어리가 있었다. 왼쪽 이하선에도 귀 주위에 움직이는 덩어리가 있었는데 크기가 개암만 했다. 왼쪽에는 멍울이 없었다.
 내 치료소에서 즉시 식사요법을 실천하게 했다.
 그 외 경증의 관절염이 있었고, 지난 2년 동안 발한과 홍조가 잦고 생리가 불편해졌고, 우울증과 공포가 일어났다. 56세까지는 생리가 정상적이었다.
 4주의 치료를 받은 후 오른쪽 종양이 작아지고 부드러워졌다. 그러나 왼쪽의 종양은 그대로였으며, 딱딱하고 더욱 둥글어졌다. 이제 양쪽의 종양들이 움직이게 되었다.
 4개월의 치료로 양쪽의 종양들이 많이 줄어들었으며 멍울이 만져지지 않았다. 생리 장애도 최소화되었다. X-레이로 불쾌한 골관절염도 국지에 한정되어 가는 것을 알았다. 그것은 6번째 경부 척추, 왼쪽 천장골의 연골, 오른쪽 엉덩이의 연골, 그리고 왼쪽 엄지에 남아 있었다.
 일 년 뒤 환자는 생리와 관절염으로 더 이상 고생하지 않았으며, 종양으로는 두 개의 조그마한 반흔이 남아 있을 뿐이었다.
 1955년 5월 4일. 환자는 이제 어떠한 고통도 불편도 느끼지 않았다. 오른쪽 이하선샘에서는 귀 아래에 한 개의 조그마한 반흔이 보였으며 왼쪽의 이하선에서는 약간 길고 딱딱한 반흔이 귀 앞으로 나와 있었다.
 마지막으로 본 것은 1957년 7월 30일이었다. 환자는 이제 66세가 되었다. 지난 몇 주 동안 두 이하선샘이 가볍게 부풀어 올랐다고 했다. 그는 1956년까지 부분적으로 식사요법을 실천했으며 건강했다. 그는 1956년 중반쯤 3개월 기한으로 유럽여행을 떠나면서 식사요법과 완전히 결별했다.
 나는 그의 양쪽 이하선샘의 아래 부위에 개암 크기의 부풀음이 있는 것을 보았다. 그것은 정상 조직보다 딱딱했으며 주위에 멍울은 없었다. 환자는 건강해보였고, 관절염에 대한 불평도 없었다. 복부도 팽만하지 않았으며, 단지 나이에 비하여 간이 비대하고 약간 딱딱했다.

❀ 이 증례를 소개하는 까닭은 우리 의사들이 재발하는 만성 질병·악성관절염·동맥경화·당뇨병 등을 앓는 사람들에게 생애의 나머지 시간에도 부드러운 식사를 하고 여러 가지 지방(신선한 버터는 제외)과 소금은 제외해야 한다고 가르쳐야 함을 강조하기 위해서다.

증례 27
- 양쪽 갑상선과 S상결장의 선암

❂ H. D 씨. 여. 68세. 자녀 1명.
임상진단 : 양쪽 갑상선과 S상결장(S狀結腸)의 선암

❂ 생검과 병력
아래 사항은 환자가 오레곤주 포트랜드에 있는 빈센트 병원에 입원했을 때의 기록을 요약한 것임.

최초의 입원 : 1940년 5월 21일~5월 29일.
진단 : 중독성결절 갑상선종.
수술 : 1940년 5월 23일 갑상선 절제.
병리학적 보고 : 갑상선의 암종선암.

두번째 입원 : 1942년 2월 24일~3월 2일.
진단 : 갑상선암.
수술 : 1942년 2월 25일 갑상선의 왼쪽 부위에서 결절 제거.
병리학적 보고 : 재발성 또는 전이성암. 갑상선에서 발원.

세번째 입원 : 1946년 3월 9일~3월 29일.
진단 : 직장 S상결장암. 1기에서 2기임.
수술 : 부분적으로 대장절제. 문합술을 했음.
병리학적 보고 : S상결장의 선암. 1기에서 2기.

네번째 입원 : 1946년 6월 3일~6월 7일.

진단 : 변형갑상선.
수술 : 갑상선 제거.
병리학적 보고 : 변형의 퇴행성 만성질병. 갑상선암에서 기인한 것으로 추정.

다섯번째 입원 : 1947년 7월 16일~7월 18일.
진단 : 짓무른 만성 자궁경관염(頸管炎)과 자궁경부유두종(乳頭腫).
수술 : 자궁경부유두종 제거와 생검.
병리학적 보고 : 만성자궁경관염. 자궁경부유두종.

여섯번째 입원 : 1948년 3월 5일~3월 6일
진단 : 식도경련
수술 : 식도경 검사.
병리학적 의견 : 이상 없음.

일곱번째 입원 : 1948년 12월 14일~12월 18일
진단 : 갑상선암의 재발
수술 : 1948년 12월 15일. 갑상선 절제수술.
병리학적 보고 : 갑상선암 재발(휘르틀 세포 타입임)

❂ 초진과 치료

1949년 4월에 초진을 했다. 환자는 몇 년 전부터 혈압이 178에서 200까지 오르내린다고 호소했다. 혈압이 192/90, 맥박은 88로 규칙적이었으며, 심장은 왼쪽으로 손가락 1.5배 정도 비대. 두번째 혈관의 소리가 항진하고 있으며 폐는 정상. 갑상선 주변에는 많은 반흔과 개암만 한 두 개의 결절이 있었다. 복부는 팽창되지 않았으며, 간은 갈비뼈에서 네 손가락째가 약간 딱딱했다. 위의 왼쪽 4분의 1 부위에 레몬만한 두 개의 종양이 만져졌으며, 서로 이어져 있었다.

그 뒤 몇 해 동안 모든 종양이 사라졌다. 환자는 건강해졌으며 튼튼해졌다. 혈압이 168/80으로 낮아졌다. 1952년 7월 21일

부인과에서 검사를 받고 직장검사도 받았는데 반흔덩어리와 끈 같은 것이 형성되어 있었으나 종양의 활동은 더 이상 없었다. 갑상선이나 부갑상선의 결절은 더 이상 손에 잡히지 않았다. 1952년 7월에 재검사를 했는데, 환자의 상태는 좋았으며, 혈압은 168/80, 맥박은 64로 규칙적이었다. 복부는 팽창되어 있지 않았고, 간의 크기는 거의 정상이었으나 약간 딱딱했다. 간이 딱딱해진 것은 아마 환자의 나이 때문인 것 같았으며 기초대사율은 -6이었다. 몇 년 동안 연골과 포타슘요법을 취하라고 했다.

최후의 보고는 1957년 7월에 다른 환자들로부터 들은 것인데, 그 환자는 건강하다고 했다.

증례 28
- 갑상선종

❂ T. A 씨. 여. 47세. 기혼. 자녀 없음.
임상진단 : 갑상선종

❂ 생검보고
1945년 11월 19일 갑상선종으로 메모리얼 병원에 재입원했다. 환자의 목 오른쪽 아래 딱딱한 덩어리가 있었는데 5×6cm의 크기였으며 음식을 삼키면 그 덩어리가 위로 올라갔다. 환자는 3주 전에 그 덩어리를 인지했다고 말했다.
갑상선종이라는 진단 결과가 나왔다. 흡인생검법으로도 그 덩어리가 암이라고 진단되었다. X-레이로 흉부검사를 한 결과 그 암에 따른 확대와 전이는 없는 것으로 판명되었다. 기초대사는 -6과 0이었다. 목수술로 갑상선의 절제를 권했으나 환자가 거절했다.

❂ 과거의 병력
환자는 지난 2~3개월 동안 매우 신경질적이었다고 했다. 그는 심장의 동계(動悸 : 활동이 심하여 보통 때보다 울렁거림 - 역자)로 고통을 받았으며, 쉽게 피로를 느꼈다. 층계를 오르기가 어려웠으며, 힘든 일을 하기도 고통스러웠다고 했다. 목줄기 아래 종양 덩어리가 생겨 지난 몇 주 동안 급속히 성장했다고 했다. 체중이 늘었으며 두 팔과 배에서 살이 늘어진다고 불평했다.

❀ 초진과 치료

1946년 3월 12일 초진을 했는데 상황은 다음과 같았다.

그는 암에 대하여 대단히 공포를 갖고 있다고 했으며 수술은 받고 싶지 않다고 했다. 쉽게 흥분하거나, 우울해지고, 잠을 잘 수가 없다고 했다. 류마티즘으로 고생을 하는데, 비가 오기 전에는 더 심하며, 생리 때는 경련이 일어난다고 했다. 혈압이 낮아서 102/68이었으며 맥박은 규칙적으로 68이었다. 기초대사는 0에서 -6. 생리 기간이 길어서 대개 10일씩 계속되며 몹시 아프다고 했다. 즉시 치료에 들어갔다. 6주가 지나자 종양덩어리는 사라졌으나 나머지 상태는 서서히 개선되어 일 년이 걸렸다.

1947년 8월 갑자기 점막하의 섬유종으로 질에서 심한 출혈을 해 그것을 절제하지 않을 수 없었다. 수술을 했더니 역시 진단대로였다. 전문의로부터 부분적으로 자궁 절제수술을 받았다. 그 후부터 환자는 종양에서 해방되었으며 다른 고통들도 사라졌다. 그는 더 이상 질병으로 호소하지 않았으며 옛날의 최전성기와 같이 일상적인 일을 잘 할 수 있었다. 그를 마지막 본 것은 1953년 5월 8일이었다.

최종 보고서 : 1957년 7월 29일. 환자는 아무런 증상이 없이 잘 지내고 있었으며 일도 잘 하고 있었다.

증례 29
- 오른쪽 유방의 선암

✸ A. L 씨. 여. 47세. 미혼.
　진단 : 오른쪽 유방의 선암. 3기. 유방을 완전히 절제했음. 흉추 5번과 6번에 전이되어 있음.
　1944년 자궁의 부분제거 수술 받았음.
　1945년 매이요 클리닉에서 오른쪽 유방을 완전절제. "1945년 3월 29일. 우리 병원의 외과팀에 의하여 시행된 오른쪽 유방 절제 수술로 종양을 제거. 병리학적으로 선암 3기로 판명되었으며 옆구리 샘에도 전이되어 있었음. 1945년 11월에 오른쪽 위 안쪽 가슴벽에 조그마한 결절이 발생. 11월 15일에 절제. 병리학상으로 이 결절이 감염지방임이 판명되었음. 1946년 12월 5일 환자는 다시 수술을 받았음. 이때 자궁출혈 때문에 부위를 확장시켜 소파수술까지 했음. 스크레이핑 조사로 생리 주기가 늘어나고 있음이 판명되었음."
　1949년 6월. 왼쪽팔에 마비가 왔음.
　1949년 10월. 양 어깨에 통증이 왔음.
　1949년 11월. 흉추 5번과 6번, 그리고 거기에 연결된 갈비뼈에 전이. 시카고의 일리노이스 연구소에서 진단. 심도 X-레이 치료 받음. 남성호르몬 투여. 크레비오젠을 2회 주사.
　1951년 2월. 불임수술을 받다. 점점 나빠져 나라 안의 여러 치료소를 찾아다니며 치료를 받았음.

증례 29. 오른쪽 유방의 선암 413

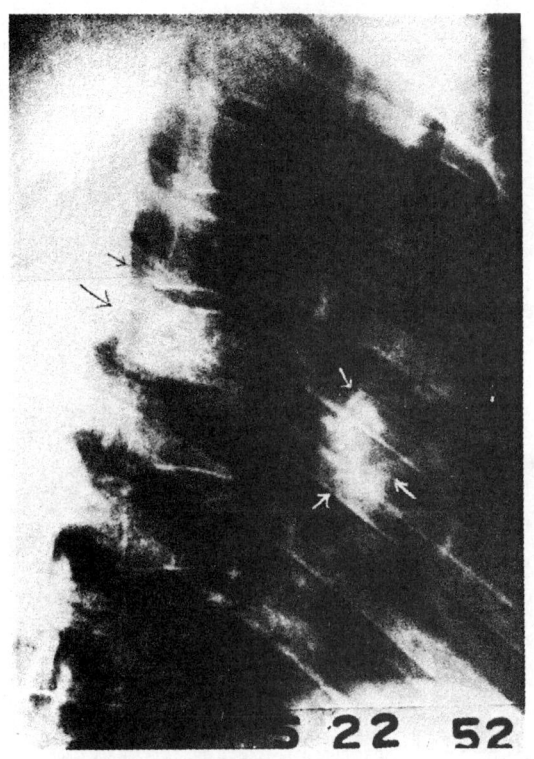

그림 29-1. 1952. 5. 22

❋ 초진과 치료

1952년 5월 22일에 초진이 있었다. 등어리 상부, 두 팔과 어깨에 심한 통증이 있다고 호소했다. 매우 허약하고, 신경질적이었다. 환자는 "죽음에 대한 설교"를 써두었다.

6개월이 지나자 완전히 일할 수 있는 능력을 회복했다. 통증이 없어졌다. 최종보고서가 작성된 1957년 8월까지 계속 일을 하고 있다.

❋ X-레이 보고

1952년 5월 23일

414 제 2 부 환자 50명에 대한 실제 치료 결과

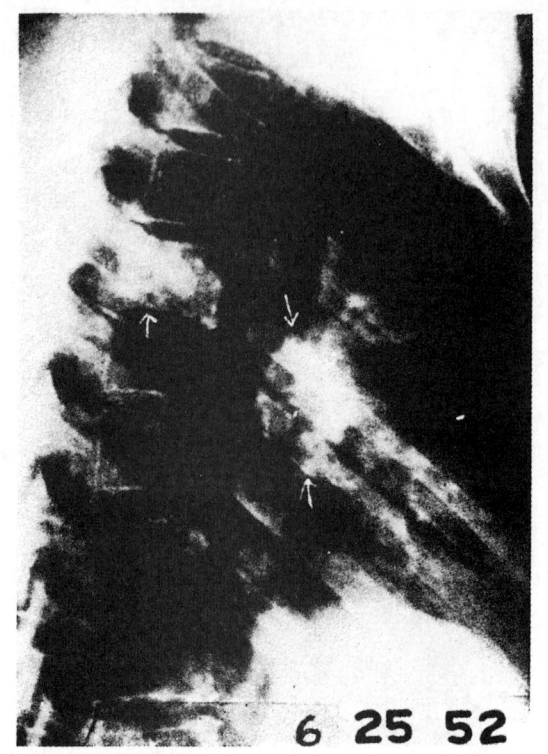

그림 29-2. 1952. 6. 25

  5번째 흉추에 여러 개의 진한 혼탁물이 있으며 뒤쪽 3분의 2 부분까지 퍼져 있음. 척추의 구조가 거의 대부분 소멸되어 있음. 인접된 척추 공간이 좁혀져 있고 거기에 대단히 협착한 돌출부가 있음. 오른쪽 5번째 갈비뼈의 추골 부위와 신경궁(弓)까지 골성형(骨成形) 과정이 이루어지고 있었음. 골성형암이었음. 요추 4번과 5번 사이의 추간 공간은 우측에서 좁아져 있음. 여기에도 돌기가 형성되고 있었음. 위에서 언급한 추의 인접 부위들에도 골경화증이 발생해 있음이 인지됨. 이들은 골관절증의 변성(變性)으로 보이며, 골형성성(骨形成性)의 암이 아닌가 의심이 감.

증례 29. 오른쪽 유방의 선암 415

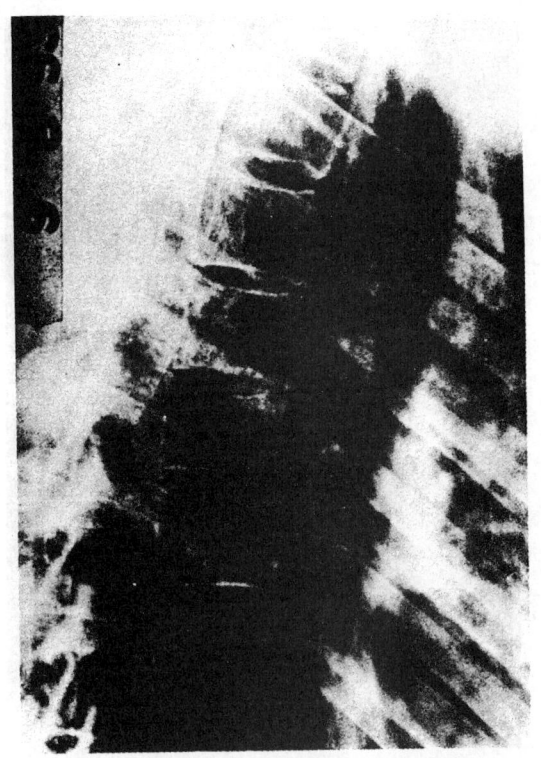

그림 29-3. 1953. 9. 8

1952년 6월 26일

척추의 측면 촬영으로 흉추 5번에 석회질화가 하부경계를 따라 앞쪽에서 형성되고 있음을 발견. 오른쪽 옆에서도 석회질화가 이루어지고 있음. 아니면 거기도 앞에서 말한 바와 같은 상태가 일어난 것임.

1953년 4월 9일

측면 촬영으로 전에 보였던 제 5흉추의 앞쪽에 있었던 석회질화가 역전하여 다시 정상적인 뼈 구조로 변한 것이 보임. 5번째 갈비뼈에서는 명확한 변화가 일어나지 않았음.

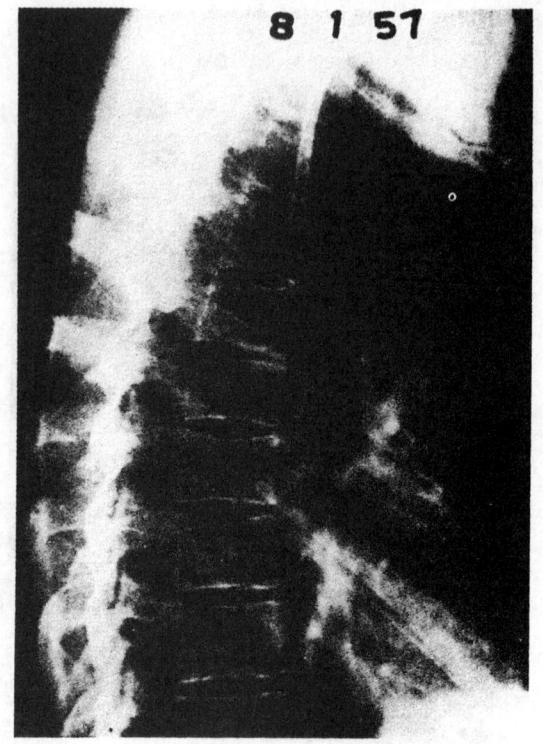

그림 29-4. 1957. 8. 1

1953년 9월 8일
흉추 5번의 좌측과 뒷면에 작고 불규칙적인 석회질화 부위가 보일 뿐임. 흉추 5번과 6번 사이의 척추내 공간이 부분적으로 말살되어 있음. 기타의 병리학적인 상태는 보이지 않음.

1954년 2월 16일
5번 흉추 뒷면에 경미한 석회질화가 보일 뿐임.

1954년 12월 2일
5번 흉추의 측면에 매우 적은 석회질화가 보임. 흉추 5번과 6번 사이의 척추내 공간이 부분적으로 말살된 것 외에 별 다른 병리학적인 상황이 보이지 않음.

 X-레이상으로 보아 이 회복은 병리학적인 물질을 흡수한 후 1년 안에 뼈가 회복될 수 있음을 것을 증명하는 것임. 전에 병리학적인 상태에 있던 뼈물질에 거의 정상적인 조직이 형성되어 있음. 이것은 암에 걸렸던 뼈조직도 반흔형성이 되어 마침내 정상적인 뼈 조직으로까지 회복될 수 있음을 보여주는 것임.

✿ 최종검사와 X-레이 사진

 1957년 8월 1일. 병리학적으로 아무 것도 없으며 간호사로 정상적인 근무를 하고 있었다.

증례 30
- 오른쪽 유방의 선암

❋ L. W 씨. 여. 47세. 자녀 1명.
임상진단 : 오른쪽 유방의 선암. 옆구리 임파절까지 확대. 완전 절제수술 후 재발.

❋ 생검과 수술
1945년 5월 25일 월트리트 병원에서 처음으로 진단받았음. 용혈성의 포도상구균과 알파 용혈성의 스트렉토균에 의한 심한 감염으로 옆구리 임파결절의 완전절제 수술을 받았음. 1946년 10월 1일. 기관지염 증상이 있었으며 폐결핵은 아니었음. 체중이 123파운드로 줄었으며 혈압이 110/80, 맥박이 70으로 규칙적이었음. 심하게 수축이 일어남. X-레이 치료를 받아 피부가 탈색되어 있음. 가슴을 X-레이로 조사했더니, 오른쪽 폐의 위 3분의 1 중심부에 구름같은 것이 있었으며, 소엽내 흉막 부위까지 퍼져 있었음. 그 부위는 X-레이 침윤으로 보이나 자연적인 전이로 볼 필요는 없을 것임. 가족들에게 더 치료해보아야 별 효과가 없을 것으로 통지했음.
병리학적 진단 : 유방선암으로 옆구리 임파절에까지 번졌음.

❋ 초진과 치료
1945년 10월 29일 초진시의 상태는 다음과 같았다.
환자가 악액질(惡液質)의, 황달기가 있고 결벽증 상태. 심한 기

증례 30. 오른쪽 유방의 선암 419

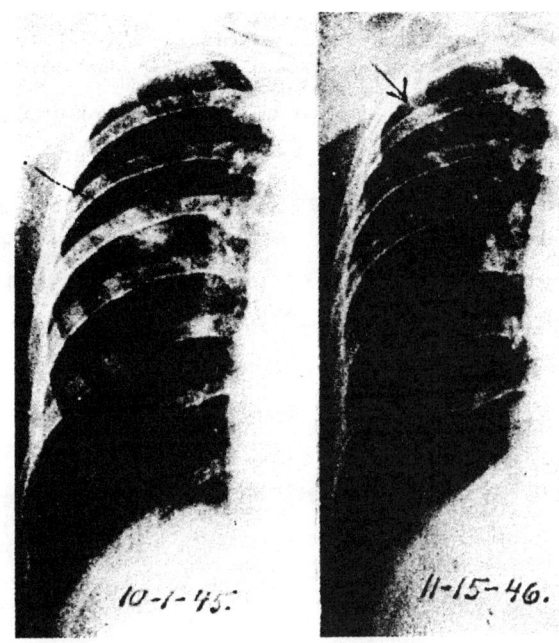

그림 30-1. 1945. 10. 1 1946. 11. 15
좌-오른쪽 상부 폐엽에 아픈 부위가 보인다.
우-아픈 부위가 없어졌으며 몇 가닥의 섬유종이 상부 폐엽
의 가장자리에 보인다.

침으로 호흡이 곤란, 심한 좌측선병증, 매우 허약, 계속적인 메스꺼움과 구토, 복통확장과 간의 비대. 오른쪽 옆구리에서는 선병증이 나타나지 않았다. 가슴에 대한 X-레이 촬영으로, 오른쪽 상엽에 침윤이 진행되고 있음이 나타났는데, 자연적인 전이가 아니며 X-레이 침윤이 확실해보였다.

호흡곤란으로 첫 주에는 침대에 앉아 있기만 했다. 즉시 치료를 시작했다. 일 주가 지나자 메스꺼움과 구토는 사라졌으나 기침은 여전했으며 계속 쇠약했다.

1946년 1월. 왼쪽 옆구리의 멍울은 사라졌다. 1개월 내에 환자가 회복되었다. 1년 동안의 치료를 받으면서 환자가 평상의 생활과 식사로 돌아갔으나, 소금과 지방은 제외했다.

1949년 10월에 재검사로, 두개골, 척추, 가슴에 X-레이 촬영을 했는데, 전이의 흔적이 없었다. 폐의 오른쪽 위 부위에서도 1945년 10월의 첫 조사 때에 비해 뚜렷하게 나타나지 않았다.

✿ 이 환자에 대한 우리들의 견해는 다음과 같다. 환자는 심도 X-레이 요법으로 인하여, 아니면 활성의 암진행에 의하여, 혹은 그 양자에 의하여 거의 말기암 증상에까지 갔었는데, 우리들의 치료로 대단한 효과를 보았다. 그러나 이 환자의 경우 질병의 어떠한 과정이 치료에서 최선의 효과를 보았는지 정확하게 말할 수 없다. 이 증례를 소개하는 것은 이와 같이 상황이 혼합된 사례가 자주 일어나기 때문이며 이 경우에는 즉각 구조조치를 해야 하고 밤낮으로 최대한 엄격한 제독조치를 해야 함을 알리기 위해서다.

1957년의 최종보고 : 환자는 건강해졌으며 일을 하고 있다고 했다.

이 증례는 위장외과지 1949년발 4권 7호에 게재되었다. 이와 비슷한 증례가 미의학지 21권 211~226에 소개되어 있는데 "폐에 대한 방사선 영향에 의한 결정적인 폐기능부전"이다(병리학연보. 1957년. 44쪽 참조).

증례 31
- 오른쪽 유방의 퇴행성암

❂ E. C 씨. 여. 61세. 미혼.
임상진단 : 오른쪽 유방의 퇴행성암. 옆구리에 전이. 5번째 갈비뼈 연골 부위에 재성장.

❂ 생검보고
옆구리 전이를 동반한 퇴행성암. 3기의 만성암. 현미경 검사에 의하면 비대한 과염색성(過染色性), 다형성(多形性), 상피성(象皮性) 세포가 무수한 분열을 일으키는, 즉 세포의 퇴행성 성장을 일으키는 것으로 보인다. 명울의 형성은 보이지 않는다. 임파의 결절 부위가 완전히 종양으로 바뀌고……

❂ 과거의 병력
1947년 3월 20일. 환자는 겨드랑이 전이 부위와 함께 오른쪽 유방의 완전 절제수술을 받았다. 7년 전에 갑상선종에 대한 X-레이 치료를 받았으나 효과가 없었다. 그리하여 갑상선 대부분을 절제하는 수술을 받았다. 캘리포니아주 오클랜드의, 페랄타 병원에서 수술을 받았다. 그 후로 환자는 소량의 연골을 계속 먹어왔으나 점액수종의 초기증상이 일어났다.

❂ 초진과 치료
1947년 6월 26일에 초진이 있었다. 흉골 근처 다섯번째 갈비뼈에 커다란 부풀음이 있었다. 오른쪽 겨드랑이에 몇 개의 조그마한 멍울들이 있었다. 환자는 오른쪽 팔의 통증, 특히 이두근(二頭筋)의 근육통을 호소했다. 피부가 위축되어 번질거렸으며 양쪽 아래 눈꺼풀이 부풀어 있었다. 최초의 혈압은 154/92, 맥박은 규칙적으로 54였다.

1947년 6월 26일 내 치료소에 입원시켰다. 곧 종합식사요법을 실천하기 시작하여 5주가 지나자 종양과 멍울이 사라지고 기타의 증상들이 크게 줄어들었다. 시간이 지나자 완전히 회복되었다. 마지막 보고에 의하면 그는 교사직에서 은퇴했으며, 매우 건강하다고 한다. 재발하지 않았으며 여하한 장애도 없었다.

마지막 보고는 1955년 크리스마스 때와 1957년 8월 5일에 있었다. 그는 대단히 건강한 상태였다. "저는 정상적으로 활동하고 있어요. 10년 전과 거의 같아요……여전히 식사에는 신경을 쓰고 있어요"라고 말했다.

증례 32
- 유방암

❂ M. H 씨. 여. 44세. 기혼. 자녀 없음.

가족상황 : 어머니는 엉덩이뼈암으로 사망. 여형제 하나가 유방암과 뼈 전이로 사망.

임상진단 : 유방암의 잔존.

❂ 생검과 수술 보고.

1952년 6월 12일 그리니치 병원.

환자는 1949년 3월 16일 왼쪽 유방암을 수술받았음. 그때 현미경 검사를 했는데 부위는 매우 작았으나 대단한 악성이었음. 왼쪽 유방을 절제수술했음. 현미경 조사로 겨드랑이 임파결절에는 전이되지 않은 것으로 판명되었음. 이 수술로 환자는 아무런 사고 없이 완전히 회복되었음. 1950년 3월에 왼쪽 겨드랑이에 몇 개의 작은 결절들이 발견되었으며, 3월 16일에 절제. 현미경 검사에서는 음성으로 판명되었음.

1951년 2월 25일경 왼쪽 겨드랑이에 조그마한 덩어리가 또 발생한 것을 발견. 그에 앞서 열흘 전인 1951년 2월 15일에 의사로부터 정기검사를 받았는데 그때는 아무런 이상이 없었음. 왼쪽 겨드랑이에 발생한 작은 덩어리는 전혀 통증을 주지 않았음. 1951년 3월 5일에 그것을 절제했는데, 유방에서 유래된 전이성 암으로 보였음.

세번째 수술을 받은 후 1951년 4월 심도 X-레이 치료를 받았음.

❀ 초진과 치료

1952년 6월 12일 초진이 있었다. 1952년 5월에 나타난 새로운 덩어리가 있었으며, 오른쪽 겨드랑이에서 새로운 덩어리가 발견되었다. 검사를 해보았더니 왼쪽 겨드랑이의 새로운 결절은 크기가 호두만 한데 두번째와 세번째 수술을 했던 바로 그 반흔 부위에 있었다. 다른 검사를 해보았더니 아무런 이상이 발견되지 않았으나 왼쪽 팔이 오른쪽 팔보다 약간 더 부풀어 있었다. 오른쪽 앞의 중앙 부위 둘레가 10인치였는데 비해 왼쪽 팔은 10.5인치였다. 환자는 23세부터 편두통으로 고생을 해왔다. 생리가 불규칙적이었으며 보통 1주일씩이나 계속했다. 생리가 일어나기 전에 불쾌감과 경련이 먼저 일어났다. 환자는 성생활이 행복스럽지 않았다고 했다.

1953년 6월 5일에 종양과 멍울이 사라졌다. 그 뒤에 종양이 있던 자리에 조그맣고 매우 딱딱한, 거의 석회질화된 반흔이 형성되어 있음을 보았다. 1953년부터는 편두통, 공포의 발작, 우울증 등이 일어나지 않았다.

1957년 2월 4일의 최종검사 : 종양 증상이나 징후가 전혀 없었다. X-레이 보고와 시험실 보고도 병리학적인 상태가 없다고 했다.

❀ 이 증례에서 흥미로운 것은 부인과 의사인 V. R 박사의 다음과 같은 말이다. "외음기, 질벽(膣壁), 자궁경관은 정상이다. 자궁이 위축되어 있으며 모가 나 있으나 윤곽은 매끈하다. 부속 기관이 만져지지 않는다. 의사의 견해로 보아 이 경우의 출혈은 섬유조직의 증식에 의한 것이다. 이것은 분명히 양성 상태에 있으므로 어떠한 수술도 요하지 않는다. 호르몬요법을 하라고 권하고 싶다. 테스토스테론이나 크레톤요법을 권하고 싶다."

❀ 1957년 7월 27일의 최종보고 : "그는 주 5일간 근무하고, 그 외의 날에는 집안 일을 보고 있어요."

증례 33
- 오른쪽 유방의 파젯트병

※ M. B 씨. 여. 62세. 미망인. 자녀 1명.
임상진단 : 오른쪽 유방의 파젯트병.

※ 생검보고
1947년 12월 5일 뉴욕진료소. 소실(小室) 부위에서 유방암 표본을 채취. 유방암이 피부를 침윤하고 있음.

※ 과거의 병력
오른쪽 젖꼭지 아래 생긴 궤양과 덩어리 때문에 필라델피아의 종양학 병원에 입원했다. 오른쪽 젖꼭지가 약간 수축되고 경화되어 있었다. 측면 소실의 가장자리에서 딱딱한 덩어리가 만져졌으나 양쪽 폐를 찍은 X-레이 사진은 음성으로 판명되었다.

※ 초진과 치료
1947년 12월 5일 초진을 했을 때의 상태는 다음과 같았다.
오른쪽 젖꼭지가 위축되어 있으며, 젖꼭지 아래 궤양이 보였고 그보다 더 큰 침윤덩어리가 있었다. 환자는 과거에 수술을 거부했다고 했다. 즉시 치료를 시작했다. 4주 후인, 1948년 1월에 침윤 부위가 거의 만져지지 않았다. 궤양은 단단한 껍질로 덮혔으며, 나아가고 있는 것으로 보였다. 젖꼭지는 여전히 위축되어 있었다. 1948년 2월에 침윤이 느껴지지 않았으며 궤양 부위는 닫혔다. 젖꼭지는 약간 수축되어 있었다. 1948년 11월 젖꼭지가 약간 뒤집혀져 있었으며 다른 변화는 없었다.

그 후로 아프다는 호소가 없었으며, 부분적으로든 전체적으로든 재발이 일어나지 않았다. 그 전후에 일체의 치료를 하지 않았다. 1949년 10월에 두부·흉부·척추·골반 등에 X-레이 조사를 했는데 모두 음성이었다.

1955년 6월의 최종검사 : 환자는 모든 가사일을 보고 있었으며, 자동차 운전도 할 수 있는 건강한 상태를 유지하고 있었다.

1957년 8월 6일의 최종보고 : "저는 대단히 건강하며 제가 할 일은 다하고 있어요." 환자는 나에게 오기 전이나 후에도 다른 치료는 받지 않았다. 이 환자를 여기에 소개하는 이유가 바로 거기에 있다.

이 증례는 1949년판 《실험외과지》 7권 4호에 소개되었다.

증례 34
- 기저세포암

❋ J. F. McL 씨. 목사. 64세. 자녀 4명.
임상진단 : 기저세포암의 재발과 다른 형태의 암.

❋ 생검보고 : 수술 전과 후에 이루어졌음.
기저세포암이거나 상피종(象皮腫), 판상세포암이 2회. 2기임 (1947년 10월 10일과 1949년 7월 20일 실시). 그 전에는 코 등 격막의 유표피종(1946년 6월 28일)을 앓았으며 코의 다른 부위와 주위에 침윤이 있음.

❋ 과거의 병력
1937년~1938년 : 코에 피부암. 라듐을 쏘였음.
1939년 9월~1943년 : 피부전문의로부터 여러 방법으로 치료를 받았음.
1943년 9월 : 메모리얼 병원에 가서 병든 부위를 들어내고 성형수술을 했음.
1945년 1월 : 다시 메모리얼 병원에 가서 아픈 부위를 제거. 인공코를 달았음.
1946년 5월 : 인공코가 불편하여 병원에 가서, 성형수술을 받았음.
1947년 12월 : 새로운 침윤이 있어서 병원에 감. 새로운 고통을 발견하고 그것을 제거.

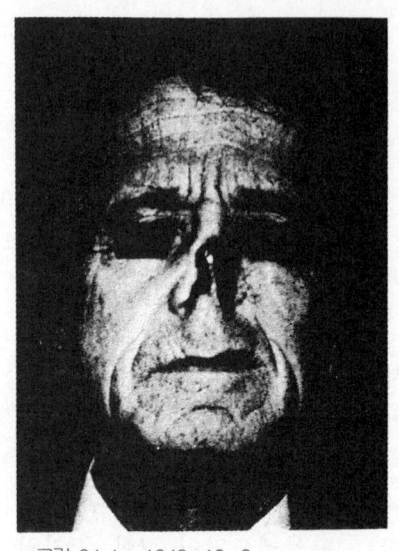

그림 34-1. 1949. 12. 3

1948년 4월 : 검사를 받으러 병원에 감. 성형외과 의사가 "모든 것이 잘 되어 있으니" 다시 올 필요가 없다고 했음.

1949년 7월 : 다시 병원에 감. 4건의 생검을 한 결과 모두 양성 판명. 외과의사가 코 전부를 절제. 1949년 7월 20일이었음.

❋ 초진과 치료

1949년 8월 10일 내가 초진했을 때의 상태는 다음과 같았다.

붕대를 풀었더니 코가 고름과 피를 비롯한 분비물로 뒤덮여 있었다. 고름이 입으로도 들어가 있었다. 보기에도 끔찍했다.

1948년 8월 10일부터 즉시 치료를 시작했다. 커다란 궤양 부위가 크게 열려 있었고, 점막이 부풀어 붉었으며, 궤양이 형성되어 있었다. 거기에 고름이 덮여 있었으며 그 고름이 흘러내려 위 구강과 입으로 흘러내리고 있었다.

그 분비물이 치료 후 3~4개월 만에 그쳤으며, 점막도 정상으로 회복되었다. 1949년 12월에 인조코를 부착했다. 그 인조코를 안경에 부착했다(그림 참조).

1956년까지 환자에게 재발이 일어나지 않았으며, 일을 할 수 있었다. 모든 부위를 치료한 후에 1949년 12월에야 처음으로 사진을 찍을 수 있었다. 두번째의 사진은 1951년 4월 3일에 우연히 찍었다.

1957년 7월 28일 최종보고

환자의 부인이 환자가 1954년 10월 방광 절제수술을 받았는데 환자가 동맥경화증으로 고통받고 있음을 의사가 발견했다고 했다. 1955년 10월 의사인 그의 아들이 주치의를 바꾸었는데, 새로운 젊은 의사는 토라진, 메트로졸과 퀴니딘을 처방했다.

내 경험에 따르면 토라진을 쓰면 4~8개월 만에 종양이 재발한다. 이 환자의 경우에도 그랬다. 그 종양을 1956년 7월에 귀쪽에서 제거했다. 내 견해로는 토라진이 직접 간접으로 간을 자극하여 종양의 재발방지에 필요한 간의 저장물을 대부분 없애버린다. 나는 다른 네 사람의 증례에서 의사들이 토라진을 썼을 때, 재발이 일어나는 것을 체험했다. 그것은 이성(異性)호르몬을 사용했을 때와 비슷하게 처음 몇 달 동안은 몸을 자극시키나 뒤에는 좋지 않은 역할을 한다.

이제 환자는 73세의 노인이다. 1956년 5월에 은퇴를 했다. 기억력이 저하된 것 외에 신체적으로 정상이다. 현재까지 재발에 대한 보고는 없다.

이 증례는 1954년 6월 25일 독일 뮤니히발 의학치료지 28호에 게재했다.

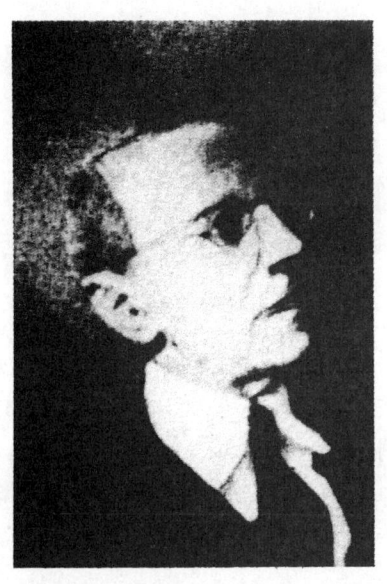

그림 34-2. 1951. 4. 3

증례 35
- 기저세포암(복합증 있음)

❋ G. G 씨. 남. 27세. 기혼. 자녀 없음.
임상진단 : 기저세포암. 진단이 되지 않은 합병증을 띠고 있음. 1938년 부모가 아이의 목에 여드름이나 사마귀 같은 것이 생겨난 것을 발견. 그것이 자라서 궤양이 되더니 그 후부터는 천천히 성장, 궤양이 있음에도 불구하고 1944년 8월에 입대.

❋ 생검
1944년 8월 28일 포트릴리에서 시행. 생검보고는 다음과 같음. 우측 유상돌기 아래 뒤쪽에 있는 피부기저세포암으로 진단. 그 부위를 절제했다.

❋ 재치료. 1945년 4월. 우측 유상돌기에 거대한 덩어리가 재발하다. 두번째 생검은 실시하지 않았다. 1945년 9월에 환자를 덴버에 있는 다른 병원으로 송치하다. 1945년 10월에 X-레이 치료를 권했으나 X-레이 전문가가 거절. 대신에 월트리드 병원에 가서 수술을 받을 것을 권했으나 환자가 거절하다. 브롱스 병원에서의 수술도 환자가 거절.

❋ 초진과 치료
1945년 10월 20일에 내가 초진을 했다. 얼굴, 목이 부어있었으며 지독한 고통과 현기증으로 평형을 잃고 있었다. 급성 감염

증례 35. 기저세포암(복합증 있음) 431

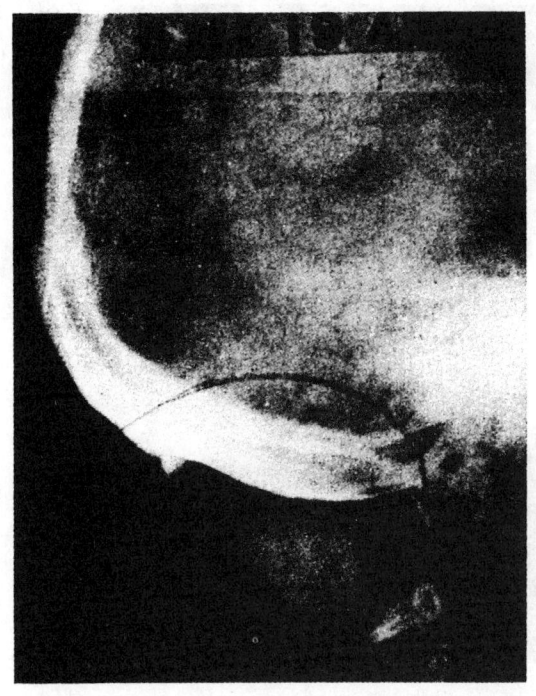

그림 35-1. 1945. 11. 19

부위나 발적현상은 없었다. 집에서 몇 주간 쉬는 동안 통증이 지독하게 증가되었다. 그의 얼굴은 점점 더 부풀었으며, 청색으로 변했다. 왼쪽 눈이 부풀어 감겨졌다. 오른쪽 눈은 거의 뜰 수가 없었다. 열은 없었다. 두 남자의 부축을 받으면서 내 사무실로 왔다. 그는 고통으로 소리쳤으며, 머리는 젖은 수건으로 동여매져 있었다. "머리 속에서 지독하게 끌고 당겨서 아픕니다. 비틀거려서 평형을 유지할 수 없으며, 머리카락이 빠져나오는 것 같습니다."라고 했다.

오른쪽 유돌골(乳突骨) 아래 주먹만 한 크기의 딱딱한 덩어리가 있는데 움직이지 않았으며, 두개골 근처에 고정되어 있었다. 그 위에 길이 3인치 정도의 수술자국이 있었다. 얼굴 전체가 부

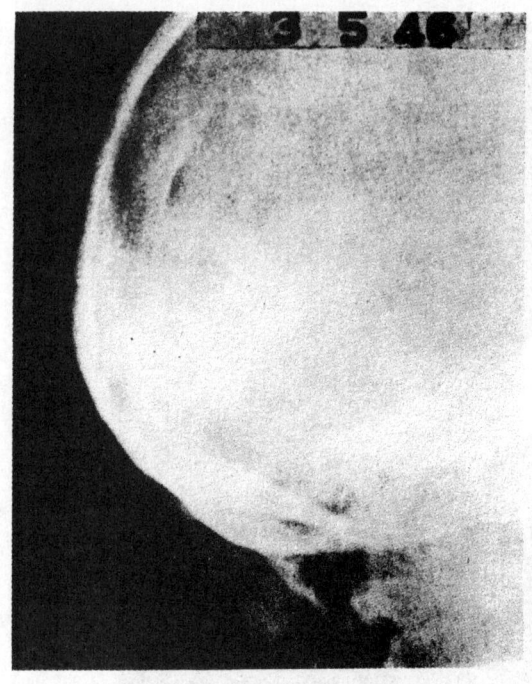

그림 35-2. 1946. 3. 5

풀어 있었으며, 청색이었다. 입 오른쪽 언저리가 아래로 처져 있었는데 그것은 안면마비와 안면의 부풀음 때문이었다. 왼쪽 눈은 거의 감겨져 있었다. 오른쪽 눈은 약간 뜰 수 있었다. 오른쪽 각막과 결막의 반응은 매우 약했다. 두 동공은 빛과 거리에 정상적으로 반응했다. 검사를 할 수 있는 한, 눈의 근육에는 불균형이 없었다.

심부건반사는 활발했다. 바빈스키 징후는 없었다. 오른쪽 귀 부분과 그 주위에는 마비가 있었다. 맥박은 98로 아주 불규칙적임. 요는 정상. 부분적으로 무과립구증이며 림프구가 증가하고 있었다. X-레이 검사로 커다랗게 부풀어 있는 종양이 보였다. 그 사진을 종양 사진 전문가에게 재검을 시켰다. 신경전문의들의 진단을 받았으나 판명이 나지 않았으며, 아마 정맥혈전증일 것이라고 추정했다. 즉시 치료를 시작했다.

4주가 지나자 종양덩어리가 거의 사라졌다. 얼굴에 부기가 없어지고, 얼굴 모양이 회복되었다. 입이 닫혀졌으며 잡아당기는 듯한 통증이 줄어들었으며, 탈모도 멈추었다. 그러나 아직도 통증이 주기적으로 나타나 평형을 유지하기가 어려웠다. 3주가 지

증례 35. 기저세포암(복합증 있음) 433

나자 혈액순환과 근육의 움직임이 처음으로 얼굴에서 나타났다. 1946년 2월에 두 손에 혈액순환과 힘이 되살아났다. 그 뒤 6개월이 지나자 두 다리에 혈액순환과 힘이 전처럼 살아나서 환자가 정상적으로 걸을 수 있었다. 최종적인 회복은 성기능의 회복이었다.

1946년 7월에 하루 3~4시간씩 가볍게 근무하는 일터에 나갈 수 있었으며, 부두 인부로 격심한 업무에 복귀하려면 일 년 반을 기다려야 한다는 충고를 주었다. 1947년 2월에 오른쪽 귀와 그 주위에 정상적인 감각이 없는 것 외에는 아무런 불편이 없었다. 요도 정상이었으며 혈액도 정상이었다. 건강해졌으며, 쉬운 일이라면 정상 근무를 할 수 있었다. 새로이 X-레이를 찍어 보았으나 음성이었다.

1948년 4월 정상적인 일터로 복귀했으며 그 후 일을 계속하고 있다. 1950년 2월 아무런 불평이 없었으나, 체중이 223.5파운드로 과했다.

흥미로운 것은 환자가 3년 동안 식사요법을 실천하다가 그 뒤에는 포기했다는 것이다. 결혼 후 11년이 지났으나 아기를 가질 수 없었다. 자신과 부인이 그 식사법을 하라고 권고를 받은, 4개월 후에 임신을 하게 되었다. 1952년 1월에 부인이 아기를 더 갖고 싶어했다. 내 충고에 따라, 부부가 식사요법에 응한 결과 새 아기를 갖게 되었다. 그 두 아이가 다 정상이다.

1954년 담낭수술을 받았다.

1956년 치질수술을 받았다.

1957년 8월 8일의 최종검사. 환자는 매우 건강했으며, 아무런 고통이 없이 가족과 함께 부분적으로 식사요법을 실천하고 있었다. 환자는 1946년 7월 상원의 소위원회에 나가 미국 역사상 처음으로 암을 고친 나의 환자 5명 가운데 한 사람으로 증언대에 섰다.

증례 36
- 오른쪽 윗입술 기저세포암

☙ C. W. 씨. 여. 61세. 기혼. 자녀 없음.
임상진단 : 오른쪽 윗입술 기저세포암

☙ 생검보고(뉴욕시, 고담 병원과 필라델피아 랑케나우 병원)
진단 : 기저세포상피종
현미경 조사 : 절편(切片)들은 피하조직에 상피세포가 차 있는 포(胞)로 이루어져 있음.

☙ 과거의 병력
오래 전에 환자의 코 밑에 조그마한 사마귀가 한 개 나 있었다. 그 사마귀가 커지면서 가려워지기 시작했다. 지난 4개월 동안 그 사마귀가 궤양이 되더니 점점 더 깊게 자라났다.

☙ 초진과 치료
1946년 2월 3일에 초진을 했다. 오른쪽 코와 윗입술 연결 부위에 1.5~2cm정도의 설치궤양이 서서히 진행되고 있었다. 속에 깊은 구멍이 형성되고 있었다.
환자는 전에 두 명의 전문의로부터 진찰을 받았다. 두 의사 모두가 X-레이요법, 라디움요법 등으로 그 부위를 절단하거나 태워내기를 주저했다. 왜냐하면 움푹 패인 곳과 입의 점막 부위를 구별짓는 부위가 아주 얇은 조직이었기 때문이다. 그 의사들은 격막에 구멍을 내려고 하지 않았다. 그렇게 하려면 오른쪽 윗입술을 완전히 드러내야 하기 때문이다.

　나는 즉시 치료를 시작했다. 6주가 지나자 궤양이 현저히 나아졌으며, 훌륭한 과립조직을 형성했다. 1946년 7월에 궤양은 멎었으며, 아주 훌륭한 반흔을 형성했다. 1948년 7월에 들자, 재발의 징후가 없었으며, 멍울도 없어졌다. 말을 하고 음식을 먹는 등 입술을 놀리는 운동을 할 때 아무런 어려움도 없었다. 그 후부터 환자에겐 아무런 증상도 없었으며, 종양재발의 징후도 일어나지 않았다.

　최종보고는 1957년 7월 24일에 있었다. "저에게 옛날의 고통이 전혀 재발하지 않아요. 선생님께서 훌륭히 치료해주셨기 때문입니다."

　이 증례는 1949년판 실험의학외과지 7권 4호에 게재되었다.

증례 37
- 왼쪽 발바닥 기저세포암

◉ L. O 씨. 이혼녀. 49세. 자녀 없음
임상진단 : 왼쪽 발바닥에 재발한 기저세포상피종.

◉ 병력
환자의 고통은 1929년에 시작되었는데 조그만 붉은 반점 한 개가 왼쪽 발바닥에 있을 때부터였다. 그 반점을 초산은으로 처치했으나, 다시 자라기 시작했는데, 초기에는 천천히 그러다가 빨리 자라기 시작했다.

1944년 2월에 성빈센트 병원에서 침윤 부위를 몇 가지 방법을 써서 소작시켰으나, 조그마한 반점 하나가 그대로 남아 있었다. 그래서 X-레이 요법을 하게 되었다. 두 가지의 치료법을 처치한 후에 전문의가 더 이상 염증을 없애길 포기해버렸다. 그러자 종양이 다시 자라기 시작하더니 궤양이 되어 발의 4분의 1에 미치게 되었다.

환자는 다시 성빈센트 병원에 입원했다. 1945년 10월에 생검을 했다. 왼쪽 발바닥에 발생한 기저세포상피종이라는 진단을 받았다. 종양제거 수술을 받고 왼쪽 허벅지의 피부를 떼내어 완전히 피부이식을 했다.

체중이 감소했으며(103파운드에서 82파운드로 떨어짐) 3개월 이상 침대생활을 했고, 지독하게 신경질적이 되어, 잠을 잘 수도 없었다. 발 전체가 붓고 대단히 민감해져서 만질 수도 없었다.

움직일 때는 아팠으며, 협장을 끼고 다리를 늘어뜨려 변소로 갈 때도 아팠다. 왼쪽 발바닥 중앙에 2.5×1.5cm되는 직사각형의 깊숙한 궤양이 있었다.

❖ 초진과 치료

1945년 11월 25일 환자를 처음 보았을 때 그는 집의 침대에 파묻혀 있었다. 즉시 치료를 시작했다. 4주가 지난 12월 말에 궤양이 거의 없어졌으며, 발이 더 이상 붓지 않았다. 식욕이 좋아졌으며, 지팡이를 짚고 걸을 수 있게 되었다. 체중이 늘어 101 파운드가 되었으며, 마침내 지팡이 없이 걷게 되었다.

1957년 5월에 환자를 마지막 보았다. 왼쪽 발과 발바닥이 아주 정상이었다. 이제는 춤을 출 수 있으며 다른 호소도 없었다. 반흔은 보통의 피부처럼 되어 갔다. 1946년 말부터 그는 아무런 제한도 가하지 않는 보통의 식사로 복귀했다는 것은 흥미롭다. 그는 이제 담배도 피우고 술도 마신다. 그것은 암을 앓았던 사람에게 대단한 위험이기도 하다.

1957년 7월 마지막 보고. 재발 없음. 대단히 즐겁게 지내고 있다.

증례 38
- 왼쪽 신장육종

❂ M. M 씨. 수녀. 44세.
임상진단 : 왼쪽 신장육종 재발.

❂ 생검보고(펜실베니아, 알렌타운의 시크레드 병원)
1945년 2월 19일 환자에게 수술을 했다. 1945년 2월 11일에 입원했을 때, 수술 전의 진단은 난소 난종으로 보았다. 그러나 개복을 했을 때, 커다란 종양 하나가 골반에서 횡경막까지 퍼져 있는 것을 보았다. 이 종양은 난소종이 아니라 복막후의 종양이었다. 나는 하행결장과 횡행결장에 상처를 주지 않으려고 조심하면서 복막의 뒤층을 열었다. 종양은 왼쪽 신장에서 뻗어난 이후에 점점 벌어지면서 넓은 족(足) 돌기에까지 미쳐 있었다. 곧 왼쪽 신장과 종양을 절제했다. 왼쪽 요부의 복막 뒷부분에 천자를 넣어 펜로즈식 배농법을 실시했다. 그리고 뒤 복막층을 닫아 복막 뒷부분를 막았다. 종양의 크기가 손이 들어갈 정도의 접시만 했으며, 신장의 크기는 정상이었다. 병리학적인 검사에 따르면, 크기가 신장을 포함하여 45cm, 덩어리의 실제 무게가 23파운드나 된다고 했다(운반시에 상실된 무게를 포함해서). 현미경 검사에 의하면 종양은 작았으며, 둥근 방추세포형이었다. 사실 이러한 종양의 재발은 너무도 당연한 것으로 오히려 재발하지 않는다면 더 이상할 것이다. 다른 부위에서 그와 같은 덩어리를 발견할 수는 없었으나, 수녀 감독과 나는 그 수녀가 더 깊은 치료를 받아야 한다고 결론을 내렸다.

◉ 과거의 병력

환자는 1946년 7월 16일부터 8월 4일까지 18차례 X-레이 치료를 받았다. 그리고 지난 여름, 즉 1947년 6월 24일부터 42차례 X-레이 치료를 받았다. 환자는 치료 도중 잦은 구토, 현기증, 부수적인 빈혈증, 쇠약, 체중 감소(10파운드 감량) 등으로 더 이상 X-레이 치료를 받기 어려웠다. 정상적인 치료법으로 철분·간주사·비타민과 스틸베스트롤 투여 등을 했으나 효과가 없었다. 환자는 폐경이 되면서 얼굴이 붉어지고 발한이 일어났다. 가끔 위가 뒤틀리고 심한 변비로 고생했다.

◉ 초진과 치료

나의 초진은 1947년 10월 29일에 이루어졌다. 환자는 매우 창백했고, 복부팽만을 호소했으며 왼쪽 다리가 허벅지 25인치 위에까지 부어서 다리를 펴거나 움직일 수 없다고 호소했다. 왼쪽 배 4분의 1 부위(옛날에 수술받은 자리 약간 아래)에 만져지는 두 주먹만 한 크기의 커다란 종양이 한 개 있었다. 처음 두 달 동안 치료를 받으면서 환자는 대단히 쇠약하고 피로해버렸는데, 그 뒤 3주 동안에 나아지기 시작했다. 환자는 전형적인 호전반응을 갖게 되었는데, 거의 모든 뼈와 관절, 목, 오른쪽 귀, 그리고 복부 주변에 그러한 반응이 나타났다. 그리고 곧 회복되어갔다. 1948년 9월에 환자는 대단히 튼튼해졌음을 느꼈으며, 종양이 없어지고 다리도 옛날의 크기로 회복되어 움직일 수 있었다. 그런데 뚜렷한 예외적인 증세가 있었다.

환자는 타자는 칠 수 있었으나 펜이나 연필로 글씨를 쓸 수 없었다. 1949년 3월에 그는 완전히 회복되었는데 때때로 오른쪽 신장 부위에 통증을 느꼈다. 1949년 5월 20일 그는 정신적으로도 회복되어 "이제 나의 몸 안에서 아무것도 자라고 있지 않다는 것을 느끼고 있어요"라고 말했다. 공포와 걱정에서 완전히 헤어나기까지는 아직도 1년 반 이상이 필요했다. 환자는 1954년 6월 20일에 다음과 같이 말했다. "지난 수 년 동안 대단히 좋아졌습니다. 제가 처한 환경 때문에 특별한 식사요법을 더 이상 지킬 수는 없습니다. 그러나 생야채·과일·녹즙을 최대한 많이 먹으려고 노력합니다. 체중이 늘었으며, 다른 종양이 자라지 않고 있다고 확신합니다. 일리노이주 웨드론에서 여러 의사들로부터 검사를 받았으며 1년 전에는 제가 있는 병원에서도 검사를 받았습니다. 검사 결과는 '음성적'이었습니다. 선생님께 방문한 이후로 저는 제가 맡은 일을 다 할 수 있는데 1949년까지는 학교에서, 그 후부터는 실험실 기사로 일하고 있습니다."

이것은 1955년 12월 5일의 보고였다.

1957년 7월 2일 최종보고. "저는 대단히 좋아졌습니다. 여기 성마리 병원의 실험실에서 하루 종일 일을 하고 있습니다. 식욕이 좋으며 체중이 줄지도 않았습니다. 새로운 종양이 자라는 증거는 전혀 없습니다."

증례 39
- 전립선암

◉ L. G. W 씨. 남. 75세. 기혼. 자녀 4명.
임상진단 : 전립선암(前立腺癌). 요추에 전이. 동맥경화와 고혈압 합병.

◉ 과거의 병력
5, 6년 전에 환자는 메모리얼 병원에서 건강진단을 받았는데 모두가 '음성'이었다. 이듬해 수명연장연구원에서 검사를 받았는데 같은 결과가 나왔다. 그러나 1950년과 1951년 사이에 뒷목에 심한 통증을 느꼈으며, 체중이 줄고, 소변이 잦아졌는데 특히 야간에 그랬다. 그래서 두 사람의 비뇨기과 의사로부터 진찰을 받았다. 의사가 부인에게 전립선이 비대해져 있으며 척주하부와 골반에도 전이되었다고 알려주었다. 수술을 할 수가 없으며, 생검 등 다른 검사도 할 수가 없을 정도로 심각하다고 했다. 1951년 8월의 의료보고서는 이러했다. "골반과 요추의 뼈 밀도에 이상이 있으며 병이 전이된 것을 나타내고 있음."

◉ 초진과 치료
내 병원에서의 초진은 1952년 5월 20일에 이루어졌다. 환자는 15년 동안이나 전립선에 문제가 있었다고 했다. 그는 밤마다 3~4차례 소변을 보아야 했다. 아침에는 오줌을 누기가 매우 어

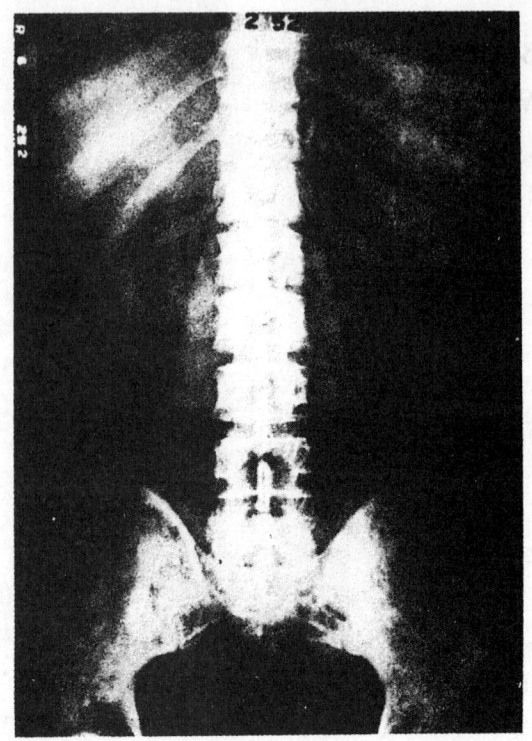

그림 39-1. 1952. 6. 2

려워서 몇 분간 용을 써야 했다. 그러나 낮에는 대개 쉽게 눌 수 있었으며 오줌줄기도 좀 강해졌다. 몇 년 동안 현기증이 일어났으며 눈이 아프기도 했다. 전에 받았던 치료법은 여러 가지 여성호르몬을 이용하는 것이었는데, 그 때문에 유방이 커졌으며, 다른 특별한 효과는 보지 못했다. 혈압은 182/94이었으며 맥박은 64로 대단히 불규칙적이었다. 직장 검사에서 왼쪽에 결절 표면이 형성된 커다란 전립선 암덩어리가 있는 것이 발견되었다. 심장이 양쪽으로 다 비대해져 있었는데 오른쪽으로 손가락 1개 굵기 정도로, 왼쪽으로는 그보다 더 굵게 커져 있었다. 양쪽 혈관에서 소리가 크게 났다. 1952년 6월에 X-레이 전문의로부터

증례 39. 전립선암 443

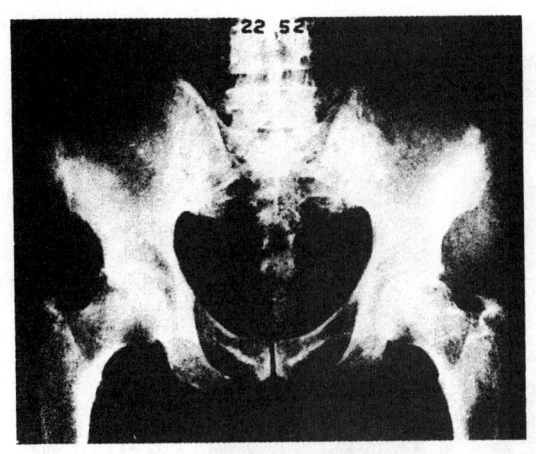

그림 39-2. 1952. 9. 22

검사받은 결과 천장골 관절 부위 상부 3분의 2가, 특히 왼쪽이 부분적으로 폐쇄되어 있다고 했다. 주변에는 반투명의 수많은 불규칙적인 부분이 천골쪽으로 뻗쳐 있다고 했다. 그리고 골경화증 부위도 많이 있다고 했다. "2·3·5번째 요추 아랫쪽에는 경계가 불규칙하며 희미하게 뼈가 나빠져 있다. 이들 변화는 용골성이며 골성형성의 전이라고 말할 수가 있다"고 했다.

처음의 조사에서 요에는 알부민이 +2 당백혈구가 HPF당 20 ~25 그리고 적혈구가 매우 소량 비쳤다. 다른 검사에서는 하이알린원주(圓柱)와 약간의 과립원주가 비치기도 했다. 1952년 5월 20일부터 즉시 종합식사요법을 실천시켰다. 그 후 몇 달 안에 환자는 회복되어 갔으며 등 아래의 통증과 복부 4분의 1 부위의 통증도 사라졌다. 체중도 늘었으며 X-레이 검사 결과 골형성이 특히 양쪽 천골의 관절에서 일어나던 것이 줄어들었다. 1953년 7월 10일에 X-레이 재검 결과는 다음과 같았다.

"양쪽 천골관절 부위에서 보이던 골형성이 없어졌다. 관절 자체가 새로이 뚜렷해 보인다. 전이의 징후가 없다. 척주의 관절염은 여전하다."

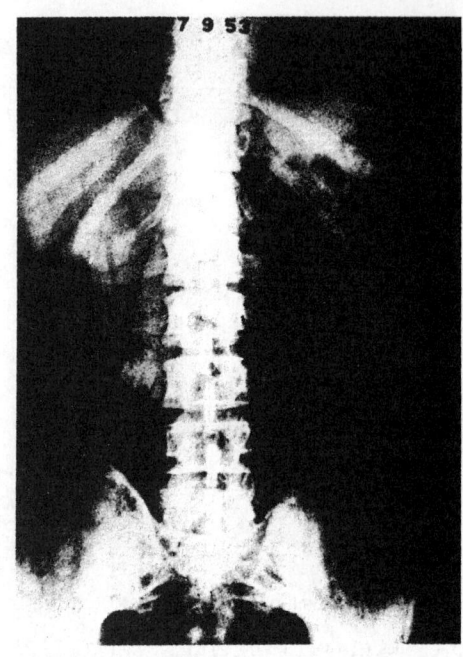

그림 39-3. 1953. 7. 9

그 뒤 몇 년 동안 소변보기는 더욱 어려워졌다. 비뇨기과 의사로부터 여러 번 요도를 넓히는 치료를 받았으나 충분한 도움을 받지 못했다. 1955년 11월에 치골상부(恥骨上部)의 전립선과 양측의 음낭정관 절제수술을 받았다. 전립선의 무게는 250그램이었다. 병리학적 보고는 다음과 같았다.

절편(切片)을 보면 조직이 수많은 확장된 뒤틀린 폐포(胞)로 이루어져 있으며 원주상피질로 둘러싸여 두꺼운 섬유성의 간질(間質) 사이에 들어 있다. 이들 폐포의 일부는 포낭으로 분홍빛 분비물로 차 있었다. 어떤 폐포는 파열되어 다른 폐포들과 엉켜 있었다. 간질에는 조그마한 둥근 세포들과 몇 개의 호산성의 백혈구가 침윤되어 있었다. 악성질병의 변화가 보이지 않았다.

진단 : 만성적인 섬유선종양의 과형성

❋ X-레이 보고

1952년 6월 5일. 요추와 골반에 대한 X-레이 검사를 했다.

1952년 9월 22일. 골반을 전후에서 촬영. 요추를 측면에서 촬영. 양쪽 천장골 연골 부위에서 골성형성이 일부 증가되었음. 그 외는 전과 동일함.

1952년 11월 5일. 골반과 요추에 X-레이 검사했음. 전반적으로 전과 같았으나 양쪽 천장골 관절 부위가 분명히 전보다 나아져가고 있으며 아물어가고 있다고 보아도 되겠음.

1953년 7월 9일. 골반과 요추를 양쪽 방향에 대조 촬영. 전에 양쪽 천장골 연골에서 진행되던 골성형성이 줄어들고 있었다. 관절 부위가 더욱 뚜렷하게 나타나다. 전이의 징후가 없다.

이상 네 장의 X-레이 사진을 통해서 보면 처음에는 골성형성 과정이 증가되다가, 뼈의 회복이 이루어졌다. 그 과정을 방어력, 즉 치유력을 증가시키기 위하여 뼈조직을 대량 생산한 것으로 볼 수 있다(회복이 뒤따르게 된다).

1957년 11월에 찍은 마지막 X-레이는 오직 골성형성이 변하고 있음을 보여주었다.

증례 40
- 전립선암

❋ L. J. R 씨. 남. 59세. 미혼.
누이가 우리 병원에서 갑상선 재발암 치료를 받았다. 그 누이와 함께 살고 있다. 가족 가운데 암환자들이 여럿 있다.
  임상진단 : 전립선암. 왼쪽천장골 관절에도 전이되어 있음.

❋ 생검보고 : 4년 전에 의사가 환자의 전립선이 비대해져 있고 표면이 울퉁불퉁한 것을 발견했다. 생검과 수술을 권유받았다. 그 후 몇 년 동안 천장골의 관절 좌우에 전이가 되자 의사가 생검이 더 이상 필요하지 않다고 했다.

❋ 과거의 병력
1948년 초에 소변이 잦아졌다. 그 뒤에는 오줌줄기가 작아지고, 때에 따라서 특히 오전에는 강하게 눌러야 했다. 때때로 오줌을 누려면 한참씩 기다려야 했다.

❋ 초진과 치료
1952년 3월 25일에 초진을 했다. 그는 소변을 보기가 어렵다고 했다. 그러나 카테터 삽입은 필요치 않다고 했다. 지난해에는 전립선을 마사지하는 것 외에 별다른 치료는 받지 않았다. 직장검사를 해본 결과 거대한 전립선이 모든 방향으로 비대해져 있었으며 딱딱해져 있고, 그보다 더 딱딱한 결절이 표면에 나 있었다. 전립선이 길게 뻗어 있어서 손가락을 대도 위에 닿

증례 40. 전립선암   447

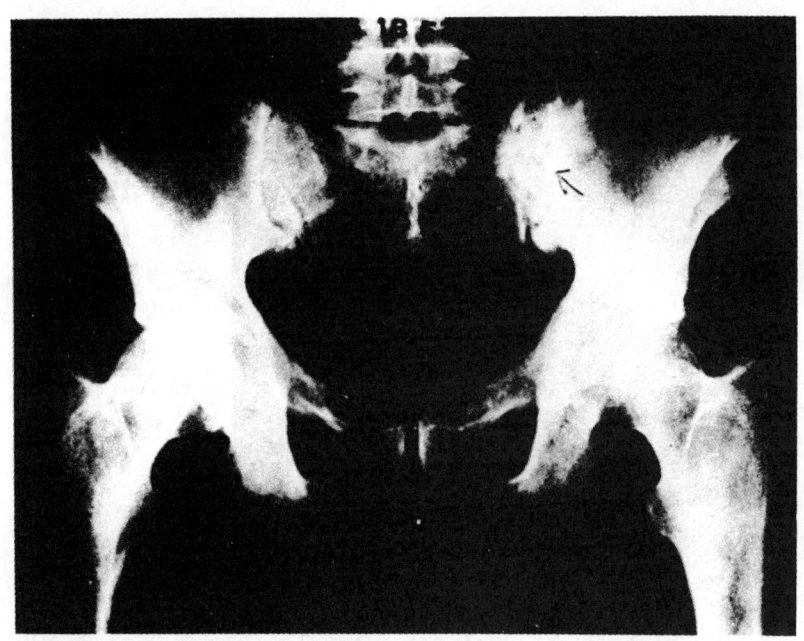

그림 40-1. 1952. 6. 18

지 않았다. 혈압은 146/92였고 맥박은 64로 규칙적이었으며 심장은 비대해지지 않았고 복부도 팽만하지 않으며, 간이 비대하거나 딱딱하지도 않고 표면은 매끈했다. 그 뒤 몇 달 동안에 소변을 자주 보던 것이, 낮에는 정상으로 돌아왔으며 밤에는 네 번쯤 누게 되었다. 그 뒤 몇 년 동안에 비대해졌던 전립선이 많이 가라 앉았으며 밤에 오줌을 누는 횟수도 세 번으로 줄어들었다. 전립은 약간 커져 있었으며 표면이 매끈해졌고 결절이 잡히지 않았다. 재검사를 받기 위해 전문의에게 보였다. 의사는 그의 커졌던 전립선이 훨씬 작아졌으며 표면은 매끈하고, 결절이 없으며, 표면에 커다란 죽종이, 그리고 앞쪽에 그보다 더 작은 죽종이 있음을 알게 되었다.

치료를 받는 동안에 환자는 거의 매월 알칼라인 검사를 받았다. 보단스키단위로 11.2에서 21 사이를 오르내렸다. 이러한 것

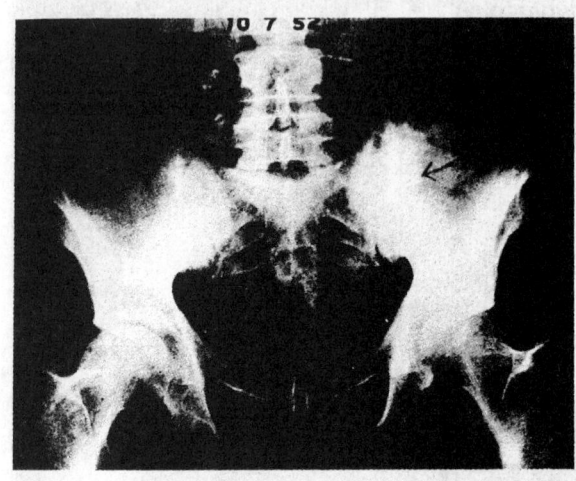

그림 40-2. 1952. 10. 7

들과 질병의 정도에 어떤 관계가 있는지 알 수 없었다(어떤 경우에서는 그 수치가 정상으로 내려갔다).

✤ X-레이검사
1952년 6월 18일.

왼쪽 천장골 관절에 불규칙적이며 부분적으로 반투명한 것들로 섞여 있는 융합성의 두꺼운 혼탁 부위가 있었다. 천골 부위보다 장골의 뼈에 더 심하게 진행되고 있었으며 관골구 쪽을 향해 아래로 뻗어 있었다. 장골의 상부는 폐쇄되어 있었다. 요추 4번과 5번의 오른쪽에 석회질화된 멍울이 많이 있었다. 척주는 병리학적인 상태를 나타내고 있지 않았다.

결론 : 왼쪽 천장골 관절에서 일어나고 있는 것은 주로 골성형성의 전이인 것으로 보였으며, 그리고 용골성의 형태인 것으로도 보인다.

1952년 7월 24일.

이번의 사진을 1952년 6월 18일에 찍은 것과 비교해보면 왼쪽 천장골 관절 측면 위에 새로이 석회질화한 곳이 보이는데, 전에는 반투명한 것이 있던 혼탁 부위였다.

1952년 9월 10일.

왼쪽 천장골 관절 부위와 왼쪽 장골뼈에서 진행되던 석회

증례 40. 전립선암   449

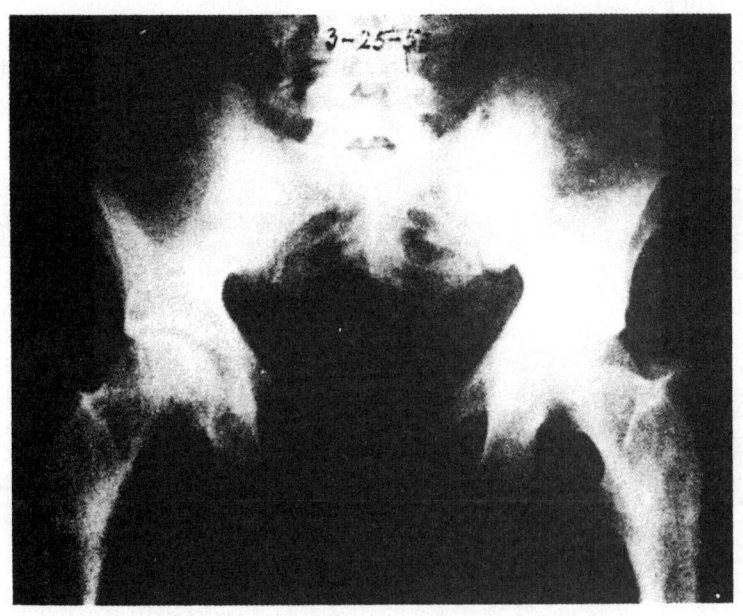

그림 40-3. 1953. 3. 25

석회화가 앞의 사진에 비해 증가되고 있음. 동시에 반투명 부위는 사라졌음.

1953년 12월 10일.
왼쪽 천장골 관절 주위에 석회질화가 약간 증가되었음. 아니면 상태가 전과 동일함.

그 뒤의 사진들은 석회질화가 더 진행되고 뼈가 회복되는 것을 보여주었다.

1957년 7월 7일의 최종검사
전립선은 더 작아지고 결절도 만져지지 않았다. 밤에만 소변이 잦았다. 멍울도 없었다. 환자는 건강해 보이고 일도 잘 했다.

단위 보단스키

날 짜	혈장알칼리인	날 짜	혈장알칼리인
1953년 8월 19일	14.9	9월 6일	11.6
1954년 1월 20일	12.0	10월 10일	12.0
2월 18일	12.8	11월 7일	13.2
3월 25일	13.2	12월 5일	12.8
4월 9일	17.4	1956년 1월 21일	12.8
7월 1일	12.0	4월 30일	21.0
7월 22일	12.8	7월 16일	17.4
9월 2일	11.2	8월 9일	12.8
10월 19일	12.0	10월 22일	18.0
12월 6일	14.0	1957년 1월 7일	16.8
1955년 2월 14일	11.2	3월 4일	14.4
3월 28일	13.6	4월 22일	13.6
6월 13일	9.6	6월 24일	12.2
7월 22일	13.0	11월 18일	12.8

증례 41
- 기관지암

❋ G. G 씨. 여. 55세.
임상진단 : 기관지암. 오른쪽 폐 완전 절제. 활동성으로 번지고 있는 암이라는 것을 나타내고 있음.

❋ 생검보고 : 오른쪽 폐에 기관지암(氣管支癌).

❋ 과거의 병력
여성 요양소에서 일반적인 검사를 받은 후 뉴욕의 메모리얼 병원으로 보내졌다. 기관지검사와 생검을 받은 결과 악성임이 판명되었다.
1949년 10월. 오른쪽 폐를 완전 절제하다.
1950년 6월. 심한 빈혈이 있었으며 체중이 130파운드에서 115파운드로 감소. 기침이 계속되다. 1950년 8월 메모리얼 병원에서 4번의 수혈을 받다. 7주나 고열이 계속되다. 그 원인을 알 수 없었다. 체중이 다시 떨어져 97파운드가 되다. 가족들에게 나머지 폐에서도 암이 진행되고 있을 것이며 환자의 수명이 잘 해야 겨우 몇 개월이라고 알려주었다.

❋ 초진과 치료
나의 초진은 1950년 10월 7일에 이루어졌다. 환자는 열이 높

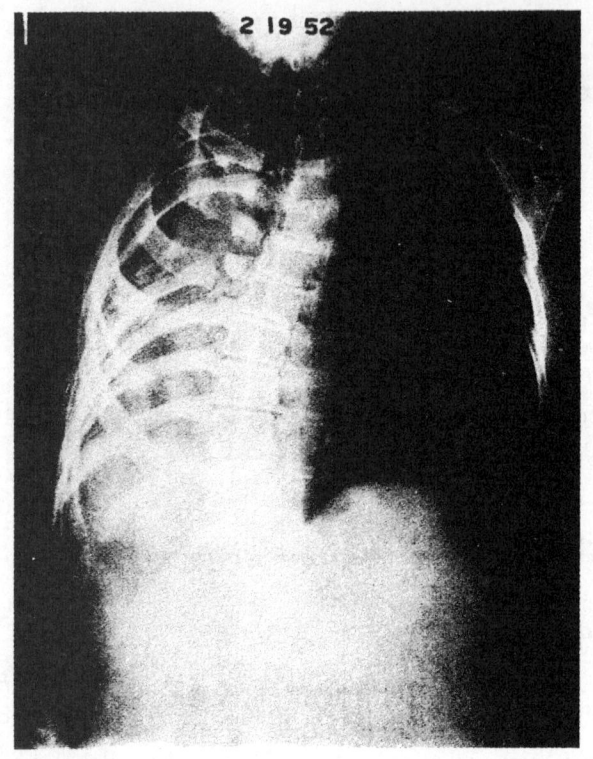

그림 41-1. 1952. 2. 19

앉으며 허약해서 X-레이 치료도 더 견딜 수 없었다. 숨길이가 짧고 밤낮으로 의자에 앉아 있기만 했다. 음식을 먹기가 매우 어려웠다. 기침이 메마르고 지독했다. 점액과 고름을 빼내기가 매우 어려웠다. 왼쪽 겨드랑이와 오른쪽 겨드랑이에 몇 개의 작고 단단한 멍울이 있었다. 혈압은 98/62였으며 맥박은 106으로 규칙적이나 약했다. 오른쪽 위 폐엽으로 통하는 숨소리가 들렸다. 왼쪽 폐의 들숨은 쉰 듯 하고 날숨은 길고 거칠었다. 일 주일 뒤에 오른쪽 세번째 늑간 부위와 오른쪽 어깨, 상박골에 습진이 일어났다. 체중이 더 감소. 1951년 1월 환자는 고통에서 벗

증례 41. 기관지암 453

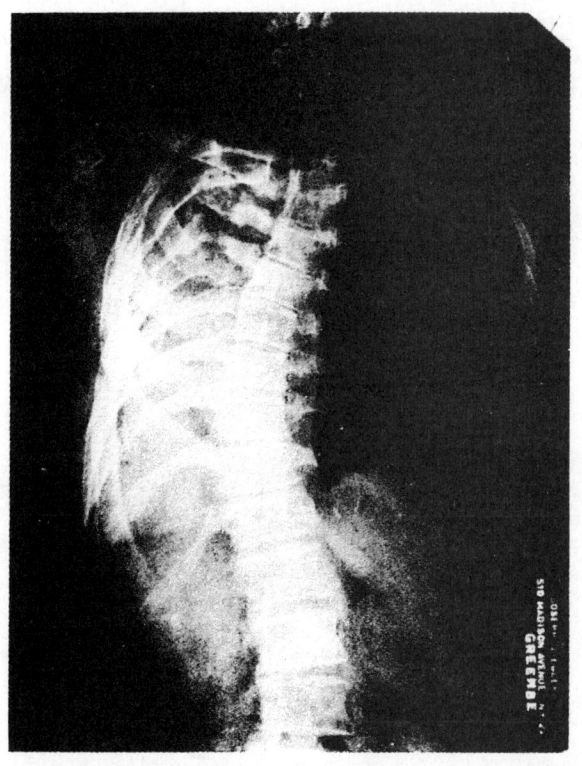

그림 41-2. 1956. 4. 11

어났으며, 기침이 멈추고, 담이 없어졌다. 먹고 마실 수 있었으며 침대에 누워 잘 수도 있었다. 그 후 몇 년에 걸쳐서 환자는 만성질병과 다른 고통에서 벗어났다. 또한 환자의 골관절염과 오래 서 있어서 생긴 후측만증도 가벼워졌다. 현재까지 그는 주부의 일을 잘해왔으며 비교적 건강하게 지내고 있다고 보고해 왔다.

※ X-레이 보고

1952년 5월 14일. 균질의 탁도가 오른쪽 폐 전체를 덮고 있었다. 오른쪽 6번째 갈비뼈에 수술의 결손이 보임. 등쪽의 척주에 오른쪽으로 향하는 측만증이 있음.

1956년 4월 11일 : 측만증이 증가되지 않았으며 6번째 갈비뼈 뒤부분에 골화(骨化)작용이 많이 진전되었음.

❀ 최종보고 1957년 8월 : 상태가 좋다고 함.

증례 42
- 기관지암

◉ J. P 씨. 남. 47세. 기혼. 자녀 2명.
임상진단 : 수술할 수 없는 기관지암. 신생물질이 척수를 누르고 있는 것으로 의심이 감.

◉ 생검보고 : 1954년 3월 24일.
왼쪽 폐엽에서 액체가 나옴. 도말표본(塗抹標本)에 대단히 기묘한 세포 집단이 몇 개 있었으며, 그것은 비교적 크고 짙게 물든 핵을 가지고 있었다. 다른 구성물체는 점액과 고름이었다. 악성일 가능성이 큰 것으로 진단하다.

◉ 과거의 병력
1953년의 9월과 10월. 환자가 굉장히 피로해졌으며 기침을 하기 시작. 처음의 진단은 후두염이었다. 1953년 11월에 목 뒤 아래 부위에 고통을 느꼈으며 기침이 더 심해지다. 1954년 1월. 기침의 발작이 격심해졌으며, 엄격한 식사요법을 적용. X-레이 검사는 음성으로 나타났다. 목 전문의는 후두에서 아무 것도 발견할 수 없어서 기관지 내시경검사를 받게 했다. 1954년 3월 24일 뉴저지의 패터슨시 제너럴 병원에서 기관지 내시경검사를 받았는데 음성으로 판명되었다.
그때 X-레이로 왼쪽 폐에 종양이 있음을 알았다. 환자는 수술을 받도록 전문의에게 보내졌다. 그 전문의는 종양을 수술할

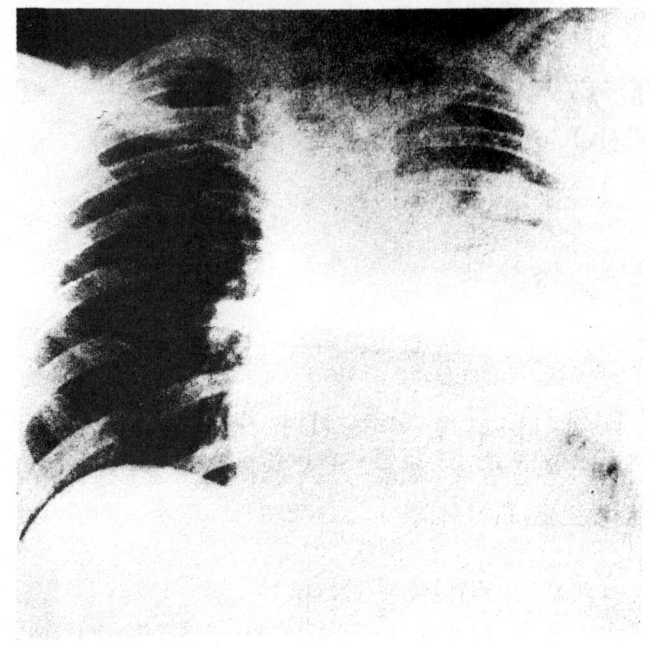

그림 42-1. 1955. 3. 9

수 없다고 판단하여 환자가 심도 X-레이 치료를 받도록 다른 전문의에게 보냈다. X-레이 치료법으로 환자가 목소리를 되찾았으며 1954년 12월까지 기침을 하지 않게 되었다. 그때 왼쪽 다리에 통증이 시작되었으며, 무거워지면서 감각을 잃었다.

● 1955년 3월 3일자 성 J. 병원의 보고서

이 부분이 왼쪽 폐에 있는 종양물질로부터 오래 전부터 선(仙)압박을 받아온 것으로 보임. 이것은 등 뒤의 상부에서 직접 뻗어난 것 때문일 수도 있음. 양쪽 하지 마비가 급격히 일어나는 비참한 결과를 예방하기 위해 환자에게 입원하여 척수검사와 척수촬영을 받게 했음. 필요하다면 추궁(椎弓) 절제수술과 강압을 해야 했음. 그러나 우리들은 환자를 잘 관찰할 수 있기 때문에 징후가 급격히 진행되지 않는다면 방사선치료도 고려해

볼 수 있다고 생각
했음.

위 척추 X-레이
검사 : 등 뒤의 척
추 왼쪽 측만증. 정
도가 경증이었다.
등 뒤 중간 척주를
따라 작은 돌출물
이 형성되어 있었
다. 다리의 기저부
는 완전했으며 용
골성이 전이된 흔
적이 없음. 추간(椎
間)은 정상임.

척수조영 결과 :
요추 부위에 판토

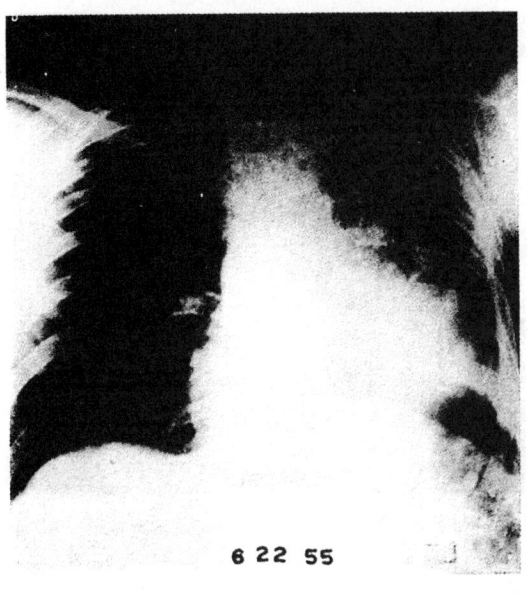

그림 42-2. 1955. 6. 22

파크 3cc를 주입했음. 상부 요추를 통하여 뒤척수 혹 전체에 색
깔을 묻혔다. 병변(病變) 부위가 없었다. 염색의 침해도 없었다.
경추 7번, 흉추 1번 쪽에서 염색이 다수의 구상핵(球狀核) 속으
로 스며들었다. 염색이 다시 꼬리 모양으로 흩어졌으나 역시 병
변 부위는 보이지 않았다

● 초진과 치료

1955년 2월 22일에 초진을 하다. 환자는 왼쪽 가슴 아래와 겨
드랑이에 격심한 통증이 있다고 했으며 발작적인 기침을 했다.
목의 오른쪽 부위와 등 아래도 통증이 있다고 했다. 환자는 줄
곧 침대에 누워 있었으며 화장실에도 남의 도움을 받아야 갈
수 있었다. 양쪽 다리에 쇠약과 고통이 격심하게 일어났다. 환
자에게 관장을 자주 시켜주고 아스피린·나이아신·비타민 C를

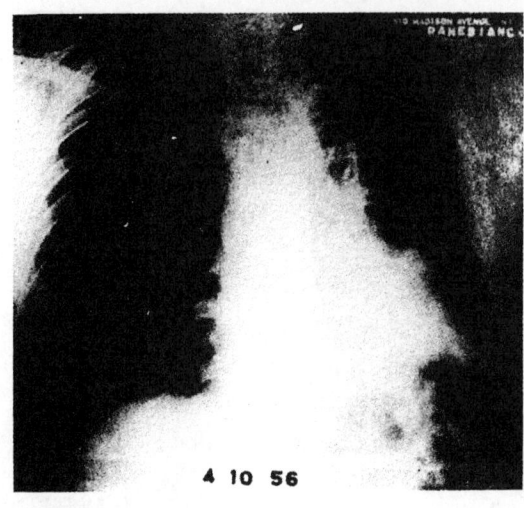

그림 42-3. 1956. 4. 10

자주 주어야 진정시킬 수 있었다. 첫 주에 환자가 밤낮으로 울부짖어서 곁의 환자들이 잠을 잘 수 없었다. 5일이 지난 후 격심한 기침이 멎고 왼쪽 가슴의 통증도 줄어들었는데 등 아래와 다리의 통증은 무서울 정도로 증가되었다. 그러한 증상이 근 10여 일이나 계속되었다. 그런 후에 오른쪽 다리가 뻣뻣해지고, 대단히 약해졌으며, 굽힐 수 없게 되었고, 반사현상이 증가되는 등 명백한 바빈스키 증상을 보였다. 왼쪽 다리는 차고 더운 것을 느낄 수도 없었다. 상부 요추 부위에 부분적으로 통증이 대단히 심해서 만지거나 압력을 가할 수 없었다. 그러나 척수검사, 척수조영, X-레이 검사 등으로는 척수에서나 그 근처에 종양물질이 있다는 긍정적인 징후가 없었다. 그러나 임상진단은 시간이 감에 따라 그쪽으로 방향이 잡혔다.

2년 후에 임상진단에서나 뢴트겐 사진에 의하면 폐종양이 반흔덩어리로 줄어들어 있었다. 왼쪽 하부 폐엽에서 호흡이 약간 회복되었다. 오른쪽 폐, 심장과 종격(從隔)은 정상이었다. 그러나 척수는 치료를 계속해야 할 상태였다. 오른쪽 다리가 부분적으로 뻣뻣해져 있었으며, 움직이기가 어렵고 왼쪽 다리보다 더 약했다. 환자는 2년 동안 지팡이에 의지하여 걸었다. 그 후에는 지팡이 없이 짧은 거리는 갈 수 있었다.

증례 42. 기관지암 459

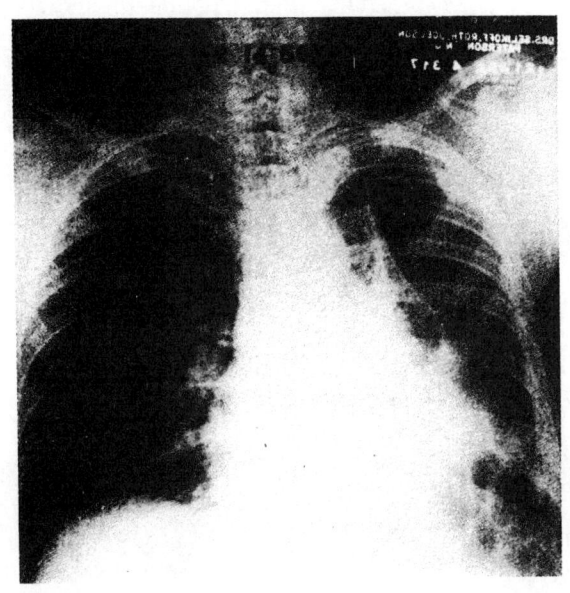

그림 42-4. 1956. 12. 14

오른쪽 다리의 슬개골 부위와 아킬레스건에 대한 반사가 약했으며 바빈스키 반응이 여전히 있었다. 왼쪽 다리의 반사는 부분적으로 증가되었으며 발은 대단히 강한 보호 반사를 일으켰다. 양쪽 다리의 감각은 부분적으로만 회복되었다. 흥미로운 것은 환자가 어디에든 기대야 했으며, 고통·추위·따뜻함 등에 대한 감각이 오른쪽 다리에서는 증가되고 왼쪽 다리에서는 그보다 약하다는 것이다.

1957년 8월의 보고. 그는 왼쪽 다리가 약해서 장시간 서 있을 수 없기 때문에 이발사로 일을 계속할 수가 없어 가게에서 부인을 돕고 있다고 했다.

증례 43
- 왼쪽 상악하의 선종

✹ R. B 씨. 남. 47세. 기혼. 자녀 없음.
임상진단 : 왼쪽 상악하(上顎下)의 선종. **상부 폐엽에 전이.**

✹ 생검보고(메모리얼 병원)
복합 타액샘(唾液腺)종양

✹ 전의 병력
1942년 2월에 메모리얼 병원에서 왼쪽 타액샘종양 제거수술을 받았다. 3개월 후에 환자는 혈담을 객출하면서 심한 기침을 하게 되다. 입 안에서 나쁜 맛이 돌고 오른쪽 폐에서 심한 통증이 일어났다. 숨쉬기가 어려워졌다. 누울 수도 없고 침대에서 잠을 잘 수도 없었다. 의사가 기관지경검사를 실시해, 다음의 사항을 알아냈다. 기관벽이 정상보다 더 두꺼웠다. 오른쪽 상부 배엽 기관지의 아래 벽에 상당한 울혈이 있었다. 상엽 기관지의 열리는 부위 다음의 주기관지가 좁혀져 있었다.

✹ 초진과 치료
1942년 6월 17일에 초진했을 때 상태는 다음과 같았다.
환자는 불안해 했으며, 창백해 보였고, 혓바닥엔 설태가 끼어 있었다. 혈압은 120/72, 맥박은 88로 규칙적, 체중은 146파운드 였다. 오른쪽 쇄골 아래 부위와 오른쪽 폐의 중앙 견갑골 부위

증례 43. 왼쪽 상악하의 선종　461

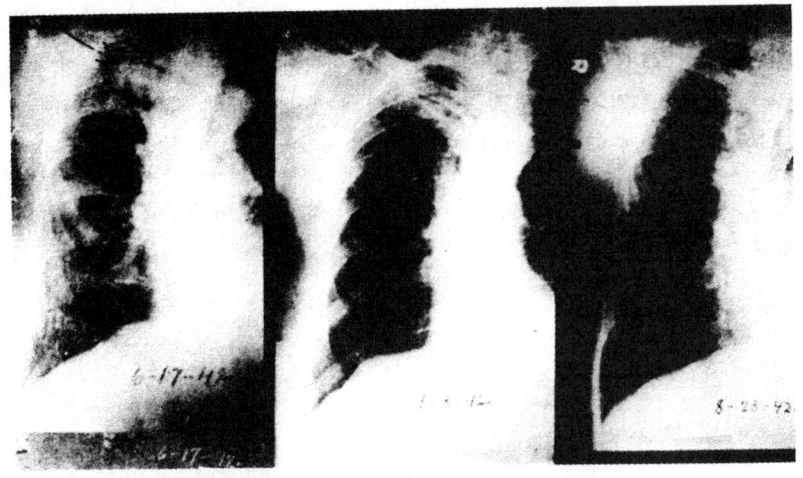

그림 43-1.　1942. 6. 17/1942. 7. 8/1942. 8. 28

에 경증의 탁도(濁度)가 있었다. 들숨은 거칠고 날숨은 길었으며, 수포음(水泡音)은 없었다. 하루에 세 숟가락 정도의 담을 뱉는데 암황색에 붉은 기가 있으며 농도가 젤리와 같았다. 두 주가 지나자 담을 뱉기가 용이해지고 숨쉬기도 편해졌으며, 담에는 역시 붉은 색이 비쳤고 체중이 156파운드가 되었다. 4주가 지나자 환자가 침대에 누워 잘 수가 있었는데, 덜 불안해 했으며, 숨쉬기도 정상이 되었다. 가래가 덜 나왔으며 피가 비치지도 않았다. 왼쪽 폐의 고통도 사라졌다. 1942년 8월 말이 되자, 기침이 없어졌으며, 가래를 뱉지 않고, 숨쉬기가 정상으로 돌아왔다. 체중이 160파운드로 불어났다.

1942년 6월 17일의 X-레이 결과

상부 오른쪽 폐에 불규칙적인 탁도가 있었는데, 농도가 일정하지 않았다. 줄 같은 그늘이 오른쪽 문에서 뒤로 뻗어 있었다. 등 뒤의 척추측만증이 오른쪽으로 뻗어 있었다. 5주 뒤인 1942년 7월 22일 탁도가 거의 사라졌으며 오른쪽 문 쪽으로 몇 가닥 가느다란 줄이 뻗어 있었다.

1942년 9월 중순부터 환자는 일터로 돌아갔다. 5년 반 동안 재발이 없었다. 그는 1948년 6월 1일에 사망했는데, 환자 어머니의 말에 따르면 관상혈전증이 일어나 15분 만에 죽었다고 했다. 그는 선술집 주인이었는데 담배와 술을 많이 했다.

이 증례는 내가 미국에서 다루었던 첫 암환자였음을 기념하는 뜻에서 여기에 제시한다.

증례 44
- 직장상부 선암

◉ J. D 씨. 여. 45세. 기혼. 자녀 3명.
임상진단 : 직장상부선암(直腸上部腺癌)의 재발. 하복부에 전이.

◉ 생검보고
 직장조직(항문관과 항문을 포함시킨 14m의 직장의 한 조직)을 절개하여 폈더니 폭이 9cm가 되었다. 항문에서 5.5cm 거리에 둥글고, 딱딱하며, 붉은 결절 성장물질이 위로 올라와 있었다. 직경이 4.3cm, 높이가 0.8cm였다. 거의 중앙이 궤양화되어 함몰되어 있었고 2.2×4cm의 크기였다. 조직 주위에서는 멍울이 보이지 않았다.
 조직학적 검사 : 치밀한 섬유조직의 간질 내부에 많은 수의 비정상적인 멍울 구조물이 악성을 띤 상피원주와 나란히 있었다. 이 구조물들은 길고 홀쭉하며 가지를 쳤는데, 어떤 것들은 길어서, 불규칙적인 형태를 이루고 있었다. 그 조직들이 근육 속으로 파고 들어가 있는데, 복막까지 미치지는 않았다.
 병리학적인 검사 : 직장선암. 2기. 악성.

◉ 수술보고
 "1946년 3월 22일. 복부 회음부 항문 S상결장 절제수술의 한 단계를 했으며 상부직장이 암이어서 괄약근 일부는 남겨두었습니다. 양측 난관난소 절제수술도 했습니다. 수술 당시까지는 전이가 없었습니다. 그러나 골반에 체액이 약간 고여 있었는데, 그것이 임파선에 발생한 어떤 장애를 나타내는 것이 아닌가 생각했습니다. 그 동안 환자가 매우 건강하게 지냈다고 생각했는데, 1948년 검사를 했을 때는 직장벽 바깥에 암이 재발되었음이 발견되었으며, 그것은 재발이 전이되었음을 의미하는 것입니다. 저는 박사님의 치료에 그 환자의 병이 어떻게 반응할 것인가를 꼭 알고 싶습니다."

❉ 초진과 치료

내가 이 환자를 초진한 것은 1948년 5월 27일이었다.

복부검사에서는 병리학적으로 이상이 발견되지 않았다. 환자는 아랫배가 쑤시고 아프며 변을 보기가 점점 더 어렵다고 호소했을 따름이다. 여러 번의 관장을 시켰는데 점점 더 아파해서 계속하기가 어려웠다. 환자는 수술로 폐경 상태였는데 얼굴이 붉었으며 발한이 있었다.

1948년 7월에 직장경검사를 했더니 암이 재발해 있었고 그에 더하여 직장벽 바깥에도 전이되어 있었다.

즉시 종합식사요법을 처방했다. 그는 비교적 빨리 회복되었으며 1949년 9월 16일 부인과 전문의에게 검사를 받게 했더니 아래와 같이 보고해왔다.

"복부에 두 개의 흔적이 있음. 바깥 생식기는 정상. 질의 벽과 경부는 정상이나 위축되어 있음. 골반에서 만져지는 덩어리는 전혀 없음. 양쪽 자궁부속기 부위가 두꺼워져 있으나, 아마 수술의 결과로 발생한 것으로 보임. 자궁에서도 종양이 만져지지 않음. 나의 견해로는 골반에 병이 없는 것으로 판단됨."

그 후 몇 년 동안 암이 발견되지 않았으며, 멍울이나 다른 전이 증상도 없었다. 그러나 환자가 몇 번이나 방광에 급성감염을 일으켰다.

직장과 항문의 기능이 크게 회복되었다.

❁ X-레이 검사 보고.

1952년 1월 26일자 X-레이 검사에서 아래쪽 두 개의 흉추, 요추, 골반, 대퇴골 상부 끝 등에 전이 흔적을 발견할 수 없음. 천장골의 관절도 깨끗함. 척추 안의 추간판도 좁아져 있지 않음. 요도 기상(基床)에서 신장이 희미하게 보이고 있으며 크기와 위치가 정상임. 신장・자궁・방광 등에서 석회질화가 이루어지지 않았음.

❁ 정맥주사에 의한 요도조영을 해보았더니 양쪽 신장이 정상적으로 그리고 즉시 배설했다. 양쪽 신장의 골반과 신배(腎杯)에도 충분히 차 있었다. 병리적으로 잘못되어 있거나 요도질환의 흔적도 없었다. 각 요관의 상부도 뚜렷해보였으며 정상이었다. 직립의 자세에서는 오른쪽 신장이 약간 아래로 처진다. 왼쪽 신장은 그렇지 않다. 정맥요도조영으로는 음성임.

❁ 1956년 8월 1일의 보고. 환자의 느낌이 매우 좋다고 했음.

1957년 8월 7일의 최종보고 : "저는 옛날에 지냈던 것보다 요즈음의 상태가 훨씬 더 좋으며 온갖 가사 일도 다하고 있어요."

증례 45
- S상결장의 선암

❋ H. H 씨. 남. 64세. 기혼. 자녀 2명.
가족 가운데 환자 없음.
임상진단 : S상결장의 선암. 폐쇄되어 있어서 수술을 요함.

❋ 생검과 병리학적인 보고
결장이 넓게 침윤되어 있음. 궤양성의 퇴행성 선암이며 지방(脂肪)의 결장간막(結腸間膜)에도 전이되어 있음.

❋ 과거의 병력
언제나 두통이 있었으나 별달리 아파본 적이 없었음. 지난 몇 개월 동안 두통이 사라졌다고 했는데, 그것이 암진행의 전조라고 우리는 생각했음.
1954년 4월부터 변에 분홍색이 비치는 것을 알게 되었음. 가스가 많이 차고 변을 보기가 더 어려워졌으며 변에 피가 섞인 점액질과 고름이 약간 섞여 나왔음. 전문의로부터 직장검사를 받았으나 음성이었음. 바륨검사를 했으나 역시 질병이나 병리학적인 문제가 발견되지 않았음. 그 뒤 7월에 X-레이 검사로 항문위 8~9인치에 병변이 있음을 알게 됨. 전문의가 수술을 권함.

❋ 초진과 치료
나의 초진은 1954년 7월 16일에 이루어졌다. 환자가 아랫배가

증례 45. S상결장의 선암 467

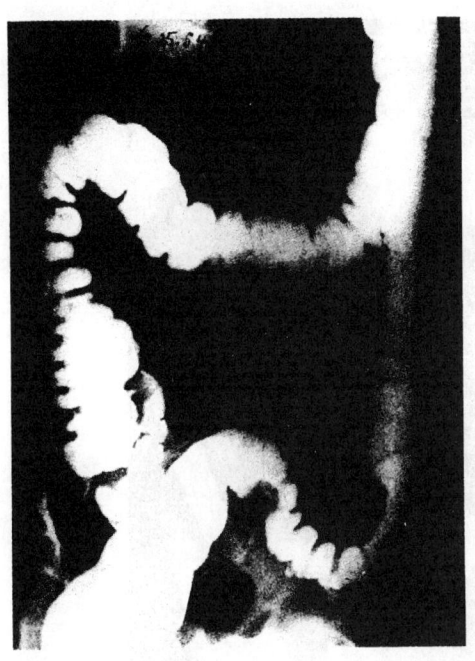

그림 45-1. 1954. 6. 25

아프고, 소화가 잘 안 되며, 가스가 많아 고통스럽고 변을 보기 어렵다고 호소했다. 잦은 관장을 해야 했다. 즉시 치료를 시작했다. 환자는 매우 비관적이었으며 수술을 거부했다. 2~3주가 지나자 피가 섞인 대량의 점액을 배설하던 것이 멈추었으며 변의 형태가 제대로 되었다.
1954년 8월 5일. 환자가 알레르기성 두통이 일주일에 두번씩 일어나고 있으며, 옛날처럼 심하지는 않다고 했다. 이러한 상태는 다른 증례에서 보아온 것이었다. 그러한 알레르기 반응은 인체가 충분히 제독되었을 때 일어난다.

1954년 10월 4일. S상결장을 여러 번 와이핑하여 세포와 점액 찌꺼기와 셀루로즈 섬유질이 있으나, 암세포는 없다는 것을 알게 되다.

그 후 6~7개월이 지나자 환자의 변에 점액·피·고름이 섞이지는 않았으나 연필처럼 가늘어졌다. 하루에 6~8번씩, 어떤 날에는 그보다 더 자주 변의가 일어났다. 그에게 주어진 최상의 치료법은 피마자기름을 마시고 피마자관장을 하는 것이었다.

1955년 4월 8일에 X-레이를 찍어본 결과 전에 암궤양이 형성되었던 부위가 협착되어 있었다. 암이 퍼지지 않았으며 반대로 줄어들었음을 알게 되었다. 그러나 수술을 해야 할 부분적인 병

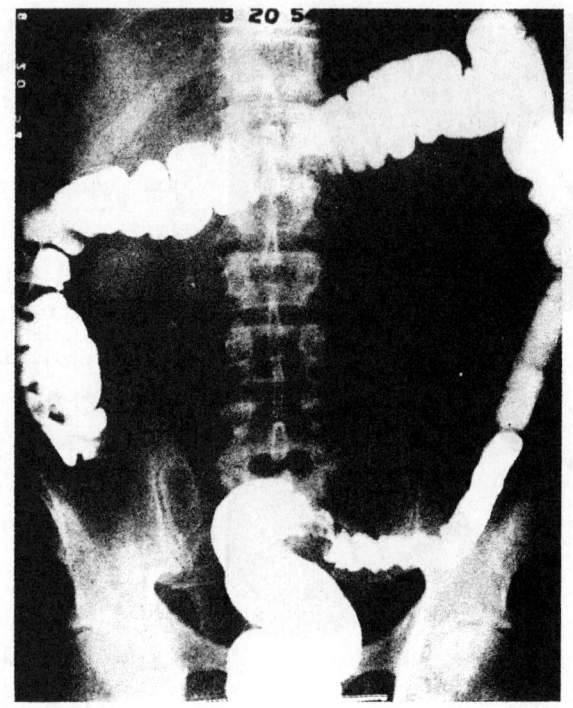

그림 45-2. 1954. 8. 20

소가 있었다. 환자에게 수술 동의를 얻고 1955년 4월 말에 수술을 했다. 수술을 받은 후 시일이 되자 나쁜 증상들이 사라지고 결장과 배가 아픈 것도 없어졌다.

※ X-레이 검사 결과

1954년 6월 25일. 바륨 투입으로 조사를 했더니 S상결장의 하단에 나쁜 부위가 있는데 환상(環狀)의 종양물질이었다.

1954년 8월 20일. 바륨을 투입했더니 직장에서 맹장까지 장애받지 않고 들어갔다. S상결장의 끝에 결장의 내강(內腔)이 좁아져 있고 거기에 나쁜 부위와 점막의 파괴가 채워져 있음. 이들은 S상결장암의 특징을 나타내는 것임.

증례 45. S상결장의 선암 469

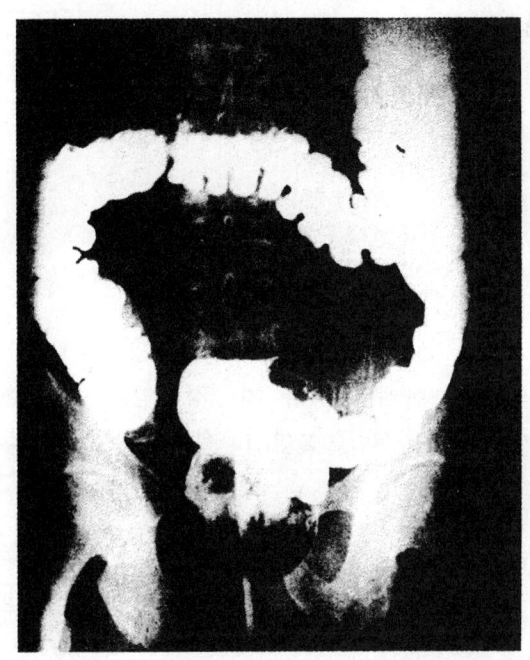

그림 45-3. 1955. 2. 8

1955년 4월 19일. 직장과 결장의 하단까지 관장액을 채워서 확대시켰음. S상결장에서 가장 가까운 부위까지 관장액을 채웠더니 거기에 반지 모양의 깊은 함요가 있는 것이 보였다. S상결장에서 바륨이 멈춘 곳이 보이는데, 아래로 내려가는 결합부위이며 하행결장에는 바륨이 적게 흘러들어간 흔적이 보일 뿐임. 여러 개의 협착 외에도 넓게 퍼진 유착이 있음.

✪ 1957년 8월 2일의 최종검사. 암증상 없음. 식욕이 좋고, 장운동이 잘 되며 체중도 정상임.

1957년 11월 28일. 내장에서 하등의 증상이 없었다. 단지 노인성 동맥경화증으로 약간의 고통이 있었다.

증례 46
- 질의 원개와 자궁경부암

❂ E. B 씨. 여. 48세. 기혼. 자녀 2명.
임상진단 : 질의 원개(圓蓋)와 자궁경부암(子宮頸部癌). 왼쪽 질 원개 부위가 더 심하고 결절성임. 직장질격막(隔膜)도 경화되어 있음.

❂ 생검보고(오레곤 의과대학병원)
편평(扁平)한 세포암. 질의 도말표본에서 세포암이라는 증거가 나타났음.

❂ 과거의 병력
1946년 1월 6일 질에서 분비물이 나오면서 시작되다. 포틀랜드에 있는 대학병원으로 가다. 거기에서 2개월 동안 심도 X-레이 치료를 받다. 1948년 4월에 부인과의사가 새로운 종양을 발견하고서 X-레이치료를 받지 말 것을 권유.

❂ 초진과 치료
1946년 6월 16일에 초진을 했다. 환자의 질에서 분비물이 나왔는데, 약간 크림색을 띤 수분이었다. 피가 섞이지는 않았다. 매우 비탄에 잠겼으며 공포에 싸여 있었고, 지난 몇 주 동안 체중이 10파운드 감소되었다고 했다. 심도 X-레이 치료를 2달간 받은 후 1946년 3월부터 생리가 멈추었다. 부인과의사의 조사로

경부에는 암이 없으나 탄공(彈孔)에는 고름이 있으며, 자궁이 위축되어 있고, 외측 인대가 비대하며, 왼쪽 인대는 딱딱함이 밝혀졌다. 왼쪽 질의 원개에 직장 쪽으로 결절이 있었다. 복부에는 암이 없으며 간과 비장은 비대하지 않고, 서혜부에도 암이 없었다. 혈압은 정상이었다. 다른 기관들도 정상. 체중 137.5파운드.

1954년 7월 15일 환자가 보내온 보고에 따르면 1954년 7월 14일에 검사를 받았다고 했다. 의사가 아무런 이상증세를 발견하지 못했다고 했다. 그동안 아무런 치료도 받지 않았다. 그는 이렇게 보고해왔다. "저는 18달 동안 충실히 식사요법을 실천하고 약을 먹었습니다." 그 후 환자는 약과 식사요법을 서서히 끊어 나갔다. "현재 저는 다른 사람들처럼 무엇이든 먹습니다. 저의 체중은 142파운드로 늘었습니다. 식욕이 좋으며 장의 상태는 아주 뛰어납니다."

1957년 7월 22일의 최종보고. "최종검사를 받은 지난 1956년 12월 말까지 저의 상태가 아주 좋다는 것을 보고드리게 되어 기쁩니다. 그동안 좋은 상태에서 아무 변화도 없었습니다."

증례 47
- 자궁경부암

❋ V. B 씨. 여. 36세. 기혼. 자녀 2명.
가족 가운데 환자 없음.
임상진단 : 자궁경부암. 수술 불가능.

❋ 생검과 수술보고
전문의의 보고 : 환자는 일 년여 동안 전혀 내원하지 않다가 1947년 2월 3일에 나를 찾아와서 생리가 불규칙적이며 지난 몇 달 동안 매일 피가 섞인 분비물이 나온다고 했다. 검사를 했더니 자궁경부에 성장물질이 있고 생검검사로 편평한 상피암임이 밝혀졌다. 그것은 수술이 불가능한 것이어서 우리 병원의 뛰어난 방사선 전문의에게 보냈다.

❋ 과거의 병력
17년전 첫 아기를 나은 후 출혈이 있었음. 생리가 불규칙적이었다. 매달 두번씩 출혈했으며, 출혈이 7일에서 9일까지 끌었음. 마침내 유섬유종임이 밝혀졌음. 1947년에 수술을 받았으며 자궁을 정상 위치에 고정시켰음. 그리고 다시 임신했는데 분만이 정상적이었으며 비정상적인 출혈도 없어졌음.
1946년 2월에 환자가 질에서 약간의 분비물이 나오는 것을 보게 되었음. 탁하고 핏기가 많았음. 그때 부인과의사로부터 검사를 받아 앞에서 말한 바와 같은 진단을 받았음. 생검검사의 결과도 앞서 말한 바와 같음.
 1947년 2월과 4월에 방사선 치료를 받았으나 그 이상 계속할 수 없었음. 한동안 배설이 중단되었으나 지난 6주 동안은 다시 배설이 시작되었으며, 피와 고름이 많이 섞여 나왔음. 그때 인공 불임수술을 받았음.

❂ 초진과 치료
1947년 9월 3일 초진 때의 상태는 다음과 같았다.
 부인과의사의 검사 결과 피와 고름이 섞인, 궤양화된 커다란 경부덩어리가 한 개 있었으며, 다치기만 해도 쉽게 출혈이 되었다. 따라서 더 이상의 검사를 할 필요가 없었다. 환자는 동시에 과다고인슐린증도 갖고 있었는데, 그것은 5주의 치료로 정상화되었다. 1949년 7월에 배설이 멈추고 통증도 사라졌다. 가슴과 윗배에 타는 듯한 느낌의 경련이 일어났다. 식사요법을 계속했으나, "좋아지지 않는다"고 말했다. 신경질적인 흥분과 우울증이 심화되었다. 환자가 잠을 자지 못하고 울었으며, 심도 X-레이 치료 때부터 중단된 생리가 회복되지 않았다. 얼굴에 열이 나고 붉었으며 심한 동계가 일어났다. 성호르몬을 보태지 않고 포타슘만을 많이 투여했더니 다시 효과가 있었다. 성호르몬을 다른 환자들에게도 투여했더니 담이 재발했다. 나는 환자들이 증상이나 일반적인 문제점에서 완전히 벗어나기 전 1년여 동안은 동성이든 이성이든 호르몬투여를 주저해왔는데 지금도 그렇다.

❂ 1949년 9월 16일의 부인과의사의 검사보고
 환자의 골반이나 복부의 암이 만져지지 않음. 질벽이 완전히 섬유화되었음. 그러나 병으로 침식당한 부위가 없었음. 골반의 전 부위가 음성적인 것으로 나타났음. 오른쪽 자궁부속기 주변에 경증의 과민성이 보였을 뿐, 비대해진 부위나 골반종양이 있지는 않음. 상복부에서도 결정적인 잘못이 느껴지지 않음. "그러므로 현재 이 환자의 골반이나 복부에서 어떤 재발이 일어나리라고 보지는 않음."

그 후 수 년 동안 환자의 상태가 좋았으며 재발이나 병리학적인 문제가 발생하지 않았다.

❂ 1954년 6월 23일 환자는 다음과 같은 편지를 보냈다. "저의 상태가 아주 좋다는 것을 말씀드리게 되어 대단히 기쁩니다. 저의 육체적 상태는 24년 전 첫 아기를 낳았을 때보다 훨씬 낫습니다. 몇 달 전 위장에 경련이 약간 있었을 뿐, 신체의 상태는 완벽합니다. 그러나 지금은 그 경련도 일어나지 않습니다. 옛날과 같은 상태가 결코 재발하지 않았습니다."

증례 48
- 왼쪽 신장과 요관에 편평한 세포암

☗ E. M 씨. 남. 51세. 기혼. 자녀 없음.
가족 병력 없음.
임상진단 : 왼쪽 신장과 요관에 편평한 세포암. 방광에 재발.

☗ 생검과 수술보고
환자는 요관에 암이 있다는 진단을 받고 1946년 12월 4일 입원했다. 다음날 왼쪽 요관 절제수술을 받았음. 병리학적인 진단은 골반 왼쪽 신장에 편평한 세포상피종이 발생했다고 했음. 2기. 유두상(乳頭狀)임. 왼쪽 요관의 암은 왼쪽 신장의 골반에서 일어난 편평한 세포상피종에 따라 일어났음. 환자는 입원하기 네 달 전에 종양으로 왼쪽 신장 절제수술을 받았으며 한 달 전까지 요에 피가 섞여 나오지 않았다고 했음. 수술 후 문제가 없어서 19일에 퇴원. 환자는 여하한 합병증도 호소한 바 없음.
  2년 후인 1948년 12월 5일에 재입원했는데, 방광암이라는 예비진단을 받았음. 12월 6일 생검을 하고 라돈시드를 삽입하여 방광에 대한 방전(放電)요법을 실시했음. 병리학적인 진단은 유두상의 편평한 세포상피암. 2기였음. 수술 후 아무런 이상이 없이 1948년 12월 20일 퇴원했음.

☗ 초진과 치료
1949년 5월 9일에 내가 초진을 했다. 환자는 방광에 경련과

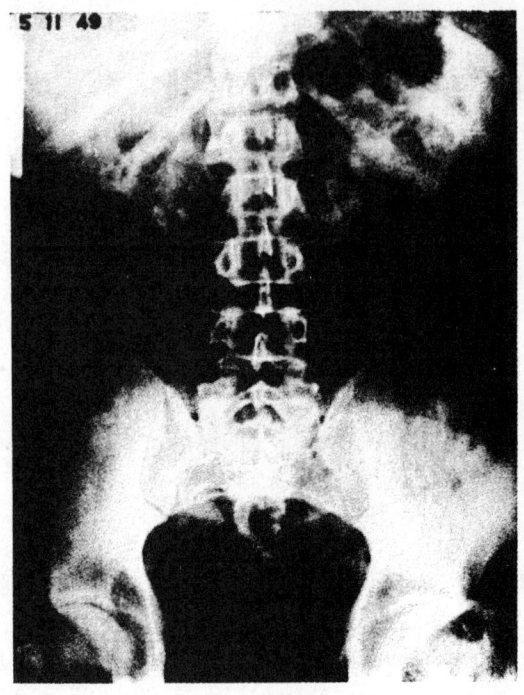

그림 48-1. 1949. 5. 11. 주사를 놓고 5분 후에 찍은 사진

날카로운 통증이 있으며 피와 고름이 자주 나오고, 왼쪽 샅에 멍울들이 자라고 있다고 호소했다. 검사 결과 전립선의 표면은 매끈하나, 비대해지고 있었다. 환자는 지난 5년 동안 한 달에 한 번씩 전립선에 마사지를 받았다고 했다. 오줌을 자주 보았으며 그때 통증이 일어난다고 했다.

왼쪽 아래 복부 4분의 1부위에 두 개의 종양이 만져졌다. 즉시 치료를 시작했다. 두 주가 지나자 출혈이 멎었다. 6달 후 왼쪽 아래 복부 4분의 1부위에 있던 두 개의 종양이 더 이상 만져지지 않았으며 왼쪽 샅에 있던 멍울들도 완전히 사라졌다. 방광경검사(膀胱鏡檢査)를 다시 실시했더니 반흔이 생겨 있을 뿐이었다. 두 달이 지난 후부터 1952년 7월 20일 환자로부터 최종보

증례 48. 왼쪽 신장과 요관에 편평한 세포암 477

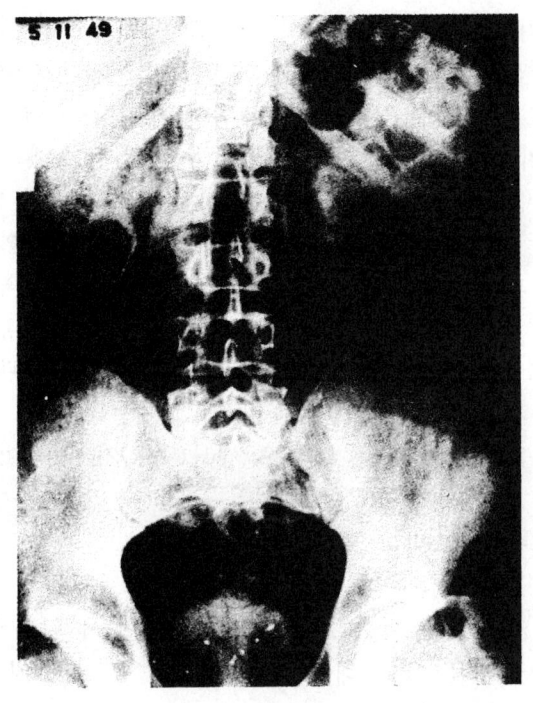

그림 48-2. 1949. 5. 11. 주사를 놓고 15분 후에 찍은 사진

고서가 온 현재까지 소변보기가 자유롭다고 한다. 새로 방광경 검사를 했으나 음성으로 판명되었다. 여섯 달 후에 환자는 일터로 복귀했는데 현재까지 아무런 재발이 없다고 한다.

❁ 1949년 5월 11일의 X-레이 검사를 한 신장(정맥주입 신우조영 결과). 5분, 15분, 30분 간격으로 찍은 사진들. 신배(腎杯), 골반, 오른쪽 요관들이 정상임. 왼쪽 요관은 보이지 않음. 방광도 정상임.
　　결론 : 오른쪽 신장 기능 정상.

❁ 1949년 5월 12일. M씨가 방광검사를 받으러 방문했다. 간

단한 국부마취를 한 후 A16 FBB기계로 방광검사를 했는데 통과되었다. 요견본을 채취했다. HPF당 백혈구가 5~6이었으며 적혈구는 없었다. 견본을 더 많이 채취하여 검사를 했는데 역시 혈액이 비치지 않았다. 오른쪽 방광에 대한 검사도 했는데, 근본적으로 음성이었다. 오른쪽 요관구가 정상으로 기능이 만족스러울 정도였다. 방광의 경부도 음성이었다. 요관구 부위의 왼쪽에는 씻겨나간 괴사조직이 있었던 흔적이 있었다. 그 왼쪽에 붉은 분화구 모양의 함몰처가 있었다. 거기가 라돈시드를 넣어 수술한 부위로 보였다. 그쪽에는 요의가 없었다. 검사 결과 방광암이 재발한 증거가 전혀 없었다.

뒤쪽 요로는 음성이었다. 검사로 잔뇨(殘尿)가 없음이 판명되었다. 환자가 현재까지 잘 통제해왔음을 알 수 있었으며 정기적인 검사를 계속 받으라고 일러주었다.

✿ 1957년 8월 5일 최종보고. "저는 1949년 뉴욕에서 살아온 이래 계속해서 매일 일을 해왔음을 말할 수 있어서 자랑스럽습니다. 저는 건강합니다."

증례 49
- 방광암

❁ F. H 씨. 여. 53세. 기혼. 자녀 1명.
임상진단 : 방광암. 편두통.

❁ 생검보고(캐나다의 토론토 병원에서)
1955년 8월 6일에 실시한 방광경검사 결과로 방광에 많은 수의 각(脚)을 가진 유두상의 종양이 퍼져 있음을 알았다. 그 종양의 수가 8, 9개나 되었으며 각 종양마다 분명하게 보이는 줄기를 가지고 있으며 모든 종양이 상피화되어 있었다. 모든 종양은 대개 1~2cm의 크기였으며 모두가 유두상이었다. 기저에 침윤되어 있지 않은 것으로 관찰되었다. 모든 종양을 절제했으며, 두 번째 절제가 이루어진 것은 첫 검사와 치료가 실행된 지 10일 후였다.

나는 환자가 정맥주사 요로조영을 해낼 수 있을까 걱정스러웠다. 그러나 환자는 종양이 있다는 말을 듣고 대단히 충격을 받아, 뉴욕이나 집 가까운 곳에서 계속 치료받기를 원했다.

토론토의 웨스턴 병원에서 작성한 외과적인 병리학 보고.
"절편(切片)은 유두상덩어리로서 이행성세포형의, 꽤 분화된 종양세포였다. 몇 개의 유사분열도 이루어지고 있었다."
진단 : 방광의 이행성세포암. 2기.

❋ 과거의 병력

환자는 편두통 외에 앓은 적이 전혀 없었으며 편두통은 생리 때 특히 심했다. 폐경이 되어도 편두통은 멈추지 않았다. 이러한 예는 나의 경험상 예외적인 경우이다.

1955년 5월에 처음으로 요에 피가 섞여 나왔는데 통증은 없었다. 그 후에도 통증이 없었으며 비정상적인 증후도 없었다. 휴가로 캐나다로 여행을 갔는데, 많은 피가 계속 오줌에 섞여 나왔다. 방광경검사로 방광에 암이 발생했음을 알았다. 토론토 병원의 비뇨기과 전문의사가 방광 절제수술을 해 복부벽에 요관을 만들 것을 권했다. 그러나 환자는 수술을 거부하고 월트리드 병원에서 전문의의 검사를 받기를 원했다. 그 곳의 의사도 수술의 필요성을 확인해주었다. 환자가 수술을 거부.

❋ 초진과 치료

1955년 9월 8일에 초진을 했다. 그리고는 즉시 치료를 시작했다. 환자는 의기소침했으며 신경질적이었고, 처음 며칠은 심한 편두통을 앓았으며, 아무것도 먹을 수 없었다. 그러한 통증은 집에 있을 때는 8~10일간 계속되었다고 했다. 병원에 입원해 있는 동안은 3일간 계속되다가 그 다음의 통증은 하루도 지속되지 않았다. 일 주일이 지나자 한 차례의 가벼운 출혈이 있었는데 겨우 몇 시간 만에 멈추었다. 4주간 집중적인 치료를 받은 후 퇴원했는데, 통증이 없어지고, 출혈이 멎었으며, 의기소침과 공포감을 일으켰던 편두통도 사라졌다. 편두통이 사라지고, 출혈이 일어나지 않자 환자는 희망에 차서 이렇게 말했다. "내 인생이 새로 시작된다"고. 환자는 집에서 계속 치료했다. 1956년 6월에 검사를 받으러 왔다.

방광경검사 결과 : 나 자신이 환자의 상태가 매우 좋아서 감명을 받았다. 방광경검사로, 전에 생검을 실시했던 자리에 조그마한 반흔이 있는 것이 보였다. 방광에는 종양이 없으나 왼쪽의

괄약근 부위에 한 개의 대단히 조그마한 유두종이 있는 것이 보였다. 이 문제에 대해 우리는 전화로 의논했는데, 그 유두종에 대해서는 아무런 조치도 않는 것이 좋으리라는 결론을 얻었다. 그것이 결정적인 악성종양이 아니므로 관찰만 하기로 했다.

1957년 5월 16일에 환자가 찾아왔다. 6주 동안 식사요법을 하지 않아서 편두통이 재발했는데, 심하지는 않았다. 그러나 환자는 소변이 정상인데도 편두통이 재발했기 때문에 암도 재발하지 않을까 두려워했다. 방광경검사를 다시 했더니 다음의 결과가 나왔다.

"소변의 색깔이 누렇고 탁함. 현미경검사 결과 혈뇨 없음. 방광의 오른쪽 부위에 체리 크기의 종양이 세 개 있음. 그 왼쪽 요구(尿口) 위에 조그마한 붉은 부위가 하나 있음. 그 부위가 응고되어 있음. 오른쪽 요구 중간쯤에서 생검으로 종양을 떼었음(첫 절편), 다시 생검으로 괄약근 11시 방향 부위에서 종양 1개를 떼었음(제2절편). 두 종양 모두를 방전요법으로 파괴시켰음. 세번째 종양은 방광벽 옆의 오른쪽 요구 외측, 9시 방향으로 괄약근 가까이에 있었음. 이 종양 역시 방전치료 하였음. 완전히 지혈되었으며 방광에서 다른 병리는 발견되지 않았음".

◉ 새로운 생검보고
생검으로 방광에서 떼어낸 절편은 몇 개의 작고, 부드러우며, 무른, 회백색 조직으로 이루어져 있었다.

1957년 5월 23일 현미경검사로 진단했는데 유두상이었다. "악성으로 변하지는 않았음"이라는 결론을 얻었다.

◉ 1957년 8월 11일의 최종보고 : "저는 건강하게 지내고 있으며 즐겁게 생활하고 있다는 보고를 드릴 수 있어서 기쁩니다. 편두통은 전혀 없으며 옛날보다 기운이 나고 인내력도 커졌습니다."

❁ 1957년 9월 19일에 쓴 전문의의 기록

환자에게 1957년 9월 19일에 방광경검사를 실시했음. 방광에 종양이 없었으며 전에 수술한 부위에서 반흔도 볼 수가 없었음. 방광염이 있었으나, 양쪽 요구는 크기와 위치에서 정상으로 뚜렷이 나타나 보였음."

증례 50
- **자궁선암**(방광과 질에 전이)

❋ E. P 씨. 여. 71세. 기혼. 자녀 4명.
임상진단 : 자궁선암(子宮腺癌). 방광과 질에 전이.

❋ 과거의 병력
10~12년 전부터 오줌을 참기가 어려워졌음. 1952년 3월 질에서 갑자기 많은 출혈. 뉴저지의 트렌톤에 있는 성프란시스 병원으로 데려감. 검사 결과 자궁암이었으며 수술이 불가능하여 진정제 외에 별다른 치료법이 없다고 했음. 1953년 9월 같은 병원에 가서 20번의 심도 X-레이 치료를 받았음. 출혈이 심하여 X-레이 치료를 중단. 세 번의 수혈을 받아야 했음.
　1954년 2월에 환자는 소변을 참을 수 없었음. 검사한 결과 방광에서 질쪽으로 커다란 구멍이 나 있었음.

❋ 초진과 치료
　1954년 3월 30일에 초진을 하게 되었다. 바깥 성기가 대단히 부어 있었으며 일부 피부가 궤양화되어 있었다. 바깥 쪽이 커다란 습진으로 이루어져 있었는데, 거기에서 요가 계속 떨어지고 있었다. 출혈은 거의 없었으나 환자는 쇠약하여 종일 의자에 앉아 있어야 했다. 즉시 치료를 시작했다. 2주 반의 치료로 상태가 좋아져서, 밤에 누워 있게 되면서 세 시간 동안 소변을 참을 수 있었고, 변소에 갈 때까지 오줌이 흐르지도 않았다. 지난 6달 동안은 환자가 정상적으로 소변을 볼 수 없었다. 낮에는 시간마다 아니면 두 시간에 한 번꼴로 소변을 봐야했는데, 그동안에도 소변이 흘렀다.

1955년 5월에 바깥 성기의 부기가 사라지고 질 주위의 덩어리와 외측 인대도 크게 작아졌다. 다음 해에 환자의 상태가 거의 정상으로 회복되었으나 질의 누는 개선되지 않았으며 배설물이 어느 정도 줄어든 정도였다.

1956년 6월에 부인과의사의 검사를 받은 결과 방광에서 질 쪽으로 커다란 누가 있을 뿐이었다. 질과 방광 주위에 반흔이 많이 생겨 있어서, 방광, 질, 누수술을 할 수 없었다. 몇 달 전에 다녀갔는데, 가사일을 어느 정도 할 수 있으며, 질병을 치료하여 얻게 된 유일한 상처인 누를 운명으로 받아들이고 있었다.

1957년 8월 5일의 최종보고. "기분이 좋은 상태이며 딸이 원하는 것을 많이 도와 줄 수 있습니다. 아픔이나 통증도 없습니다. 나쁜 것들은 죄다 없어진 것으로 느껴집니다. 최근 낮에는 몇 번씩 정상적으로 소변을 봅니다."

요 분석표

년.월.일	54.4.6	54.4.13	54.4.22	54.4.27	54.7.27	54.11.4	55.1.11	55.3.30	57.3.18
산알칼리반응	알칼리	·	·	·	·	알칼리	알칼리	중성	pH9
요의 비중	1010	1006	1003	1003	1010	1014	1010	1008	1011
알부민	+3	+1	+2	+3	+2	+2	-	-	-
당분	-	-	-	-	-	-	-	-	-
아세톤	-	-	-	-	-	-	-	-	-
아세톤이산성	-	-	-	-	-	-	-	-	-
요원주	-	-	-	-	-	-	-	-	-
백혈구	10-15	4-5	1-2	2-3	1-3	없음	1-3	3-4	없음
적혈구	많음	60-65	2-3	1-2	1-2	없음	없음	1-2	없음
상피	많음	약간	약간		약간	많음	때때로 있음	약간	약간

부 록

1. 만성질병에서의 치유기능 회복
2. 식사요법에 의한 암치료(임상 30년의 개요)
3. 현 시점에서 생간즙 처방에 대한 우려

1. 만성질병에서의 치유기능 회복

샤를럿 거슨 스트라우스*

   이 책은《암치료법. 환자 50명의 결과들》이라고 이름지어져 있다. 책 속에서 거슨 박사는 먼저 자신의 의견을 설명한 다음, 치료했던 환자들을 언급하면서 자신의 이론을 증명하고 있다. 그러나 이 책의 제목은 그의 치료법이 암에만 적용되는 것처럼 단정짓고 있다. 거슨 박사가 자신의 치료법을 의료계와 대중에게 알리기 위해 만든 이 책을 특별히 암치료법이라 이름 붙인 것은 암도 만성질병의 하나이며, 인체에서 퇴화와 중독, 파괴가 가장 심하게 일어나는 것이 암이기 때문이다. 이 치료법의 목표는 인체의 치유기능과 모든 기관들의 기능을 회복시켜서 향후 건강을 유지하는 데 있다. 이 책에서도 설명했지만 이러한 목표는 가장 심한 말기암 환자에서도 이루어지기 때문에 그보다 덜 파괴적인 만성질병도 같은 치료법으로 치유된다.** "모든 교과서에서는 생물학적인 과정 하나에 대해서만 연구하여 그 결과를 과장하여 표현하고 있다. 질병의 증후가 연구와 임상, 그리고 치료의 주제가 되어 왔다. 의학은 인체에서 일어나는 자연적인 그

---

* 막스 거슨의 셋째딸. 현재 거슨연구소 이사장.
** 막스 거슨의 말을 정리한 것임.

리고 생물학적인 규칙의 총체에 대해서는 무시해버렸는데, 특히 연구와 임상을 여러 가지 전문분야로 나눔으로써 그런 경향이 더욱 심해졌다……. 모든 부분 하나 하나가 몸 전체의 한 조각이라는 사실을 잊어버린 것이다."

연구와 임상에 대한 전문화는 질병에 대한 세균이론만 키웠다. 그리하여 모든 연구가들이 각 질병을 일으키는 특수한 원인이 있을 것이라는 믿음을 갖게 했다. 그러나 거슨 박사의 말처럼 암은 특수한 질병이 아니다. 암은 모든 신진대사의 퇴행상태를 나타내는 것으로 간을 위시한 모든 기관들이 상하여 암이 성장하게 되는 것이다. 다른 만성질병이 일어나기 전에도 이와 비슷한 상황이 선행한다. "모든 퇴행성 질병—정신질환·관절염·동맥경화증·심장병 등등—에서는 간의 손상을 볼 수 있다." (막스 거슨 박사가 라디오 인터뷰에서 한 말)

거슨 박사의 관찰에 의하면 "음식을 먹으면 모든 음식물이 소화관을 통하게 되는데, 때에 따라서는 소화기관이 넘어온 중간물질을 부수어 다음 기관으로 넘길 수 있는 능력을 상실하고 있다. 이들 중간물질이 소화되어 완전히 배설되지 않으면 혈관에 머물게 되어 비정상적인 물질을 만든다. 이러한 물질들이 쌓이면서 마침내 유기체에 나쁜 영향을 미친다. 약한 조직이 먼저 상하면서 각 요인들이 어느 조직을 먼저 반응하게 하고, 어느 기관을 먼저 나쁘게 할 것인가를 결정짓는다. 예를 들어 지방 신진대사 과정에서 어떤 것이 비정상적으로 되면, 지방 신진대사 장애 때문에 마른버짐이 일어난다. 그러나 산화력이 약화되어 지방 신진대사에 장애가 일어나면 동맥경화증이 발생하고 나중에는 동맥조직이 상하게 된다"(거슨 박사의 미발표 논문에서).

그러므로 비슷한 장애가 다른 퇴행성 질병들을 일으킨다. 거슨 박사의 오랜 경험에 의하면, 선천적으로든 질병을 고친 이후든, 간을 비롯한 중요한 기관들이 충분히 기능을 발휘하면 인체가 모든 질병을 물리치고 건강을 유지한다. 인체의 모든 방어력과 면

1. 만성질병에서의 치유기능 회복   489

역력・염증반응・효소기능들이 재활성화되어야 혹이나 반흔을 녹이고 노폐물이나 죽은 물질들을 쏟아낼 수 있기 때문이다.

위에서 한 말은 포괄적인 설명으로 수술, 약물요법, 방사선 치료법 등으로 표현되는 부분적인 치료, 정통적인 의학지식이나 '전문화'와는 맞지 않는다. 암환자의 경우 수술, 방사선 치료, 약물요법으로는 모든 조직의 기능을 충분히 회복시켜줄 수 없으며 오히려 간을 비롯한 중요기관에 해를 입힌다. 다른 퇴행성 질병에 대한 정통치료법도 증후에 대한 요법(예를 들면 관절염의 경우 통증을 없애기 위해 아스피린을 먹이고, 관상동맥경화증 환자에게는 혈액응괴를 풀어주는 약을 많이 먹이는 것 등)이거나 부분적인 치료법이다(관절이 아프면 수술을 하고, 병든 신장은 떼어내버리는 것 등). 이와 같은 대증요법(對症療法)은 기관의 기능을 회복시켜주는 요법이 아니다. 전체에 대한 치료법을 행하면, 모든 기관들을 재활성화시켜 병든 신장도 기능을 회복한다. 그래야만 혈액응괴도 풀리고 다시 재발하지 않는다. 또한 그것을 통해서 관절염도 고칠 수 있고, 뼈도 제자리에 맞추어 넣을 수 있다.

거슨 박사의 연구에 따르면 모든 만성질병은 세포에서 포타슘(K)을 잃고 대신 소디움(Na)이 물과 함께 세포 속으로 들어가는 데서 시작된다. 이렇게 되면 부종이 생기고 기능부전이 일어난다. 또 세포 속의 전위가 상실되고, 좋지 않은 효소가 발생하며, 세포산화력이 감소되는 등의 사태가 뒤따른다. 효소들이 활성촉매제로써 K를 요구하지만 Na의 방해를 받아 K의 공급이 늦어지거나 중단되어 버린다(딕슨과 웨브 저《효소》 422~423쪽 참조). 기능부전의 정도에 따라 어느 기관이 어느 정도 영향을 받게 될 지가 결정되며 어디에 증후가 발생할 것인지도 결정된다. 그 전의 질병・허약, 그리고 외상성 증상도 질병발생의 요인이 되는 것이 분명하다. 이때 치유력을 높여주려면 세포에 과도하게 쌓인 Na를 들어내고 많은 양의 K를 투여하면서 중간물질과 독이 많이 쌓여 있는 기관을 제독해야 한다. 이러한 일을 하기 위해 K가 많이 들어 있는 신선한 과일과 녹즙을 마시고 관장으로 신장을 제독하고 특수치료법으로 간을 재활성화시켜주어야 한다. 이러한 것이 이론적인 가정일 뿐이라면 말할 가치가 없다. 그러나 거슨 박사는 오랫동안 많은 만성병 환자들을 돌보았고 그 과정에서 그의 주장이 옳다는 것이 증명되었다. 그의 치료법으로 퇴행성 질병들이 사라지고 몸이 회복되었던 것이다.

몸의 기능을 회복하는 과정에서 치유활동이 특수한 증후들을 없애준다. 인체가 효소를 활성화시켜 관절염으로 발생한 부종이나, 혹을 제거하고 뼈도 회복시킨다. 인체가 면역반응을 일으켜 결핵을 공격하고 다른 만성감염이나 염증도 공격한다. 오래 된 반흔이나 유착·궤양 등을 없애주고 고름을 빨아들이며 알레르기도 없앤다. 근육실조에서 정상적인 효소가 되살아나고 새 근육이 형성된다. 다발성 경화증과 골수증이 나아지고, 더 악화되지 않는다(물론 죽은 신경조직은 재활성화되지 않는다). 정신질병도 비정상적인 피가 배설되면 뇌세포가 정상으로 기능하게 된다. 당뇨병도 췌장이 많이 회복되면서 한 달 안에 인슐린을 끊을 수 있다. 기능하지 못하던 신장이 거의 정상에 가깝게 회복된다. 신장투석기나 기관이식이 필요하지 않게 된다. 어떤 환자들에게는 아직도 약한 기관이 있을 수 있다. 그러한 환자들은 어떤 음식들을 영원히 금해야 한다. 만성질병들은 너무나 많아서 여기서 다 열거할 수 없으나, 불명료한 질병이나 잘 낫지 않던 질병도 다 낫는다고 할 수 있다. 이미 말한 바와 같이, 올바른 음식을 주고 제독을 시켜주면 인체는 스스로 스스로를 고친다.

부분적인 치료나 증상요법은 올바른 치유 방법이 되지 못한다. 종양을 조사하고 건드린다고 해서 암을 고쳐내지는 못한다. 아스피린이 관절염을 고치지 못하며 인슐린이 당뇨병을 고치지 못한다.

정상적으로 건강한 인체는 치유기능을 갖고 있어서 세균침입에 대한 면역이 있으며 치유염증을 일으키고, 부서진 뼈와 피부를 고쳐내고, 독을 배설할 수 있다. 만성질병에 걸리면 이러한 방어능력이 상실되거나 손상을 입는다.

  치유력의 상실은 정상적인 미네랄의 상실, 중요한 기관들의 중독, 소화와 배설의 불완전 등 여러 가지 기능부전 때문에 일어난다. 치유력을 되살리기 위해 환자에게 처음부터 꾸준히 해주어야 할 일이 인체의 제독, 특히 간과 담관에 대한 제독이다. 커피관장이 제독의 중요한 방법이다. 카페인이 담관을 팽창시키고 쌓여 있는 독을 배설하게 자극한다. 신선한 과일즙과 채소들이 신장을 자극하여 인체를 제독시킨다. 녹즙에는 미네랄·효소·비타민들이 대량 들어 있어서 심하게 고갈된 기관이 되살아난다. 이러한 작업은 단순히 주기만 한다고 해서, 예를 들어 비타민·미네랄·효소 등을 물과 약으로 준다고 해서 이루어지지는 않는다. 심하게 중독되고 손상된 기관은 응축된 물질을 흡수하고 이용할 수 없다. 약이나 응축된 물질은 앓고 있는 환자를 초조하게 하거나 이미 고갈된 물질들을 더 상실하게 한다.

  이러한 이유 때문에 거슨 박사는 제독방법으로 단식을 지지하지 않았다. 지나치게 과식을 하는 사람들에게 단식이 유효하다는 것은 사실이다. 그러나 만성질병 환자들에게는 부족한 것들이 많기 때문에 단식을 해서는 안 된다. 단식을 하면 긴요한 물질인 미네랄과 비타민을 기관에 공급하지 못한다. 관장, 잘 짠 녹즙, 그리고 많은 양의 신선한 날음식이 단식보다 훨씬 더 빨리 그리고 효과적으로 제독을 시켜준다. 그리고 이렇게 해야 인체의 잘못된 기관을 회복시키고 치유력을 되살릴 수 있다.

  거슨치료법을 하면 치유의 초기 증거가 여러 형태로 나타난다. 예를 들어 부종이 놀라울 정도로 빨리 빠진다. 피부병이 물러가면서 빨리 치유된다. 오래 된 반흔이나 유착이 있는 언저리나 손상된 뼈에서는 '치유'가 일어나면 흔히 충혈이 나타난다. 염증 부위에 혈관이 팽창하여 붉은 색깔을 띠기도 하고 부드러워지기도 한다. 새로운 산소를 공급받은 혈액은 효소를 비롯한 치유물질을 새로이 갖추어 손상되고 아픈 부위로 운반한다. 이것들이 환자에게 경고를 주게 되는데 이 치료법을 잘 모르는 의사들조차 '치료반응'(제27장 참조)을 느낄 수 있다. 이 치료에 대한 반응으로 오랫동안 잊어버리고 있던 반흔이나 잘못 치료된 상처가 덧나면서 발적이 나타나는 수가 있어서 놀라기도 하고 잘못 이해하기도 한다. "이들 반응 때문에 많이 치유되어 가던 환자가 치료를 포기하는 경우도 있다"(막스 거슨).

몸 안에서 치유기능이 재활성화되면 치유는 선택적으로 이루어질 수 없음을 기억해야 한다. 치유기능은 모든 만성적 문제를 공격한다. 잠복활동을 하고 있던 모든 질병들이 사라진다.(증례 6 참조. 이 환자의 경우 매독에 대한 약이나 항생제를 쓰지 않았는데도 암과 함께 매독이 나왔다)

1930년대에는 거슨 박사가 그의 치료법이 암치료에도 좋은 결과를 가져올 것이라는 생각은 하지 못했다. 그러나 이 치료법을 아직 열심히 적용하고 있지 않았던 1932년에 거슨 박사가 한 말을 들어보자.

"거슨치료법으로 관절염치료에 대단히 좋은 결과를 얻었다. 거슨식사법으로 병든 뼈가 잘 결합되었음이 X-레이 사진으로 나타났다. 치밀층(緻密層)이 더 조밀하게 되었으며 뚜렷하게 윤곽을 드러내보이고 있다. 환자의 증후가 좋아지고 관절이 제대로 움직인다. 이러한 환자들은 단백질 섭취를 제한하는 것이 특히 중요하다.

간 질병도 대단히 잘 듣는다. 일찍이 1900년에 프랑스의 두 의사 뚤루스와 리세가 간 질병 환자를 무염식으로 치료하여 좋은 결과를 얻었다. 인이 많은 대구간 기름을 먹이고 철저히 단백질 섭취를 제한했더니 치료 효과가 빨리 나타났다고 한다. 정신질환에도 효과가 있었다. 신경쇠약증은 크게 좋아졌다. 임포로 신경쇠약증에 걸렸던 환자는 임포까지 회복시킬 수 있었다.

그 환자는 비정상으로 강했던 성욕이 정상으로 회복되었다.
심한 피부병도 무염식으로 낫는다. 예를 들어 좌창·습진·두드러기·양진(痒疹)·천포창 등이 낫는다고 루이틀렌이 오래 전에 강조했다. 거슨치료법을 하면 심한 낭창과 건선에 효과가 있으며, 부분적인 공피증을 동반한 경우까지도 쉽게 낫는다는 것을 알았다. 오래 된 치료반흔이나 유착은 물론이고 켈로이드 좌창도 고칠 수 있음은 대단히 흥미로운 사실이다.
다발성경화증도 잘 낫는다. 궤양과 반흔조직이 흡수되고 치료된다. 파괴된 신경조직도 되살아나는 것이 분명하다.
많은 다른 만성질병들도 거슨치료법을 하면 고쳐지는데 원인이 불분명하거나 원인을 알 수 없는 질병들도 낫는다. 안구돌출성, 갑상선종그레이브(Grave질병)도 잘 낫는다. 그러나 환자에게 단백질은 4주 후에나 주어야 한다. 아니면 허약과 체중 감소가 일어날 수 있다.
월경불순, 질분비물도 정상화되며, 월경일수불순(21일 만에 혹은 5~6주 만에 일어나는 등)도 점점 28일의 정상 주기로 된다.
이 치료법은 신장병에도 뚜렷한 효과를 나타낸다. 호흡기관의 질병들, 천식같은 것도 대단히 잘 낫는다. 기관지확장증과 같은 만성질병도 예외 없이 낫는다.
이 치료법을 적용할 수 있는 중요한 질병 가운데 한 분야가 심장병과 순환계열 질병인데 아주 잘 듣는다. 동맥경화증과 그에 따른 신장병도 잘 듣는다. 이러한 질병에도 단백질 섭취를 제한하는 것이 중요하다.
대부분의 심한 편두통환자에게는 치주염이 나타난다는 것은 아주 흥미로운 일이다. 이 치주염은 편두통을 고치면 꼭 사라진다. 뒤에 안 사실이지만 치주염 환자에게는 관절염도 잠복하고 있다."

거슨의 말을 빌리면 만성질병들도 그의 치료법으로 치료되며 이미 1930년대에 이러한 질병들을 치료했다고 한다. 이 부록을 쓰는 목적은 암뿐만 아니라 만성질병에도 이 치료법이 잘 듣는다는 것을 설명하기 위해서다.

거슨치료법을 시작하면 일반적으로 먹던 약은 다 끊어야 한다. 말기암 환자에게 흔히 처방하는 독이 많은 진통제는 물론이고 약물치료제·세포독소·혈액용제·혈관확장제·코티손·항히스타민제 등 모든 약을 끊어야 한다. 이 물질들은 외부 물질들을 배설시켜야 하는 간에게 추가 부담을 준다. 그리고 이러한 약들은 병든 기관을 재생시키는 데 좋은 결과를 초래하지 못한다. 치료의 목적은 쌓여 있는 독물을 줄이고 배설시키는 데 있다. 그 쌓인 독물질에 다른 것을 추가해서는 안 된다.

암환자의 경우에는(말기암 환자까지도) 고통을 빨리 없애려면 관장이 필요한데 심한 경우에는 두 시간마다 해주어야 한다. 치료를 시작한 처음 며칠은 진통제를 줄 필요가 있을 때도 있다. 이런 경우에는 다음 것들을 이용하라고 거슨 박사는 말했다. 아스피린 1알(5g짜리), 비타민C 1알(100mg짜리), 나이아신 1알(50mg짜리)씩을 24시간 동안 네 번 주라고 했다. 이 세 가지 약만으로도 환자는 휴식을 얻는 잠을 잘 수 있다. 치료를 시작하면서 제독을 시켜주고 포타슘을 대량 투여하면 효과가 커서 바로 경련과 부종이 사라진다. 커피관장을 계속하면 고통이 없어진다는 것을 환자들이 알고서 스스로 처방 횟수보다 자주 하려고 한다. 관장으로는 아무런 해를 입지 않기 때문에 이런 행동은 격려해주어야 한다. 사실 암환자에 대한 위험은 제독을 소홀히 하는 것—관장을 충분히 하지 않는 것—에서 오며 그렇게 되면 간을 중독시키게 된다(26장 참조).

인슐린이란 원래는 인체가 생산하는 물질로 독이 아니다. 당뇨병의 경우 초기에는 인슐린을 계속 사용해야 한다. 당뇨병은 치료가 진행되면서 계속하여 혈액과 요를 검사해야 하는데 췌장이 다시 기능을 시작하기 때문이다. 치료를 시작한 10일 내에 인슐린 양을 반 정도로 줄일 수 있으며 모든 환자들은 한 달 안에 인슐린을 완전히 끊을 수 있게 된다.

당뇨병 환자를 위한 식사에서는 하루에 두 개 먹게 되어 있는 구운 감자를 하나로 줄이고 아침식사로 오렌지즙 대신에 그레이프푸르트즙을 마셔야 하며, 사과와 당근즙 대신에 푸른 잎사귀 녹즙을 더 많이 마셔야 한다.

거슨 박사는 관상동맥질병 환자에게는 찬 아마씨기름(식용)을 두 숟가락 먹게 했다. 아마씨기름이 혈액 속의 콜레스테롤 수치를 즉시 낮춰준다. 아마씨기름을 먹으면서 다른 치료법을 행하면 혈액응괴가 줄어들어 혈액연화제, 혈관팽장제와 같은 약을 즉시 끊을 수 있다.

같은 양의 아마씨기름을 암환자를 위한 식사에도 추가한다. 거슨 박사가 환자에게 아마씨기름을 투여한 것은 이 책을 출판한 후였다. 이에 대한 설명이 이 책에 없기 때문에 따로 설명하는 것이다. 그는 아마씨기름을 계속하여 정규적으로 썼음을 밝혀두고 싶은데, 아마씨기름 투여로 암환자나 동맥경화증 환자의 높은 콜레스테롤 수치를 낮추는데 탁월한 효과를 보았다. 암환자의 경우 아마씨기름이 종양을 빨리 줄이고 흡수되게 했다.

다발성경화증 환자에게는 치료를 시작할 때 계란 노른자를 먹일 수 있다(암환자는 일 년이나 그 이상까지 먹일 수 없다). 관절염 환자의 경우 단백질을 오랫동안 아주 적게 먹어야 하며 갑상선종 환자는 치료를 시작한 3~4주 후부터 먹어도 된다. 근육실조의 경우에는 요오드 신진대사의 회복을 위해 각별한 주의가 기울여져야 하며, 특히 영양과잉의 비만증 환자는 연골을 많이 투여해야 한다.

암은 쉽게 낫지 않는다는 사실을 한 번 더 기억해둘 필요가 있으며 이 책에서 설명한 내용에 따라 엄하게 치료해야 한다. '엄격한 암식사법'에 철저히 따르면 다른 만성질병들도 빨리 낫는다는 사실을 기억해야 한다. "이것을 좀 덜해도 별로 해될 것은 없을거야"라고 합리화하면서 치료에 느슨하게 적응하는 것은 자기패배로 가는 길일 뿐이다. "좀 덜해도"가 흡수와 제독을 방해한다. "좀 더"가 효과를 높여준다. 그래서 우리들은 오래 전부터 암이 아닌 만성질병 환자들은 아래와 같이 덜 엄한 치료법을 받을 수도 있다는 것을 강조해왔다.

1. 제33장에서 밝힌 금지식품과 자극물 가운데 신선한 딸기류와 잇꽃기름은 제외한다.
2. 제독은 규칙적으로 해야 하며 하루에 2~3회씩만 커피관장을 해도 된다.
3. 신선한 녹즙의 섭취는 하루 4~5잔으로 충분하며 오렌지즙 한 잔을 보태야 한다(반드시 마시기 전에 준비한 신선한 것이어야 한다). 당근과 사과즙을 푸른 잎사귀즙과 혼합해도 되며 원심분리녹즙기를 이용해도 된다. 치유 효과를 빨리 얻으려면 녹즙을 더 마시고 착즙기를 이용하는 것이 좋다.
4. 특별한 수프와 식사법은 지켜야 한다. 초기의 치료를 마치면 대개의 경우 환자들이 일터에 나갈 수 있는데 이때 점심으로 수프(보온병에 담아서 가지고 나갈 것), 신선한 녹즙, 구운 감자, 신선한 혼합샐러드, 과일 등을 먹어야 한다. 하루 종일 신선한 과일을 많이 먹어야 한다.

이 책을 처음 출간한 이후 식사요법에 아마씨기름을 추가한 것 외에 특별히 첨언해야 할 사항이 생겼다. 모든 공동체에서 수도물을 염화처리하는 것이 보편화되어 버렸다. 염화물은 가장 강력한 효소방해제에 속하며, 치유에는 효소의 재활성화가 긴요하기 때문에 염화물은 가능한 많이 음식이나 음료수에서 제외해야 한다. 염화처리된 수도물이 공급되는 곳에서는 환자들이 수프・차・관장에 사용할 물은 샘물이나 증류수에서 취해야 한다. 염화처리된 치약이나 효소방해 치약은 살충제, 페인트, 겨드랑밑의 방취제, 독, 땀구멍을 막는 화장제와 더불어 멀리해야 할 것들이다.

초기에는 채식만 하다가 시간이 경과된 후부터는 특정의 우유

제품이 치료제에 합류된다. 버터밀크·요구르트·포트치즈(카티지치즈) 등이 그러하다. 거슨 박사는 지방과 염분이 없는 제품을 환자에게 주어야 한다고 했다. 최근에는 버터밀크가 휘저어서 만들어지지 않고 종종 '배양'하여 만들어지며 소금을 치기도 한다. 치료를 시작한 지 3~6주가 지나면 환자의 식단에 버터밀크가 추가되는데 거기에 지방과 염분이 들어가지 않았는지 주의를 기울여야 한다(내용물 표시를 잘 보실 것). 포트치즈나 카티지 치즈는 크림이나 염분을 넣지 않은 탈지유로 만든 것이어야 한다. 요구르트는 반드시 자연산 요구르트라야 하며 방향제와 과일, 당분 등이 들어가지 않은 것이어야 하고 지방을 제거한 우유로 만든 것이어야 한다. 만일 이러한 제품에 지방이나 소금이 첨가되어 있으면, 제외해야 하며 맞는 것만 이용해야 한다.

불치병 환자가 아닌 환자들을 위한 기슨식사법(암치료에 적용해서는 안된다)

33장에서 설명한 허용음식과 금지식품, 식사와 즙 준비사항을 읽어보실 것. 금지된 식품의 내용은 동일하다. 신선한 딸기류를 때때로 먹을 수 있다는 것이 다르다. 그리고 잇꽃기름을 샐러드에 칠 수 있다.

처음 3~4주는 어떠한 동물성 식사도 금해야 한다. 금지기간은 상태의 위독성과 환자가 나아가는 정도에 따라 결정된다.

수도물이 염화처리되어 있으면 수프와 차, 그리고 과일을 스튜할 때 필요한 물은 샘물이나 증류된 물을 이용한다.

녹즙을 만들 때 원심분리기를 이용할 수도 있다. 그러나 그 효과는 착즙기만 하지 않다. 녹즙의 재료는 당근, 사과, 푸른 잎사귀 등을 섞어서 이용해야 하며 당근사과즙과 푸른 잎사귀즙으로 따로 만들 필요가 없다.

아침·점심·저녁의 식사는 33장의 내용을 참고하고, 새참으로는 녹즙이나 신선한 과일이 좋다.

투 약

(1) 10퍼센트의 포타슘용액을 한 숟가락씩 녹즙에 탄다(하루에 6~8잔). 50mg짜리 나이아신 1알을 끼니마다 먹는다.
(2) 매일 아침 비타민 E를 두 알(400iu, 또는 이에 해당되는 양) 먹는다(토코페롤로 만든 것이어야 하며 초산염으로 만든 것이 아님).
(3) 루골용액 한 방울씩을 아침·저녁으로 녹즙에 탄다(완전한 강도의 것으로 하루에 두 방울, 또는 이에 해당되는 양).
(4) 릴리사제품 1001인 췌액소를 끼니 때마다 2알씩 먹는다.
(5) 잠들기 전에 비타민 A(생선간으로 만든 것. 25,000단위. 또는 그에 해당하는 것)를 두 알씩 먹는다.
(6) 아침과 밤에 하루 두 번 50mg짜리 비타민 C를 먹는다.
(7) 일 주일에 3번씩 릴리사제품 370인 생간추출액을 3cc씩 근육에 주사한다.
(8) 지방을 빼고 말린 간 2알을 끼니마다 먹는다.
(9) 효모를 4알씩 매일 세 번 먹는다(배로 늘여도 된다).
(10) 식사 후에 아시돌을 2알씩 먹는다.
(11) 처음 관장을 한 후 고통을 줄이기 위해 먹는 것 외에는 일체 다른 약을 먹어서는 안 된다. 아스피린 1알, 비타민 C 1알(100mg 단위), 나이아신 1알(50mg 짜리). 이 투약도 24시간에 4번 이상 해서는 안 된다.

관 장

매일 커피관장을 두 번씩 하면 되나 식사 후 한 번씩 세 번하는 것이 더 좋다(잠자기 전에는 하지 말 것). 어떤 종류든 고통과 불편이 일어나면 즉시 추가 관장을 해야 한다.

3~4주의 치료를 받은 후 병의 정도와 환자의 반응에 따라 지

방을 뺀 보통의 요구르트를 매일 두 잔씩 먹고 크림과 소금이 들어가지 않은 카티지치즈를 0.5파운드쯤 더 먹어도 된다. 요구르트를 양파·실파·마늘 등과 혼합하거나 생과일이나, 구운 과일, 꿀 등과 혼합해서 먹는다. 이러한 단백질 때문에 증후가 재발하거나 장애가 일어나면 다시 끊어야 한다. 매일 꿀벌이 운반한 꽃가루 2순가락을 먹어도 된다.

　4~6달 후 상태에 따라 생선 살코기, 닭 살코기를 찌거나 구워서 먹을 수 있다. 1주일에 한 번씩 조금 먹는 것으로 시작해야 한다. 문제가 없으면 더 늘일 수 있다. 증후가 재발하게 되면 즉시 끊어야 한다.

　심한 퇴행성 질병과 다음과 같은 독이 많이 차 있는 질병(장기간 약을 먹은 경우를 포함하여)에 대하여는 강력한 치료법이 적용되어야 한다.

(1) 임신중독
(2) 결핵
(3) 골관절염
(4) 정신질병과 신체무력증
(5) 경련, 특히 협심증
(6) 천식
(7) 암
(8) 척수퇴행성변화

2. 식사요법에 의한 암치료
― 임상 30년의 개요

의학박사 막스 거슨

30년간의 임상결과 말기암 치료법을 성공적으로 개발하기에 이르렀다. 이 치료법은 ① 암환자들의 경우 면역반응이 약하고, 조직의 손상, 특히 간의 손상이 일반화되어 있으며, ② 암세포가 파괴될 때, 간 기능 장애로 혼수상태 혹은 죽음에까지 이르게 하는 독성 해체 물질이 혈액 속에 나타난다는 사실을 바탕으로 하고 있다. 이 치료법은 지방 성분이나 기름기가 없고, 극미량의 동물단백질이 들어 있는 고칼륨 저나트륨 식단으로 되어 있다. 생과일과 생야채즙 그리고 생간즙에는 간의 기능 회복을 촉진시켜주는 활성산화 효소가 들어 있다. 요오드와 나이아신을 보충해야 한다.

카페인 관장을 하면 담관(膽管)이 팽창되어 간의 종양 파괴물질 배설을 촉진해주고 결장의 벽을 통하여 독성물질을 피와 분리시킨다. 이 치료법은 전체적으로 이용해야 한다. 치료법 가운데 일부만 이용하면 성공하지 못한다. 이 치료법으로 많은 말기 암 환자들을 치료해왔다.

신사 숙녀 여러분,
저는 여기에 휴가차 온 것이지 강의를 하러 온 것이 아닙니다.* 그러므로 아무런 준비물도 가져오지 않았습니다. 그래서 저의 암치료법에 대하여 이야기해달라는 청을 받은 순간부터 몇 가지 적어 보았습니다. 그 가운데 재미 있는 이야기가 하나 있습니다.

1928년 제가 독일의 빌레펠트에서 내과의사로 있을 때, 한 여성을 치료해달라는 전화를 받았습니다. 저는 그 숙녀에게 어디가 아프냐고 물었지만 전화상으로는 이야기하고 싶어하지 않더군요. 그래서 저는 도시에서 조금 떨어져 있는 그의 집으로 찾아갔습니다. 그리곤 "어디가 편찮으십니까?"하고 물었지요. 그는 근처에 있는 큰 병원에서 수술을 받았는데, 담관암을 발견했다고 하더군요. 나는 수술자국을 보았습니다.
그는 몸에 열이 많았으며 황달에 걸려 있었습니다. 나는 그에게 "유감스럽게도 저는 도와드릴 수 없습니다. 저는 암치료에 대해선 아는 바가 없거든요. 특히, 수술가능성도 없을 만큼 암이 퍼진 환자의 경우, 저는 좋은 결과를 본 적이 없습니다"하고 말했습니다. 하지만 그는 "아닙니다, 선생님. 저는 선생님께서 여러 가지 형태의 결핵과 관절염 치료에서 거둔 성과를 알고 있기 때문에 전화드린 겁니다. 자, 여기 종이철이 있으니 처방을 적어 주세요. 저 쪽 테이블에 책이 한 권 있는데, 그 책에서 '암치료'라고 제목이 붙은 장을 큰소리로 읽어 주시겠어요?"
약 1,200페이지의 민간처방에 관한 큰 책이었는데 암치료에 관한 장은 그 책의 중간에 있었습니다. 나는 읽기 시작했지요. 그 책은 학교 교사 3명과 내과의사 1명이 편집을 했더군요. 그들 가운데 아무도 개업의는 없었습니다. 그들은 그 책을 공동으로 제작했어요. 나는 그 장을 읽었습니다. 그 책에는 환자들에게 특별 수프를 주었던 히포크라테스에 관한 이야기가 있었습

---

* 이 강연은 1959년 사망한 거슨 박사가 1956년 캘리포니아주의 에스콘디도에서 행한 것이다.

니다. 제가 강조하고 싶은 것은, 우리가 바로 지금도 그 수프를 이용하고 있다는 사실입니다. 그 책에 적혀 있는 수프를 그러니까 기원전 550년경의 그 수프를 말입니다. 히포크라테스는 그 시대에 가장 위대한 의사였으며 저는 개인적으로 그가 전 세대에 걸쳐 가장 위대한 의사라고 생각합니다. 그는 특별 수프와 관장 등으로 환자의 몸에 쌓여 있는 독을 제거해야 한다는 생각을 했던 것입니다.

나는 계속 책을 읽었습니다만 결국 그 여자분께, "제 말을 들어보세요. 저는 결핵치료법 때문에 동료 의사들로부터 항의를 받고 있습니다. 그래서 저는 부인을 치료해드리고 싶지가 않군요."라고 말했습니다. 그 부인이 다시 고집을 부리더군요. "선생님께서는 이 치료의 결과에 대해 책임이 없고 제가 이 치료를 고집했다는 내용을 글로 보장해드리지요." 그래서 결국 사인을 한 서약서를 받고 나서 한번 시도해봐야겠다고 생각했습니다.

저는 처방전을 적었습니다. 그 처방전은 제가 자우어브루흐 교수와 뮌헨 대학병원에서 사용한 결핵환자(증례 1~7)를 위한 처방전과 거의 같은 것이었습니다. 그 동안 뮌헨대학에서 그 처방법으로 환자들을 다루었는데 효과(증례 8, 9)가 있는 것으로 판명되었던 것입니다. 저는 그 치료법이 암환자에게도 효과가 있으리라고 생각했지요. 결핵과 암은 둘 다 신체의 제독이 필요한 퇴행성 질환이라는 내용이 의학서적에 계속 실려왔습니다. 하지만, 제독을 해야 한다는 주장은 오직 히포크라테스만이 글로 적었던 것이지요.

내 처방에 따라 그 환자가 완치되었습니다. 6개월 후, 환자는 자리에서 일어났고 최상의 컨디션을 유지했습니다. 그 후 그는 두 명의 다른 암환자를 저에게 보냈습니다. 그의 가족이었던 한 명은 위암 환자로 수술 도중 위장 주위의 여러 샘에도 암이 전이된 것이 발견되었는데 역시 완쾌되었습니다. 그리고 나서 저는 제 의지와 상관없이 세번째 환자를 치료해야 했습니다. 의료계에서 한층 더 반발이 있으리라는 것을 예상했습니다. 세번째 역시 위암 환자였습니다. 이 환자 역시 완쾌되었습니다. 세 사람의 환자를 치료했는데 모두 완쾌된 것입니다.

저는 오늘 이 순간까지도 어떻게 이런 일이 일어났으며, 제가 어떻게 이런 일에 우연히 말려들어 성공을 얻었는지 알 수 없다고 말씀드릴 수밖에 없습니다. 그 당시 저는 언제나 환자들이 어떻게 완치되었는지 모른다고 말했습니다. 저는 암에 대해 충분히 알지 못했으며 연구를 하기에도 어려운 문제였습니다. 그렇지만 한 번 제 머리속에, 제 손에, 그리고 제 마음 속에 자리잡은 그 문제는 저를 그냥 내버려두지 않았습니다.

그 후 저는 비엔나에 있었습니다. 히틀러 시대의 정치적인 격변으로 독일을 떠났습니다. 저는 6명의 환자를 치료했으나, 6명 모두 결과가 좋지 않았습니다. 모두 실패했지요. 그것은 충격적인 일이었습니다. 제가 환자들을 치료했던 그 요양소는 식이요법 치료를 할 수 있는 준비가 되어 있지 않았습니다. 그 요양소는 다른 요법으로 환자들을 치료하고 있었으므로 식단에 많은 관심을 기울이지 않았던 것입니다. 저는 실패의 원인이 그것에 있다고 믿었습니다.

그 후 저는 파리로 가서, 7명의 환자를 치료했는데 3명이 완치되었습니다. 그 가운데 한 분은 연로하신 분이었습니다. 그 환자는 연세가 70이었는데 결장이 시작되는 부분인 맹장에 암이 발생했습니다. 또, 한 환자는 아르메니아인 여성이었습니다. 아주 재미 있는 사례였지요. 환자의 모든 가족들과 싸워야 했습니다. 그 분 가족 가운데 의사가 많이 있었으므로, 저는 많은 어려움을 겪었습니다. 하지만 어쨌거나 이 환자의 치료에 성공을 거두었지요. 그의 유방암이 다시 자라났습니다. 가족들이 매번 환자가 "기운이 너무 쇠약해져"있다고 주장했습니다. 그의 몸무게는 겨우 78파운드였으니까요. 그는 피골이 상접하였으므로 가족들이 그에게 달걀 노른자를 주었으면 했지요. 저는 소량의 달걀 노른자를 주었습니다. 그랬더니 암이 다시 자라더군요. 가족들은 또 그 환자에게 얇게 저민 육류를 주라고 했습니다. 제가 육류를 먹였더니 암이 다시 자랐습니다. 환자의 가족들은 세번째로 기름을 주라고 했습니다. 기름을 주었더니 암이 자라더군요. 하지만, 어쨌건 그때마다 암을 제거해내고 완치시킬 수 있었습니다. 그러나 그때까지도 저는 암이 무엇인지 몰랐습니다. 누군가가 나의 치료법에 대하여 물어오면 저는 "정말 모르겠습니다"라고 답변해야 했습니다.

얼마 후 저는 이 나라에 왔습니다. 암에 관한 문제와 처음으로 완치시켰던 세 환자를 잊을 수가 없었습니다. 저는 "가능성이 있는 일이야. 그런데 하지 않는다는 것은 죄악일지도 몰라" 하는 생각을 계속했습니다. 하지만 그렇게 쉬운 일은 아니었습니다. 제가 여기에 왔을 때, 제게는 병원이 없었습니다. 개업할 수 있는 면허조차 없었지요. 제가 시험을 치르고 환자를 받을 수 있게 되었을 때, 저는 환자들을 집에서 치료해야 했는데 그것은 힘든 일이었습니다. 환자들은 집에서 식이요법을 하는 것을 좋아하지 않습니다. 사람들은 요리 시간을 절약하는 데 익숙해 있었으며, 치료에 필요한 온갖 녹즙을 만드는 데 열의를 보이지 않곤 했지요. 그러한 일들은 벌써 주부의 손에서 떠나버렸으니까요.

결핵치료용 식단은 무염식으로 주로 과일과 야채이며, 야채는 비알미늄제의 무거운 용기에 담아 자체의 수분으로 찐 채소를 쓰기도 합니다. 이때, 뚜껑은 무겁고 잘 맞아서 증기가 새어나가지 못하게 해야 합니다. 그리고 환자들은 잘게 간 날음식을 주로 섭취해야 하지요. 오렌지즙, 그레이푸르트즙, 사과와 당근즙을 마셔야 합니다. 원심분리기나 액화기(液化機)로는 환자들의 병을 낫게 해주는 녹즙을 만들 수 없으므로, 특별한 기구 즉, 분쇄기와 착즙기로 만들어야 합니다.

맨 처음 저는 액화기가 제일 출륭한 장치라고 생각했습니다.

액화기로 짠 녹즙에는 모든 요소가 다 들어 있었으며 아무 것도 손실되지 않았습니다. 그런데, 효과가 나질 않더군요. 그때 저는 한 물리학자로부터 액화기의 중심부에는 양전기가 있고 녹즙에는 음전기가 있다는 사실을 알게 되었습니다. 이 전기가 산화효소를 죽이는 것입니다. 이것은 또한 원심력을 이용한 녹즙기와 그와 비슷한 다른 장치에도 적용되는 것이었습니다. 그러므로 녹즙은 가능한 한 스테인레스스틸로 만든 분쇄기와 착즙기로 만들어야 합니다.

환자들은 녹즙을 많이 마셔야 합니다. 히포크라테스 수프도 먹어야 하지요. 모든 자세한 사항을 다 말씀드릴 수는 없습니다. 그러려면 오늘 저녁 시간으로는 모자랄 것 같군요. 하지만 관장에 의한 제독이 중요하다는 것은 말씀드려야겠습니다. 저는 히포크라테스의 책에 제시되어 있듯이 제독이 가장 중요하다고 느꼈습니다.

마침내 제 병원이 생겼습니다. 암이 어느 정도 진전된 사람들은 물론이고 상당히 진전된 사람들, 그리고 말기암인 경우에도 목숨을 건질 수 있다는 것을 알게 되었습니다. 사람들은 말기암 환자들을 점점 더 많이 데려왔지요. 저는 그들을 버릴 수가 없었습니다. 한 쪽에서는 미국의학협회의 칼날이 제 목을 겨누고 있었는데 등 뒤에는 말기암 환자들만이 대기하고 있었습니다. 제가 환자들의 목숨을 구하지 못하면, 제 병원은 사형수의 감방에. 지나지 않을 것입니다. 어떤 환자들은 들것에 실려왔습니다. 걸을 수 없었던 것이지요. 더 이상 먹을 수도 없는 지경이었습니다. 정말 아주 어려운 상태였습니다. 그래서 저는 암이 상당히 진전된 말기암 환자들을 도와줄 수 있는 치료법(증례 10, 11)을 연구해내야 했습니다. 또 다시 어쩔 수 없는 상황에 빠져들게 된 것입니다.

어느 쪽을 강조해야 할지 알아야 했으므로 저는 모든 문헌을 읽기 시작했습니다. 그 과정에서 저는 모든 의사들이 증상[증후]

을 다루고 있다는 사실을 알았습니다. 제 생각으로는 증상에 불과한 것이었지요. 증후의 이면에는 근본 원인이 있음에 틀림이 없습니다. 뇌·폐·뼈·복부, 그리고 간에 원인이 없는 증상이 나타나는 것은 불가능한 일입니다. 무언가 근본적인 원인이 있어야만 합니다. 그렇지 않으면 그러한 증후들이 나타날 수가 없습니다.

이미 결핵 치료를 통해 제가 얻어낸 결론은 모든 퇴행성 질병의 경우, 증상을 다뤄서는 안 된다는 사실이었습니다. 인체, 즉 몸의 전부를 생각해야 합니다. 말은 쉽습니다. 그런데 어떻게 전체를 다뤄야 할까요? 저는 조금씩 연구를 하여 우리 몸에서 가장 중요한 부분은 소화관이라는 결론을 얻게 되었습니다. 우리가 섭취한 모든 음식물을 제대로 소화시키고 모든 소화관들이 제 기능을 발휘하여 최종 산물에 이르기까지 모든 찌꺼기들을 제거하려면, 모든 독소와 유독 물질이 제거되어 체내 조직에 아무 것도 축적되지 않아야 하는데, 결핵치료에서 이것이 가장 중요하다고 생각했던 것입니다. 이것은 또한 모든 다른 퇴행성 질병의 경우에도 분명 마찬가지일 것입니다. 그리고, 이 순간에도 암에 대한 '특별한' 치료가 필요 없다고 저는 확신합니다.

암도 소위 퇴행성 질병이며 모든 퇴행성 질병은 먼저 전 인체를 제독해야 합니다. 다시 저의 결핵 연구에 대해 말씀드리겠는데 결핵의 경우 간이 중요한 역할을 하고 있다는 사실을 알게 되었습니다. 간은 인체의 독성을 제거해주는데, 독을 담관으로 들여보내 담즙을 통해 제거되도록 합니다. 이것은 쉬운 일이 아닙니다. 게다가 간은 내장신경계의 도움을 받아 위액을 만들어내는 일을 도와줍니다. 그리고, 간은 췌장에서 트립신·펩신·리파제 같은 소화효소들을 만들어내는 것을 도와주는데 이들 작업이 모두 내장신경계의 도움으로 조절됩니다.

간의 기능으로 대단히 중요한 것들이 많이 있습니다. 그 가운데 하나는 우리가 루돌프 쉰하이머를 통해 알게 된 산화효소의 활동을 재개시켜준다는 사실입니다. 그는 여기에 대해 깊은 연구를 했습니다. 이 자리에서는 너무 깊이 들어갈 필요가 없겠지요. 암환자들의 경우 산화효소의 기능이 낮다는 사실을 알아두는 것이 매우 중요합니다.

이제 암치료의 이 이론에 대하여 얘기해볼까요. 요즘 몇 년 동안 암에는 특별히 중요한 두 가지 구성요소가 있다는 생각이 들었습니다. 하나는 일반적인 구성요소인 인체입니다. 나머지 하나는 국부적인 것, 즉 증후입니다. 치료는 일반적인 구성요소에 적용되어야 합니다. 우리가 몸 전체에 균형을 잡아주면, 국부적인 증후는 사라집니다.

일반적인 구성요소란 무엇이고 인체에 균형을 잡아주기 위한 치료는 어떻게 해야 합니까? 저는 오늘 저녁 시간의 대부분을 이 문제에 할애하려 합니다. 일반적인 구성요소는 소화관과 간입니다. 암환자의 경우 소화관이 대단히 중독되어 있습니다. 우리는 그 독을 어떻게 해야할까요? 제독이란 말은 쉽지만 암환자들을 제독시키는 일은 정말 어렵습니다. 암이 상당히 진전되었을 경우, 환자들은 거의 먹지를 못합니다. 환자들에게는 위액이 없고, 간과 췌장이 제기능을 발휘하지 못하며, 활동적인 기관이라곤 아무 것도 없습니다.

어디서부터 시작할까요? 가장 중요한 첫 단계는 제독입니다. 그러므로, 이 문제에 대하여 이야기해보지요. 먼저, 우리는 몇 가지의 관장을 시켜줍니다. 저는 괴팅겐 대학의 O. A. 마이어 교수가 맨 처음 사용한 커피관장이 가장 좋다는 것을 알게 되었습니다. 마이어 교수가 커피관장을 떠올린 후 호이브너 교수와 동물의 직장에 넣는 실험을 했습니다. 그때 담관이 열려 많은 담즙이 더 나올 수 있다는 사실을 관찰했습니다. 저는 이것이 매우 중요하다고 느껴 커피관장을 고안해냈습니다.

1쿼터의 물에 세 숟가락 가득 커피가루를 넣고 3분간 끓인 뒤, 다시 10~20분간 약한 불로 끓여 체온 정도로 관장을 시킵니다.
　환자들은 커피관장이 효과가 있다고 했습니다. 제독작용을 수행하면서 고통이 사라져서 우리는 진정제를 치워야 했습니다. 한편으로는 인체를 제독하면서 한편으로는 테메롤, 코데인 몰핀, 스코폴라민 등의 진통제를 써서 중독시키면 인체를 제독시키지 못한다는 것을 알게 되었습니다. 그래서 우리는 진통제 투약을 제외시켰는데, 그것은 사실 매우 어려운 문제였습니다. 어느 환자 하나는 자기는 두 시간마다 코데인 한 알을 먹으면서도 몰핀 주사를 맞아왔다고 말했습니다. 여러분들이라면 이렇게 해도 견딜 수 있겠습니까? 저는 그 환자에게 최선의 안정제는 커피관장이라고 말했습니다. 얼마 지나지 않아 그도 이 사실에 동의했습니다. 저는 4시간에 한 번씩 커피관장을 하라고 했는데 두 시간마다 한 번씩 관장을 했지요. 하지만 그 이상 좋은 진통제는 없습니다. 극심한 고통중에 있는 환자들 가운데 일부는 그렇게 하지 않았습니다.
　단 며칠만 지나면 고통이 거의 없어집니다. 여러분들에게 한 환자의 사례를 말씀드리겠습니다. 옛날에 한 숙녀가 저를 찾아 왔습니다. 그는 자궁경부에 암이 걸려 있었고 자궁 주위에도 커다란 종양 2개가 있었습니다. 자궁경부는 피고름이 나는 큰 분화구와 괴사가 되어 있었습니다. 그 가엾은 여자는 더 이상 앉을 수도 없었습니다. 수술도 불가능했지요. 그는 X-레이 치료를 받아왔으며 음식을 먹으면 모두 토해냈습니다. 누워 있을 수도 앉아 있을 수도 없었습니다. 그는 밤낮으로 걸어다녀야 했습니다. 그가 제 병원으로 왔을 때, 사무장이 "선생님, 그 여자를 병원에 둘 수가 없습니다. 신음 소리를 내며 밤낮으로 걸어다녀서 다른 환자들의 수면을 방해합니다"고 말했습니다. 4일 후, 그 환자는 안정제 없이도 잠을 잘 수 있었습니다. 아무튼 안정제는 그 환자에게 도움을 주지 못했습니다. 안정제는 30분 정도의 약효가 있을 뿐이었습니다. 8~10일 후, 그 환자는 제게 딱 한 가지를 부탁했습니다. 그 날 새벽 3~4시의 야간 관장을 생략해달라는 것이었지요. 커다란 종양 덩어리를 흡수하는 환자들은 매일 밤 자명종 소리에 잠을 깨야 하는데 그렇게 하지 않으면 그 덩어리의 흡수로 인해 중독이 되기 때문이지요. 그들에게 2~3회만 관장을 시키면 중독이 되어 죽지요. 의사라는 사람이 환자가 모든 종양 덩어리를 흡수하여 충분한 해독이 되지 못하도록 방치해서는 안 되지요. 만일 그 환자들에게 2~3회 정도만 관장을 시키면 환자들은 충분한 제독을 하지 못하게 됩니다. 환자들은 간성혼수에 빠집니다. 부검해보면 간이 중독되어 있다는 사실이 드러납니다. 저는 이러한 불행한 사태를 통해 이런 환자들에게 제독을 너무 많이 시켜서는 안 된다는 사실을 깨닫게 되었습니다. 그래서 저는 그 여자 환자에게 그 날 밤에만 7시간을 잘 수 있다고 말했습니다. 단 하룻밤입니다. 그 이상의 위험은 감수할 수가 없지요. 제가 이런 환자들에게 야간 관장을 시켜주지 않으면, 그들은 이튿날 아침에 졸려서 의식이 거의 반만 깨어 있게 됩니다. 간호사들이 그것을 알게 되면 환자들이 중독상태에서 깨어날 때까지 몇 차례 관장을 시켜야 한다고 말해줍니다. 이 정도로도 제독에 관해서 충분히 강조했다고 볼 수가 없습니다. 이 정도의 관장으로도 충분치가 않습니다. 최소한 첫 한 주 동안은 환자들에게 이틀에 한 번씩 피마자기름을 복용시키고 피마자기름 관장을 시키기도 합니다. 2주만 지나면 이 환자들은 알아볼 수 없을 정도로 달라집니다. 그들은 들것에 실려왔는데 이제는 돌아다니니까요. 그들에게 식욕도 생깁니다. 몸무게가 늘고 종양은 쇠해져갑니다.

여러분께서는 "어떻게 악성 종양이 기운을 잃게 됩니까?"라는 질문을 하실 겁니다. 그것은 저도 이해하기 어려운 문제였습니다. 저는 결핵환자를 치료하면서 간 기능을 도와주고 전신에 칼륨을 회복시키기 위해 칼륨과 요오드를 투여하고 간주사를 추가해야 한다는 사실을 알게 되었습니다. 제가 아는 한 이것이 진실입니다. 우리는 우선 환자에게 최대한 무염분의 식사를 줍니다. 그렇게 하면 인체에서 소금이 최대한 배설됩니다. 처음 시작할 때 식사에 0.5그램의 염분을 넣다가 차츰 없애버리면 하루에 염분을 3그램, 5그램, 8그램까지 배설하게 됩니다.

환자들에게 연골*과 루골액**을 줍니다. 저는 소위 구덴나트의 올챙이 실험에서 산화력을 증가시키고 돕기 위해서 요오드가 필요하다는 사실을 알게 되었습니다. 그래서 우리는 환자들에게 다량의 칼륨을 줍니다. 저는 약 300회의 실험으로 알맞은 칼륨 배합량을 알게 되었습니다. 그것은 글루콘산·칼륨·인산이수소칼륨(단일)과 초산칼륨 10퍼센트 용액입니다. 환자는 이 용액을 하루에 열 번, 티스푼으로 네 개 분량을 녹즙에 타서 먹습니다. 그 정도로 많은 칼륨이 체내에 들어가야 합니다. 동시에 연골을 1그레인씩 다섯 번, 반으로 묽게 만든 루골액을 3방울씩 여섯 번 먹어야 합니다. 루골액 18방울은 대량입니다. 일부 환자들은 가슴이 뛰기 때문에 처음에는 연골을 복용하지 못하겠다고 하지만 얼마 가지 않아 심계항진을 일으키지 않게 됩니다. 모든 알레르기가 사라집니다. 일부 환자들은 처음에는 레몬즙이나 오렌지즙을 한 방울도 마실 수 없다고 합니다. 알레르기 때문입니다. 그러나 환자들의 신체가 제독이 잘 되고 칼륨을 많이 섭취하면, 알레르기를 일으키지 않습니다. 알레르기 등 과민증이 없어집니다.

연골과 루골액은 체내에 들어가면 즉시 암덩어리로 들어갑니다. 그렇게 되면 암세포가 처음에는 더 빨리 자라다가 곧 수그러드는데, 그때 칼륨을 좀 더 넣으면 아주 빨리 수그러집니다. 하지만 염분은 거의 남아 있지 않습니다. 그래서 암세포들이 칼륨과 산화효소를 흡수하여 저절로 죽게 됩니다. 여러분들은 암세포는 본래 발효에 의지해서 살지만 칼륨과 산화효소는 산화

---

  * 연골, 분말갑상선제제. 송아지와 상어의 갑상선으로 만든다.
  ** 루골 용액은 요오드와 칼륨 요오드화물로 구성되어 있다.

를 일으킨다는 사실을 알아야 합니다. 이 점이 바로 암세포가 생명을 유지할 수 있는 상황을 없애 암세포를 죽일 수 있는 요지가 됩니다.

이제는 혈액중에 있는 인체의 죽은 세포 덩어리를 처치해야 하는데 이런 죽은 세포들은 어디에 있든 제거시켜야 합니다. 그것이 그리 쉽지는 않습니다. 암세포 즉, 종양세포는 아주 비정상적입니다. 이 세포들은 숙성되지 않은 아직 미숙한 상태에 있는 다른 암세포보다 훨씬 더 쉽게 죽습니다. 임파선에는 다른 암세포가 있습니다. 임파관들은 암세포들로 양끝이 막혀 있지요. 거기엔 혈액도 임파액도 가지 못합니다. 여러 종류의 선(腺)에도 암세포들이 있습니다. 암세포들은 거기 숨어서 규칙적인 혈액순환으로 보호받고 있습니다.

그러므로 거기에 도달하기가 쉽지 않습니다. 처음에는 죽은 큰 덩어리로 되어 있습니다. 그러나 이 죽은 덩어리는 이제 어느 곳에 있든지(자궁이나, 신장, 폐 또는 어디에 있든지), 흡수되어야 합니다. 흡수는 혈액을 통해서만 가능합니다. 저는 이것을 '비장관(非腸管)의 소화'라고 부릅니다. 장의 소화는 장관에서 이루어집니다. 비장관의 소화는 소화관 밖에서 혈액을 통해 이루어집니다. 비장관의 소화를 극대화시키려면, 밤낮으로 계속 제독 작업을 해야 하며 '기능이 과할' 정도로까지 해야 합니다. 이 일을 어떻게 할 수 있을까요?

비장관의 소화가 최대 기능을 발휘하도록 하려면 흙에서부터 출발해야 한다는 것을 알게 되었습니다. 흙은 정상적이어야 하고 인공비료가 섞이지 않아야 하며 흙을 중독시키는 독성이나 살균제가 없어야 합니다. 중독된 토양에서 성장하는 식물은 무엇이든 중독됩니다. 거기서 자라는 식물이 우리의 식량이요, 과일이며 야채인 것입니다. 토양은 우리의 외부 신진대사라고 저는 생각합니다. 토양은 정말로 우리 몸과 멀리 떨어져 있지 않습니다. 인간은 토양에 의존해 살고 있습니다. 그러나 현대의 음식 즉 사람들이 먹는 '보통의' 음식은 병에 들어 있고, 독성이 있으며, 캔에 들어 있고, 착색돼 있으며, 가루로 되어 있고, 냉동되어 있으며, 초산에 살짝 담갔거나 방부제가 첨가되어 있어 더 이상 정상적인 것이 못 됩니다. 우리는 살아 있는 '정상적인 음식'을 더 이상 섭취하지 못하게 되었으며, 우리가 먹는 음식과 음료는 죽음의 덩어리로 이 독성 물질들은 몹시 아픈 사람의 체내 조직에 독을 더하기 때문에 병을 고칠 수 없습니다. 음식을 통해 독이 자꾸 쌓이면 우리의 몸이 해독되지 않기 때문에 그것이 암이 크게 증가하는 여러 가지 이유들 가운데 하나가 됩니다.

조리시간을 단축하는 것은 좋은 일이지만 그 결과는 끔찍합니다. 30년이나 50년 전에는 암이 노인병이었습니다. 간이 지쳐서 더 이상 제 기능을 발휘하지 못하는 노인들이 병에 걸렸던 것입니다. 그들은 60~70세가 되어 암에 걸렸고 암은 희귀한 병이었습니다. 모든 이들이 그 사실을 알고 있습니다. 그런데 지금은 네 명 가운데 하나가 암으로 죽어가고 있으며 앞으로는 세 명에 하나로까지 늘어날 것입니다. 다음 세대에는 상황이 더욱 심해질 것입니다. 가엾은 어린이들이 점점 더 많이 백혈병에 걸리고 있습니다. 지상에서 이 나라처럼 많은 사람들이 백혈병에 걸리는 나라는 없습니다. 정말 없습니다. 그것은 우리의 잘못입니다. 아이스크림은 전화당(轉化糖)으로 만들어진 제품입니다. 코카콜라에는 인산이 들어 있습니다. 이런 상태에서 어린이들이 퇴행성 질환에 걸리는 것이 놀라운 일이겠습니까? 이러한 것들이 우리의 외부 신진대사를 구성하고 있습니다.

이제 우리의 소화관에 대해 생각해보십시오. 소화관의 일부로 가장 중요한 것은 간이며 간의 기능, 즉 간의 조직과 기능을 회복시켜주는 것은 중요한 일입니다. 그것은 대단히 힘든 일이지요. 우리는 환자들에게(결핵 환자도 포함됨) 간주사를 놓아주며,

이 환자들의 대부분은 적혈구의 증가가 필요하기 때문에 약간의 비타민 B_{12}를 첨가합니다.

환자들은 100밀리그램의 B_{12}가 든 3cc의 생간추출물을 먹습니다. 게다가 과일과 야채의 칼륨함량은 정상적인 함량에 미치지 못하고 산화효소도 충분치 않다는 사실을 깨닫고, 저는 최상으로 배합된 칼륨 공급원과 가장 좋은 산화효소의 공급원을 찾아냈습니다. 그것은 송아지의 간입니다. 하지만 지나친 지방과 콜레스테롤이 함유된 송아지 간을 환자에게 주어서는 안 됩니다. 아시다시피 환자에게 지방과 기름을 주어서는 안 됩니다. 그래서 우리는 환자들에게 신선하게 짜낸 송아지 간즙을 주는데, 이 즙을 같은 양의 당근즙과 특별한 방식으로 혼합합니다. 간만으로는 짜지지 않습니다. 신선한 송아지 간 0.5파운드와 0.5파운드의 당근으로 200cc 유리컵 한 잔 분량의(약 8온스) 신선한 즙을 만듭니다. 암이 상당히 진전된 환자들은 하루에 두 잔, 심지어 석 잔까지 마시는데, 환자들이 좋아합니다.

이 모든 일은 장의 소화 기능을 회복시키기 위하여 행해집니다. 이 기능이 제대로 이루어지면, 우리는 위액(아시돌 펩신)과 막을 입히지 않은 췌액소(膵液素)를 줍니다. 암환자들은 외막이 있는 췌액소를 소화시킬 수 없기 때문이지요. 이 췌액소를 하루에 다섯 번, 1회 3알씩 복용합니다. 그렇게 하면 환자들은 체내 기관에 언제나 트립신·펩신·리파제와 디아스타제를 충분히 갖게 됩니다. 혈액이 이들 물질을 운반할 수 있으며 종양 덩어리가 어느 곳에 있든지 소화시킬 수 있습니다.

이제 시간이 다 되어가므로, 저는 여러분들에게 이 치료법이 암에 진정 효과가 있는지를 입증하기 위해 우리가 이룩한 성과에 대해 말씀드리고 싶습니다. 제일 먼저 말씀드릴 것은 결과에 대한 것입니다. 암이 상당히 진행된 말기암 환자의 경우에도, 50퍼센트는 살려냈다고 말씀드릴 수 있습니다. 위험은 간 기능을 회복시킬 수 없을 때 발생합니다. 그렇게 되면 희망이 없습니다. 간과 그 기능의 회복은 아주 중요한데, 간 기능이 회복되지 못하는 환자들은 간경변증이 발생하여 약 6개월에서 2년 반 사이에 목숨을 잃게 됩니다. 그러한 환자는 시체검사를 해보면 암세포는 없습니다. 암으로 사망한 것이 아니라는 뜻입니다. 간이 수축되어 목숨을 잃은 것입니다. 저는 비장관의 소화를 촉진시키기 위해 한층 더 많은 간즙을 환자들에게 주므로 간이 수축되는 경우는 드뭅니다.

저는 암치료의 결과를 향상시키기 위해 많은 일을 할 수 있다고 생각하고 있습니다. 환자들이 집으로 돌아갔을 때 겪는 곤란과 주치의가 '그 사료'를 먹을 필요가 없다고 했을 때, 환자들이 부딪히게 되는 여러 가지 문제에 대하여 말하고 싶지 않습니다.

간의 회복은 1년에서 1년 반이 걸리는 너무나도 힘든 일이기 때문에, 가족들은 환자가 이 치료를 성공적으로 마칠 수 있도록 도와줄 수 없으리라고 생각할 수도 있습니다. 간세포는 4~5주가 경과하면 재생되며 오래 된 환자들의 경우에는 5~6주가 걸립니다. 간을 회복시키려면, 12~15세대의 새로운 간세포가 필요합니다. 그렇게 하려면 1년 반이 소요됩니다. 하지만 저는 치료에서 가장 중요한 부분은 환자에게 제 기능을 다하는 새 간을 만들어 주는 것이라는 사실을 알게 되었습니다.

이 이론을 증명하기 위해, 저는 두 마리의 생쥐 실험, 즉 암에 걸린 생쥐 한 마리와 건강한 생쥐 한 마리를 접합시키는 동물실험을 하기로 했습니다. 우리는 두 마리의 생쥐를 옆으로 잘라 혈관을 접합시킨 다음 함께 봉합했습니다.

건강한 생쥐에게서 나오는 혈액이 병든 생쥐의 체내에서 하루 밤낮을 순환하고 나서 병든 생쥐의 몸을 정화시켜주었습니다. 그래서 우리는 건강한 정상적인 신진대사로 암을 치료할 수 있다는 사실을 입증했습니다. 정상적인 쥐의 건강한 몸으로 암에 걸린 쥐를 치료시킬 수 있습니다.

하지만 우리는 이런 형태의 실험에 대해서는 아직 초기 단계에 있습니다. 어느 환자의 남편은 아내의 상태가 무척 좋지 않자 자신의 몸을 아내와 결합시켜 주기를 바랐습니다. 그러나 아내가 거절했습니다. 아내는 남편을 자기 곁에 묶어 두고 밤낮을 가리지 않는 극진한 간호로 꼼짝 못하게 하고 싶지 않았던 것입니다. 이 부인이 처음 제게 왔을 때는 간에 암이 크게 퍼져 있었으며 신체의 다른 부위에도 전이되어 있었습니다. 제가 그 부부에게 환자에게 도움을 줄 수 있는 방법이 없으리라고 말했더니 남편이 자신의 건강한 신체를 제의한 것입니다. 상황이 그렇게 나빴지만 부인은 아직 살아 있으며 상태가 좋아지고 있습니다. 어쨌든 우리는 인간에게 이런 형태의 실험을 한 적이 없으며 오직 쥐를 대상으로 해보았을 뿐입니다.

이 이론을 입증하기 위한 다음 단계는 천자로 간에서 작은 조직을 표본으로 추출하는 것입니다. 시간이 경과하고 환자가 회복되었을 때, 현미경으로 그리고 화학적으로 살펴볼 때 간이 회복되었다는 것이 나타납니다. 이것은 미량화학에 의해 이루어집니다. 칼륨 함량과 철분이 증가하고 이제 코발트 함량을 추적할 수 있게까지 됩니다.

지난 10년간 저는 인간의 혈청 속에 있는 칼륨의 함량을 조사해 약 200개의 곡선을 만들었습니다. 하지만 특징적인 것은 못 됩니다. 반면 환자의 상태가 호전되었을 때, 작은 세포조직(작은 점액성 막이나 근육의 세포조직)을 떼어보면 이 세포조직 역시 칼륨의 함량이 정상적으로 회복되었음을 보여줍니다. 이것은 절대적으로 중요한 사실입니다.

두 달 전에 제가 휴가차 이 곳에 오려고 계획했을 때, 이 어린 소년의 부모님들께서 제게 편지를 보내 백혈병 치료에 관해 질문을 하셨습니다. 여기 그 어린 소년이 있습니다. 이 아이는 수혈을 받았으나, 백혈구의 수는 5만에서 6만 정도, 적혈구의 수는 140만으로 줄어들었습니다. 한 주 동안 몸무게가 8파운드나 빠졌으며 먹고 마실 수 없었습니다. 저는 약 6주 전에 치료를 시작했습니다. 그때부터 이 소년은 일어서 다녔습니다. 자전거도 탈 수 있고 활동적이며 몸무게도 총 5파운드가 늘었습니다. 혈구수도 정상입니다. 림프구는 6,500개이고 헤모글로빈은 73, 적혈구 세포는 450만이 되었습니다. 140만에서 말입니다. 바로 이 소년입니다(그 아이의 어머니는 다음과 같이 덧붙였다."저는 선생님께 이 아이가 간즙을 정말로 좋아한다는 말씀을 전하고 싶어요. 이 앤 초콜릿을 먹고 싶어하지도 않는답니다"). 여러분도 아시다시피, 어린이들은 간즙을 정말로 좋아하며 더 먹겠다고 청합니다. 이 부모님들은 아이를 처음 보았던 병원에서, 이 아이를 위해서 아무 것도 할 수 없다는 소리를 들었지만 지금 저는 이 아이의 생명을 구할 수 있다는 느낌이 듭니다(박수).

또 다른 환자, 아일리씨의 경우도 있습니다. 여기로 나와주시겠습니까? 아일리씨는 저를 만나기 위해 이 자리에 오셨습니다. 이 분은 오레곤 주의 살렘에 살고 계십니다. 그는 전립선암을 앓으셨는데 방광에까지 확장되었지요. 그래서 이 분은 오레곤주 포틀랜드 대학병원으로 유명한 비뇨기과 의사를 찾아갔습니다. 그 의사는 방광에까지 암이 전이되었다는 진단을 내렸고 손을 쓸 도리가 없다고 말했습니다. 게다가 암은 골반뼈까지 확장되었습니다. 그것은 2년 전의 일이었습니다. 주치의를 포함하여 의사들은 특히 골반뼈가 암으로 가득차 있기 때문에 불과 4~6주밖에 살 수 없다고 했습니다. 제게 왔을 때는 지독히 아파보였습니다. 이 분의 아내와 간호사가 함께 데려왔지요. 그는 자신의 마지막 의지를 다했지만 살 수 있으리라는 기대를 하지 않았습니다. 지금 우리는 이 환자를 완치시켰습니다. 그의 치료는 특히나 어려운 일이었습니다. 저는 이 분의 아내에게 감사를 드리고 싶습니다. 그는 헌신적으로 남편을 치료했습니다. 그는 훌륭했으며 우리들은 그를 믿을 수 있었습니다. 이런 치료를 할 때 참된 헌신을 보이는 가족이 있으면 상당히 진전된 말기암 환자라도 생명을 구할 수 있습니다. 물론 우리가 모든 암환자의 생명을 건질 수는 없겠지만 때로 우리의 기대 이상으로 생명을 구할 수 있을 것입니다.

(청중의 질문 : 치료하는 데 얼마나 걸렸습니까?)

방광의 치료는 얼마 걸리지 않았습니다. 불과 몇 주일이 지나자, 더 이상 피고름이 나오지 않았으며, 대변에도 피가 섞이지 않았습니다. 그러나, 골반의 경우, 치료하는 데 오랜 시간이 걸렸습니다. 수 백 군데로 암이 전이되어 있었으며, 뼈를 줄이는 골용해성 과정이 아니라 뼈 형성 부위로 불리워지는 부분으로 암이 퍼졌기 때문입니다. 신체는 많은 뼈를 만들어내며 비대성 뼈도 정상적인 뼈 조직으로 변형시킵니다. 그렇게 되면 더 이상의 고통도 없어집니다. 지금 이 환자는 걸어다닐 수 있으며 회사의 부장직을 맡고 있습니다.

우연히 저는 이 두 환자를 이 자리에서 만나 여러분들에게 보여드리게 되었습니다.

강연 후의 질문과 대답

질문 유섬유종(類纖維腫)도 같은 방식으로 없앨 수 있습니까?
답변 유섬유종은 대부분 양성입니다. 양성종양은 악성종양에 비해 흡수하는 데 10~20배의 시간이 소요됩니다. 양성종양은 유착과 반흔을 남깁니다. 유섬유종과 양성종양은 비정상적인 것이 아니므로 고치는 데 시간이 많이 걸립니다. 양성종양에 대한 비장관의 소화력 회복에 시간이 걸리기 때문입니다. 그러나, 악성으로 변하게 되면 금방 없어집니다.
질문 (어느 의사) 거슨 박사님. 제가 1946년에 박사님의 병원을 방문했을 때 병원의 가정부가 신선한 당근즙을 마시고 있었습니다. 그는 수술을 받을 수 없는 췌장암 환자였습니다.

그에 대해 이야기해주십시오. 악조건 속에서도 그는 일을 아주 잘 해내고 있었습니다.

답변 지금 그는 살아 있으며 상태도 좋습니다. 벌써 10년이 지났군요.

질문 암이란 다양한 퇴행성 조직과 세포에서 작용하는 특정 호르몬의 억제되지 않은 과다 인자의 반응 상태를 말하는 것입니까?

답변 아니요, 그렇게 생각하지 않습니다. 그 이상인데, 이 질문에 답변하려면 더 깊이 들어가야 합니다. 우리는 암에 걸리기 전의 상태와 암이 발생한 상태를 구분지어주어야만 합니다. 암에 걸리기 전의 상태에서는 모든 것이 준비됩니다. 간과 장관의 여러 조직이 대단히 손상된 상태에서 암 증상이 나타나는 것입니다. 그때까지는 암에 걸리기 이전의 상태인데, 이러한 상태를 호르몬과 효소 등으로 결코 치료할 수 없습니다. 호르몬으로 어느 정도 간을 자극할 수는 있습니다. 코티손으로 간을 자극할 수도 있습니다. 아드레날린 등으로 간을 자극할 수 있으나, 간의 남은 능력을 손상시킬 뿐입니다. 그것으로 간에 무엇을 채우기 보다는 비우게 됩니다. 암은 퇴행성 영양실조병이므로 우리가 해야 할 일은 비워져 있으며 중독되어 있는 여러 기관들을 다시 채워주는 것입니다. 그러므로 간의 마지막 능력을 사라지게 하면서 짧은 시간 동안만 상태를 개선시켜 주는 코티손 등을 환자에게 주는 것은 죄악과 다름없습니다.

질문 왜 모든 딸기류는 금합니까?

답변 일부 환자들은 특히 초기에 딸기류에 대해 과민해지는데 소화에 다소 무리가 있기 때문입니다. 그러므로, 저는 딸기류를 금지시킵니다.

질문 토마토는 괜찮습니까?

답변 괜찮습니다.

질문 콩제품과 콩류도 금지하고 있는데 콩에서 만들어내는 레시틴도 금지됩니까?

답변 콩에는 지방질이 들어 있기 때문에 금합니다. 암환자들의 경우 오랫동안 지방을 최종 산물로 소화시킬 수 없습니다. 일부 매개물질이 체내에 남아 있으면, 발암물질로 작용하게 됩니다. 그러므로, 지방질, 기름, 그리고 지방과 기름이 함유된 식품을 오래 금해야 합니다.

질문 의학적으로는 물론 조직상으로도 회복되었음을 입증하기 위해 전후에 박사님께서는 어떤 신진대사 시험을 하십니까?

답변 저는 모든 환자들의 소변, 완전한 혈구의 수, 기초대사율이나 단백질, 요오드 결합, 혈장과 세포 조직 속의 칼륨을 조사합니다. 간 기능을 알기 위해서입니다. 단백질 대사의 찌꺼기와 요소질소화합물 및 요산을 검사하는 것이 가장 좋다는 것을 알게 되었습니다. 이러한 물질들이 계속 정상을 유지할 경우, 그때 저는 그 환자는 괜찮다고 추정합니다. 그러나 혈장 속의 칼륨이 특별한 사항을 알려주지 않으면 판단하기가 어렵습니다. 환자는 치유되었지만 혈장 속의 칼륨이 여전히 수치가 낮을 수도 있는데, 그것은 세포조직이 칼륨을 제거하기 때문입니다. 어떤 말기암 환자들은 칼륨이 정상보다 높습니다. 의사 한 분이 일전에 제게 "잘못하시는 게 아닙니까? 칼륨이 정상 이상인 상태에서 이렇게 칼륨을 많이 복용시키시다니요?"라고 질문한 적이 있습니다. 저는 "아니요. 잘못하는 게 아니오. 이 환자는 칼륨을 잃어가고 있습니다. 이렇게 해야 바로 혈액내에서 칼륨을 증가시킬 수가 있습니다"라고 했습니다.

질문 그러면 지방질이 없는 레시틴은 괜찮습니까?

답변 예. 하지만 초기에는 안됩니다. 6주가 지난 후에는 지방질이 없는 레시틴을 먹어도 됩니다.

질문 커피를 마시면 왜 나쁩니까?

답변 커피는 위의 운동성을 증대시켜 피마자유를 위에서 빨리 이동시키므로 환자들이 피마자유를 섭취했을 때만 커피를 마십니다. 피마자기름관장을 안 하면서 커피를 마시면 모세혈관의 기능을 방해하므로 금해야 합니다.

질문 다른 질병에서도 제독은 권할 만 합니까? 그것이 '정화 프로그램'이라고 부르는 것과 어떻게 다릅니까?

답변 모든 퇴행성질병과 급성질병의 경우, 인체를 제독시켜주어야 합니다. 그러나 암의 경우만큼 필요하지는 않습니다. 대부분의 관절염의 경우에는 그다지 중독되어 있지 않습니다. 모든 관절염 환자들은 간이 약하거나 손상되어 있습니다. 관상동맥병 환자들도 간이 약해져 있습니다.

질문 비타민과 미네랄 보강제는 먹어도 됩니까?

답변 아닙니다. 칼슘이나 여러 가지 미네랄이 아주 쉽게 흡수되므로 그런 물질들은 나쁩니다. 그 물질들은 체내 조직을 조화에서 벗어나게 합니다. 칼슘을 잘못 먹으면 암을 조성할 수 있습니다. 저는 3명의 혈우병(血友病) 환자에게 피를 응고시키기 위해 어쩔 수 없이 칼슘을 준 적이 있습니다. 칼슘을 주었더니 암이 다시 번졌으며 결국 세 환자는 모두 죽었습니다. 칼슘·마그네슘, 그리고 미네랄들을 먹어서는 안 됩니다. 저도 시도를 해보았습니다. 전체적인 법칙 속에서 인체에는 분명 어떤 조화가 있을 것입니다. 미네랄 신진대사를 변화시켜서는 안 되는데 특히 암의 경우에는 그렇습니다. 두 개의 가장 중요한 미네랄인 칼륨과 소디움만이 균형을 이뤄야 합니다. 암환자에게는 이 균형이 더욱 필요합니다.

질문 존 군더씨가 쓴 《죽음은 자랑스럽지 않다》는 책에서 군더씨의 아들에게 조치한 박사님의 치료법에 대한 설명이 있었습니다. 처음에는 굉장한 결과를 얻었으나 그 다음 암이

2. 식사요법에 의한 암치료 521

재발되어 환자가 목숨을 잃었습니다. 그때 정통요법으로 치료하는 의사들의 간섭이 없었다면 그 환자를 치유할 수 있었습니까?

답변 그 가엾은 소년이 왜 죽었는지에 대해 선생에게 말씀드리지요. 그 소년은 두개골에서 지독한 종양이 자라나 밖으로 나왔는데 내 주먹보다도 더 컸습니다. 저는 그것을 치유했지요. 그 책에도 그렇게 쓰여 있습니다. 그런데 그 후 소년은 습진을 앓았는데 일종의 호르몬인 전방 돌출 뇌하수체 추출물로 치료될 수 있는 특별한 형태의 습진이었습니다. 주치의인 트래그 박사는 "그 애에게 그 물질을 주는 것이 어떻습니까?"라고 말했지요. 그러나 저는 그것이 매우 위험하기 때문에 아이의 생명을 걸고 싶지 않다고 이야기했습니다. 많은 다른 호르몬처럼 뇌하수체를 주면, 그 아이를 죽일 수도 있으니까요. 그러나 결국 그 아이에게 뇌하수체를 주었는데 그것은 저의 잘못이었습니다. 그 일이 있은 후, 저는 오랫동안 잠을 이루지 못했습니다. 제가 그 아이에게 호르몬을 주었으며 종양이 다시 자랐던 것입니다.

지금으로부터 12년 전에 시카고의 한 교수가 암환자에게 성호르몬을 투여하면 효과가 있다는 논문을 발표했음을 덧붙여 말하고 싶습니다. 저는 처음에 3명의 환자에게 그 다음엔 5명의 환자에게 성호르몬을 투여했습니다. 처음 2~3개월 동안은 반응이 좋았습니다. 그래서 25명에게 투여했습니다. 3~4개월 동안은 반응이 좋았지만 5개월 후부터 내리막길이었습니다. 25명의 좋은 환자들을 다 잃어버렸습니다. 단지 6명만 다시 목숨을 건질 수 있었습니다. 그것은 호르몬 치료에서 온 재난이었지요.

군더 소년의 불행도 그렇게 발생했습니다. 성호르몬을 투여해서는 안 되는 것이었습니다. 저는 암환자에게는 일시적인 구제를 위해 '어떤 물질'을 주지 않아야 한다는 점을 재강조하고 싶습니다. 그것이 참으로 어려운 일이라는 것을 알게 되었습니다.

질문 말기의 간암 환자도 박사님의 치료가 효과 있습니까?

답변 간의 절반이나 4분의 3 이상이 없어지면 간 기능을 회복해 환자의 목숨을 구할 수 없게 됩니다. 수명을 반 년에서 1년 정도 연장시킬 수 있지만 그 다음엔 간이 수축되어 환자는 수축된 간, 즉 간경화증으로 사망합니다. 간은 아주 중요한 조직이며 간 자체의 암을 제거해야 할 경우, 건강한 간 조직세포가 해야 합니다. 그러나 그러한 암환자의 경우 밤낮으로 끊임없이 제독시키지 않으면 건강한 간 조직세포를 손상시킬 수 있습니다.

약 3~4개월 전에 암환자 하나가 필라델피아에서 왔습니다. 그 여자는 자기의 아들과 오빠가 직장암을 앓고 있는 자신을 데려왔다고 말했습니다. 처음 진단한 의사들이 수술을 할 수가 없다고 했답니다. 시기적으로 너무 늦었던 것입니다. 그 후 혹시(Hoxey)*치료소에서 반 년을 보냈는데 간에 암이 가득 차 판자만큼이나 딱딱해진 상태로 고향으로 돌아갔습니다. 나는 그의 아들과 오빠에게 암이 너무 많이 진전되어 어쩔 도리가 없다고 말했습니다. 집에 데려가 편안하게 해주라고 했지요. 그러나 그들은 내가 시도라도 해봐야 한다고 고집을 피웠습니다. 그래서 치료를 하기로 했습니다. 그런데 환자가 아주 좋아졌습니다. 현재 그는 먹고 마실 수 있는데, 간의 앞 부분에 마치 석고처럼 단단한 반흔이 생겼습니다. 아마 간이 충분히 남아 있었나 봅니다. 8주가 지나 그를 집으로 데려가면서 아들이 "치료가 되었잖아요. 그런데, 박사님은 왜 우리 엄마를 받고 싶어하지 않았나요?"라고 물었습니다. 최소 4주 동안 두 시간마

---

* 해리 혹시(Harry Hoxey)가 약초요법으로 암환자를 치료하기 위하여 멕시코의 티우하나에 개설한 치료소. (역자)

다 때로는 한 시간마다, 커피관장을 했습니다. 피마자기름 관장도 하루에 두 번씩 했지요. 가스가 많이 나왔으며 고약한 냄새가 나는 상당량의 덩어리도 나왔습니다. 그가 떠나자 방에 페인트칠을 다시 해야 했습니다. 오물이 씻겨지지 않았거든요.

사회자의 말 그 동안 제가 보아온 것을 말씀드리겠습니다. 저는 거슨 박사님의 요양소에 세 번 가봤는데, 매번 8~10일간 머물렀습니다. 저는 앰블런스나 들것에 실려서, 그러니까 거슨 박사님 말씀대로 매일 3~4시간마다 몰핀 주사를 맞아가며 살아가는, 간이나 내장으로 전이된 암환자들이 그 곳으로 오는 것을 보았습니다. 놀랍게도 10일 안에 그런 환자들이 걸을 수 있었으며 고통에서 벗어났습니다.

저는 너무도 놀라서 이해할 수가 없었습니다. 믿기가 대단히 어려워서 의과대학 4학년에 재학중인 제 아들을 데리고 그 광경을 보러 다시 찾아갔습니다. 그런데 암뿐만이 아니었습니다. 그 곳에서 저는 다른 온갖 형태의 퇴행성질병에 걸린 환자들을 보았습니다.

질문 암치료를 받는 동안 엽산요법을 해도 됩니까?
답변 아니오. 엽산은 해를 끼칩니다.
질문 암환자에게 적용하는 치료법으로 관절염도 치유할 수 있습니까?
답변 예, 그렇습니다. 관절염 치료법은 특수한 것이 아닙니다. 암치료법도 특수한 것이 아니라는 뜻입니다.
질문 피부암이나 기타 다른 종류의 암환자가 신진대사에 변화를 주지 않고도 외과적으로 암세포를 제거한 후에 다시 재발하지 않는 경우가 많은데 이에 대해 어떻게 설명하시겠습니까?
답변 어떤 환자들의 경우 일시적으로 간이 손상되어 있으며 그 후 자체적으로 기능이 회복될 수가 있습니다. 그러나 대다수의 경우는 그렇게 되지 않습니다. 때때로, 예를 들어 유방암을 절제했다면, 암이 자체적으로 형성된 독성물질을 제거하는 것으로 간의 일시적 손상을 완화시켜주기에 충분할 수도 있습니다. 그런 다음 간이 회복될 수도 있습니다. 하지만 그러한 경우는 예외에 속합니다. 근본적인 것이 아니지요. 그러한 환자들 가운데 일부는 암이 재발합니다. 제가 치료한 환자들 가운데도 첫 수술 후 3년이나 때로는 5년까지도 상태가 좋은 사람들이 많이 있습니다. 그리고 나서 암이 재발하지요. 다시 수술을 할 수도 없을 뿐아니라 정통적인 치료법이 도움이 되지 않습니다.

질문 암환자들이 여생을 영원히 채식주의자가 되어야 하는 것은 좋지 않은 일이 아닐까요?

답변 그 문제는 간의 회복 정도에 달려 있습니다. 간이 전체적으로 회복될 수 있을 경우, 1년 반 정도가 경과하면 환자들에게 기름기와 염분만 피하라고 일러줍니다. 그렇지 않을 경우엔 자유롭습니다. 완치된 사람들 가운데 상당수는 정상적인 생활을 영위합니다. 하지만 약 75퍼센트는 다소간에 이 식이요법을 지속하고 싶어한다고 말씀드리고 싶은데, 일부는 다른 가족들까지 설득해 환자와 함께 그 식단을 유지하기도 합니다.

예를 들어, 저는 여기 에스콘디도에서 살고 계시는 월터 와그씨의 사진을 한 장 가지고 있습니다. 그는 100퍼센트 불치병인 진행성 근위축증을 앓고 있었습니다. 그는 최상의 병원에 입원했지만 아무런 도움도 받을 수 없었습니다. 제가 그 분을 치유시켰습니다. 그러자 그의 부인이 아기를 더 갖고 싶어해서 아기를 낳았습니다. 그 후 그는 제가 휴가를 보내는 곳으로 찾아와서는 자기 아내와 그 아기를 제게 인사시켜주더군요. 그는 모든 가족이 이 식사요법을 고수하고 있다고 말했으며 이 식사법으로 건강을 유지할 수 있기 때문에 일생동안 지킬 것이라고 했습니다.

질문 암으로 한 쪽 팔에 수술을 받은 뒤 림프의 순환이 어려운데 어떻게 하면 좋아집니까?

답변 그 경우 반혼을 흡수하여 림프의 순환이 회복되도록 해야 하는데 매우 어렵습니다. 5년이 걸립니다.

질문 박사님께서는 장기적인 단식이나 아니면 3일간의 단식에 대하여 어떻게 생각하고 계십니까?

답변 암환자에게 단식을 시킬 수는 없습니다. 암환자의 경우, 신체의 기운이 다 소모되어 있으므로 만약 단식을 시킨다면 상태가 극심하게 악화될 겁니다.

질문 박사님께서는 식사요법과 균형잡힌 정서 중 어느 것이 더 중요하다고 생각하십니까?

답변 균형잡힌 정서가 매우 중요하지만 식사요법과 제독 과정 없이 치유될 수는 없습니다.

질문 파킨슨씨병의 치료법도 암과 비슷합니까?

답변 파킨슨씨병은 중앙 신경계가 파괴된 병, 즉 기저중추에 생긴 질환으로 영원히 상한 상태로 남습니다. 그러나 치료를 통해 뇌동맥에 도움을 줄 수 있으며, 진전 상태를 저지시킬 수 있고 아직 파괴되지 않은 부분을 회복시킬 수 있습니다.

질문 빈혈증도 암을 일으키게 합니까?

답변 때로 빈혈은, 흔히 2차 빈혈로 불리워지는 것이 아닌, 어떤 특정 형태의 빈혈은 암에 선행합니다.

질문 야채즙을 아주 많이 마시면 알칼리도(度)를 일으키게 됩니까?

답변 그렇지 않습니다.

질문 오토 바르부르그 박사님께서는 산소흡입량을 늘리도록 권유하십니다.

답변 산소는 조직의 계(系) 안으로 쉽게 들어가지 않습니다. 산화효소를 섭취해야 하고 칼륨을 더 많이 먹어야 하며, 산소가 기능을 발휘할 수 있는 조건을 유지시켜야 합니다.

질문 박사님의 치료를 받으면서 어떤 비타민을 먹어야 합니까?

답변 비타민의 경우 호르몬에서 얻은 경험과 유사한 상황에 처하게 됩니다. 저는 환자에게 비타민 A, 비타민 E, 비타민 B, 비타민 B_6를 주어 피해를 입혔습니다. 환자들은 정말 해를 입었지요. 비타민 A와 D는 암세포가 바로 취해버립니다. 우리가 사용할 수 있는 것은 나이아신입니다. 그것은 B_3입니다.

질문 강렬한 손치료법에 대하여는 어떻게 생각하십니까?

답변 암환자는 지압을 받으면 안 됩니다. 단 모세혈관을 열어주고 인체의 순환을 촉진시키기 위해 피부를 문질러주는 것은 매우 유용합니다. 우리는 식사 전 하루에 2~3회씩 찻숟가락 2개 분량의 소독용 알콜과 같은 양의 포도주 식초를 물 반 컵에 섞은 용액으로 환자를 문질러줍니다. 몸 전체를 문질러주면 환자가 매우 생기가 나고 순환이 잘 됩니다.

질문 결장수술을 받은 사람도 일반 환자와 같이 커피관장을 할 수 있습니까?

답변 예, 그렇습니다.

질문 커피관장의 원리는 무엇입니까?

답변 커피관장으로 담관을 열어줍니다. 그것이 원리이지요.

질문 어떻게 하면 암을 예방할 수 있겠습니까?

답변 간의 손상을 예방해줌으로써 암도 예방할 수 있습니다. 예방의 기본 수단은 상하고, 생명이 없고, 독이 있는 음식을 먹어서 체내로 불러들이지 않는 것입니다. 날마다 우리는 몸을 더럽히고 있습니다. 연로하신 분들은 아직 간이 튼튼하여 젊은 시절부터 자신들이 섭취해오던 음식물로부터 간을 보호할 수가 있습니다. 젊은이들은 상황이 그보다 더 나쁘며, 지금 캔에 들어 있는 유아용식품을 먹는 제2세대는 훨씬 더 상황이 안 좋습니다. 이들은 백혈병에 걸려 있습니다. 무엇보다도 가능한 대로 음식을 생으로 먹어 칼륨의 양을 늘리고 요오드도 좀 섭취해야 합니다.

참고서적

F. Sauerbruch, A. Herrmannsdorfer and M. Gerson, "Ueber Versuche, schwere Formen der Tuberkulose durch diatetische Behandlungen zu beeinflussen," *Muench. Med. Wochenschr.*, 2, 1, 1926.

M. Gerson, *ibid.*, 77, 967, 1930.

―――, "Phosphorlebertran und die Gerson-Herrmannsdorfersche Diat zur Heiling der Tuberkulose," *Dtsch. Med., Wochenschr.*, 12, 1, 1930.

F. Sauerbruch, A. Herrmannsdorfer and M. Gerson, *Muench. Med. Wochenschr.*, 23, 1930.

M. Gerson, "Wiederherstellung der verschiedenen Gefuehlqualitaeten bei der Lupusheilung," *Verh. Dtsch. Ges. Inn. Med.*, 43, 77, 1931.

―――, *Diättherapie der Lungentuberkulose*, Vienne : Deuticke, 1934.

―――, "Einiges ueber die kochsalzarme Diat," *Hyppokrates Z. Einheltsbestr., Gegenwartsmed.*, 12, 627, 1931.

F. Sauerbruch, *Das War Mein Leben*, Bad Woerischofen : Kindler und Schiermeyer Verlag, 1951, pp. 363~371. This contains an account of how the author learned of Gerson's work by an accidental conversation on the train with one of Gerson's cured TB patients, which led to a large scale successful trial of the Gerson TB therapy at the Sauerbruch clinic.

E. Urbach and E. B. Le Winn, *Skin Diseases, Nutrition and Metabolism*, New York : Grune and Stratton, 1946, pp. 4, 65~67, 530~537. This contains a comprehensive review(in English) of the successful use of the Gerson therapy to cure tuberculosis of the skin.

M. Gerson, "Dietary considerations in malignant neoplastic disease. A preliminary report," *Rev. Gastroenterol.*, 12, 419, 1945.

―――, "Effects of a combined dietary regime on patients with malignant tumors," *Exp. Med. Surg.*, 7, 299, 1949.

F. W. Cope, "A medical application of the Ling association-induction hypothesis : The high potassium,low sodium diet of the Gerson cancer therapy," *Physiol. Chem. Phys.*, 10, 465, 1978.

M. Gerson, "Diättherapie boesartiger Erkrankungen(Krebs)," *Handbuch der Diätetik*, Vienna : Scala, Ed., Deuticke, 1954, pp. 123~169.

―――, *A Cancer Therapy : Results of Fifty Cases*, Third Ed., Gerson Institute, Box 430, Bonita, California, 1977. This is a cpmprehensive description of the Gerson method of cancer treatmentwritten both for the physician and for the layman.

(Received September 8, 1978)

3. 현 시점에서 생간즙 처방에 대한 우려

드 바자 캘리포니아 진료그룹 병원(Hospital de Baja Californic Medical Group)*과 거슨연구소는 그동안 미국 축산업자들이 수출한 간을 받아 사용했는데 1989년 10월 3일자로 멕시코 병원에서는 송아지 생간즙 투여를 중단하자는 공동 결정을 보았다. 생간즙을 중단하라는 지시는 미국에서 공급하는 송아지 간즙을 먹고 있는 모든 환자들에게 적용되었다.

모든 미국인 환자를 위한 계획표에는 간즙이 당근즙으로 대체되는데, 각 당근즙에 500밀리그램짜리 말린 간 정제 두 알과 스피루리나 정제 두 알이 들어간다.

이와 같은 사실이 미국 이외 다른 나라에서의 송아지 간 공급까지 반드시 적용되는 것은 아니지만, 주의가 촉구된다.

미국 전역의 도살장들이 캄필로박터속균(곡선형 나선형 간균. 구강, 소화관, 생식장기에서 발생. 장염을 일으키며 동물에서는 유산증을 일으킨다-역자)에 전염되어 있었다는 사실이 드러났다.

생간즙을 중단하기로 한 이 결정은 우리 병원에서 캄필로박터

---

* 1996년 초까지 샤를럿이 있었던 병원, 그 후 샤를럿은 메리디언 병원을 운영.

속균 위장염이 많이 발생했기 때문이며, 그러한 증상들이 입원 환자의 50퍼센트에까지 나타나고 있다. 캄필로박터속균은 감염 환자의 대변에서 배양되었다. 송아지 간이 박테리아의 출처임이 밝혀졌다.

1981년에 애틀란타의 질병억제센터(CDC)에서 발행하는《환자수와 사망률 주간지》에서 미첼 긴스버그 박사가 처음으로 생간의 소비가 캄필로박터속균의 감염과 관계가 있다고 보고했다. 당시 거슨연구소의 연구원들과 드 바자 캘리포니아 진료그룹 병원 의사들은 긴스버그 박사와 만나 캄필로박터속균의 배양(초기의 기술로 그 균을 죽일 수 있었으나 결국 잘못된 것임이 밝혀졌다)을 가능하게 해주는 새로 개발된 회복 기술에 대해 배웠다. 우리는 테스트가 가능한 몇몇 지방 실험실에서도 배웠는데, 비교적 비독성 항생제인 에리드로마이신을 치료제로 선택하는 방안이었다.

1988년 초에 거슨연구소는 CDC의 타욱스(Tauxe) 박사와 의견을 나누었는데, 캄필로박터속균이 더욱 많이 감염되어 있다는 사실을 알게 되었다.

캄필로박터속균이 2배나 더 증가해 있으며 살모넬라균까지 나타나고 있었다. 캄필로균에 전염되어 있는 곳이 많이 있으며 수도꼭지에서까지 나타나고 있었다. CDC에서는 1986말까지 5년 동안 4만 1,343건이나 치료를 한 것으로 기록되어 있다. 설익은 쇠고기 스테이크나 쇠고기 타르타르(다진 쇠고기에 양파, 양념, 생달걀을 넣어 섞은 음식)도 캄필로균 만연의 원인이 된 것같다.

막스 거슨 박사는 신선한 과일과 야채에서 얻지 못하는 영양을 보충하기 위하여 자신의 식사요법 처방전에 생간즙을 추가했는데 이는 금세기 초에 소개된 치료법이었다. 현대의 비료 살포와 역병 억제 기술의 발달은 '현명한 방법'(1989년 거슨연구소에서 출간된 치료 소식지 5-1, 〈유기물만을 먹어라〉와 소식지 5-2, 〈유기적으로 성장된 음식의 영양적 우위성〉 참조)에 의해 수확하던 식품에 비해 유독하며 영양이 떨어지는 음식들을 제공하고 있다.

세계제2차대전이 끝난 후, 거슨은 거의 모든 국내의 과일과 채소에 살포되는 클로르데인과 DDT의 위험성에 대해 미국상원 위원회에서 증언했다. 거슨은 비료와 제초제의 사용으로 의학적으로 잘못된 결과를 초래한다고 비난했다.

그때부터 클로르데인과 DDT가 발암물질이라고 하여 미국에서 그 사용이 불법화되었다.

거슨은 먹이사슬에서 등급이 낮은 과일과 야채에서 공급이 더 이상 보장되지 않는 물질을 공급해주기 위해 생간즙을 선택했다. 거슨은 이 면역 조직의 세포내 구성물질이 환자들에게 혜택을 줄 것으로 믿었다. 태아와 갓 태어난 동물의 간은 성인의 조직과 달라 본질적으로 림프성이므로 면역체계의 일부가 되는 것이다.

건강한 동물에서 얻는 생간즙은 그 혜택이 대단하지만, 그것은 양날을 가진 칼과도 같다. 육류의 무게를 늘이기 위해 수 십 년 동안 호르몬과 항생제를 계속 투여하여 송아지들이 연약하거나 때로는 병든 면역체계를 지닌 채 태어나고 있기 때문이다. 캄필로균이 태 안의 송아지 간이나 갓 태어난 송아지 간에 생존할 수 있는지는 대단한 관심거리다. 그보다 더 큰 걱정거리는 생간즙이 살아 있는 간 세포의 사립체 DNA와 RNA를 환자의 혈액 속에 넣어 면역체계에 손상을 일으킬 수도 있는 위험이 있다는 것이다.

거슨의 암치료법은 초기에 결핵치료에서 얻은 성공에서 발전되었다. 식사요법을 통한 암치료에 관해서 거슨이 최초로 발표한 두 개의 논문에는 간즙의 사용이 없었다. 이들 논문에서, 상원에서 암을 치료한 사실을 과시한 바와 같이, 말기암 환자들을 치료한 것을 보고하고 있다.(거슨의 〈악성종양에 처방한 식이요법 고찰〉 Review Gastroenterology 12-6, 1945. 11, pp. 419~425 ; 〈악성종양환자에 대한 통합 식사요법의 제반 효과〉 Experimental Medicine and Surgery 7-4, 1949, pp. 299~317 ; 제79차 의회의 S.1875안에 대한

페퍼-닐리소위원회청문회에서 행한 거슨과 환자들의 증언 참조)*

 지난 수 십 년 동안 이루어진 유기농법의 향상은 거슨의 생전에 먹을 수 있었던 것보다 품질이 더 좋은 식품을 먹을 수 있는 가능성을 보장해준다.

 드 바자 캘리포니아 진료그룹 병원에서 얻은 임상 결과는 미국에서 키운 송아지 간즙을 먹이지 않고도 훨씬 더 치료가 잘 된다는 사실을 보여주고 있다. 유기농법으로 키운 과일과 채소는 효능이 강한 약이어서 송아지의 간즙이 없이 이러한 것들만 먹어도 훨씬 더 나은 임상 결과를 낳고 있다. 이 내용은 거슨의 초기 연구 성과와 일치한다.

G. Hildenbrand**
거슨연구소
1990년 3월

---

 * 《그러나 암도 나았다》에 소개되어 있음.
 ** 현재 거슨 리서치(Gerson Research Organization)를 개설하여 거슨연구소에서 독립함.